U0237211

中医学原理通论

王永炎 张伯礼 王琦 主审

胡镜清 主编

人民卫生出版社

·北京·

图书在版编目（CIP）数据

中医学原理通论 / 胡镜清主编. — 北京：人民卫
生出版社，2022.5（2022.11重印）
ISBN 978-7-117-33008-4

Ⅰ. ①中… Ⅱ. ①胡… Ⅲ. ①中医学 Ⅳ. ①R2

中国版本图书馆 CIP 数据核字（2022）第 049935 号

人卫智网	**www.ipmph.com**	医学教育、学术、考试、健康，购书智慧智能综合服务平台
人卫官网	**www.pmph.com**	人卫官方资讯发布平台

中医学原理通论
Zhongyixue Yuanli Tonglun

主　　编：胡镜清
出版发行：人民卫生出版社（中继线 010-59780011）
地　　址：北京市朝阳区潘家园南里 19 号
邮　　编：100021
E - mail：pmph @ pmph.com
购书热线：010-59787592　010-59787584　010-65264830
印　　刷：三河市延风印装有限公司
经　　销：新华书店
开　　本：710×1000　1/16　**印张：**31
字　　数：460 千字
版　　次：2022 年 5 月第 1 版
印　　次：2022 年 11 月第 2 次印刷
标准书号：ISBN 978-7-117-33008-4
定　　价：79.00 元

打击盗版举报电话：010-59787491　E-mail：WQ @ pmph.com
质量问题联系电话：010-59787234　E-mail：zhiliang @ pmph.com
数字融合服务电话：4001118166　E-mail：zengzhi @ pmph.com

编委会

贺中医学原理通论出版之禧

守正笃实

溯本求真

九九路志正医翁 辛丑春月

王序

　　中医学是在华夏文明，尤其是在中国古代哲学宇宙观及其方法论视角下，研究生命、健康与疾病变化规律的一门医学，涵盖预防、诊断、治疗、康复和保健诸多领域，是具有悠久历史文化传统和独特诊疗理论及实践方法的医学体系，具有科学和人文双重属性，科学为人文奠基，人文为科学导航。"大德曰生"，仁德中和，"无朴纯素"，文明互鉴，水乳交融，协调发展，成就了中医学的生生不息。

　　中医学在漫长的发展进程中，始终遵循"实践积累－经验重建－实践检验－理论发展"的轨迹螺旋式上升而形成知识科学，类似公理性的理论内核，最终以"中医理论基本原理"的形式固定下来，成为指导中医临床诊疗实践的基础。中医理论是历代先贤"经过亿万次的重复"的智慧结晶，是类似于许多学科的"元理论""公理"！

　　中医学对人体生命现象、疾病的认识、诊察及其防治的原则和方法，是中医学认识论、实践论、方法论的集中体现。防治疾病、维护健康是医学的终极目标，理论的指导是实现这一目标的根本保障。

　　中医学基本理论框架，具有普适的价值、稳定而开放的结构以及永续的发展动力，体现为以此框架为内核，全方位、全过程地不断纳新，积极吸收各个历史时期的社会、文化、科技等最新成就，许多来自海外的文化、医学思想和实践技能、药物、诊疗技术和方法也都融入其中，最终形成了今天我们所看到的、富有浓郁中国文化特色、兼收并蓄、多元共存、理论与实践体系完整的中医学。

　　应该指出，不同族群的文化差异往往体现在认知世界方法论的不同。

在不同的方法论"映照"下，大千世界往往被投影成唯有族群自己才能够看得见和看得懂的样子。不同文化族群对所见之物的认知往往各自有别，即便是同一种族，不同学科之间也会存在如此这般的差异，中西医学之间的差异很大程度上或源自于此。但无论如何，任何一种理论都应是自洽的、彻底的、扎实的、致用的。当今不同质不通约的学术，可以协同发展，文明互鉴的路上，中医学人要敏感地去迎接高概念数字化的新时代。

自洽性保证中医学按照自身的逻辑推演，自己可以证明自己至少不是矛盾或者错误的。科学研究本身就是遵循自洽性的，是建立于客观基础上的。一个不能够满足自洽性的理论或者方法是不攻自破的。

"理论彻底才能征服人"，所谓彻底就是抓住中医学的根本，就是要坚持中医学的基本立场和基本方法，重始源并以当代发展的现实基础和实践需要，坚持问题导向，坚持文化自信，我主人随，不断开辟中医学发展新境界，确保中医学与时俱进的生命力。

构建一个学科，提出一种学说、诠证一种假说，理论的根基必须牢固坚实，这是根本。中医学的根基是临床实践，疗效是硬道理。理论研究不仅仅是为了解释实践，更重要的是指导实践，通过理论推演深化诊疗经验，以中国科技哲学指引经验，重建进而解决实际问题，提高共识疗效，服务民生。

对于任何的学科来说，没有理论思维是可怜的，它的整体水平、整体层次是不高的。恩格斯说："一个民族要想站在科学的最高峰，就一刻也不能没有理论思维。"我始终笃信，中医不仅仅是实践医学，而且是理论医学，其突出标志就是把以往医学实践中成功的经验和失败的教训进行总结归纳，上升到理论，形成概念、原理、规律、法则，进而应用理论指导实践，趋利避害，解决实际问题。回首宋明理学的繁荣"玄学大帜"，近三百年中国哲学因太虚原象思维被悬置，少有原发创生性。但医学缘于瘟疫流行促成了温病学派的发展。中医基础理论研究离不开哲学，象数易气神一体，周易是中国间性论的根基。

当然，对中医学概念的误读误解往往会影响对中医理论体系乃至整个中医学的错误认知，必须正本清源。唐魏徵在《谏太宗十思疏》中指出："求木之长者，必固其根本；欲流之远者，必浚其泉源；思国之安者，必积其德义。"此虽为治国理政之言，但对中医学的守正传承，创新发展而言，同样应该遵循。

《中医学原理通论》主编胡镜清研究员曾任中国中医科学院中医基础理论研究所所长，从事中医科研、教学、临床、管理多年，敏思善行，潜心于道，学验俱丰，在中医药诸多领域多所建树。有感于中医理论内涵博大幽深，业内人士尚有望洋之叹，遑论中医爱好者？遂发编纂之心，奋捭摩之志，组织来自全国多所中医药大学和中国中医科学院中医基础理论研究所等单位的同道，旁征博引，论证经年，完成本书。余观其书，攻坚克难，颇具特色，为守正创新之作。

从结构来看，本书分为总论篇、生命篇、疾病篇、防治篇和民族医药专篇。全书打破了学科界限，将中医基础、诊断、针灸、中药、方剂等学科基本理论，按照理论研究与理论应用贯穿，彰显中医学治病之理与愈病之理，消弭学科之间的分野，融认识论、方法论、实践论于一体，对中医药各个学科都有普适性指导意义，是共同的理论基础。其中，总论篇从中医学的概念、特点谈起，简要勾勒中医学发展历史，重点从道、儒、佛等方面疏理了中医学的文化基础；生命篇介绍了中医学的生命观、中医是如何认识生命的肇始、生命周期和节律以及中医的生理学等内容；疾病篇说明中医学是如何认识疾病的病因、发病和如何进展的，以及中医如何通过"辨证"来诊断疾病的；防治篇介绍了中医治疗学的主要内容，包括中药、方剂和针灸等多样治疗技术与方法以及中医特色健康管理学——养生与治未病；民族医药专篇则简要介绍藏医、蒙医、维医、傣医的基本内容，以之为例，展现作为中医药一部分的少数民族医药的概貌。可谓博而不繁，详而有要，一卷在手，概览无余。

从内容来看，本书介绍了中医学"理、法、方、药"的具体内容，涵盖面广，核心要素突出，重要知识点普遍涉及无遗漏；着重剖析、介绍其背后的原理，努力还原历史文化视域下的中医学，尤其关注从中国古代哲学世界观及其方法论的视角，来讨论中医学基本原理，辨章学术，考镜源流，因名责实、深入浅出，可谓考证详明，多有发挥。尤为难能可贵的是，本书不仅仅严格"守正"，还不忘"纳新"。对于经典理论，勇于提出了一些不同的观点和论述，反映近年包括作者们在内的许多中医药学者的最新研究成果，不避讳个中纤介之失，坚持百花齐放、百家争鸣的学术研究的常态。

从表达形式来看，本书一改中医著作引经据典、旁征博引的传统表现手法，力争做到尽量少用或不用古文；但在文义的表达上，通过研读经文，坚持"信达雅"原则，寻求专家共识，尽量保证本书的通俗化目标；同时为检验通俗效果，还特别邀请了几位热心的非中医药专业背景专家测试，并根据测试结果修改，于此可见本书在这方面的努力。为了解除阻碍部分现代人理解中医学的"壁垒"，对孕育中医学的古代文化的深入理解至关重要。基于此，本书还把中国传统文化作为认知背景介绍，既为弘扬中国传统文化提供方便之门，又为学习中医人士的登堂入室指明路径，种种深意尽在其中。

从读者对象来看，本书面对的目标读者对象受众广泛。本书非常适合非中医药专业人员学习了解中医，有提纲挈领、由博返约之功，而无冗杂枯燥、艰涩难懂之虞；对于中医药专业人士而言，本书可作为授课书、温习书、案头书，开卷有益。此外，本书除介绍理论外，还简要介绍了非药物疗法，包括针灸、推拿、刮痧、拔罐、放血、药浴、穴位敷贴等，读者虽不能按图索骥，但可以含菁咀华，理解其中的应用法则，庶几可以一隅三反，触类旁通。

总之，这是一本较为系统、通俗介绍中医学的学术著作，其中凝聚着当代中医基础理论领域志同道合之士团结协作的心血。为了共同的目标，同心协力办大事，这样的协作值得大力提倡，尤其是在基础研究和理论求索的专题领域。

在本书即将杀青付梓之际，主编镜清先生邀余作序。体作者之仁心，感中医学欣逢盛世，乐观厥成，故为之序。

中央文史研究馆馆员

中国工程院院士

中国中医科学院名誉院长　王永炎

2021 年 8 月 18 日于北京

张序

任何一门学科都有自己的理论，中医学也不例外。中医学历经数千年，人们在与疾病斗争的过程中不断总结，形成了对生命、疾病及其防治手段的独特认识，并在实践中不断检验和发展，最终升华为独特的医学。从先秦到东汉，《黄帝内经》等经典著作问世标志着中医学理论体系基本形成；从魏晋隋唐到宋金元，以"金元四大家"为代表的医家让中医学理论得到创新发展；明清时期则是中医学发展的综合集成和深化发展期；到了近现代，西方文明和西医学传入，中医学又在跌宕起伏的磨难中曲折发展。在每一个历史时期，许多杰出医家在传承前人成就的基础上著书立说，创新发扬，在临床实践和升华理论中开拓进取，开创了一个又一个中医学发展的高峰。中华人民共和国成立后，在党和政府大力扶持下，中医学获得了新生，在新世纪更是迎来了"天时地利人和"发展的春天。

中医学虽然古老，但理念并不落后。当前，医学界面临多种健康危害因素交织的复杂局面，包括老龄化进程加速，以及人们生活方式改变、生态环境恶化带来疾病谱的变化等。世界卫生组织（WHO）在《迎接21世纪的挑战》报告中指出："21世纪的医学，不应该继续以疾病为主要研究领域，应当以人类的健康作为医学的主要研究方向。"作为中华民族原创的医学科学，中医学从宏观、系统、整体角度揭示人体健康和疾病的发生发展规律，体现了中华民族的认知方式，深深地融入民众的生产生活实践中，形成了独具特色的健康文化和实践，成为人们治病祛疾、强身健体、延年益寿的重要手段，护佑着民众健康。近年来越来越多人发现，中医学"天人合一""整体观念""辨证论治""养生保健""复方治疗"等理念和方法，与现代医学的人与自然和谐、系统生物学、个体化诊疗、预防医学及组合药物等新发展方向具有诸多相通之处，中医学越来越被国内外认可，国际医学界出现持续的"中医热"现象。尤其这次在抗击新冠肺炎疫情期间，中医药再一次被证明在临床上确有疗效。可以说，尽管时代在变化、疾病谱在变化、治疗手段在变化，但中医药治病求本、调整阴阳、扶正祛邪等最核心、最基础的理念却历久弥新。

那么，到底什么是中医学？它是如何认识生命和疾病的？它又是通过什么手段来防治疾病、维护健康的？这一系列问题几乎是所有人最初接触中医时内心自然而然产生的疑问，也是我预见《中医学原理通论》这本书将吸引广大读者的一个原因。该书用既通俗易懂，又严谨规范的文字向读者系统阐述了中医学的核心和基石——中医基础理论，包括中医学对人体生命认识的理论、中医学对疾病认识的理论，以及中医学的防治理论等。全书共五篇，第一篇为总论篇，主要介绍中医学的概念及其特点、中医学发展简史、中医文化源流等；第二篇是生命篇，主要探讨生命的起源和人的生命周期规律，同时介绍"藏象""神""精""气""血""津液""经络""腧穴"等名词的定义、功能，以及相互之间的关系；第三篇是疾病篇，主要讨论中医诊断学的基本问题；第四篇是防治篇，主要谈中医治疗和预防疾病的基本原则及具体应用方法；第五篇民族医药专篇主要阐述藏、维、蒙、傣四个民族医药发展简史及对生命现象的认识和诊疗疾病的相关知识。一气读来，如饮佳酿，畅快之极，当为中医书籍中的佳作。

该书作者胡镜清研究员是中国中医科学院中医基础理论研究所原所长，这几年带领全所同志在挖掘和传承中医药精华精髓，以及推动中医药科技创新与现代化等方面做了不少工作，编撰了《中国中医药重大理论传承创新典藏》《中国中医科学院建院名医学术思想精粹》等具有重要影响力的著作，而《中医学原理通论》较之前面书籍的专业性，更难能可贵的是尽力做到了通俗易懂，相信定能给大家尤其是行业外的中医爱好者耳目一新的感受，故乐之为序！

中国工程院院士

中国中医科学院名誉院长

天津中医药大学名誉校长　张伯礼

辛丑季秋

前言

　　最近一段时期，越来越多地听到一些中医药圈外的朋友兴奋地说"我要学习中医药"，每每于此，我们这些中医药人当然非常高兴，但他们随即提出的一个要求，"能否给我们推荐一本古文少一点、浅显一点、系统一点的中医书？"往往就让我们犯难。确实，现在市场上不乏高等院校使用的中医药类统编教材，但专业词句太多，晦涩难懂。除此之外，众多拌了"中医药佐料"的生活类书刊，令人眼花缭乱，莫衷一是。值得推荐的通俗地介绍中医学的专业书籍还真是难觅踪迹。为此，我们决定编写一本较为系统、简洁而又通俗地介绍中医学的书。

　　要编写这样一本书困难是极大的。我们面临的第一个难题是内容的选择，如何用有限的体量让读者基本理解中医学的精华。中医古籍浩如烟海，数量巨大。《中国中医古籍总目》共收录中医古籍 13 455 种，这还约只占我国现存古籍的十分之一！中医药类院校的学生也得学习十几本厚厚的教材，才能够对中医学有初步的了解。所以，我们必须有所选择。

　　中医药吸引公众关注的原因无非有两个：一是与每个人都十分关心的健康问题有关，中医药似乎成了内藏能疗愈疑难杂症、益寿延年仙丹的宝葫芦；二是出于对中医药"很异类"的医学观、生命观的好奇。很显然，介绍中医药"仙丹妙术"不应该成为本书的主要内容，因为我们的目的不是要把读者培养成合格的医生。所以，本书的重点就自然而然地定位在介绍中医药"很异类"的医学观、生命观上。

　　中医学理论主要包括基础理论和应用理论两个层次，尽管几千年来中医学一直在不断发展、变化，但其中最核心的基础理论部分变动不大，这也就是本书所指称的中医学原理，它是中医理论的核心和中医学最高层面的基本概念、原理及其关系的系统阐释，是中医学对人体生命现象、疾病与健康的基本认识。这些中医学最初的假设、逻辑起点和框架规定，近乎公理性质，我们更愿意称之为中医学的"元理论"[1]。大家公认这些内容的积淀和体系构建是中医学成熟的标志，大约是距今 1 800 年的东汉末年（即大家熟知的魏、蜀、吴三国时期）。在我们看来，理解这些元理论，就拿到了打开神秘中医学的大门钥匙。很遗憾，它也是现代人最难以理解和接受的内容，要说清楚、讲明白绝非易事，但它们恰恰是中医学最为珍贵、最引人入胜的内容。本书就聚焦在精要而系统地介绍中医学的元理论上，再辅之以必要的下一层次的理论原则和实践方法，名之为《中医学原理通论》。

我们面临的第二个问题是，如何说清楚这些远隔千年、对现代读者来说极其陌生的理论内核。几乎所有想学习中医学的人遇到的第一个障碍，就是读不懂其中晦涩难懂的古文。我们的处理方法是作者反复咀嚼古文，再次学习、理解它们，并在叙述时尽量用现代白话来通俗表达，少用或不用古文。然而，不用古文来阐释中医学真的太难了，许多时候把古文翻译成白话文后，感觉词不达意，甚至逻辑混乱，才明白为什么那么多作者愿意直接引用古文来编写中医药类书，直接引用古文，既显得古色古香、原汁原味，又不用为准确表达原文的意思而伤透脑筋。为此，我们还特别邀请了几位热心的非中医药专业背景的专家给我们挑错，只要有读不懂的内容，就进行解释和修改，直到能读懂为止。即便如此，本书在通俗化方面的努力还很不够，未来需要改进的地方还非常多。

艰涩的古文只是阻碍人们亲近中医药的拦路虎之一。要理解中医学，必须从解析中国古代文化开始，因为它们为中医学提供了肥沃的土壤和独特的哲学指引，这些指引与目前我们所熟知的科学观念差别很大。而事实上，它们才是中华文明里真正值得珍惜的东西，但我们已经不熟悉、不理

---

1 元理论（Meta-theory），是学科的核心理论，它对一门学科性质进行高度理论概括，
   是该学科研究始终遵守的指导思想和原则。

解了，甚至是不认同了。当然，此书毕竟不是一本文化著作，我们的主要目的不是放在介绍文化上，而是把文化作为认知中医学的背景来谈。为此，我们追本溯源、深入浅出，努力还原历史文化视域下的中医学，尤其是着重从中国古代哲学世界观及方法论的视角来剖析、介绍中医学基本原理，力图在中医学原理上探微索隐，帮助读者理解中医学基本原理，以登中医的堂、入中医的室。而对于中医学"理、法、方、药"的具体内容仅仅作提要式的介绍。这样的考虑，强化了我们写作本书的动力，同时也指导了全书的内容安排及章节结构的编排。本书共分五篇，分别为总论篇、生命篇、疾病篇、防治篇和民族医药专篇。我们特别推荐读者细细品读一下第一篇总论篇。本篇从中医学的概念、特点及其哲学基础、研究与思维方法谈起，简要勾勒了中医学发展历史，重点从儒、释、道等方面疏理了中医学的文化基础，重点回答什么是中医、什么是中医内在文化根基等问题，以帮助读者较为深入地理解中医学独特的医学观。第二篇生命篇，本篇首先介绍了中医学的生命观，回答中医是如何认识生命的肇始、生命周期和节律；其次花了较大的篇幅，系统说明了中医的生理学等内容。第三篇是疾病篇，说明中医学是如何认识疾病的病因、发病和进展，以及中医如何通过"辨证"来诊断疾病的。第四篇防治篇，介绍了中医治疗学的主要内容，包括中药、方剂和针灸等多样治疗技术和方法，当然还有不容忽略的中医特色健康管理学——养生与治未病。第五篇民族医药专篇则简要介绍藏医、蒙医、维医、傣医的基本内容，以之为例，展现作为中医药一部分的少数民族医药的概貌。众所周知，中医学全面吸收了中华各民族各个历史时期的社会、文化、科技等最新成就，大量来自海外的药物、诊疗技术和方法也都融入其中。正如 2016 年 12 月 25 日发布的《中华人民共和国中医药法》所指出的，中医药是包括汉族和少数民族医药在内的我国各民族医药的统称，该法中的第五十二条还特别强调"国家采取措施，加大对少数民族医药传承创新、应用发展和人才培养的扶持力度，加强少数民族医疗机构和医师队伍建设，促进和规范少数民族医药事业发展"。为此，本书特别增加民族医药专篇，读者会从中发现这些传统医学的哲学指导、理论内核和体系架构的相似性，同时又能欣赏到因为民族地域的不同而精彩各异的特色诊疗技术和方法，美不胜收。但遗憾的是限于篇幅，无法将我国的少数民族医药悉数介绍，只能以藏医、蒙医、维医、傣医示例说明。全书冀望给读者一个中医学的概貌，并重点解读了中医学生理、病理、诊断、预防和治疗的原理。

细心的读者也许会发现，本书不仅仅在内容和结构上与以往的中医药专业书籍不同，更提出了一些不同的观点和论述，这些反映了近年包括本书作者们在内的许多中医药学者的最新研究成果，是我们特别想展示出来的"溯本求真"。但限于作者水平，其中定有诸多疏漏，甚至"秕言谬说"，然百花齐放、百家争鸣，本就应该是学术研究的常态，至此抛砖引玉，愿意与诸位商讨，是否正确有待进一步争鸣和研究。只要有利于中医学的普及，有利于中医学学术发展，我们愿勉力前行。

还有一个特别想说明的问题是，由于我国古代哲学观点精彩纷呈，表述各异，甚至有不乏相互对立之争，中医学也是流派众多，学术观点也常常有所差别，加之汉字常常一字多义，难以尽述。为便于初学者理解，编者经常只能择其要义来解释一些内涵非常丰富的概念，以保持叙述的简洁性和内在逻辑的自洽性，这样的处理方式并不代表我们完全不同意或者不接受其他的学术观点。对于在中医学理论领域辛勤耕耘的学者，我们应该充满敬意。只是中医学博大精深，里面有许多问题需要深入的研究，显然不是我们通过编写一本书就能解决的，限于篇幅和能力，我们很难把许多有争议的问题一一说透，只能把它们留给更有能力的研究者和更多的研究专著。

在此，我要特别感谢 102 岁高龄的路志正国医大师为本书欣然题字，既是肯定，更是激励。特别感谢王永炎院士、张伯礼院士、王琦院士对本书的编写给予的指导，并主审、作序。特别感谢全体编者，这些来自全国 11 所中医药（民族医药）大学和中国中医科学院中医基础理论研究所、中国医史文献研究所等单位专家为本书付出的大量心血。特别感谢中国中医科学院中医基础理论研究所于智敏、卢红蓉、黄玉燕、孙志波、林明欣、王传池、李国祥等组成的高效、专业的编写秘书组，他们除了直接参与编写外，还承担了大量的修订、校对、联络甚至服务工作。特别感谢潘桂娟研究员等专家在历次书稿审定会上提出的宝贵意见。特别感谢一些中医药行业外专家对本书内容的逻辑性、可读性方面的真诚指导。

与自我的心灵和身体深度交流，是我们真正解决人类健康问题唯一的正确道路。我们需要系统医学、深度医学、整合医学，我们需要相互理解、医患共情，我们需要努力跨越文化的鸿沟，需要彻底拆除医学专科分隔的藩篱，相信中医学能够从不同于现代医学的层面为之提供莫大的帮助。

让大家了解、认知中医学，体会到中医学内在沁人心脾的魅力是本书的根本追求。

胡镜清

2021 年 10 月

目录

第三篇　疾病篇

第四篇　防治篇

第一篇

总论篇

第一章

概述

　　中医学源自中国古人长期的生产、生活与医疗实践，是世界上现存为数不多、体系完整、迄今仍发挥着重要生命救治和健康保障作用的传统医学。它传承数千年，特色鲜明、积淀深厚，蕴含着丰富的疾病防治、健康养护思想与实践经验，凝聚着深邃的中华哲学智慧，为中华民族的繁衍昌盛作出了巨大贡献。

　　时至今日，中医学作为我国独特的卫生资源、潜力巨大的经济资源、具有原创优势的科技资源、优秀的文化资源和重要的生态资源，在我国卫生事业以及经济社会发展中发挥着不可替代的作用。随着人们对健康愈加重视、加上现代医学模式从生物医学模式向生物－心理－社会医学模式转变[1]，以及疾病谱的变化，中医学受到越来越多的关注，特色优势日益凸显，相信未来它将给世人呈现出更多的精彩，为人类健康和社会发展作出更大的贡献。

1　医学模式（medical model）又叫医学观，简单地说就是人们认识健康和疾病的总原则（包括健康观、疾病观、诊断观、治疗观）及其医疗实践行为方式。19世纪以来，随着解剖学、生理学、病理学、微生物学等生物科学的发展，基于人是"生物机器"建立起来的医学模式为生物医学模式，成为现代医学的主导。1977年，美国罗彻斯特大学医学院精神病学和内科教授恩格尔（Engel.GL）在《科学》杂志上发表了题为"需要新的医学模式：对生物医学的挑战"的文章，批评生物医学模式仅仅关注导致疾病的生物化学因素，而忽视社会、心理因素的作用，指出了生物医学模式的局限性，进而提出了生物心理社会医学新模式，充分认识到环境因素、社会因素、心理因素对健康的综合作用，它不仅重视生物个体本身，更重视影响个体和群体健康的社会、心理和精神状态，是对生物医学模式的发展。

第一节　中医学概念及其特点

什么是中医学？它与源自西方的现代医学（俗称西医学）有什么不同？这大概是所有希望探秘中医学的人最想了解的问题。这个问题看似简单，但其实是一个不小的科学难题。

一、中医学概念

我们在很多地方都可以看到有关中医学的概念[2,3]，它们分别从时间、特征、主体内容等不同的角度来定义中医学，如"中国古代的医学""整体观的医学""以中医药理论与实践经验为主体的医学"等。事实上，中医学这个名词，是近代一百多年来人们为区别外来的西医学提出的一个排他性概念。在西医学传入中国之前，医就是治病的人，东汉《说文解字》言"医，治病工也"，没有中医、西医说辞之分。就像古代以"本草"指代我们现在所说的中药，当时也没有中药、西药的概念。经过数千年的发展，中医学体系庞杂、流派众多，要抽提出所包含内容的共有本质特征是很困难的。

防治疾病和维护健康是医学的根本追求，对生命的认识则是医学的前提。医学是人类在长期认识生命、防治疾病和维护健康的实践经验基础上，经过理性加工、提炼升华逐步发展起来的。与西医学不同，加工和提炼升华形成中医学的工具是中国文化尤其是中国古代哲学的世界观及其方法论，由此产生了中医学认知生命和处理生命健康相关问题的基本法则。

中医学自先秦萌芽，历经两汉，在东汉末年（东汉，公元25—220年，距今大约1800年）基本成熟，并形成稳定的体系。中医学在先秦、两汉文化的指引下构建起基本理论框架和实践体系，在随后的发展中，以

2　World Health Organization. Regional Office for the Western Pacific. WHO international standard terminologies on traditional medicine in the Western Pacific Region[M]. World Health Organization, Western Pacific Region，2007：9.

3　中医药学名词审定委员会. 中医药学名词 [M]. 北京：科学出版社，2005.

此框架为内核，中医学又全方位、全过程地积极吸收了各个历史时期的社会、文化、科技等最新成就，许多来自海外的文化（影响最大的外来文化是东汉末年传入的佛教）和药物、诊疗技术和方法也都融入其中，最终形成了今天我们所看到的富有浓郁中国文化特色、兼收并蓄、多元共存、理论与实践体系完整的医学。所以，**中医学是在中国文化尤其是在中国古代哲学世界观及其方法论视角下，研究生命、健康与疾病变化规律的一门医学，涵盖预防、诊断、治疗、康复和保健。它反映的是中华民族对生命、健康和疾病的认识，是具有悠久历史传统和独特理论及实践方法的医药学体系**[4]。

不同族群的文化差异往往取决于其认知世界的方法论的不同，在不同的方法论"映照"下，大千世界往往被投影成唯有族群自己才能够看得见和看得懂的样子。因此，不同文化族群对所见之物的认知往往各自有别，而中、西医学之间的差异很大程度上便源自于此。尽管中医学和西医学都在研究人，都是为了解决人的健康问题，但它们之间的差异仍远超常人所想。

二、中医学的特点

一门学科的特点，往往由它的研究对象及其研究方法体系决定。我们讨论中医学的"特点"主要侧重其"异"，而非直接讨论其"优"。在一些人的意识中，中医学的特点与优势往往被混为一谈，这有失偏颇。特点并不直接等同于优势，因为特点往往同时也决定了事物的劣势。但如若事物平庸毫无特点，其优势便也就无从谈起。在这本书中，我们谈论中医学的特点，主要是谈论其有别于西医学的地方。

以往，内容涉及中医学特点的书籍普遍向读者介绍两点：**整体观念**和**辨证论治**。而我们认为，除此之外，中医学仍有许多独到之处尚未得到总结，对其特点的认知，正随着文化解析与科技进步不断深化。

---

4 《中华人民共和国中医药法》，全国人民代表大会常务委员会于 2016 年 12 月 25 日发布。

（一）整体观念：气一元论基础上的生成整体观

谈起中医学的特点，首先得谈整体观，因为它是中医学生命观、医学观的起点和最根本性的认识。

首先，人自身是一个有机的整体。生理上，人以五脏（心、肝、脾、肺、肾）为中心，通过经络的联系，把六腑（胆、胃、小肠、大肠、膀胱、三焦[5]）、形体（筋、脉、肉、皮、骨）、官窍（官指目、舌、口、鼻、耳五个器官，窍指孔窍，包括头面部的眼、耳、鼻孔和口等七个阳窍，以及前阴尿道口和后阴肛门两个阴窍）、四肢等联结成一个有机的整体，相互配合，共同发挥生理功能。在疾病的发生发展过程中，人体各部分之间失去配合、协调，相互影响，共同为患。人体局部的病变，往往与全身脏腑、气血的异常有关，脏腑、气血的病理变化也会从局部的异常表现出来。因而，在诊断和治疗疾病时，可以通过外在形体、官窍的变化，来了解内在脏腑的病变，从而进行有效的判断和处理。这也正是中医通过望闻问切进行司外揣内的理论基础。

其次，人与外在的自然界、社会也是密不可分的整体。人与自然界息息相通，人必须时刻保持与自然环境协调统一，"天人合一"是常见的表述。古人在认识和推测疾病发生的原因，以及在临床诊断和治疗疾病的过程中，都会考虑人与自然界之间的联系，正是从"天人合一"的整体观出发的。人类活动产生社会，而生活在社会中的人类个体，作为社会的组成分子，具有社会属性。个体、群体、社会环境，三者互相影响，良好的社会环境往往有利于身心健康，不良的社会环境则有害于身心。

中国古代有"道生万物""气生万物"之说，还有道即是气、气即是道之说。古人认为，宇宙万物是由道或气一元产生的。中医学认为，人生于气，是天地合气而成，"人生于地，悬命于天，天地合气，命之曰人""人以天地之气生，四时之法成"（《素问·宝命全形论》）。人是大自

5　三焦是人体器官之一，属六腑，包括上焦、中焦和下焦。三焦将躯干划分为3个部位，横膈以上内脏器官为上焦，包括心、肺；横膈以下至脐内脏器官为中焦，包括脾、胃、肝、胆等；脐以下内脏器官为下焦，包括肾、大肠、小肠、膀胱。

然的有机组成部分，人与自然界也是一个整体，都为"一母（道或气）所生"，且互相包含，密不可分。因此，这种整体观更准确地说应该是"生成整体观"。相比而言，包括西医学在内的现代自然科学多是在还原论[6]指导下建立起来的，尽管它们也讲万物之间的相互联系，也讲世界的整体性，但它们所理解的整体是由许多独立、异质的不同部分所组装构成的，这样的整体观是"构成整体观"，各部分之间不存在相互包含的关系。这两种整体观导致中医学和西医学在认识生命、诊治疾病以及处理人与自然界之间关系时有很大的不同。

（二）取象比类：智者察同的方法论

取象比类是在整体观指导下，中医学认识和研究人体生命和疾病的重要方法。所谓"取象"，是指提取所观察事物的特征，运用具体的形象或象征性符号进行表述。所取之象，既包括客观事物表露于外的形象、现象（称为"物象"），也包括代表某种意义的概念、符号（称为"意象"）。物象是可感知的，有声、有色、有气味，动态呈现在人面前，包括自然界的气象、景象，人的神色形态之象、舌象、脉象，生活中的风土人情、世间百态等。意象是抽象的，由事物特征提取而来，如气、阴阳、五行、卦象等。"比类"即比照类推，以某一现象或概念为中介，对两个以上的事物进行比较、归类，概括性认识事物共同点，寻找事物普遍联系及其规律性。

中医学认为宇宙是一个生生不息的整体，万事万物存在着联系和相似性，在认识人的生命规律时，中医学采用了取象比类的方法，"仰则观象于天，俯则观法于地……近取诸身，远取诸物"（《周易·易传》）[7]，以万物的宏观表象作为观察对象，将具有相同特征的事物归为同类，并通过类

6　还原论是将高层的、复杂的对象分解为较低层的、简单的对象来处理；认为世界的本质在于简单性。复杂的世界经由还原被清晰地分割为可以重组的部分，关于世界的知识也被分解为种种不同、分类庞杂的学科与部门。

7　"诸"是合音字，意思是"之于"，"之于"快读为诸，是古汉语中很常用的用法，类似于今天网络语言中把"这样子"读成"酱紫"。全句的意思是古人上则观察天上日月星辰的现象，下则观察大地万物变化的规律，近则取象观察人自身，远则取象观察宇宙万物，互相参照，以把握人与世界万事万物的变化规律。

比的方法，总结规律，深化对生命现象的认识，并借以指导疾病防治。例如，用自然界的日出日落，类比人体阳气增长减弱的变化规律。用江河之水的涨落，类比气血运行的情况。用古代的君臣关系，来类比脏腑器官在人体的功能角色，也用来说明中药处方中各种药物的主次配伍关系。"用药如用兵"，以兵法来类比遣方用药的规律更是比比皆是。还有以药物的部位、质地、性状等来类比药性、功效等，如野菊花、款冬花、辛夷花等花类中药，质地轻盈而多属升浮性药，它们作用大多体现在人体上部和体表；苏子、车前子等果实类中药，质地沉重而多属沉降性药，它们作用多体现在人体下部和体内；藤类中药缠绕蔓延，形如络脉，所以如雷公藤、络石藤、青风藤、鸡血藤等药大多有通络的功效。

以上类比是需要经过实践验证的，是一般规律的总结。也有例外，如"诸花皆升，旋覆独降；诸子皆降，苍耳独升"之说，意思是尽管一般来说花类中药的药性是上升的，但旋覆花的药性则是沉降的；果实种子类中药药性一般都是沉降的，但苍耳子的药性却是上升的。这正是古代医家对取象比类进行验证的修正，所以中医学取象比类不是简单比附的。

《素问·示从容论》指出"不引比类，是知不明"，《素问·阴阳应象大论》更是提到"智者察同"。中医学及其所属的中国传统科学，在将宇宙视作一个整体的基础上，把有相同特性的事物合并归类，通过"察同"的比类方法，把万事万物关联起来。如果说西方科学长于对事物细分又细分地分析差异，重在"微观""察异"的话，中国传统科学则重视"宏观"与"察同"，鼓励人们寻找不同事物之间的相同性质，从而把握它们的共同规律，执简驭繁。**"宏观察同"和"微观察异"都是对自然界规律的把握，二者互补，共同丰富了人类对自然界的认识。**

（三）辨证论治：特色的临床实践模式

证，是中医学一个独特的概念，它是人在疾病过程中某一阶段病理特征的总体概括，包含了疾病的部位、原因、性质、正邪斗争情况及预后趋势等内容。一种疾病可能由于其发病的时间、地区及患者机体的反应不同，或处于疾病的不同发展阶段，可能出现不同的证。不同的疾病，在其发展过程中，也可能出现大致相同的证，这就是说，同一种证也可以存在于多种疾病中。辨证论治，又称为辨证施治，包括辨证和论治两个过程。辨证是将望、闻、问、切四诊收集到的病史、症状、体征等信息，依据中医理论进行综合分析，辨清疾病的病因、病位、性质及邪正关系，从而判断为某种证。论治则是根据辨证的结果，进行针对性治疗。而西医学的临床实践模式主要是辨病论治，重视疾病的致病因素和病理变化，通过视、触、叩、听以及实验室检查，诊断为某种疾病，再进行针对性治疗。中医学也强调辨病论治，但除了辨病论治之外还有辨证论治。

证的提出和辨证论治实践模式的建立，不仅深化了人们对疾病的认识，更是帮助人们认识到人体健康的另一个维度，这就为当代施行个性化医疗提供了有意义的指引。正因为如此，辨证论治受到医学界越来越广泛的重视，成为当代持久的研究热点之一。

（四）正气为本：以固护正气为着眼点的主动健康医学

中医学所说的人体的正气，是指人体的抗病能力、代偿能力、修复能力以及对外界环境变化的适应能力，包括了西医学中所提到的人体自我生理调节能力和免疫力，与致病的邪气相对。精气血津液充足、脏腑功能活动正常是人体正气强盛的基础。

正气虚弱或者邪气强盛都会导致疾病发生甚至发展。中医学一方面重视邪气致病，告诫人们要注意避开邪气，如《素问·上古天真论》提到"虚邪贼风，避之有时"，还发明了蒸煮、烟熏、药浴等许多方法消杀邪气，更是发明了许多名为"解毒""败毒"的方剂化解、祛除人体内的邪气。但总的来说，中医学更关注人体正气，认为人以正气为本，正气是人维护健康和抵抗疾病的根本。如《素问·刺法论》提到"正气存内，邪不可干"，意思是只要人体正气充足，可保证体内正常功能状态，就具有抵抗力，外面来的邪气就不能够侵犯人体了，人体就不容易得病，即使得了病也容易痊愈。所以保养正气是中医学维护健康、防治疾病所秉持的第一原则和要务。

影响人体正气强弱的因素很多，主要分为先天因素和后天因素。先天因素，如人出生时的元气是否充足，决定了人先天禀赋的强弱；后天因素如精神状态、生活环境、饮食起居、体育锻炼等都影响着正气的强弱。人出生后，先天因素已不可变，后天的调养则掌控在每个人手中。中医养生如调摄情绪、规律起居、劳逸有度、平衡膳食、适量锻炼等，均为后天养护正气之法，以达到"内养正气，外慎邪气"的目的。而这些方法，都赖于人自身的主观能动性。可以说，中医学是以提升人体自我修复能力为中心，以促进人体自身平衡、协调，提高机体抗病能力为目标的主动健康医学。

在许多情形下，立足于扶正气而不是攻邪气来防治疾病，有其独特优势。以2020年年初爆发的新冠肺炎疫情为例，起初病原学不明确，疫苗和特异治疗药物缺乏，西医缺少针对性治疗。中医学重视增强人体自身抵抗力和疾病修复能力，注重维护人体整体平衡，将其应用于防治"新冠"，取得了较好的临床疗效。可见，中医药在面临一些病原学不明确、又缺乏疫苗和药物的新发传染病时，仍有用武之地。尽管西医学在对传染病病原的认识、分离和控制上，明显超过中医学，但中医学立足人体自身功能的平衡恢复和整体调节，又为我们提供了与仅仅防控病原不一样的传染病控制策略和方法。

（五）绿色防治：自然生态丰富多样的防治手段

中医学与西医学比较，二者的疾病观不同，防治观和防治手段更是迥然有异。中医学防治手段有其显著的特色。

首先，中医防治手段绿色生态。中医药来源于几千年华夏民族治病救人的实践，身边的一花一草、一木一石、一虫一兽都可制为良药，能为中医所用。中医学所应用的药物来自植物、动物甚至矿物，其中主要是植物，自然、绿色、生态。经过几千年的使用与筛选，保留下来的都是较为安全可靠的。尤其与化学药相比，中医药相对安全低毒。除了中药药典所标明的大毒药物之外，绝大多数中草药和中成药都是比较安全的，特别是其特殊的炮制方法和多种配伍用药，更是减低中药毒性，保证了用药安全。

第二，中医防治手段丰富多样。中医学既有药物疗法，又有非药物疗法，包括针灸、按摩、刮痧、拔罐、药熨、药浴、气功、食疗、敷贴、水疗、蜡疗、泥疗、导引、捏脊、割治等。中医学有为人们所熟知的汗、吐、下、和、温、清、消、补八大类治疗大法，这八大类治疗大法中又包括若干更具体的治疗方法，再加上中医外科、妇科、儿科等独特的治疗方法，中医治疗方法多达数百种。具体到某一种疾病，中医治疗方法更是多样化，常常多种方法合用，综合作用取效。

第三，中医防治手段简便易行。中医防治方法不依赖复杂的仪器设备，便利易行。许多非药物疗法，如针灸、拔罐、刮痧等仅需要针灸针、罐、刮痧板等器具，而且这些器具往往可以就地取材，操作简便易行，特别适合于推广应用和居家健康管理。

此外，中医药治疗还有一个鲜明特点，往往能够发挥综合效应。随着医学研究的深入，人们逐渐认识到疾病往往是人体内多系统、多器官组织的病变，治疗疾病时单解决一个病变的问题往往疗效有限，常常需要系统性地修复复杂的病理损害，才能逆转病情进展。中医药治疗疾病时多为复方或多种治疗方法并举，好比是配置精良、章法有度的多兵种部队协同作战，能够很好地发挥复合作用，这也是中医药在治疗许多难治性疾病时有较好疗效的原因之一。

三、中医学理论主要内容

中医学主要直接依赖于临床医疗实践及其经验的总结提炼，它是循着一个"实践－理论构建－再实践－理论发展"的轨迹螺旋式上升的。在其理论构建的早期阶段，形成了类似公理性的理论内核，这个内核就是我们常说的中医基础理论，类似许多学科的"元理论"。它主要包括中医学对人体生命现象的认识，对疾病的认识、诊察及其防治的一般原则和方法。在基础理论之外，是应用层面的实践理论部分，主要是具体疾病的诊断和治疗实践体系。本书主要介绍中医学的元理论，因为它是中医学的核心和基石，也是中医学最为珍贵、最引人入胜的部分。

（一）生命理论

中医学对人体生命认识的理论，主要包括藏（zàng）象、精气血津液和经络三大学说。藏象学说借助以"象"测"藏"的司外揣内等方法，研究脏腑的生理功能、病理变化及其相互联系，研究脏腑与形体、官窍、情志、体液及外环境的关系。精气血津液理论主要探讨生命功能活动的物质基础，阐述它们生成、运行、功能、代谢、相互关系及其与脏腑之间的关系。经络学说主要阐释人体器官组织之间联络通道的构成、分布、功能及病理变化等。藏象、精气血津液和经络三大学说，共同构成中医生理学的核心，是中医学独特人体生命观的主体。另外，中医学对生命的起源、个体的生理与心理特性，以及五运六气等自然环境变化对人体的影响，都有独特的认识，这些也隶属于中医学生命理论的范畴。

（二）**疾病理论**

中医学对疾病认识的理论，主要包括病因学说和病机学说。病因学说探讨引起疾病的各种原因及其性质等。病机学说主要研究疾病的发生原理、影响疾病进程的常见因素、发病途径与类型以及疾病发展变化的共性规律等。对疾病的辨识即为中医诊断学的内容，是对人体健康状态和病证所提出的概括性判断。中医诊断学是在对疾病认识基础上发展起来的，主要包括诊法、诊病与辨证三个部分。诊法，是中医诊察、收集病情资料的基本方法与手段，主要包括望诊、闻诊、问诊、切诊。诊病，是对疾病全过程的特点与规律进行概括与抽象，进而得出病种判断与病名诊断。辨证，是指医生运用相应的辨证方法，将四诊（望、闻、问、切）所收集到的患者病史、症状、体征等临床资料进行分析，对其健康状态与疾病原因、性质、部位及发展趋势做出综合判断的过程。

（三）**防治理论**

中医防治理论主要包括治则（中医治疗原则）、治法和预防三个方面。治则是中医学治疗疾病所遵循的基本原则，主要包括治病求本、调整阴阳、扶正祛邪、三因制宜（因时制宜、因地制宜、因人制宜）等。在治则指导下，针对病与证的具体治疗方法即治法，具有代表性的治法如汗、和、下、消、吐、清、温、补八法。临床实际治疗疾病的具体手段和措施，主要包括中药方剂与针灸两大类，前者涉及药物的采集炮制、药性药效与组方配伍原理，后者涉及经络、腧穴、刺激手法和针灸穴位处方配伍应用原理等。

中医学注重预防，强调"治未病"，注重采取一定措施防止疾病发生、发展和复发。"治未病"包括未病先防、既病防变与愈后防复三个方面内容。中医养生则是在研究人类生命规律、探索衰老机制基础上，遵循中医理论指导，通过各种调理保养，增强机体对外界环境的适应能力和抵御病邪的能力，减少甚至避免疾病发生，延缓衰老。养生可以预防疾病，但不等同于预防疾病，比预防疾病的面更广。

（胡镜清　王传池　邢玉瑞　张宇鹏）

第二节　中医学发展简史

中医学历经数千年发展，源远流长，精彩纷呈。为便于大家了解，我们简要地将其划分为四个时期三个高峰：从先秦到东汉，这是中医学理论体系的发生发展并基本成型期，以《黄帝内经》《难经》《伤寒杂病论》《神农本草经》"四大经典"问世为标志，中医学理论体系基本形成，是中医学发展的第一个高峰。从魏晋隋唐到宋金元，这是中医学丰富、体系化和创新发展时期，"金元四大家"成为中医学理论创新第二个高峰的标志。明清是中医学发展的综合集成和深化发展期，温病学的创立是中医学理论发展的第三个高峰。近现代则是中医学发展的新的历史时期，既有西方文明和西医学传入中国后对中医学的冲击，也有中华人民共和国成立后中医学的全面发展，这是中医学历经跌宕起伏的磨难又迎来大发展的新时期。

一、先秦到东汉：医药应用经验的早期积累到形成中医理论体系的第一个高峰

早在远古时代，我们的祖先为了生存，需要获取维持生命所需要的食物，并改进生活条件，于是有了最初的保健实践。同时，古人在与自然灾害、猛兽、疾病的斗争中，开启了原始的医疗活动。随着生产力和生产工具的不断提高和改进，人们逐渐发现一些可以用来治病的药物，并学会使用早期的医疗工具，如砭石、石针等。"伏羲制九针"和"神农尝百草"等都是古人早期积累医药知识的真实反映。

（一）远古医药应用经验的早期积累

1. 对疾病认识与防治的早期探索　在疾病认识方面，商代甲骨文中就有了人体和疾病的部分认识，如记载有心、首、耳、目、鼻、口、舌等器官，疟、疥、耳鸣、下利、疾首、疾耳、疾目等病名，蛊（腹中的寄生虫）和龋（虫蛀导致牙齿窟窿）等病因。秦代名医医和提出阴、阳、风、雨、晦、明的"六气病源"学说，用以阐述解释病因。在疾病诊断方面，医生已经能够从病人的气味、说话的声音、面部的颜色、九窍的变化等来判断生死吉凶，表明当时的医生已经可以采取多种手段来综合判断病情。在治疗方面，古人不断总结实践经验，探讨疾病的各种有效疗法，当时已经有酒剂、按摩、砭石疗法、针刺、艾灸、食养、药疗等多种方法并行。此外，古人从烹调食物中得到启发，摸索出了用多种中药组合煎煮成的"汤液"治病，为后世中药方剂的形成奠定了基础。酒被发明并用于医学，不仅可以消毒外伤创口，还可以助力药效的提高。在预防方面，随着认识水平的提高，人们开始观察四季气候变化与疾病发生的关系，尽量避免生病，如《周礼》与《左传》都载有"藏冰"（相当于现代的空调）与"变火"（相当于现代的暖气），用"藏冰"来调节四季变化给人体带来的不利影响，用"变火"在四季借助不同燃料生火取暖或防疫。《易经》的"既济卦"载有"君子以思患而豫防之"，人们逐渐产生了某些预防意识，并且提炼出"防患于未然"，这也是中医学"治未病"思想的雏形。

2. 植物药、动物药、矿物药的早期认识　我国自古以来就有"神农尝百草，始有医药"之说，我们祖先最先发现的药物来源于植物。由于早期人类多以植物充饥，在采集野果、种子和植物根茎的过程中，会误食某些植物而出现腹泻（如大黄）、呕吐（如瓜蒂），也会因食用某些植物（如生姜）使原有的呕吐症状缓解。经过无数次的观察和体验，人们逐步认识到哪些植物对人体有益，哪些植物对人体有害，进而趋利避害，加以利用。此外，在狩猎动物的过程中，人们发现了动物的药用价值。到了原始社会后期，随着采矿冶炼业的出现，人们又发现了矿物药的治疗作用，如芒硝可以泻下等。

3. 砭石、针刺、艾灸、导引、贴敷的早期摸索　早在新石器时代，就有了最早的砭石疗法。当时，人们发现，被石头碰伤后，有时候疼痛反而会减轻，于是有意识地利用锐利的石片来缓解疼痛，也将它用于外科化脓性感染的切开排脓。不仅如此，古人还学会了利用动物骨骼、竹子、陶土等做成像"石针"一样的器具来减轻疼痛，于是产生了最早的针刺疗法。此外，古人在使用火的过程中，发现用火烘烤体表可以缓解部分疾病，就有了灸法；由于艾叶具有疗效好、容易燃烧、气味芳香、种植便利、易于加工储存等特点，也就成为灸法的主要原料，进而形成了后来的艾灸。

除了砭石、针刺、艾灸之外，古人还发明了其他的外治法。在狩猎、劳动等实践中，古人发现舞蹈可以振作精神、解除疲劳、强健体魄，而且还能减轻身上的病痛，于是产生了导引疗法，这也是最早的体育医疗。古人用泥土、香灰、叶子外敷创口，逐渐摸索出贴敷疗法。为了减轻外伤引起的疼痛和流血，古人也会用手抚摸或压迫患处，形成了最早的按摩术和止血法。古人还懂得用兽角进行相当于拔罐的"角法"，用甲壳、兽骨、鱼刺等除去异物，切开脓肿和实施放血。

值得指出的是，我们祖先很早就有了人体解剖学的实践。大约在 3 000 多年前的商代甲骨文中，"心"字象形人或动物心的轮廓。显然，古人已经对解剖学有了初步认识。（图 1-1-1）

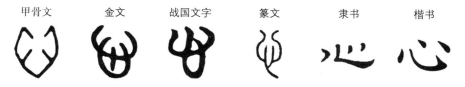

| 甲骨文 | 金文 | 战国文字 | 篆文 | 隶书 | 楷书 |

图 1-1-1　"心"的各种字体

在周代，我国就已出现了医生的分工，《周礼·天官》载有疾医、疡医、食医和兽医，分别相当于现代的内科医生、外科医生、营养师和兽医。

（二）春秋战国时期诸子百家思想的营养

春秋战国时期，诸子百家争鸣，学术思想活跃。夏朝和商朝的早期，以"天"为代表的宗教神学具有重要地位。随着社会生产力的提高和科学文化的进步，意识形态也逐渐发生变化。到了商朝和周朝交替之时，社会急剧动荡，更加注重"德"治，于是有了"敬天保民"。与此同时，精气神、阴阳、五行等朴素唯物自然观和辩证法思想被人们用来认识世界万物。

精、气、神是中国古代的宇宙本体论思想，几乎渗透到古人对一切事物的认识之中。古代思想家认为，精和气是构成世界的基本元素，神是事物发展变化的内在规律。精气神的思想渗透到中医学后，对中医学认识人体的生理、病理，以及诊断、治疗疾病和养生等都有深远的影响。

阴阳来源于人们对日光向背的认识，向光的一面是阳，背光的一面是阴。《周易》首次记载阴阳，而首次运用阴阳解释地震这一自然现象的是伯阳父。阴阳在这一时期受到人们的高度重视，不仅用来解释各种自然现象，而且渗透到医学、政治、经济、文化等领域。我国古代医家也借阴阳学说来解释人体的生理现象和病理变化，并用它来指导诊断和防治。五行来源于古人生活和生产的五种基本材料，"水"和"火"是生活所必需的材料，"金"和"木"是生产所必需的材料，"土"则是世界万物所赖以生存的基础。《尚书·洪范》首次记载了五行，分析了五行的特性，成为认识事物的思维规范和方法之一，与阴阳学说互为补充，应用到中医学，为中医学认识生命与疾病提供了方法学基础，成为中医学理论的重要组成部分。

（三）秦汉时期中医学理论体系的形成

春秋战国时期诸子百家争鸣的各种学说、理论，为中医学理论体系的构建提供了说理工具，《黄帝内经》《难经》《神农本草经》《伤寒杂病论》"四大经典"相继问世，是中医学理论体系形成的重要标志，也是中医学发展的第一个高峰。

1. "四大经典"对中医学理论体系形成的贡献

《黄帝内经》，以下简称《内经》，托名黄帝与大臣岐伯、雷公等人的对话，讨论医学问题，以问答体方式成书。该书并非一人一时之作，而是由众多医家的论述汇编而成，成书于西汉中后期，成书后也有过修订。《内经》包括《素问》和《灵枢》两部分，各9卷81篇，共18卷162篇。《内经》对人与自然的关系进行了全面系统的论述，同时也对人的生理、病理、疾病的诊断治疗与预防等进行了系统论述，内容既涉及阴阳五行、五运六气、天人关系、形神关系、养生、生命起源、生命过程、生命要素、藏象、经络等生命现象及规律，又涉及病因、发病、病机、疾病传变、预后[8]、病证等对疾病的认识，还涉及诊法、辨证、治则治法、药性、组方原则、针灸、汤液、导引等诊治法则与手段，同时还包含行医规范和医德要求等。《黄帝内经》是我国早期的一部医学总集，代表了当时医学理论的最高水平，位列"四大经典"之首，为"言医之祖"。它系统总结了秦汉以前医学与天文学、历算学、生物学、地理学、人文学、心理学、逻辑学及哲学等多学科的主要成就，奠定了中医学的理论根基。千百年来，它始终有效地指导着中医学的临床实践，为历代医家所重视，对世界医学的发展也有着深远的影响。

《难经》，又称《黄帝八十一难经》或《八十一难》，为渤海郡秦越人（扁鹊）所作，成书于西汉末期至东汉之间，探讨了 81 个医学问题，故称"八十一难"，包括脉诊、脏腑、经络、腧穴、针刺及部分疾病。其中 1 ~ 22 难是脉学，23 ~ 29 难是经络，30 ~ 47 难是脏腑，48 ~ 61 难是疾病，62 ~ 68 难是腧穴，69 ~ 81 难是针法。《难经》在《内经》的基础上有所发展，是继《内经》之后的又一部医学经典。它在中医基础理论和临床方面丰富了中医学的内容，其中，寸口脉诊法（我们现在所看到的中医师最常用的脉诊方法，切压手腕上部桡动脉浅表部位体察脉象变化），以及对奇经八脉（人体经络的一种分类，包括督脉、任脉、冲脉、带脉、阳维脉、阴维脉、阴跷脉、阳跷脉）、三焦和命门的论述都被后世继承。

《神农本草经》，简称《本草经》或《本经》，是由许多医家收集各种药物学资料加工整理，托名神农所著，成书于东汉，是我国现存最早的一部药物学专著，是中医学药物理论的源头，分序例和正文两部分。序例是药物学总论，论述了药物的君臣佐使等组方原则，提出了药物的七情和合（两味或两味以上药物配合使用的不同情形）理论，还论述了药物性味理

8　预后，是对于某种疾病发展过程和最后结果的估计。

论，主要包括寒、热、温、凉四性，酸、苦、甘、辛、咸五味，药物的采集加工方法，用药原则和服药方法等。正文收载药物 365 种，分为上、中、下三品，这是中国药学史上最早的药物分类法。根据《本经·序录》所述，上品 120 种，为君药，主要用来养生，大多数药物性味平和，可以久服，能够延年益寿。中品 120 种，为臣药，主要用来滋养人的精气神，调节身体的阴阳平衡，部分药物有一定的偏性（与性味平和的上品相比，药性明显），服用时要根据具体情况而定。下品 125 种，为佐使药，主要用来治病，大多数药物具有偏性，不可久服。

《伤寒杂病论》是东汉张机（字仲景）在《内经》和《难经》的基础上，结合当时人民同疾病作斗争的丰富经验及自身医疗实践而撰成，以六经病辨证治疗外感热病，以脏腑辨证治疗内科杂病，是我国第一部临床医学专著，也是我国医学史上影响最大的著作之一。自成书以来，它一直有效指导后世医家的临床实践，张仲景也因此被誉为"医圣"。该书对方剂学的发展也作出了突出的贡献。全书实际收方 269 首，使用药物 214 味，基本包括了现今临床各科的常用方剂，既充分体现了君、臣、佐、使组方原则，又将中医学的"八法"运用于方剂之中，还创制了许多不同的剂型，如汤剂、丸剂、散剂、酒剂、洗剂、浴剂、熏剂、滴耳剂、灌鼻剂、软膏剂、肛门和阴道栓剂等。所载之方大多疗效确切，至今仍在临床上广泛应用，被誉为"经方"，成为"众方之宗，群方之祖"。原著因战乱而散佚，后经晋代王叔和、宋代林亿等整理，分为《伤寒论》及《金匮要略》两书。《伤寒论》共 10 卷 397 条，将外感热病按其发展过程概括为太阳病、阳明病、少阳病、太阴病、少阴病、厥阴病六个阶段，以此作为临床诊治的纲领。《金匮要略》共 6 卷 25 篇，应用《内经》的阴阳五行、脏腑经络理论，主要讨论了内科杂病、妇科病和外科病的临床诊治。

2. 秦汉时期的其他重要医学贡献

秦汉时期名医辈出，医著纷呈，根据《汉书·艺文志》记载，当时尚存的中医学文献有方技 36 家、868 卷。除了前述的扁鹊、医圣张仲景外，华佗和淳于意等也为中医学理论体系的形成作出了重要贡献，如淳于意写出中国医学史上的第一部医案。华佗的贡献更是广为人知，他创用"麻沸散"全身麻醉患者后实施外科手术，这是世界医学史上记载最早的麻醉药；他还模仿虎、鹿、熊、猿、鸟的动作和姿态来活动肢体，创制了"五禽戏"，开创体育医疗之先河，对后世影响很大；他还总结出了沿脊柱两旁的穴位，创立"华佗夹脊穴"。

值得指出的是，马王堆汉墓出土了大量的医学著作。其中，《五十二病方》是我国现存最早的医方著作，其特殊医学贡献有：水银制剂治疗癣疥、"三联律脉搏"（每两次正常心脏搏动后接着有一次早搏）、手术治疗痔疮等都是世界医学史上的最早记载。《胎产书》是我国现存最早的妇产科专著，《导引图》是我国现存最早的医疗体操图，《足臂十一脉灸经》和《阴阳十一脉灸经》是我国最早记述经脉学说的两部灸经，《却谷食气》是我国现存最早的气功导引专著，《脉法》是我国现存最早提出人体气与脉关系的脉学专著，《阴阳脉死候》是我国现存最早的诊断专著。

此外，云梦秦简（湖北省云梦县睡虎地秦墓出土的战国后期及秦始皇时期竹简）也有重要发现：所载"疠迁所"是世界医学史上最早的麻风病隔离病院，"封诊式"是世界医学史上最早的法医检验鉴定书格式和样本。

二、魏晋隋唐到宋金元：中医学体系化发展到中医学创新的第二个高峰

从魏晋到五代，既有分裂动荡的南北朝和五代，也有相对稳定的隋唐两朝，这为中医学的体系化发展提供了条件。最终在金元时期，以金元四大医家对中医学理论的创新，成就了中医学第二个发展高峰。

（一）魏晋隋唐时期中医学的体系化发展

从魏晋到隋唐，在已建立的理论框架下，各门类进一步深化和体系化发展。此时的实用临证医药专著明显增多，不仅有综合性临证方书，如唐代孙思邈（被誉为"药王"）的《备急千金要方》（简称《千金方》）和唐代王焘的《外台秘要》等；而且临床专科著作也不断涌现，如出现最早的针灸专著《针灸甲乙经》（晋皇甫谧）、最早的临床急救专著《肘后备急方》（晋葛洪）、最早的外科专著《刘涓子鬼遗方》（晋刘涓子）、最早的骨伤科专著《仙授理伤续断秘方》（唐蔺道人）最早的儿科专著《颅囟经》（作

者不详）等。此外，在临床诊断、病源证候分类、药物炮制方法等方面也出现了专著，如最早的脉学专著《脉经》（晋王叔和）、最早的病源证候学专著《诸病源候论》（隋巢元方）、最早的炮制专著《雷公炮炙论》[南朝雷敩（léi xiào）]等。这一时期的中医学呈现体系化发展，并且始终重视临证实用。

早在晋朝，葛洪就记载了许多领先于世界的重要发明，如器械加药物灌肠疗法、符合现代腹腔穿刺要求的放腹水疗法、利用狂犬脑组织外敷防治狂犬病（免疫疗法的先驱）等。屠呦呦发现青蒿素就是受葛洪所著《肘后备急方》"青蒿一握，以水二升渍，绞取汁，尽服之"等记录的启发从而获得成功的。

南北朝时期，刘峻的《类苑》记载了世界上最早的药物牙粉配方，用于牙齿保健。释僧深的《僧深集方》载有用鹿的甲状腺制成"五瘿丸"，可治疗甲状腺素缺乏引起的甲状腺肿大，这是最早服用动物内脏治疗疾病的疗法。陶弘景编撰《本草经集注》则是继《本经》后的又一次药物总结。

到了隋唐时期，唐朝廷创立了世界上最早的国家医学专科学校——太医署，编撰了世界上第一部国家药典——《新修本草》。《外台秘要》则记述了黄疸的尿检验法和金针拨障术（治疗白内障的眼科手术）。而《诸病源候论》则记载有肠吻合手术、结扎血管止血术、漆过敏症等，还记载有如何鉴别天花和麻疹等。

（二）宋金元时期中医学的创新发展

从宋朝到元朝的 400 多年间，随着经济不断发展，文化交叉融合，在一定程度上促进了文化交流和科技进步，也推动了中医学的理论创新。

1. 国家重视中医药事业 宋金元时期，朝廷很重视中医药事业，均设有较为完整的医药卫生行政机构，并制定一系列医事制度和法规。尤其是宋代对医学教育更为关注，不仅把医学校列为独立机构，而且将它纳入国家官学系统，设立太医署（后改为太医局）。同时，医学校建立医疗档案以提高治病能力，治病十全为上等，十失一为中等，十失二为下等，不及七者降级，不及五者退学。值得一提的是，北宋翰林医官王惟一发明了世界上最早的医学教学模型"针灸铜人"，集针灸教学、考试与针灸临床应用等多用途于一体，考试时在铜人体表涂蜡，体内注入水银，让考生取穴进针，如果取穴部位准确，那么针就能够刺进去而水银就会流出来，如果取穴错误，那么针就无法刺入。"针灸铜人"是世界医学教育史上形象实物教学的重要创举，而且宋以后历代王朝将其视为国宝级文物，多次复制、重铸。

在宋代，我国设立了世界上最早的"药局"，包括"和剂局"（制剂管理）、"药材所"（收购检验和鉴别药材）、"卖药所"（销售药物）和"惠民局"（慈善机构）。此时，活字印刷术的发明，为医药的传播奠定了良好基础。为了刊发医书，宋代设立了世界上最早的国家卫生出版机构"校正医书局"，集中了很多著名医家，负责收集、整理、考证、校勘历代重要医书，并向全国公开发行。

宋代朝廷组织专人编撰及出版了不少名著。《开宝本草》，这是对唐朝药典《新修本草》的重新修订；《太平圣惠方》，保存了宋朝以前的许多名方和很多失传医书的内容；《本草图经》，这是全国性的药物大普查；《太平惠民和剂局方》，这应是世界最早的国家药典，目前常用的藿香正气散、牛黄清心丸、肥儿丸等都是出自本书；《圣济总录》，不仅收集了历代方书和民间方药，还论述了"五运六气"学说等。

2. 中医理论的创新发展 这一时期，中医理论研究取得了不少重要成就。在病因学方面，陈无择的《三因极一病证方论》在医圣张仲景"三因致病说"的基础上，将病因分为"内因、外因、不内外因"，三因分类原则一直为后世所遵循。在脉诊学方面，崔嘉彦的《崔氏脉诀》，对《脉经》的 24 脉进行精炼论述，有机联系了脉象与病气，并以歌诀形式编写，易于习诵；滑寿的《诊家枢要》，遵《难经》之旨，简析了 30 种脉象。在诊断学方面，施发的《察病指南》，绘制了 33 种脉象图，这是人体脉搏描述的一个创举，比欧洲最早的脉搏描记要早 600 多年；敖继翁的《金镜录》《点点金》，后合为《敖氏伤寒金镜录》，主要讨论伤寒的舌诊，列舌象图 12 幅，这是我国现存第一部图文并茂的验舌专著；刘昉的《幼幼新书》，载有虎口的"三关指纹观察法"，至今仍被儿科临床所沿用。在解剖学方面，吴简的《欧希范五脏图》，主要记述了人体心、肝、脾、肺、大肠、小肠、膀胱等的形状和位置；杨介的《存真图》，记载了人体内脏和十二经脉图。在针灸学方面，除了王惟一所著的《铜人腧穴针灸图经》和铸造的针灸铜人外，王执中的《针灸资生经》，为宋以前所未见的因证配穴、内容丰富的临证针灸专著；滑寿的《十四经发挥》，通考腧穴 657 个，提高了针灸学的系统性和科学性；闻人耆年的《备急灸法》是常见急性病证灸法的专著；何若愚的《子午流注针经》，这是时间针灸学的重要创举，后世发展的"飞腾八法""灵龟八法"就是来源于此。在《伤寒论》研究方面达到最高峰，成无己的《注解伤寒论》，这是现存最早的《伤寒论》全注本；还有韩祗和的《伤寒微旨论》、庞安时的《伤寒总病论》、朱肱的《伤寒类证活人书》及许叔微的《伤寒九十论》（最早的医家医案著作）、《注解伤寒百证歌》、《伤寒发微论》，上述专题研究使《伤寒论》的学术地位日趋提高。

3. 中医临床的创新发展　宋金元时期，中医临床各科的成就也较为突出。在内科方面，宋代太医局专门设有"风科"，明确区分了"真中风"和"类中风"，"真中风"指外界风邪侵入体内导致的中风病，"类中风"是指风邪来自体内的中风病；葛可久的《十药神书》为治疗肺痨（肺结核）提供了可遵循的法则。在外科方面，《太平圣惠方》最早记载了痈疽"内消"和"托里"的治法，"内消"即运用消散的药物使初起尚未化脓的肿疡得到消散，"托里"则是通过使用补益和增强人体抵抗力的方药来托毒外出、排除脓液；东轩居士的《卫济宝书》最早使用了"癌"（原指深部脓肿，并非恶性肿物）；杨士瀛的《仁斋直指方论》较为详细地描述某些癌肿；陈自明的《外科精要》强调外科用药应根据脏腑经络虚实，因证施治，对后世影响很大。在伤科（自宋代开始，从外科独立出来）方面，李仲南的《永类钤方》，创制了缝合针"曲针"，这是我国伤科史上的首次记载；危亦林的《世医得效方》，记载的"悬吊复位法"是伤科史上的重大创举。在妇产科方面，杨康候的《十产论》，载有的转胎手法是医学史上异常胎位转位术的最早记载；虞流的《备产济用方》记载了用全兔脑制成的"神效催生丹"（具有与脑垂体后叶激素类似的功效，用于治疗难产）；陈自明的《妇人大全良方》，这是一部总结性妇产科专著，长期为后世所应用。在儿科方面，钱乙的《小儿药证直诀》，系统论述了小儿的生理和病理特点，创制了六味地黄丸等名方；《小儿卫生总微论方》记载了小儿脐风和大人破伤风是同一种疾病，主张烧烙断脐，并用烙脐饼子以防脐风，这比欧洲发现破伤风杆菌早 600 多年。在食治方面，忽思慧的《饮膳正要》是我国也是世界上最早的饮食卫生与营养学专著。

4. "金元四大家"对中医学理论创新的突出贡献 宋金元时期思想解放，儒学内部出现了不同的学派，提出了不同的学术主张，这也激发了儒学的近亲——中医学理论的百家争鸣。特别是金元医家打破因循守旧的局面，在理论上独树一帜，极大地推动了中医学理论的创新，被后世誉为"金元四大家"的刘完素、张从正、李杲和朱丹溪是其中的杰出代表。《四库全书总目提要·子部·医家类》就此指出"儒之门户分于宋，医之门户分于金元"。

刘完素（1120—1200），字守真，号河间居士，今河北省河间市人。代表作有《素问玄机原病式》和《宣明论方》。刘完素在五运六气、病因、病机以及玄府、水液代谢等方面的研究建功卓著，突出的学术思想是"火热论"，革新了伤寒学说，强调用寒凉药物治疗热病，为后世温病学说的形成奠定了基础。他认为，火热是伤寒等病的重要病因。治疗上以"清热通利"为主，善用寒凉药物，被后人称为"寒凉派"，有"热病宗河间"之说。他所创的方剂如凉膈散、防风通圣散、天水散、双解散等，都是效验颇佳的著名方剂，至今仍被广泛应用。

张从正（1156—1228），字子和，号戴人，今河南省民权县人。代表作是《儒门事亲》。张从正继承了刘完素的学术思想，认为无论天之邪（风寒暑湿燥火）、地之邪（雾露雨雹冰泥）或水谷之邪（酸苦甘辛咸淡，也称"人邪"）都是外来的邪气，发病之后，首要攻邪，邪去则正气自安。他攻邪以《伤寒杂病论》的汗、吐、下三法为基础；如果邪在皮肤、经络，就用汗法；如果邪在胸膈、腹部，就用吐法；如果邪在下焦，就用下法。在临床上，他反对囿于"局方"，滥用温燥之品，倡导攻邪，被后世称为"攻下派"。

李杲（1180—1251），字明之，号东垣老人，今河北省正定县人。代表作有《脾胃论》《内外伤辨惑论》和《兰室秘藏》。李杲在《黄帝内经》"有胃气则生，无胃气则死"的基础上提出了"内伤脾胃，百病由生"的学术思想，强调脾胃运化水谷，是供养一身元气的根本。他认为，脾胃损伤的主要原因有三个：饮食不节、劳役过度和精神不调。在临证中，他善补上、中、下三焦之气，以补脾胃为核心，以"调理脾胃"和"升举清阳"为主要治法，因脾胃在五行中对应"土"，故被后世称为"补土派"。

朱丹溪（1281—1358），名震亨，字彦修，家居丹溪，被尊称为"丹溪翁"，今浙江省义乌市人。代表作是《格致余论》《局方发挥》和《丹溪心法》。朱丹溪的"相火论"颇具见地地认为，相（xiàng）火（中医学的相火是相对心的"君火"而言，来源于肝肾）是维持人体正常功能所必需的，"人非此火不能生"；相火病变，则"其害甚大，其变甚速，其势甚彰，其死甚暴"。相火之动是永恒的，正常的运动，是完成其生理功能的必需条件；但相火的异常活动，则会对人体产生损害特别是消耗人的元气（他将妄动的相火比如为偷窃人体元气的"贼"），是病态的。这就是相火的两重性。他补充了刘完素的"火热论"，也发展了李杲的"阴火"说（阴火是指饮食不节、劳累过度、七情所伤而导致脾胃虚弱、气血阴阳不足、脏腑功能失调、阳气浮动的一种致病因素）。他还认为，人体精血难成易亏，加上"情欲无涯"，相火容易妄动，由此得出"阳常有余，阴常不足"这一结论。在临证中，朱丹溪认为，单靠滋阴降火，不能完全解决"相火妄动"问题，他指出收心养性、节制食欲和色欲的重要性，治病以"保养金（肺）水（肾）二脏"为主。他治病以"滋阴降火"为主，被后世称为"滋阴派"。

值得一提的是，此时期，亚洲各国和阿拉伯地区都纷纷引入中医学，促进了中外医药交流。特别是中朝医药交流出现高潮，两国不仅有使节往来、医书赠送，还有很多中国医生远赴朝鲜行医或教学，促进了中医学在朝鲜的推广应用。

三、明代到清代：中医学的综合集成到中医学深化发展的第三个高峰

明代以前，在世界医学发展中，中医学始终处于领先地位。明清时期，中医学承袭宋金元的良好发展，加上社会经济发展的推动，中医基础理论和临床各科都进入综合集成和深化发展阶段，以温病学的创立为标志，形成中医学发展的第三个高峰。

（一）中医学的综合集成到深化发展

1. 中医学综合集成　在药学方面，有明代李时珍的《本草纲目》（1578）、清代赵学敏的《本草纲目拾遗》和清代吴其濬（jùn）的《植物名实图考》等。这 3 部著作的大部分内容仍然属于传统的实用药学，但同时在生物分类学、生物进化论以及植物学方面，提出了许多超越前人而又具有科学意义的认识。特别是《本草纲目》，集我国 16 世纪之前药学成就之大成，被国外学者誉为"东方药学巨典"。该书收载药物 1 892 种，收集药方 11 096 个，附 1 160 幅精美插图，约 190 万字。被翻译成韩、日、英、法、德等多种文字版本，书中不仅考正了过去本草学中的若干错误，综合了大量科学资料，还提出了较科学的药物分类方法。

在方剂学方面，有明代朱橚（sù）的《普济方》（我国现存最大的一部方书，载方 61 739 首）、明代吴崑的《医方考》（历史上第一部方剂论述专著，收集历代常用方 700 余首）和清代汪昂的《医方集解》（在编排、内容、体例及影响等方面堪称医方之典范，载方 865 首）。在"全书"方面，有明代张景岳的《景岳全书》和徐春甫的《古今医统大全》等。在"丛书"方面，有明代王肯堂的《证治准绳》和《古今医统正脉全书》，有清代吴谦的《医宗金鉴》等。在"类书"[9]方面，清代陈梦雷主编的《古今图书集成》是现存规模最大、资料最丰富的类书，其中的《医部全录》多达 520 卷，约 950 万字，是迄今收录医书最多的类书。

值得一提的是，随着人口的快速增长，疾病流行，社会对医学的需求

9　类书是在搜集大量文献资料的基础上分门别类整理而成，类似今天百科全书式的工具书。

不断增加。不论是家传师授，还是自学中医，都需要易懂、易学、易记的普及读物。此时期中医药普及类著作应运而生，其中，流行最广的是《药性赋》《汤头歌诀》《四言脉诀》和《医学三字经》，这些著作采用歌赋体裁，简单明了，易诵易记，特别适合初学者。还有一些通俗易懂的医学入门著作，如中药方面的《本草备要》和《本草述钩元》，方剂方面的《医方集解》和《成方切用》等，脉学方面的《濒湖脉学》；《黄帝内经》方面的《读素问钞》和《内经知要》等。综合性医书有《医经小学》《医学入门》《医宗必读》和《医学心悟》等。陈修园还编写了系列科普读物，如《医学实在易》《医学从众录》《时方歌括》和《时方妙用》等。这时，还出现了我国最早的医学杂志《吴医汇讲》（清代唐大烈主编），建立了我国民间最早的学术团体——"一体堂宅仁医会"。

此外，明清的寒、温学派之争也比较激烈，或主张寒凉，或提倡温补。明代早期，朱丹溪学说盛行，当时的医生习惯用苦寒凉润药物。到明代中晚期，医生们逐渐发现了过度用苦寒凉润药物的弊端，为了补偏救弊，温补学派兴起，转而重视温补药物的应用，代表性医家有张景岳、赵献可、汪机和薛己等。之后，清代陈修园和章虚谷等则再次指出滥用温补药物的弊端，在一定程度上纠正了过度用温补药物的错误。

2. 中医临床专科的深化发展　在内科方面，有《内科摘要》《医宗必读》和《医贯》等。在外科方面，有《疡医证治准绳》《外科正宗》和《疡医大全》等。在妇科方面，有《女科证治准绳》《济阴纲目》和《傅青主女科》等。在儿科方面，有《保婴撮要》和《幼幼集成》等。在眼科方面，有《原机启微》和《审视瑶函》等。在喉科方面，有《口齿类要》和《尤氏喉科秘书》等。在针灸学方面，有《针灸大成》和《针灸聚英》等。在推拿学方面，有《小儿推拿秘诀》和《小儿推拿广意》等。在医案方面，有《名医类案》和《续名医类案》等。在传染病学方面，有《解围元薮》《温疫论》《温热论》《温病条辨》和《温热经纬》等。这些著作既全面总结了前人的论述，又有进一步的发展，对后世影响较大。在解剖学方面，历代医著都有解剖记载。如王清任有感于此前古人解剖记载的错误，亲临坟场解剖研究人体，著成《医林改错》。

尤其要指出的是，在这一时期，中医学还取得了许多领先世界的重要成果。以"人痘接种术"为例，公认最晚在明代，我国就率先研制出"人痘接种术"用来预防天花，随后不断改进、广泛推广使用之后，天花的危害就大为减轻了。由于人痘接种法在中国普遍使用并取得切实的预防效果，俄罗斯派人来学习，中国的种痘法经俄罗斯传到土耳其，又被英国驻土耳其公使夫人蒙塔古（1689—1726）传到英、法等欧洲国家。牛痘的发明者——英国的医生琴纳（1746—1823）就是一位英国的人痘接种医师，他本人也因接种人痘而获得天花免疫。他在实践人痘接种法的基础上，于1796年发明了牛痘接种术，比中国人痘接种术的广泛应用晚了至少150年。随后牛痘接种术在全世界推广、传播，天花得以控制。直至1979年10月26日 WHO 在内罗毕宣布全球消灭天花，这是人类真正第一次控制了一个烈性传染病。所以说，我国人痘接种法发明的意义，远不止于它是牛痘发明之前预防天花的有效方法，更重要的是，它成为人工免疫法的先驱，向世界贡献了卓越的中国智慧。

（二）温病学的创立

温疫、瘟疫，是以传染性疾病为主的一大类疾病，一直是人类健康的主要威胁。在甲骨文中即有"疫"字，秦汉时期对温疫已经有了初步认识和防治方法的散在记载。当时认为，温疫隶属于中医的伤寒病，一直以伤寒病的温热治疗大法为主的治疗体系来诊治。到了晋唐时期，一系列清热解毒方剂，如黑膏方、大青汤、太乙流金散等的创制和实践拓宽了温疫治疗的思路。再到宋金元时期，一些医家开始认识到温疫是一类与伤寒病不一样的温热性质的疾病，也就是后世所说的"温病"范畴，意识到很多包括温疫在内的温病滥用温性药物治疗的弊端，温疫的治疗从此开始脱离伤寒病治疗体系，尤其是刘完素，率先打破所有的外感疾病都遵从伤寒病用麻黄、桂枝等辛温解表药治疗的窠臼，成为"寒凉派"的鼻祖。

到了明清时期，有关温疫的理论认识和诊断、治疗方药已渐成体系，从而形成了新的以温疫病为对象的独立临床学科——温病学，明代的吴有性是这一时期代表性的医家。他作为温病学的先驱，总结前人的相关论述，在大量的临床实践后，通过细致观察和认真研究，于1642年写成《温疫论》，卓越地创立了温疫的"疠气病因学说"。他认为，温疫的病因，不是一般的风、寒、暑、湿邪，而是由天地间的一种"异气"所导致。他把这种"异气"称为"疠气"，明确了"疠气"是物质性的，它通过口鼻侵犯人体而引发温疫，具有流行性、地域性与季节性等特点。不同的疠气侵犯不同的脏腑，所导致的疫病也不同。人体感染疠气后是否致病，与疠气的量及毒力、人体的抵抗力等密切相关。此外，他还提出了治疗疫病的基本原则和注意事项。吴有性在当时人类无法观察到细菌、病毒等致病微生物的情况下（荷兰人列文虎克 1683 年最先使用自己设计的单透镜显微镜观察到了细菌，病毒则是人们在 19 世纪末才发现），通过大量的实践观察，创造性地提出温疫病的"疠气"病因学说，特别是他还指出疫病病因具有物质性特点，是中医病因学的重大创新，在世界医学史上也应该得到尊重和敬佩。

清代的温病学家受到吴有性的启发和影响更有创新，如叶天士和吴鞠通分别创立了"卫气营血辨证"[10]和"三焦辨证"[11]等辨证方法，使温病学逐渐走向系统和完善，成为自成体系的一门学科。除了叶天士和吴鞠通，清代对温病学创立作出重要贡献的医家还有薛生白和王孟英，他们四人被后世誉为"温病四大家"。

叶桂（1667—1746），字天士，代表作是《温热论》。他提出温病由浅入深的四个层次，建立了"卫气营血辨证"体系并论述了相应的治法，补

---

10 中医学用于温病辨证的方法之一。即以外感温病由浅入深或由轻而重的病理过程分为卫分、气分、营分、血分四个阶段。其中，卫分为表证阶段，应鉴别不同的病因；气分为热盛阶段，应区别热邪是否结聚；如属湿热，则应区分热和湿的轻重；病邪深陷营、血分为伤阴引致内闭或出血的阶段，并须明辨心、肝、肾等脏的病变。

11 中医学用于温病辨证的方法之一。即根据温病发生、发展的一般规律及症状变化的特点，以上焦、中焦、下焦为纲，对温病过程中的各种临床表现进行综合分析和概括，以区分病程阶段、识别病情传变、明确病变部位、归纳证候类型、分析病机特点、确立治疗原则并推测预后转归的辨证方法。尤其侧重于对湿热病证的辨证。

充了传统的"六经辨证"[12] 和"八纲辨证"[13]。此外，他对通过观察舌象、皮肤斑疹及检验牙齿来判断病情和预后也有独到论述。

薛雪（1681—1770），字生白，代表作是《湿热条辨》。他对湿热病的发病机理、证候演变、审证要点和辨证论治，都以条文形式进行阐述，促进了温病学说的深入发展。

吴瑭（1758—1836），字鞠通，代表作是《温病条辨》。提出温病传变是从口鼻而入，从上焦肺开始，再传到中焦脾胃，最后传到下焦肝肾。他创立"三焦辨证"体系，补充和完善了叶天士的"卫气营血辨证"。

王士雄（1808—1867），字孟英，代表作是《温热经纬》。他以《黄帝内经》和《伤寒论》有关条文为经，以叶天士和薛生白等医家有关温病的论述为纬，对清代以前的温病学说做了一次全面总结。他把温病分为"新感"和"伏邪"两大类，其中，新感温病是指感受温热之邪后立即发病，往往病变部位比较表浅，病情较轻。而伏邪温病则是指感受温病之后没有立即发病，往往病变部位比较深，病情较重。

此外，明清时期的中外医药交流呈现出超越以往的活跃态势。首先，朝鲜、日本等国家有越来越多的医生来我国学习中医药。至今被韩国、朝鲜奉为医学经典的《东医宝鉴》就诞生于这一时期。《东医宝鉴》收方266首方剂，1 400多种药材。主要纳入《黄帝内经》《伤寒论》《金匮要略》《证类本草》等80多种著作的内容。其次，西方传教士在中国与欧洲的医药交流中起到了重要作用。但此时的中外医药交流仍然以民间为主，官方的医药交流大部分以"进贡"与"赐赠"等方式进行。

---

12 将外感疾病演变过程中的各种证候群，进行综合分析，归纳其病变部位，寒热趋向，邪正盛衰，而区分为太阳、阳明、少阳、太阴、少阴、厥阴六经病。

13 中医辨证的基本方法，根据四诊取得的材料，进行综合分析，以探求疾病的性质、病变部位、病势的轻重、机体反应的强弱、正邪双方力量的对比等情况，归纳为阴、阳、表、里、寒、热、虚、实八类证候。

四、近代到现代：中医学发展的新历史时期

近代百年，伴随着西方列强的炮声，中华民族饱受欺凌，一些激进人士反思中国落后的根源，传统文化被指为"万恶源头"，弃之如敝履，中医学自此失去了生存的文化土壤，中医学发展日渐式微。这期间，许多中医药学家探索过、抗争过，但收效甚微，直至中华人民共和国成立后，中医学才得以重获新生，进入发展的历史新阶段。

（一）中西医汇通

早在明代，西医学就开始传入我国。其后，随着西医学在我国广泛传播，一些中医界的人士逐渐形成了中西医融合的思想，后世称之为"中西医汇通派"，总的来说，他们秉持"中医为体、西医为用"的基本原则来讨论和实践中西医融合。如中西医汇通派早期的代表人物唐容川，他认为中西医原理是相通的，可以用西医来印证中医的科学性，著《中西医汇通医书五种》。朱沛文则主张中医和西医的融合应以临床验证为标准，求同存异，并著《华洋脏象约纂》。恽铁樵认为西医重视生理、解剖、细菌、病理、病灶的研究，中医则重视功能、气化及四时五行等自然界变化对疾病的影响，中医可以吸收西医的长处以更好地认识临床病证，著《药庵医学丛书》。张锡纯将中西医融合思想应用于临床，他认为西医用药在局部，重在治标，中医用药求其因，重在治本，二者结合，必获良效。张锡纯的代表性著作是《医学衷中参西录》，他创制了石膏阿司匹林汤等一些中西药合用的方剂，开展了中药和西药合用的探索。

（二）近代中医学"抗争图存"

清末至民国相当长的一段历史时期里，中医学的生存与发展遇到了前所未有的危机，抗争图存成为中医学发展的主题。1914年，北洋政府教育总长汪大燮（xiè）提出"废除中医中药"，1925年又拒绝把中医纳入医学教育，使中医学发展陷入困境。1929年，国民政府召开第一次中央卫生委员会议，余云岫等人提出"废止中医议案"；紧随其后，出台了一系列消灭中医的政策。在中医生死存亡的紧要关头，1930年3月17日，全国中医药团体代表大会召开，全国医药团体总联合会成立，主张"提倡中医，以防文化侵略；提倡中药，以防经济侵略"，得到与会15个省132个团体

262 位代表的拥护，大会选出陈存仁、谢利恒、张梅庵、张赞臣、蒋文芳和岑志良等 6 位代表去南京请愿。迫于压力，1930 年 5 月 7 日，国民党中央委员会举行第 226 次政治会议，正式确立了中医药的合法地位。

（三）现代中医学事业的全面发展

中华人民共和国成立成为中医学重获生机的历史转折点。中华人民共和国成立之初，国家制定了"团结中西医"的卫生工作方针。毛泽东主席肯定中医应有的价值，制定并落实党中央的中医政策，卫生部"中医科"升格为"中医司"。1955 年，成立卫生部中医研究院，全国首届西医离职学习中医研究班（"西学中"班）在研究院举行开学典礼。**1956 年，国家决定在北京、上海、广州和成都建立 4 所中医学院，开始编纂教材，开启了中医学现代教育的历史进程。**1958 年，毛泽东同志在卫生部党组关于"西学中"班的总结报告上批示："中国医药学是一个伟大的宝库，应当努力发掘，加以提高。"强调了发扬中医的意义和价值，掀起了"一根针、一把草"广泛应用中医药防治疾病的群众卫生运动。

1982 年 4 月 16 日至 22 日，国家卫生部在湖南省衡阳市召开"全国中医医院和高等中医教育工作会议"，这是中华人民共和国成立以来首次召开的全国性高级别中医医院和高等中医药院校建设工作会议。会议明确提出"突出中医特色，发挥中医药优势，发展中医药事业"的指导方针，史称"衡阳会议"。同年，"发展现代医药和我国传统医药"正式载入《宪法》，从此，中医药事业不仅有了政策支持，更有了法律保证。1986 年，国家中医管理局（1988 年改为国家中医药管理局）成立，专门管理中医药各项事务。2010 年，国家中医药管理局发布通知，首次确定了包括 22 位国医大师和 159 位名老中医在内的 181 名专家，成为 2010 年全国名老中医药专家传承工作建设项目专家，并由中央安排专项资金落实传承工作。

党的十八大以来，党中央高度重视中医药事业的发展，中医药的认识高度、实践深度、影响广度前所未有，并取得了重要成就。党中央和国务院印发《"健康中国 2030"规划纲要》，提出了一系列发展中医药的重要举措和任务。2016 年 12 月 25 日，《中华人民共和国中医药法》（简称《中医药法》）发布，明确了中医药的重要地位、发展方针和支持措施，对发展中医药事业具有里程碑意义。2019年10月25日，全国中医药大会隆重召开，这是中华人民共和国成立以来第一次以国务院名义召开的中医药工作会议，会议发布了《中共中央　国务院关于促进中医药传承创新发展的意见》，具有划时代的意义。2020年10月，党的十九届五中全会强调，"坚持中西医并重，大力发展中医药事业"，这是以习近平同志为核心的党中央，着眼坚定文化自信、增进人民健康福祉，站在战略和全局的高度作出的重大部署。党和国家领导人的高度重视，为中医药发展指明了方向，中医药的发展迎来了新的历史机遇。

截至2019年，全国有中医类医院（包括中医医院、中西医结合医院、民族医医院）5232所，实际拥有床位109.2万张，中医药从业人员76.7万，中医医院的诊疗量达6.8亿人次（包括113万人次的家庭卫生服务），开出约3亿张中医处方（数据来源于2019年全国中医药统计摘编），中医医疗机构一直是我国防治疾病的重要力量。特别值得指出的是，中医药在传染病的救治中屡建奇功。1954年，石家庄暴发"乙脑"，中医药人创造了"零死亡"，与当时全市35%～60%高死亡率形成鲜明的对比，获得中华人民共和国成立后的第1个部级科技进步甲等奖。2003年，在"非典"防治工作中，中医药人又创造了"零死亡、零转院、零感染、零后遗症"的战"疫"佳绩。2020年至今的新冠肺炎席卷全球，中医药再次成为抗疫的一大特色和亮点，发挥了重要作用。

经过60多年的不懈努力，中医药科研也取得了许多重大成果。特别是2015年10月，屠呦呦因为发现青蒿素获得诺贝尔生理学或医学奖，成为第一个获得诺贝尔自然科学奖的中国人。

20世纪70年代后，全球出现了不同程度的"中医热""针灸热"和"中药热"。特别是改革开放以后，随着我国综合国力的不断提高，中医药走向世界的步伐逐渐加快。在中国政府的倡议下，第62届和第67届两次世界卫生大会通过了《传统医学决议》，该决议敦促成员国根据本国的实际情况，调整、采纳和实施《世界卫生组织传统医学全球战略2014—2023》，并要求世界卫生组织支持各国制定国家政策、标准和法规，加强能力建设，以发展传统医学。目前，中国政府与40多个国家、国际组织和地区主管机构签订了专门的中医药合作协议。世界卫生组织也将以中医药为主题的传统医学纳入新版国际疾病分类（ICD-11），中医针灸列入联合国教科文组织"人类非物质文化遗产代表作名录"，《本草纲目》和《黄帝内经》列入"世界记忆名录"。截至 2018 年 12 月，中医药已传播到 183 个国家和地区，全球已经有 103 个会员国认可针灸。其中，有 29 个国家设立了传统医学的法律法规，有 18 个国家将针灸纳入医疗保险体系。总部设在中国北京的世界针灸学会联合会，成员包括 53 个国家和地区的 194 个会员团体。世界中医药学会联合会，成员包括来自 67 个国家和地区的 251个会员团体。中药逐步进入国际医药体系，已在俄罗斯、古巴、越南、新加坡、阿联酋等国家以药品形式注册。有 30 多个国家和地区开办了数百所中医药院校，培养本土化中医药人才。中国向亚洲、非洲、拉丁美洲 70多个国家派遣的医疗队都有中医药人员，约占医务人员总数的 10%，并在海外支持建立了 10 个中医药中心。此外，国际标准化组织成立了中医药技术委员会（ISO/TC249），总部设在我国上海市，已经发布了针灸针和人参等国际标准[14]。

（林明欣　朱建平）

第三节　中医文化源流

　　没有中华传统文化，就没有中医学。中医学从中华传统文化这一肥沃的土壤中，源源不断地吸收养分、凝聚精华，积淀起深厚的内涵。

　　在先秦远古原始社会时期，巫文化盛行，医巫不分，催生了祝由等治疗疾病的方法。随着人类文明的进步，医巫分离，后世许多中医医家坚决反对巫术，但不可否认的是，巫文化中的一些实践活动曾经对中医药学有过重要影响。秦代以后 2 000 多年的封建社会，是中医药学理论及技术体系形成发展的重要时期，道、儒、佛作为中国传统文化的三大支柱，从多

---

14 《中国的中医药》白皮书（全文）[N]. 中国中医药报，2016-12-07（004）.

个层面对中医药学的发展产生了巨大的影响。近代以来，随着西学东渐，西医学大规模传入，西方文化对中医药学的发展也产生了前所未有的影响。

一、道家文化

人们常常道家、道教相提并论，其实道家与道教并不相同。道家是由老子、庄子开创，并在魏晋发展起来的哲学思想流派。道教是在理论上汲取了道家思想，奉老子为教主的一种宗教。道家与道教两者既相互联系又有不同，但为了论述的方便，这里一并叙述，以道家为主，道教为辅。古人云，儒家治世，道家治身，佛教治心。虽然儒、佛都对中医药学的形成、发展产生了极大的影响，但比较而言还是道家、道教与中医学的关系更加密切。道教为追求长生求仙，在内修外养过程中，积极继承和汲取中国传统医学的成果，积累了丰富的医药学知识和技术，包括服食、外丹、内丹、导引以及带有巫医色彩的仙丹灵药和符咒等，与中国的传统医学既有联系又有区别。而其医学和药物学的成就，也成为中国医药学的组成部分。

（一）中医药学与道家（道教）有着共同的思想渊源

中医界历来就有所谓"医易相通""易具医之理，医得易为用"之说，中医药学、道家（道教）有着共同的思想渊源，以易学思想、阴阳五行学说、老庄思想等最为重要，故有"医易同源"之说。

《周易》所述的"一阴一阳之谓道"，作为中国哲学理论的根基，既影响着道家（道教），又影响着中医学。中医学旨在研究人体阴阳消长的机制，易学则主要阐述天地万物阴阳动静变化之理，两者在认识论和方法论上有共通之处，都源于对事物阴阳变化的认识。

以老子和庄子为核心的道家思想，是道教的主要思想源泉，对中医学理论体系的建立也有着重要影响。被奉为中医理论圭臬之作的《黄帝内经》一书被冠以"黄帝"之名正反映了这一事实。汉初，黄帝之学和老子之学兴起，世俗之人多数推崇古人。因此，讨论道的思想者们，为了传播自己的认识，而将自己的行为托名在神农、黄帝等古君名下。历史上黄帝、老子被尊为道家之祖，《黄帝内经》作者们为了表示自己学说的思想渊源，托黄帝名与臣子岐伯等问答的文体来阐明医理，以老子哲学为核心的道家思想广泛渗透到《黄帝内经》的中医学理论体系之中。

（二）道家对中医药学理论的影响

道家认为，道是宇宙最原始、最基础的存在，是事物变化最根本的动力，正是"道生万物"这一思想促进了中医"天人相应"整体观的构建。"人以天地之气生，四时之法成"，人的生理结构与自然环境相应，人的生理过程与自然界的运动变化同步，"春生、夏长、秋收、冬藏，是气之常也，人亦应之"（《灵枢·顺气一日分为四时》），四时气候及环境变化，影响人体内阴阳平衡。因此无论诊断、治疗，还是养生预防，都必须把人放到整个自然环境的背景下考察分析，注意观察四时气候变化对疾病的影响。

受老子因势利导等思想的影响，中医学强调治疗疾病应根据病邪的性质特点、停留部位、病势的发展以及正气祛邪趋向等，顺应其势，尽量减少对人体的干扰，从最佳的途径祛邪外出，达到在最短时间内治愈疾病的目的。如《素问·阴阳应象大论》中论述了"其高者，因而越之（病位在上部，如咽喉、胃脘等病证，可用升散或涌吐的方法治疗）；其下者，引而竭之（病邪在下的病证，可用泻下、渗利的方法，引导病邪从下祛除）；中满者，泻之于内（引起中焦积滞、胸腹胀满的病证，可以用消导理气等法治疗）"等治疗法则。

（三）道家对中医养生的影响

"养生"一词源自道家。中医的养生理论和方法都受道家、道教影响。老子、庄子等主张"道法自然"，提倡恬淡虚无、无为而治，对中医养生保健观影响深远。

道家将"精、气、神"看作是人身三宝，非常重视对它们的养护。《黄帝内经》受其影响，也运用精气学说来阐述生命过程，指导人们防病延年。道家对于中医养生学的影响偏于理论方面，后世道教则侧重于技术方面，中医养生学里面的气功、服食、房事养生等多有道教色彩。著名医家孙思邈在《备急千金要方》和《千金翼方》中专门设食治、养性、辟谷、退居等卷，内容涉及服食方药、养性服食、养老食疗、道林养性、按摩和调气等方法，对后世中医养生学影响深远。

（四）道教服食方术是中医本草学、方剂学的重要组成部分

服食，又称"服饵"，指通过服用某些动植物、矿石或经特殊炼制的所谓丹药，以达到强身健体、祛病延年，乃至长生不死的一种古代养生方术。道教服食方术数量十分庞大，不仅著录在道书上，流传于道教内部，许多效果显著的服食方术还流入世俗社会，上至朝廷帝王、下至民间百姓，用于保健养生或治疗疾病，经历代传承演变而著录于中医著作，成为中医学的重要组成部分。

作为中医学四大经典之一的《神农本草经》载药 365 种，并将之分上中下三品，同时将许多金石类药物列入上品，认为它们具有延年长生功效，这表明《神农本草经》与秦汉时期服食丹药的方术思想盛行密切相关。《汉书·艺文志》将医经、经方、房中、神仙四类典籍归属于"方技"部分。医家有时也直接被称为"方士"。房中养生、神仙服食与医经、经方一样，逐渐成为中医学不可分割的一个组成部分。

道家关于生命、精、气、神以及养生、炼丹的理论，在历代医籍中多有反映，特别是东汉道教兴起后，性命双修与服食对中医本草学、方剂学的影响愈加突出，各代本草著作或方剂著作中多将养性、神仙服食、辟谷之类的内容单列成篇，以示重视。在漫长的服食实践中，人们不仅发现了许多新的药物以及药物的新功效，而且还积累了相当丰富的药物配伍原则和经验，创制了具有道家特色的服食方剂，极大地丰富和发展了古代本草学、方剂学的内容。明代皇帝服丹药中毒，使道教丹剂由内服转为外用，因此，丹药对于中医外用药物的剂型转变有较大影响。炼丹家虽然未能实现炼取仙丹，却无意间丰富了中医学用药的剂型，如散剂、锭剂、丸剂等。道医用丹药治疗疮疡、痈疽等外科疾病，效果往往立竿见影。当代中医外用丹药的炼制方法和组成等也大多是由道教服食方剂衍化而来。

二、儒家文化

儒家文化由孔子开创，汉武帝时"独尊儒术"，儒家一跃成为占据统治地位的正统文化。从此之后，儒家思想一直作为中华民族的主导思想，深深影响着中国乃至东亚各国人们的思维方式、行为方式和生活方式，中医药学在其产生、发展过程中始终受到儒家文化的影响。

（一）儒家思想对中医药学理论的影响

首先，儒家"中和思想"对中医的健康观、疾病观及治疗法则产生了深远影响。受这个思想影响，中医学认为，阴阳平衡是健康的标志，人体阴阳之间的和谐平衡维持着人体正常的生理功能。阴阳失和超过一定的限度就会产生疾病，甚至引起死亡。这也就是《素问·生气通天论》所说的，阴阳动态平衡，人就身心健康；阴阳离散决绝，精气就会耗竭，人就会死亡。既然疾病产生的原因是破坏了阴阳平衡状态，中医学的治疗法则就是想办法使阴阳恢复动态平衡。

其次，儒家推崇天人合一的思想推动了中医药学整体观念的形成。《周易·上经·乾卦第一》中就把天人合一看作是人生的理想境界，认为真正的君子具有与天地一般的德行。《春秋繁露·同类相动》中则把阴阳五行和天、地、人看作是一个完整的统一体，天有阴阳二气，人也有阴阳二气，天与人的阴阳二气相互感应，如太阳升起的时候，人的阳气也开始生发。受儒家天人合一思想的影响，中医药学一方面认为人的生理受自然所制约，另一方面认为人与自然界是一个统一体，人与自然万物遵循着同一运行规律，所以可以将自然规律推及于人，用其认识和解释人体脏腑生理病理现象。

其三，儒家的伦理政治思想也对中医学理论的构建有一定的影响。如儒家礼制讲究君臣上下，尊卑有序。《黄帝内经》也借鉴官制，把人的身体比喻成一个国家，以朝廷的官仪分封各个脏腑，包括将心视为主导各脏腑的君主——君主之官；将肺视为辅佐君主的宰相——相傅之官，将肝视为具有智勇兼备的将军——将军之官，将胆视为刚正果断、无所偏倚的判官——中正之官，将膻中（dàn zhōng）（平第 4 肋间，两乳头连线的中点）视为代君行令的臣使——臣使之官，将脾胃视为掌管粮仓的管理员——仓廪之官，将大肠视为传导水谷糟粕的运输官——传导之官，将小肠视为进一步消化吸收食物的接收大员——受盛之官，将肾视为主宰运动和动作技巧的官员——作强之官，将三焦视为负责疏通和管理河道的官员——决渎之官，将膀胱视为水库管理员——州都之官。而在方剂配伍理论中，也有君臣佐使的说法。这种重视制度、秩序的思想，对组成一个配伍清晰、药物协同作用的方剂是很有启发意义的。此外，儒家崇尚刚健有力、盛大勃发的"崇阳"思想，对于中医药学重视人体阳气的观念也有重要影响。

（二）儒家"仁""孝"等思想促进中医学伦理道德的形成

儒家思想赋予了中医学浓厚的人文色彩，特别重视和强调"医德"。古代的医家多是读书人出身，他们深受儒家"仁""孝"思想影响，以仁爱他人、孝敬长辈的思想为出发点和立足点，努力学习和掌握好医学，把救死扶伤、祛病疗疾的行为当作充满慈爱之心的表现与推行仁心仁德的手段和途径。这种思想要求医家以"仁爱"为怀，秉承修身、济世的精神，以仁心、仁术给予病者救治，看到对方因疾病而苦恼，要从内心对病人有同情感，一心一意地去帮助他。可以说，儒家所极力倡导的"仁""孝"思想，是中医学伦理道德思想的理论来源和核心，也正是这种思想支持和鞭策着无数医家努力钻研医术，救治百姓。

（三）儒家思想促进了医生社会地位及文化素养的提高

儒家倡导"修身、齐家、治国、平天下"，重视仁义道德，促使不少读书人推崇"不为良相，当为良医"的思想。另一方面，由于儒家强调忠孝，为了更好地尽忠尽孝，许多文人积极学习医学，刻苦钻研医术，以医术推行"仁心""仁德"。随着文人学医人数的增多，中医学史上的所谓"儒医"群体开始出现。这个群体的出现不仅提高了医生队伍的文化素质和医学地位，同时也提高了医籍的质量和数量。由于"儒医"群体具有较高的知识水平，善于汲取其他学科的相关知识，且具有较强的著书立说的意识，因此中医学的著述比以前更为丰硕。

（四）宋代儒学发展促进中医学术流派的产生

《四库全书总目提要》用"儒之门户分于宋，医之门户分于金元"高度概括了儒学与医学各自学派分立的时间。继宋代儒家学术的百花齐放，自金元起出现了医学的百家争鸣。儒家对医家的影响从治学方法逐渐深入到学术思想，其中最重要的影响是促使医家不拘泥于传统，发展了新的理论和方法。自北宋始，书院林立，山人、学者在各地书院借六经阐述己意，改变了之前对六经述而不作的传统，儒家治学方法的改变很快影响到了医家对古典医籍的研究，如朱肱、郭雍、庞安时等便运用了义理之学（讲求儒家经义）的治学方法来区别伤寒与温病。温病病因病机理论创新，以及治疗温热病方剂的创立，都得益于这种新的治学方法。至金元时期，这种影响逐渐明朗化，刘完素、张从正、李杲和朱丹溪等四大名家均不拘泥于古训经典，创立了新的学说。如朱丹溪出生于书香旺族，世代习儒，曾经拜师许谦开始接受理学思想，他的学术思想和治学方法都得益于儒家理学。

总之，儒学对中医药学的知识体系、从业队伍及学术流派均产生了极大的影响，促进了中医药学的发展。但另一方面，儒学的部分思想也对中医学的发展产生了一定程度的消极影响。如《孝经·开宗明义章》提出："身体发肤，受之父母，不敢毁伤，孝之始也。"这对中国古代解剖学的发展有不利影响。《黄帝内经》虽有过一些解剖知识的论述和记载，可是在此以后的两千年间，解剖学几乎停滞不前。再如清代名医陈修园提出："儒者不能舍至圣之书而求道，医者岂能外仲师之书以治疗？"这种尊经崇古的保守的思维方式，又在一定程度上阻碍了中医药学的创新。

三、佛教文化

与土生土长的儒、道不同，大约在东汉末年，佛教从印度传入我国。佛教传入中国后，逐渐与中国文化融合，最终成为中国文化不可或缺的部分，并对中医药学产生了重要影响。

（一）佛教慈悲观念促进医德的发展

中医学素称"仁术"，仁爱精神是中国传统医德的核心要素之一。佛教盛行后，它的慈悲、平等的观念又融入其中，丰富了中医医德的内涵。如孙思邈《备急千金要方·大医精诚》中提及医者应有慈悲观念，诸如"大慈恻隐之心""普救含灵之苦"等，对所有患者应秉持一视同仁的平等观念，特别是不分华夷、贵贱、贫富，"普同一等"，无条件地"一心赴救"，在当时条件下，实在难能可贵。佛家追求一种自利、利他的解脱之道，所谓"利他"，是"愿代众生，受无量苦"，而"自利"则是"修行布施，得到善名福报"。自利必须在利他的基础上才有可能实现，利他是自利的前提，没有利他很难自利。为了救治患者，医者应该不避道路险阻、天气恶劣及自身的饥饿、疲劳，不怕臭秽和传染，即不"自虑吉凶，护惜身命"，这正是佛教救助众生、勇于牺牲自我、乐于奉献利他主义的体现。

（二）佛教对中医学理论及实践的影响

佛教在中国传播的过程中，不仅带来了许多有效的医术、药方，而且其教义也对中医药理论产生了深远的影响。如佛教认为地、水、火、风四种物体（佛教称为"四大"）是构成人体的四种基本要素，同时也会变成伤害人体的四种致病因素，这种观点对中医学的病因学说产生了影响。像《千金要方》中就指出："地水火风，和合成人……凡四气合德，四神安和，一气不调，百病一生。"《医门法律》中则试图解说"四大"与阴阳五行的关系。佛教名篇《清净道论》提到引起疾病的八种原因是风、痰、饮食不调、业、外伤、非人、鬼、魔。我们认为中医学"痰"作为病因的思想可能来自佛教。

在佛教"五戒""十善"中，"不杀生"排在第一位。这种思想贯彻于佛教徒的生活行为中，表现为不吃肉、不穿丝绸衣服（因制丝过程中要烫蚕茧）、皮革等，这些禁戒思想也深深地影响了部分信仰佛教的医者。如唐代孙思邈就在他的医著中反复申述"不杀生"的思想。另外，佛教所提倡的素食养生、强调饮食节律和注重饮食禁忌，以及禅定、沐浴、揩齿、焚香避秽等方法都对中医学的养生实践产生了积极影响。

（三）佛教对中医骨伤科、妇科、眼科等学科的影响

中医骨伤科、妇科、眼科等分支学科都深受佛教影响。《理伤续断方》（后人改名为《仙授理伤续断秘方》）是中医骨科的经典之作，奠定了中医骨科理论方药的基础。一般认为该书作者是晚唐的蔺道人，是一个"头陀"（僧人）。后来的很多著作包括《少林寺秘方铜人簿》等都和佛家有关。不仅如此，很多中医从业人员同时也是佛教人士。佛教与骨伤的这种亲密关系，还产生了少林骨伤等重要的学术流派，名家辈出，影响深远。与少林骨伤齐名的是竹林寺女科。浙江的竹林寺，以善治妇科疾病而出名，至清朝末已绵延 107 世，所传妇科专著数十种。与骨科、妇科一样，眼科与佛教也关系密切。隋唐时期，随着中印僧人的互相交流，印度眼科的知识和技术大量传入中国，唐代刘禹锡在《赠眼医婆罗门僧》中反映了这种情况。鉴于印度僧人对于眼科的贡献，借印度大乘佛教创始人龙树之名的眼科著作《龙树眼论》在此时期问世，它是我国第一部具有重要影响的眼科专书，在一定程度上奠定了中医眼科的基础。

除了儒释道之外，兵家、农家、法家、玄学等文化对中医药学也有影响。如孙思邈《备急千金要方》言："药性刚烈，犹若御兵，兵之猛暴，岂容妄发。"徐大椿《医学源流论·用药如用兵论》言："《孙武子》十三篇，治病之法尽之矣。"均表明了兵家对医药学的影响。

四、近代西方文化

人类文化是多元的，也是多源的。在不同地理环境和人文因素的影响下，起源于不同地域的早期经验医学，逐步形成了不同的医学体系。近代，西学东渐，特别是伴随着列强的入侵，包括西方医学在内的西方文化大规模传入我国。尤其是进入 20 世纪，西方医学的快速发展，打破了中国传统医学一统天下的格局，中西医学的碰撞、交流与互补，形成了中国医学近代发展的时代特征。

（一）西医学引发近现代中医学发展思潮的变化

近代西医学在我国的逐渐发展，引起了中医界的普遍关注与重视。中西两种异质医学体系的交流并不是一帆风顺的。具有不同历史背景和知识结构的学者，先后提出了"废止中医""中西医汇通"和"中医科学化"等多种不同的主张，形成了长期而激烈的学术争鸣，争鸣的焦点在于面对西医学在中国的迅猛发展，应当对中国传统医学采取怎样的态度。在近代时期，全盘否定西医或中医的两种极端思潮固然存在，但中西医学之间融合、借用西医学诠释和改造传统中医等，是当时的趋势和主流。在此情况下产生了"中西医汇通派"这一学术流派，其基本观点是：中医、西医虽属两种各有优劣的不同学术体系，但二者研究的客观对象都是人体的健康和疾病，所以两种医学应该是能够相通互补的。从认识论的原理来看，人们对于同一客体的认识，往往表现出层次和角度的不同，而不同层次、不同角度的认识，只要研究的客体相同，就能在交流过程中实现对客体本质认识的统一。唐宗海的"折衷归于一是"、朱沛文的"华洋医学各有是非"、张锡纯的"衷中参西"和恽铁樵的"新中医"是其中的代表性观点。

继"五四"新文化运动之后，中国科技界著名学者又发起了一次影响深远的"中国科学化"运动。"中医科学化"就是在中国科学化运动中提出的一种改良中医的主张。主张"中医科学化"的学者虽然充分肯定了中医经验，但对中医学理论没有给予足够的重视。

现代中西医结合研究者虽然同中西医汇通派医家一样，认为中西医两种医学有着共同的研究对象，因而可以取长补短、融会贯通，但他们的研究方法和所要创立新医学的目的却与汇通派有着本质的区别。现代中西医结合研究者，是立足于中西医两种医学，用现代科学的方法，阐释传统中医学的规律，发掘中医学的理论精华和经验真知，使之与现代医学体系交叉融合，建立统一在实证科学基础上的新医学。应该说，"中西医结合"对"中西医汇通"既有继承又有发展。

（二）西医学促使中医研究方法的创新

随着西医的传入，中医的发展有了对比的参照物，人们开始反思中医发展中存在的问题，面对新的机遇与挑战，中医界对经典著作进行了系统研究和重新诠释，对中医原有理论的内核也进行了深入解析。医家开始正视由于中医理论存在的缺陷而导致学术发展缓慢的问题，大胆提出改革，试图使中医理论有所突破，以适应时代的挑战。如秦伯未尤其重视对《黄帝内经》的研究，著有《读内经记》等五种专著，并按照现代医学的体系，将《黄帝内经》整理成生理学、解剖学、诊断学等章节，同时对中西医学理论对比分析，探寻二者的特点和异同。

中华人民共和国成立后，党的中医政策重新明确了中医学的地位，中医事业出现了前所未有的大好形势。毛泽东主席多次对中医和中西医结合问题作出重要指示，有力地推动了中西医结合的研究。几十年来，通过广大中西医工作者的努力，中西医结合取得了丰硕的成果。最突出的体现是丰富了中医理论，显著地提高了许多疾病的临床治疗效果。如中西医结合对"血瘀与微循环障碍"的研究，揭示了血瘀与微循环障碍的关系，以及血瘀形成的生理病理基础。活血化瘀药的研究又为血瘀证的改善找到了有效药物。而对于阴阳、藏象、经络、针灸、针灸麻醉、气功、养生等理论研究、临床实践及现代阐述，也取得了不同程度的进展。通过中西医结合研究，有的深刻揭示了一些病理机制，有的则被接纳为科学证据而被世人广为公认。在这一过程中，现代生物实验方法、统计学方法、循证医学方法等现代科学技术，被广泛应用于中医临床科研之中。

（三）西医学促进了近现代中医学医疗、教育、科研体制化的发展

科学体制化是科学发展的组织条件和制度保障，是影响科学能否良性、健康发展的重要因素，其具体表现为科学家社会角色的形成、进行科学交流的专业科学社团的产生、科学出版物的创办、科学教育的专门化和职业化、专业科研机构的创建等。作为近代科学的重要组成部分，中国社会的医学体制肇始于近代西方医学体制在中国的移植，并逐渐成为中医学体制化的重要参考蓝本，深刻影响着近代中医学体制的形成。在近现代中西文化碰撞与交流的过程中，中医药学知识的进步，中医药教育的开展，中医药学术团体、中医药研究机构、医疗机构和管理机构等的形成，都受到了西医学的重要影响。正是在这样的探索中，近代中医学体制化得以实现。

以中医药教育为例，近代一些中医人士认识到要发展中医教育，扩大影响，就必须采用规模化教育方式。加之当时"教育救国"思潮的流行，各地相继建立了一批中医学校。1956 年，北京、上海、广州、成都建立了第一批中医学院，同时在西医院校中开设了中医系或增加中医药课程。经过多年的发展，基本形成了现代的中医药教育体系，教育类型和教育层次不断完善，不仅有以高、中等中医药院校教育为主的普通专业教育，还开展了继续教育、师承教育、西医学习中医教育、岗位培训、高等函授和自学考试等多种形式的中医药成人教育。在教育层次上设有中专教育、本科教育、硕士和博士学位研究生教育，还设立了博士后流动站，为博士后人员提供了更好的继续深造和研究条件。

（四）中医学科学性的思考和争论深化了对中医本身的认识

"科学"一词在中国是舶来品，原词源于希腊，中译名则是从日本而来。在中国古代并没有"科学"一词，因此，在中医数千年的发展史中也就不存在关于中医科学性的争论。在新文化运动中，"科学"一词首次由陈独秀等人以"赛先生"引入我国，并在中国获得了比以往任何一种思想更高的社会文化地位。诚如胡适所言："这30年来，有一名词在国内几乎做到了无上至尊的地位；无论懂与不懂的人，无论守旧和维新的人，都不敢公然地对它表示轻视或戏侮的态度，那个名词就是——科学。"（《胡适文集》）彼时，西医的稳步引入已对中医造成了巨大的冲击，又因为中西医本身体系不同、时代局限性及利益关系等因素，引发了中医学是否科学的思考与争论。争论可以成就一件事物，也可以抹黑一件事物。近百年来，中医发展道路迂曲坎坷，但对中医学科学性的认识也越来越深化。

实践是检验科学真理的唯一标准。随着时代的发展，中医学越来越被世界所认可。美国于2007年2月发布《补充和替代医学产品及FDA管理指南》，将包括中医药在内的传统医学从"补充和替代医学（Complementary and Alternative Medicine，CAM）"中分离出来，认为中医不仅仅是对西方主流医学的补充，首次认同中医药学与西方主流医学一样，是一门有着完整理论和实践体系的独立科学体系。2014年12月19日，《科学》杂志出版了《中医专刊》，引起了国际医学界的关注。《中医专刊》传达的信号是，在现代科技高速发展的当下，中医学已进入现代科学研究的视野，其魅力不但没有衰退，反而会因其独特价值比之前更加吸引全世界的目光。

（何　玲　刘理想）

第二章
中医哲学基础

第一节　道

　　中国古代睿智的哲学家在探讨世界的本原、研究事物发展变化根本规律中，提出了"道"这一哲学概念。"道在中国哲学历史长河中始终流淌着，从不间断。既贯穿于诸子百家、三教九流之中，又浸润于四书五经、经史子集之间。"[1] 中华文化自此有了根本和灵魂。

　　中医学在中国古代哲学"道"的基础上发展了"气—阴阳—五行"为主要框架的理论体系，集中体现了中医学独有的医学观，也成为中国哲学的重要组成部分。

一、道的概念

　　"道"，作为中国古代哲学概念，具有复杂多样的含义。道，其本义指行走的道路。由于道路关乎通往目的地的方向，故又被引申为规律、道理。又由于道字包含"首"，在古代还有"开头""起始"的意思，老子及其以后的哲学家又赋予了"道"字宇宙本原、万物之始的含义。古代先哲把"道"作为天地万物的本原，认为天地万物在起源于混沌未分时就已存在"道"。因而天地万物受"道"所制约，必须按照"道"所规定的法则和方式运动变化，人类社会亦同样遵循着"道"所规定的运动变化规律。因此，道的基本含义有二，一是指天地万物的本原，二是指自然界和人类社会运动变化的根本规律。

1　张立文．中国哲学之道．[N]．光明日报，2020-04-13（15）．

"道"常与"德"和"理"相提并论。在先秦道家哲学中，道是宇宙的根本规律，"德"是"道"所规定的规律在现实世界运动效果的显现。"道"是潜藏于事物背后的根本规律，而"德"是自然界与人类社会运动变化对道的体现，是上古先哲对道体悟后所形成的对宇宙及人生规律性的认知。孔子曰："四时行焉，万物生焉。"（《论语·阳货》）天地万物遵循道自然生长，四季平稳运行，天地孕育了生命，才使得人类得以生存繁衍，生生不息，这就是道作用于现实世界的显现，即是最重要的天地之德。故后世将二者合称为"道德"，指日常的行为准则和规范，属社会意识形态范畴。

"理"也是古代哲学的一个重要范畴。"理"的本意为加工玉石，《说文解字》曰："理，治玉也。"由于玉石极为坚硬，在古代工艺条件下，"理玉"必须顺着其内部自然纹路加工。《韩非子·解老》曰："凡理者，方圆、短长、粗靡、坚脆之分也，故理定而后可得道也……故理定而物易割也。"先秦哲学将"理"引申为事物的条理、性质与规则，之后又进一步将其引申为世界的真理与规律，从而逐步发展为哲学概念。对于道与理之间的关系，《韩非子·解老》中有一段精辟的论述："道者，万物之所然也，万理之所稽也。理者，成物之文也；道者，万物之所以成也。"即，道是宇宙之本原，是天地万物的"所以然"，理则是道的总规律在万物中的具体表现，是天地万物的"其然"。各种不同的事物，各自分别体现其独特的理，但各种事物独特的理，又共同取法并体现了作为宇宙根本规律的道。所以后世就将二者合称为"道理"，来指称事物的规律。

中医学作为中国传统文化的优秀代表，对宇宙的根本看法深受中国哲学的影响。同时，中医学又是实践的学问，《黄帝内经》及后世医家所说的"道"，更多的是指医学方面的理论和方法，如《黄帝内经》的养生之道、持脉之道、针石之道等。总之，道是中医学普遍而广泛采用的重要概念，但凡与医事活动有关的理法规则，都可称之为道。

二、道生万物

《道德经·四十二章》曰："道生一，一生二，二生三，三生万物。"

这里"道"的含义就是天地万物的本原。那么,"道"是如何生成万物的呢?《道德经·五十一章》曰:"道生之,德畜之,物形之,势成之。"说明道并非直接产生万物,而是说道是万物产生的根据。道是宇宙根本规律,德是规律的具体显现,万物的生成还需要具体物质辅助,这便是"物形之",即某种物质使得万物得以成形。故"道生"的过程还必须有"物形"来实现,而生成万物后,物与物之间又相互联系而形成了"势"(我们通常所说的生态环境),这就是一个完整的天地化生过程。

需要说明的是,道化生万物是一个从无到有、从潜到显的过程。《道德经·四十一章》:"天下之物生于有,有生于无。"道是规律但并不具有物质性,生于"无"之"有",指的是"物形"之"物"。《淮南子·天文训》曰:"道始于虚廓,虚廓生宇宙,宇宙生气,气有涯垠。"在古代先哲心目中,道是始于虚无的绝对规律,不受具体时空限制,而"气"则是宇宙初始物质,"气"作为没有固定形态而又能千变万化的物质,成为无形的"道"和有形的万物之间的中介。"道"化生出"气","气"变化为天地万物,即"气"根据"道"的规律而生,又依据"道"的规律而生成天地万物。"道生万物"的过程,不是以"气"作为"砖块",由外部作用拼搭构成"积木型世界",而是由"气"依据"道"的内在规律生发、衍生、演化而成"系统性世界"。

此后的中国古代哲学,在老子"道"论的基础上进一步探索世界本原和统一性问题,形成了独特的以生成论为特征的宇宙自然观。老子将宇宙的生成过程概括为"道生一,一生二,二生三,三生万物"。之后庄子更为详尽地阐述了这一观点,《庄子·天地》曰:"泰初有无,无有无名。一之所起,有一而未形。物得以生谓之德。未形者有分,且然无间谓之命。留动而生物,物成生理谓之形。形体保神,各有仪则谓之性。性修反德,德至同于初。"展示了道物演化及万物生成的过程。到了宋代,周敦颐的《太极图说》对宇宙生成理论做了较为完整的论述:"无极而太极,太极动而生阳,动极复静,静而生阴,静极复动。一动一静,互为其根;分阴分阳,两仪立焉,阳变阴合,而生水火木金土,五气顺布,四时行焉……乾道成男,坤道成女。二气交感,万物化生,万物生生而变化无穷焉。"在这里周敦颐构建了一个生动的宇宙生成图,"太极"(气),根据"无极"的规律产生动和静,由动静而产生了阴和阳,"阴阳"相互作用产生"金木水火土五行",最终化生万物,其中阴阳相合,"乾道成男,坤道成女"。如此则构成"无极"→"太极"→"阴阳"→"五行"→"乾坤男女"→"万物"的宇宙结构,代表了中国古代对生成论宇宙观的最完整阐述。

所谓"生成",其本质就是创造新事物,这种"创造"主要是由其内在动因所激发,其过程可以类比于种子萌发而成长为参天大树的过程。虽然一棵植物从种子到萌芽再到树木的成长,会经历多种不同的生长阶段与形态变化,但其所有的生命信息,在其第一个细胞诞生时,就已经写在遗传密码 DNA 当中了。对于宇宙而言,其写就一切的 DNA 就是"道",所有的一切阴阳、五行、男女、万物等皆是由"道"所规定而逐步"化生"。

从生成论宇宙观的角度来看,宇宙的形成即为"道"不断创造万物的过程。其中"生命"作为"道"在宇宙中的一种具体体现,其生存与繁衍代表了宇宙间最为旺盛的创造力。故《尚书·泰誓》曰:"惟天地万物父母,惟人万物之灵。"即,人是世上一切物种中最有灵性的,也是最能体现"道"的本质者。

三、道法自然

如果说"道生万物"体现的是道作为天地万物本原的属性,那么"道法自然"就体现了道作为世界根本规律的属性。《道德经·二十五章》:"人法地,地法天,天法道,道法自然。"这里的"自然"不是"自然界"的意思,而是说道本身是"自然而然"的状态,故人类社会与人体自身都要遵循由"道"所确立的"自然而然"的运动变化规律与法则。

在中国古代哲学中,"道"作为规律,还有两个方面的特定内涵:其一,强调事物之间相互依存的关系。如《道德经·二章》:"有无相生,难易相成,长短相形,高下相盈,音声相和,前后相随。"没有"无",就不能确定什么是"有";没有"易",就不能体会什么是"难",一切事物都是在相互之间的关系中才得以存在。其二,强调事物发展与变化规律的周期性。古人认为天地万物处于永恒的、不停顿的运动变化之中，但其运动不是盲目无序的，而是始终处于周期性的运动变化规律之中，故《道德经·十六章》："万物并作，吾以观复。""道"具有周而复始的运动特征。在中国的时空观中，周而复始的循环轮回观念几乎是无所不在的。无论是天象运行还是四季更替，无论是阴阳消长还是五行相生相克，无论是作物的生长周期还是人的生命周期，万物轮回的规律都深埋其中。

《素问·宝命全形论》曰："人以天地之气生，四时之法成。"由于道是天地万物化生的本原与根本规律，"生命"同样是由"道"所化生，也同样受到"道"之规律的支配，人类只是天地万物中的一个部分，人与大自然皆源于道，是息息相通的一体，与大自然遵循着同一变化规律，此即"天人合一"的观念。天人合一的观念认为人与大自然不是主体与客体对象的关系，人生于天地之间，依赖大自然生存，也就必然受其规律的支配。顺应自然，就是顺从天地变化的规律，使人的生命活动与天地自然的变化保持一致，从而实现人与自然的和谐统一。因此，人不仅可以通过研究天地自然的现象来推论和阐明人体的生理与病理变化，同时也应时刻主动调摄自身的身体状态，以达到顺应自然，维护生命与健康的目的。

四、中医学之道

"道"是中国古代思想中最为重要的范畴与核心，一切具有中国原创性的思想与知识都不可避免地受到"道"观念的影响。天道通于人道，也通于医道。《医原·张星亘序》曰："道之大原出于天，凡道之所分寄，亦必探原于天。医其一端也。"中医学是研究人体生命的学问，以天人合一的观念为指导，运用阴阳五行理论，探究人体生命活动，解释生命现象，揭示生命规律，皆是探讨医学之"道"。

道生万物。自然界的不断生成、不断变化，其意义就在于维持生命生生不息。如何维护人类在自然界的生存与繁衍，正是医学的目的，而在"天人合一"观念指导下的中医学，对于"生"的观念尤为重视。故元代王好古《此事难知》曰："盖医之为道，所以续斯人之命，而与天地生生之德不可一朝泯也。"明代张介宾《类经图翼·序》亦曰："夫生者，天地之大德也；医者，赞天地之生者也。"中医学之道即是以人生命为本的生生之道，前面的生为动词"生长、助长"，后面的生为名词"生命"，生生之道即是"助长生命之道"。当代国医大师陆广莘提出中医学之道就是"循生生之道，助生生之气，用生生之具，谋生生之效"。

人体是一个处于动态平衡的有机整体，表现在阴阳方面是互为根本、互相转化、消长平衡，表现在脏腑之间是相生相克相互制约，表现在人与外界的关系方面则是天人合一。在人与自然环境相适应的过程中，在不同的时间与环境下，人呈现出生、长、壮、老、已的生命过程，表现为阴阳气血消长升降、脏腑经络盈虚变化与天地四时、五运六气相应的规律。违背生命的规律，机体与环境的关系出现失调，机体内部平衡发生紊乱，就会罹患疾病；治疗与养生则是利用草、木、金、石气味毒性之偏，纠正人体寒、热、虚、实之偏，或利用针刺、艾灸、砭石、刮痧、拔罐、按摩等手段，激发生命潜能，调整人体符合生命规律，以恢复健康。中医学维护生命之道就是遵循天道。

人要顺应自然，但并不是指完全被动地适应，而是要主动地掌握自然规律，遵循自然规律。无论天地四时的变化、万物生长化灭以及人体疾病的发生、演变与痊愈，都是有其自身规律的。掌握与运用这些规律，是认识疾病与治疗疾病的基础，也是中医学的目标。如何运用自然界与生命的规律，使人类焕发出更大的"生机"，正是中医学"生生之道"的职责所在。

（张宇鹏　胡镜清）

第二节　气

气，是中国古人对宇宙、对生命的认识。在中国哲学范畴中，气又是基于道而形成的。

一、气的概念

气，在甲骨文写作 三，金文写作 ⊵ 或 ⋎，皆为云气之象形，《说文解字》谓："气，云气也。"说明"气"原本是古人对于云气的认识与描述。后又被引申为无形无象、不断运动而又充斥天地的一种原始物质。这其实在很大程度上是古人对空气的合理想象。如《列子·天瑞》曰："天，积气耳。"中国古代先哲在道论的基础上，借用了气的概念，代指构成天地万物的初始物质。

中国古代哲学认为，气由道所生，具有极其细微而分散、肉眼看不见，又不断地运动、弥漫于整个天地时空的物质特性，由此成为构成物质世界的基础。气的含义有三：其一，气是构成宇宙的基本物质，是道在物质世界的具体体现。气作为构成天地万物最原始、最精微的物质基础，包括生命体在内的一切形质都是气聚合而成。其二，气是充斥于天地且又不断运动着的无形存在。气虽然无形，但却客观存在且可感知，并弥漫、渗透、充满于整个天地时空。天地万物不断地运动变化，就是气之永恒运动的显现。其三，气是联系万事万物的中介。万物源于一气，天地之间之所以万物各异，万象分殊，皆是气纷繁复杂运动变化的结果，各种事物之间通过它们的共同本原——气产生联系。

总之，气根据道的规律而产生，又依照道的规律而运行。从其性质而言，道是无形无象的规律；气则是无形有象、有运动、有体积、忽隐忽现但真实存在且可感知的物质。道作为规律，是超越时间与空间的。气是永恒存在、无边无际的，充满了整个宇宙的所有时间和空间，故《庄子·天下》篇称其为"至大无外""至小无内"。

二、气化万物

宇宙演化的最初时期，并不存在任何有形的实体，整个空间充塞弥漫着混混沌沌、细微无形的物质，即为气。古人认为，天地万物生、长、化、灭，均为气的不同形态变化所致。宇宙创生之初，气以无形的方式存在，而后无形的气因运动聚合产生各种有形之物，有形之万物分散后又复归于气。世间一切事物的生灭，皆由气的聚散所致。故《正蒙·太和》

曰："太虚无形，气之本体。其聚其散，变化之客形尔。"本体指最初的状态，客形则指变化的形态，无形之气与有形之物就其本原而言均为气，只不过是处于或弥散或聚合的不同状态而已。

气的聚散变化，不是杂乱无章的，而是遵循着道的规律有序进行。气化生天地万物，天地万物的生成变化，也同样受到道之规律的支配。故道之规律就是气之规律，也是万物之规律。

既然天地万物皆源于气，有形之体也都是气之聚合，同样包括人在内的各种生命也是源于气。《庄子·知北游》曰："人之生，气之聚也。聚则为生，散则为死……故曰通天下一气耳。"《管子·心术》曰："气者身之充也。"人的形体是由气的聚合而成，人的生死亦由气的聚散变化所致，生命的过程也就是宇宙间气的运动变化过程的一个组成部分。故曰："人未生，在元气之中；既死，复归元气。"（《论衡·论死》）

在中国古代论述万物起源的问题时，"道生万物"与"气化万物"的内容有一定的重叠，在历史上也有一个发展演变的过程。在先秦时代，哲学家们普遍强调"道"的规律性，此后则对"气"的作用更加重视。至北宋张载创立"气学"，阐述了以"气"为核心的宇宙结构说，提出了"太虚生气，气聚万物"的气一元宇宙生成论，将道的规律纳入"气化万物"之中，从而略过了对"道"的论述，使理论得到了简化。张载的"气学"对后世影响深远，至明清后逐渐成为学术的主流。

三、气的运动变化

气具有活泼的生机，运动不息是其基本特性。由于气的不断运动变化，使得由气所生成的整个自然界始终处于不停顿的运动变化之中，表现为新的事物不断出生、成长、由小到大；老的事物逐渐衰退、由盛至衰，乃至死亡、消散。因此，气是无处不在、无时不有而又运动不息的，天地万物的产生、发展与变动，都是由运动变化的气所推动与激发。中国古代先哲基于对宇宙运行与生命活动机制的认识，对气的运动变化做了阐述，提出了气机与气化的概念，用以概括气的运动变化。

（一）气机

气机，是指气有序的运动。古人认为，永不停息地运动是气的根本属性，由于任何事物都是由气聚合而成，故任何事物发生、发展与变化，不过是气之运动的最终体现。

"屈伸往来者气也，天地间无非气"（《朱子语类·卷三》），气始终处于永不停息的运动之中，是其固有属性。气的运动属性根源于其自身内在的矛盾运动，古人将之归结为由阴阳的消长变化所致。气本身可分阴阳，称为阴气、阳气，二者既对立制约，又协调统一，始终处于相互作用与相互转化之中，这就使气始终处于运动不息的状态。在中国古代哲学中，气的运动是多种多样的，包括上升和下降、外出和内入、发散和聚合、吸引和排斥等多种形式，其皆为气之阴阳相互作用的结果。《正蒙·参两》曰："阴性凝聚，阳性发散。阴聚之，阳必散之，其势均散。"任何气的运动，其本质都是其内部阴阳之气的盛衰、主次、消长与转化的表现。

在古人的认识中，人体的生命活动，依靠气永不停息地运动来推动，而升降与出入是生命运动的基本形式。所谓气机升降，指的是气在人体内部的规律运动；所谓气机出入，则是指人体与外界环境之间物质、能量与信息的交换与代谢。人体通过气机的升降出入，一方面不断吐故纳新，与自然界进行物质交换；另一方面又保持了内环境的动态平衡。五脏藏纳、六腑通泻、气血运行、津液的输布与代谢等等，各种人体功能与生命活动，都是依赖气机的升降出入运动方得以进行。任何一个具有生命的个体，必然存在着气机的升降出入。如果气的运动不再协调稳定，气机紊乱失常，人就会发生疾病；更严重的是气机停息，人就会死亡。故《素问·六微旨大论》曰："出入废则神机化灭，升降息则气立孤危。故非出入，无以生长壮老矣；非升降，无以生长化收藏。"

（二）气化

所谓气化，是指气的运动所产生的变化。由于万物生于气，气又推动和激发着万物的生生化化，气化可泛指事物一切形态的运动变化。气化运动，包括气化形、形化气、形生形等多种情形。无形之气聚合成有形之物，这就是气化为形的过程；有形之物散而复归于气，这又是形化为气的过程。有形之体与太虚之中无形之气，又有着不间断的升降出入等气机转换，促进了气与形之间的相互转化。《素问·五常政大论》曰："气始而生化，气散而有形，气布而蕃育，气终而象变。"因而，对于天地自然而言，气化是自然界万物产生、存在、发展、演变以至消亡的根本原因，也是自然界生生不息的生机所在。

对于人而言，气化运动是生命活动的存在形式。气机的升降出入推动了人体与外界的物质交换，气化作用则可以将外来的物质转化为人体生命所需的有形之物与无形之气。有形之物产生之后，在气的推动激发下，相互之间还可互相转化。如人体内的津液通过气的作用，可转化为血，或者变成尿液和汗液。摄入饮食物后，在气的参与下，也可变成人体新陈代谢所需要的营养成分，这就是形生形的过程。因而，人体之脏腑身形、精血津液都是靠气化而生成，也是靠气化来进行各种生命物质间的相互转化。作为生命活力表现的神，也是气血津精通过气化活动而产生的。气化过程实质上就是物质和能量转化的过程，对人体生命活动来说，就是各种新陈代谢活动。

中医学认为，气是构成形体的本原，气化是生命活动的基本形式，生命的存在有赖于永不停息的气化运动，通过对气化运动的认识可以了解人体的正常生理活动与异常病理变化，通过调整失常的气化运动，可以消除病理状态，治愈疾病而恢复健康。在中医学看来，人的机体气化的重要性要远胜于人体本身，这是中医对生命活动规律的独特把握。

四、中医学之气

中医学充分继承了中国古代哲学对"气"的认识，气的观念全面贯穿于中医学理论的各个方面，构成了中医学对人体与生命认识的基础。中医学认为，生命起始于气之聚合，终止于气之消散，一旦气绝，生机便息。气首先是指构成人体的本原性物质，任何有形之物，都是气的聚合。人体的物质与能量代谢全过程，都可以视作是气的运动所产生的变化。"人之有生，全赖此气"，这一含义的气，是广义的人体之气。而相对于血、津液等有形物质，充满全身并维持人体生命活动的重要精微无形物质，是狭义之"气"。

具体而言，根据其来源、功能与运行部位不同，人体之气又可以进一步区分为元气、宗气、营气、卫气等，它们共同维持人体的生命活动。基于此，中医学以气充沛与否、气的运行与气化过程正常与否等来阐释许多生理现象或病理过程。体内之气充沛，运行协调正常，则各经络脏腑功能活动健全，体温正常，抗病能力强，整个生机协调旺盛，即处于人们一般所说的健康状态。倘若气虚弱或运行失常，则整体或部分经络脏腑的功能活动就减弱或出现障碍，体温失常，容易被邪气所侵而容易生病，生了病后亦不易痊愈。

中医学认为，气之聚合组成了人之形体，其间又有无形之气弥散于人体之内，周游不息，无所不到。物质组成的同一性和无形之气贯通其间，就使得人体各个组成部分密切相连，形成一个统一有机的整体。由此，人体内外上下皆联系贯通，局部病变可以影响到整体，整体病变也可反映在局部；此脏病变可波及他脏，外在的某些变化可以是内在脏腑功能活动的反映，通过调节内在功能活动，也可以消除外在的疾病表现。正是由于气的作用，人之生命才能成为一个统一的整体。同时，人和自然界万物也是由相互贯通的气所组成。人和自然界之间还时刻进行着物质与能量交换，这也是气运动变化的体现。人通过饮食与呼吸等过程，体内外的气之间进行了升降出入交换，使得人和自然界密切地联系在一起。而更为重要的是，通过普遍存在的气的中介作用，人感受着天地日月的种种变化，并做出相应的反应。从中医学认识来看，之所以"人与天地相参"，主要就是因为气的中介作用，也正是通过气这一中介作用，人和自然界表现出统一性，即所谓"天人合一"。

（张宇鹏　胡镜清）

第三节　阴阳

阴阳学说是古人认识宇宙本原和阐释宇宙变化的一种世界观和方法

论，属于中国古代的唯物论和辩证法。阴阳学说认为，世界是物质的，物质世界是在阴阳二气的相互作用下发生、发展和变化的。

阴阳学说作为中医学的说理工具，是中医学理论体系中的重要组成部分，指导中医临床实践，规定着中医学的发展。

一、阴阳的概念、起源和特性

阴阳最初的含义是指日光的向背。向日为阳，背日为阴。西周时期的诗歌中就有"阴阳"的记载，如《诗经·大雅》中就有了"既景乃冈，相其阴阳，观其流泉"的记叙。《周易》中的易卦由阴爻[2]（——）和阳爻（—）组成，阴爻和阳爻分别以符号的形式标示了阴阳的概念。西周末年，先贤开始用阴阳来分析、阐释一些难以直观理解与论述的复杂事物，如伯阳父认为大地内部阴阳不协调导致周幽王二年（前780年）陕西的大地震。到了《周易》之后的战国时期，阴阳由一种理论观点逐渐发展成为一门学说，出现了专门的阴阳家，如邹衍。邹衍提倡阴阳五行学说，把阴阳观念与五行观念结合构成阴阳五行观念，推进了阴阳学说的发展。就这样，古人在大自然环境的长期生活中，观察思考日月往来、白天黑夜、阴雨晴天、温暖寒冷等两极、相反现象的变化，逐渐抽象出阴阳的概念及阴阳的对立统一规律，用以认识宇宙万物。因此，阴阳是对自然界相互关联的某些事物或现象对立双方属性的概括。阴和阳，既可以标示自然界相互关联而又相互对立的事物或现象的属性，也可标示同一事物内部相互对立的两个方面。这是阴阳哲学层面的含义。

回到中医学中的阴阳概念，既用到其哲学含义来说明人体生命活动、疾病变化的规律，也用作指导诊断和治疗的法则，还特指人体内密切相关的相互对应的两类（种）物质及其功能属性。其中阳（又称为阳气），是对具有温煦、兴奋、推动、气化等作用的物质及其功能属性的概括；阴（又称为阴气），是对具有滋养、濡润、抑制、凝聚等作用的物质及其功能

2　爻，音 yáo，是《易经》八卦的两个基本符号，"—"为阳爻，"——"为阴爻，在此基础上演变出来八卦。

属性的概括。

1. 阴阳的普遍性　阴阳代表自然界中普遍存在的既相互关联又相互对立的众多事物或现象。如天与地、日与月、水与火、寒与热、动与静、升与降、明与暗等。

2. 阴阳的相关性　用阴阳划分的事物、现象，或者一个事物内部的两个方面，应该是相互关联的，必须在同一层次、同一水平、同一范畴中。如水和火、寒和热、昼和夜、脏和腑、气和血等，它们彼此相互关联又相互对立，可以划分阴阳。反之，不相关的事物或现象，就不宜划分阴阳。

3. 阴阳的相对性　事物的阴阳属性并不是绝对的、一成不变的，而是相对的、可变的，在一定条件下可相互转化。如十月份秋天的气候较之七月份的炎夏要寒凉一些，炎夏属阳，秋天属阴；但较之十二月份的严冬又温暖一些，这样相对来看，秋天又属阳，严冬属阴。此外，阴阳的相对性还表现在阴阳内部的无限可分，也就是说阴或阳之中可再分阴阳。如昼为阳，夜为阴。白天的上午与下午相对而言，则上午为阳中之阳（太阳），下午为阳中之阴（少阴）；夜晚的前半夜与后半夜相对而言，则前半夜为阴中之阴（太阴），后半夜为阴中之阳（少阳）。

二、阴阳学说的基本内容

阴阳学说的基本内容可以概括为阴阳交感互藏、阴阳对立制约、阴阳互根互用、阴阳消长平衡、阴阳相互转化等几个方面。

（一）阴阳交感互藏

交感，即交互感应。阴阳交感，指阴阳二气在运动中不断相互影响、相互作用。阴阳交感是天地万物化生的基础。《荀子·礼记》："天地合而万物生，阴阳接而变化起。"宋周敦颐《太极图说》：阴阳"二气交感，化生万物"。《黄帝内经》对天地阴阳二气的交感运动同样有深刻的认识。

天地阴阳二气的感应交互作用是万物生成和变化的肇始。《易传·系辞下》曰："天地氤氲，万物化醇；男女构精，万物化生。"在自然界，天地阴阳二气交感，形成云、雾、雷电、雨露，万物得以化生。人类作为宇宙万物之一，同样由天地阴阳之气交感合和而生成，《素问·宝命全形论》："天地合气，命之曰人。"正是天地阴阳交互作用，人类生命得以孕育延续。因此，阴阳交感是事物和现象发展变化的动力。阴和阳属性相反，两者不断发生交互作用，宇宙万物才能生生不息，变化无穷。

阴阳互藏，是指相互对立的阴阳双方中的任何一方都包含着另一方，即阴中藏阳，阳中寓阴，有时也称"阴阳互寓""阴阳互含"。自然界中的万物皆由阴阳二气氤氲聚合而化生，故自然界中的任何事物和现象都含有阴与阳两种不同属性的成分。也就是说，此事物或现象虽然属阴，但含有阳性成分；彼事物或现象虽然属阳，但含有阴性成分。

中医提出的"心肾相交"作用能很好地诠释阴阳互藏、阴升阳降的理论。心居上，为火脏，属阳而内含真阴；肾在下，为水脏，属阴而内寓真阳。肾阴在其所含真阳的激发下，上济心阴，以制心火，使其不亢；心火在其内寓真阴的牵掣下，下助肾阳，以暖肾阴，使其不寒。如此则心肾相交，水火既济，维持心肾之间的协调平衡，稳定有序。因肾阴亏虚，不能上济心阴以制心火而致心火偏亢者，当补肾阴，而因肾阳虚衰不能激发肾阴上济而致心火虚亢者，当温肾阳；因心火不足，不能下温肾阳而致水寒偏盛者，当温通心阳，而因心阴亏虚不能牵掣心火下行而致下焦虚寒者，当滋养心阴。

（二）阴阳对立制约

阴阳"一分为二"，其对立、相互制约的关系，是事物和现象固有的属性。阴阳学说认为，对立制约是阴阳的基本属性，宇宙间很多事物和现象都具有对立的两个方面。《管子·心术上》中提到："阴则能制阳矣，静则能制动矣。"阴与阳之间的对立制约，使阴阳之间维持了动态平衡，促进了事物的发生发展和变化。如春夏秋冬有温热寒凉的气候变化，春夏之所以温热，是因为春夏阳气制约了秋冬的寒凉之气；秋冬之所以寒冷，是因为秋冬阴气制约了春夏的温热之气，如此循环，年复一年。

人体阴阳之间的动态平衡，是阴阳双方相互对立、相互制约的结果。如人体中的阳气能推动和促进机体的生命活动，加快新陈代谢；而人体中的阴气能调控和抑制机体的代谢和各种生命活动，阴阳双方相互制约而达到协调平衡，使人体生命活动得以维持健康有序，正如《素问·生气通天论》中提到的"阴平阳秘，精神乃治"[3]。

阴阳对立制约理论在方剂的组方中也有体现。如《伤寒杂病论》中的"麻杏石甘汤"常用于治疗外感风邪，邪热壅肺引起的感冒、上呼吸道感染、急性支气管炎、肺炎等，方中麻黄味辛、性质温热，作用于人体体表能够驱散外感邪气；石膏性质寒凉、质地重着，作用于人体体内能够清泄肺热。麻黄、石膏相配，一个性温一个性寒，一个味辛发散一个质重沉降，二者相反相制，从而更好地发挥作用。再如《和剂局方》中的"川芎茶调散"主治外感风邪导致的头痛证。方中川芎、荆芥、防风、薄荷、白芷等具有温燥升散的药性，能够祛风解表；而清茶味苦性寒，既能清头目风热，又能制约荆芥、防风等药物温燥升散太过，全方升中有降，温散中有清热，从而取到疏风止痛的最佳效果。

（三）阴阳互根互用

阴阳互根互用，是指阴阳双方相互依存、相互资生、互为根本的关系。阴与阳任何一方都不能脱离另一方而单独存在，每一方都以相对的另一方的存在作为自己存在的前提和条件。如热为阳，寒为阴，没有热也就无所谓寒，没有寒也就无所谓热。阴阳互用，指阴阳双方具有相互资生、促进和助长的关系。如王冰注《素问·生气通天论》说："阳气根于阴，阴气根于阳，无阴则阳无以生，无阳则阴无以化。"

阴阳的互根互用关系，广泛地用来阐释自然界的气候变化和人体的生命活动。如春夏阳气渐升，阴气也随之增长，天气虽热而雨水也增多；秋冬阳气渐衰，阴气随之潜藏，天气虽寒而降水也较少，如此维持自然界气候的相对稳定。《素问·阴阳应象大论》说："阴在内，阳之守也；阳在外，阴之使也。"中医学认为阴主内，阳主外，阴之所以能够向内聚合成形，靠的是阳发挥了在外固守的功能；而阳之所以能够向外起作用，靠的是阴不断形成的物质基础。

---

3 阴平阳秘，精神乃治：是指人体阴阳平衡身心健康的一种状态。即阴气平顺，能够滋养和收敛阳气；阳气固守，能够抵御外邪和防止阴气外泄的状态。精神乃治，是指精神正常，治是有序的意思。

利用阴阳的互根互用关系可以理解方剂配伍使用。如《伤寒杂病论》中的"炙甘草汤"常用于治疗阴血不足、阳气虚弱证引起的心动悸[4]、脉结代[5]等，方中阿胶、麦冬、麻仁、地黄，具有滋养阴液的作用；而桂枝、人参、生姜、甘草、大枣，具有温阳益气的作用，这两组中药相配，阴和阳能够相互促进生长，使得心动悸、脉结代的临床表现可以消失。

（四）阴阳消长平衡

阴阳消长平衡，是指阴阳双方不是静止不变的，而是处于不断的增减、盛衰、进退的运动变化过程中，阴阳双方的运动过程在一定范围、时空之中保持着动态平衡。

阴阳出现消长变化的根本原因在于阴阳之间存在着的对立制约与互根互用的关系。由阴阳对立制约关系导致的阴阳消长变化主要表现为阴长阳消，或表现为阳长阴消；由阴阳互根互用关系导致的阴阳消长变化主要表现为此长彼亦长，或表现为此消彼亦消。

1. 阴阳互为消长　在阴阳双方彼此对立制约的过程中，阴与阳之间可出现某一方增长而另一方消减，或某一方消减而另一方增长的互为消长的变化。前者称为阳长阴消或阴长阳消，后者称为阳消阴长或阴消阳长。如以四时气候变化而言，从冬到春至夏，气候从寒冷逐渐转暖变热，这是"阳长阴消"的过程；由夏到秋至冬，气候由炎热逐渐转凉变寒，这是"阴长阳消"的过程。以人体的生理活动而言，如果我们将功能活动视为"阳"，把营养物质视为"阴"，那么各种功能活动（阳）的产生，必然要消耗一定的营养物质（阴），这就是"阳长阴消"的过程；而各种营养物质（阴）的新陈代谢，又必须消耗一定的能量（阳），这就是"阴长阳消"的过程。

人体中同样有阴阳消长节律，人体内的交感神经系统活性、免疫系统活性、外周免疫细胞成分、抗利尿激素及肾上腺皮质激素的分泌，血清电

4　指患者自觉心悸，或可察见心前搏动，其动应衣。

5　指脉跳动时有间歇，止有定数，即几跳一停者为代脉，多为脏气虚衰所致；脉有间歇，但止无定数者为结脉，多由邪气阻滞脉络所致。

解质含量，代谢水平等均存在昼夜的不同变化，如人体内淋巴细胞的数量和功能强弱有昼降夜升的变化规律。

2. 阴阳皆消皆长 在阴阳双方互根互用的过程中，阴与阳之间又会出现某一方增长而另一方亦增长，或某一方消减而另一方亦消减的皆消皆长的消长变化。前者称为阴随阳长或阳随阴长，后者称为阴随阳消或阳随阴消。如上述的四季气候变化中，随着春夏气温的逐渐升高而降雨量逐渐增多，随着秋冬气候的转凉而降雨量逐渐减少，即是阴阳皆长与皆消的消长变化。人体生理活动中，饥饿时出现倦怠乏力的表现，即是因为精（阴）不足而不能化生气（阳），属"阳随阴消"；而补充精（阴）可以产生能量（阳），也就增长了气力，则属于"阳随阴长"。

（五）阴阳相互转化

阴阳相互转化，指事物的阴阳属性在一定条件下可以向其相反的方向转化，即属阳的事物可以转化为属阴的事物，属阴的事物可以转化为属阳的事物。例如一年四季气候的变化，属阳的夏天可以转化为属阴的冬天，属阴的冬天又可以转化成属阳的夏天。人体的病证，属阳的热证可以转化为属阴的寒证，属阴的寒证又可以转化为属阳的热证。

阴阳双方的消长运动发展到一定阶段，事物内部阴与阳的比例出现了颠倒，则该事物的属性即发生转化，所以说转化是消长的结果。阴阳相互转化，一般都产生于事物发展变化的"物极"阶段，即所谓"物极必反"。因此，在事物的发展过程中，如果说阴阳消长是一个量变的过程，那么阴阳转化则是在量变基础上的质变。《素问·阴阳应象大论》以"重阴必阳，重阳必阴""寒极生热，热极生寒"来阐释阴阳转化的机制。事物的发生发展规律总是由小到大、由盛而衰，事物发展到极点就要向它的反面转化。可见任何事物在发展过程中，都存在着"物极必反"的规律。"重阴必阳，重阳必阴"的"重"，"寒极生热，热极生寒"的"极"，都是阴阳消长变化发展到"极"的程度，是事物的阴阳总体属性发生转化的必备条件。

阴阳的相互转化，既可以表现为渐变形式，又可以表现为突变形式。如一年四季之中的寒暑交替，一天之中的昼夜转化等，即属于"渐变"的形式；夏季酷热天气的骤冷和冰雹突袭，急性热病中由高热突然出现体温下降、四肢厥冷等，即属于"突变"的形式。在疾病的发展过程中，阴阳的转化常常表现为在一定条件下寒证与热证的相互转化。如热邪壅阻于肺的病人，表现为高热、面红、咳喘、气粗、烦渴、脉数有力等，属于具有实热性表现的阳证。邪热极盛，耗伤正气，可致正不敌邪，突然出现面色苍白、四肢厥冷、精神萎靡、脉微欲绝等，就转化成为具有虚寒性表现的阴证。再如寒邪阻滞脾胃的患者，本为阴证，但寒邪停留日久，郁滞不行，可以化热，转为阳证。上述两个病例中，前者的热毒极重，后者的寒邪停久，即是促成阴阳相互转化的内在必备条件。

三、阴阳学说在中医学的应用

阴阳学说是中医学的重要思维方法和理论基础。中医学运用阴阳学说来归类人体的组织结构、概括人体的生理功能、阐释人体的病理变化、指导疾病的诊断治疗。

（一）归类说明人体的组织结构

中医学认为，人体是一个有机的整体，用阴阳可以划分人体的脏腑经络和形体组织结构，并说明其功能特点。就人体来说，上部为阳，下部为阴；体表属阳，体内属阴。就其腹背四肢内外侧来说，则背为阳，腹为阴；四肢外侧为阳，四肢内侧为阴。就脏腑来说，五脏藏精气而不泻，故为阴；六腑传化物而不藏，故为阳。阴阳之中还有阴阳，心肺居于上属阳，而心属火，为阳中之阳；肺属金主肃降，为阳中之阴。肝、脾、肾居下属阴，而肝主升发，为阴中之阳；肾主闭藏，为阴中之阴；脾居中，为阴中之至阴。就经络来说，人体又有阴经和阳经之分。人体脏腑经络及形体组织结构的上下、内外、表里、前后等等，无不包含着阴阳的对立统一。

（二）概括人体的生理功能

中医学认为人体的生命活动，是由脏腑、经络、形体、官窍等各司其职、协调一致来完成的。人体之气，根据功能作用分为阴气与阳气，阴气主凉润、宁静、抑制、沉降，阳气主温煦、活跃、促进、升发。正是由于人体内阴阳二气的相互感应、相互作用和相互制约，推动和调控着人体协调平衡，从而保证了人体的生命活动健康有序地进行。若人体内的阴阳二气不能相互为用而分离，人的生命活动也就终止了。这也正是《素问·生气通天论》所说的"阴阳离决，精气乃绝"。

（三）阐释人体的病理变化

人体的正常生命活动是阴阳动态平衡的结果。疾病的发生，标志着阴阳平衡的破坏。阴阳学说常用来阐释人体的病理变化，主要表现在以下两个方面。

1. 分析病因的阴阳属性　中医学根据病因的性质及致病特点，将病因进行阴阳属性分析。一般来说，六淫属阳邪，饮食居处、情志失调等属阴邪。阴阳之中又有阴阳，六淫之中，风邪、暑邪、燥邪、火（热）邪为阳，寒邪、湿邪为阴。

2. 分析病机的基本规律　疾病的发生发展过程就是邪正斗争的过程，邪正斗争导致了阴阳失调而发生疾病。阴阳失调的主要表现形式是阴阳的偏盛、偏衰和互损。

（四）指导疾病的诊断

中医对疾病的诊断包括诊察疾病和辨识证候[6]两个方面。"善诊者，察色按脉，先别阴阳"（《素问·阴阳应象大论》）。阴阳学说用于疾病的诊断，主要包括分析四诊收集的资料和概括各种病证的阴阳属性两个方面。

1. 分析四诊资料　将望、闻、问、切四诊所收集的各种资料，包括症状和体征，以阴阳理论辨析其阴阳属性。

如色泽分阴阳，色泽鲜明者属阳，色泽晦暗者属阴。气息分阴阳，语声高亢洪亮、多言而躁动者属阳，语声低微无力、少言而沉静者属阴；呼吸微弱多属于阴证，呼吸有力声高气粗多属于阳证。动静喜恶分阴阳，躁动不安属阳，蜷卧静默属阴，身热恶热属阳，身寒喜暖属阴。脉象分阴阳，浮脉、数脉、洪脉、滑脉属阳，沉脉、迟脉、细脉、涩脉属阴。

2. 概括疾病证候　辨证论治是中医学的基本特点之一，在临床辨证

6　证候即证的外候，包括疾病过程中机体综合反映出的症状与体征、舌象、脉象等。

中，只有分清阴阳，才能抓住疾病的本质。所以辨别阴证、阳证是诊断疾病的重要原则，在临床诊断中具有重要意义。如八纲[7]辨证中，表证、热证、实证属阳；里证、寒证、虚证属阴。阴阳是八纲辨证的总纲，在脏腑辨证中，脏腑精气阴阳失调可以表现出许多复杂的证候，但概括起来，无外乎阴阳两大类。

（五）指导养生和疾病的防治

调节阴阳，使之保持或恢复相对平衡，是防治疾病的基本原则，也是阴阳学说用于疾病防治的主要方法。

1. 指导养生　养生，又称"摄生"，即保养生命之意。养生的目的，一是延年，二是防病。注重养生是保持身体健康无病的重要手段，而其最根本的原则就是要"法于阴阳"，即遵循自然界阴阳的变化规律来调理人体之阴阳，使人体中的阴阳与四时阴阳的变化相适应，以保持人与自然界的协调统一。如《素问·四气调神大论》说："夫四时阴阳者，万物之根本也，所以圣人春夏养阳，秋冬养阴，以从其根，故与万物沉浮于生长之门。"顺应自然，保持人体内部及自然环境之间的阴阳平衡，可以达到促进健康、预防疾病的目的。

2. 确定治疗原则　由于阴阳失调是疾病的基本病机，恢复机体的阴阳协调平衡，就成为治疗疾病的基本原则。

阴阳偏盛的治疗原则：阴阳偏盛表现为实证，故总的治疗原则是"实则泻之"，即去其多余。分别来说，阳偏盛而导致的实热证，用"热者寒之"的治疗方法清其实热；阴偏盛而导致的实寒证，则用"寒者热之"的治疗方法散其阴寒。

阴阳偏衰的治疗原则：阴阳偏衰表现为虚证，故总的治疗原则是"虚则补之"，即补其不足。分别来说，阴偏衰产生的是"阴虚则热"的虚热证，治疗当滋阴制阳。阳偏衰产生的是"阳虚则寒"的虚寒证，治疗当扶阳抑阴。

阴阳互损的治疗原则：阴阳互损导致阴阳两虚，故应采用阴阳双补的

7　阴、阳、表、里、寒、热、虚、实证候归类的八个纲领。

治疗原则。对阳损及阴导致的以阳虚为主的阴阳两虚证，当补阳为主，兼以补阴；对阴损及阳导致的以阴虚为主的阴阳两虚证，当补阴为主，兼以补阳。如此则阴阳双方相互资生，相互为用。

（六）归纳药物的性能

阴阳学说还可用来概括药物的性能，作为指导临床用药的根据。药物的性能，一般地说，主要靠它的气、味和升降浮沉来决定，而药物的气、味和升降沉浮，皆可用阴阳来归纳说明。

药性，主要是寒、热、温、凉四种药性，又称"四气"。其中寒凉属阴，温热属阳。五味，就是酸、苦、甘、辛、咸五种药味，严格来讲，中药的味并不止五种，还有淡味和涩味。但古代医家认为涩为酸味之变味，其作用与酸味相同，而淡为甘之余味，可附于甘中，故仍称五味。其中辛味、甘味、淡味属阳，酸涩味、苦味、咸味属阴。升降浮沉，是指药物在人体内发挥作用的不同趋向性，升、浮属阳，沉、降属阴。

（杨　芳　彭　鑫　卢红蓉）

第四节　五行

五行学说，是研究木、火、土、金、水五行的概念、特性、归类及生克乘侮规律，并用以说明事物与现象发生、发展、变化及相互关系的古代哲学思想。五行学说认为，宇宙间的一切事物，都是由木、火、土、金、水五种物质所构成，自然界各种事物现象发展变化，都是这五种物质不断运动和相互作用的结果。

中医学把五行学说应用于医学领域，以系统结构观点来观察人体（如将木、火、土、金、水分别对应人体的肝、心、脾、肺、肾），阐述人体局部与局部、局部与整体之间的有机联系，以及人体与外界环境的统一，对中医学特有理论体系的形成，起了巨大的推动作用。

一、五行的概念、起源和特性

（一）五行的概念

五行，是指木、火、土、金、水五类物质的运动变化。"五"，是木、火、土、金、水五种物质；"行"，有运动变化、运行不息的意思。五行不是静态的，而是动态的相互作用。古代思想家将宇宙万物划分为五类性质的事物，即分成木、火、土、金、水五大类属性来阐释万物。

（二）五行的起源

关于五行起源，目前比较公认的是五方说和五材说。五方说，见于殷人遗留的甲骨文。古人认为自己处于大地中央，中心加上东、西、南、北四个方向，共五方。五材说的发生可能略后于五方说，认为五行是指木、火、土、金、水五种物质的运动。中国古代人民在长期的生活和生产实践中认识到木、火、土、金、水是必不可少的最基本物质，并由此引申为世间一切事物都是由这五种基本物质运动变化生成的。而这五种物质之间，又存在着既相互资生又相互制约的关系，在不断的相生相克运动中维持着动态的平衡。此外，关于五行起源还有五季说、五星说等。

在中医学中，五行学说和阴阳学说一样，都是中医学理论体系中重要的哲学基础之一。中医学的五行不仅仅是指五类事物及其属性，更重要的是它包含了五类事物内部的运动规律，是自然界客观事物内部运动变化过程中五种状态的抽象概括，也是我国古代朴素唯物主义哲学的重要范畴[8]。

（三）五行的特性

五行的特性，是在对木、火、土、金、水五种基本物质直接观察和朴素认识基础上抽象总结出来的。

1. "木曰曲直"　木的特性是"曲直"。木，树木，树木的枝条具有生长、柔和、能屈亦能伸的特点，所以归为木类。引申为凡具有生长、升发、伸展、舒畅等性质与作用的一类事物或现象。

2. "火曰炎上"　火的特性是"炎上"。火，火焰，火焰具有炎热、上升、光明的特点，所以归为火类。引申为凡具有温热、上升、光明等性

8　李德新. 中医基础理论 [M]. 长沙：湖南科学技术出版社，1985：22.

质与作用的一类事物或现象。

3. "土曰稼穑" 土的特性是"稼穑"。土,土地,"稼"指播种,"穑"(sè)指收获。土地是农业的根本,是农业社会的第一生产、生活要素。播种之时,土地具有受纳、承载的作用,播种以后,土地可以帮助农作物的生长直至收获。所以归为土类。引申为凡具有生化、受纳、承载等性质与作用的一类事物或现象。

4. "金曰从革" 金的特性是"从革"。金,金属或金石,"从革"是指"变革"的意思。归为金类。引申为凡具有沉降、肃杀、收敛等性质与作用的一类事物或现象。

5. "水曰润下" 水的特性是"润下"。水可以滋润万物,使物体保持湿润而不干燥;水向下行,有寒凉之性。所以归为水类。引申为凡具有滋润、下行、寒凉、闭藏等性质或作用的一类事物或现象。

二、五行学说的主要内容

五行学说认为,事物不是静止地、孤立地归属于五行,木、火、土、金、水五行相互之间存在相生、相克等制约化生关系,维持着事物之间相互联系、协调平衡的整体性和统一性;同时,五行之间还存在相乘、相侮的病理关系。

(一)五行相生

相生,是指这一事物对另一事物具有资生、促进和助长的作用。五行相生顺序是:木生火,火生土,土生金,金生水,水生木。五行中的任何一行都具有"生我"与"我生"的关系,"生我"者为母,"我生"者为子,《难经》称其为"母子"关系。

(二)五行相克

相克,是指这一事物对另一事物具有抑制和制约的作用。相克顺序是:木克土、土克水、水克火、火克金、金克木。(五行生克关系,如图1-2-1所示)

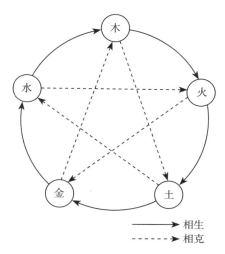

图 1-2-1　五行生克关系图

（三）五行相乘

五行相乘，指五行中一行对其所克一行的过度制约或克制。五行相乘的次序与相克相同，即木乘土，土乘水，水乘火，火乘金，金乘木。导致五行相乘的原因有"太过"和"不及"两种情况。

太过导致的相乘，指五行中的某一行过于亢盛，对其所克一行进行超过正常限度的克制，引起所克一行的过度虚弱，从而导致五行之间的协调关系失常。如以木克土为例：正常情况下，木能克土，若木气过于亢盛，对土克制太过，导致土的不足。这种由于木的亢盛引起的相乘，称为"木旺乘土"。

不及所致的相乘，指五行中某一行过于虚弱，难以抵御正常限度的克制，使其本身更加虚弱。仍以木克土为例，正常情况下，木能制约土，若土气不足，木虽然处于正常水平，土仍难以承受木的克制，因而造成木乘虚侵袭，使土更加虚弱。这种由于土的不足而引起的相乘，称为"土虚木乘"。

（四）五行相侮

五行相侮，指五行中一行对克制它的一行反向制约和克制，也称为反克。五行相侮的次序与相克相反，即木侮金，金侮火，火侮水，水侮土，土侮木。导致五行相侮的原因，亦有"太过"和"不及"两种情况。

太过所致的相侮，指五行中的某一行过于强盛，使原来克制它的一行不仅不能克制它，反而受到它的反向克制。例如木气过于亢盛，使金不仅不能克木，反而受到木的欺侮，出现"木反侮金"的逆向克制现象，这种现象称为"木亢侮金"。

不及所致的相侮，指五行中某一行过于虚弱，不仅不能制约其所克的一行，反而受其反向克制。如正常情况下，木克土，但当木过度虚弱时，则土会因木的过度虚弱而"反向制约"木。这种现象，称为"木虚土侮"。（五行乘侮关系，如图 1-2-2）

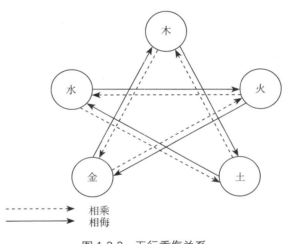

图 1-2-2　五行乘侮关系

三、五行学说在中医的应用

五行学说在医学领域中的应用，主要是运用五行的特性来分析和归纳人体脏腑、经络、形体、官窍等组织器官和精神情志等各种功能活动，指导临床诊断、预测疾病的发展转归，指导治疗与养生康复实践。

（一）阐释五脏的生理功能及相互关系

1. 解释人体的组织结构　中医学在五脏配五行的基础上，以比类的方法，根据脏腑组织的性能特点，将人体的组织结构分属于五行。以五脏（肝、心、脾、肺、肾）为中心，与五腑（胆、小肠、胃、大肠、膀胱）

相配合，联系五脏支配五体（筋、脉、肉、皮、骨）和主管五官（目、舌、口、鼻、耳），以及映射于体表的特定组织五华（爪、面、唇、毛、发）等，形成了以五脏为中心的脏腑结构系统，从而奠定了藏象学说的理论基础。

2. 阐释五脏的生理功能　五行学说阐释五脏的生理功能，是根据五行的特性与五脏的某些功能特点，采用"取象比类"的方法，将五脏及其功能表现，归入五行系统之中，以五行的相生相克与制约转化来说明五脏之间的生理联系等。

木有生长、升发、伸展、舒畅的特性；五脏中的肝，喜舒畅而恶抑郁，有疏泄的功能，故肝属木性。火有温热、向上、光明的特性；五脏中心主血脉以维持体温恒定，有温煦的功能，故心属火性。土性收纳、承载、生化万物；脾主运化水谷、化生精微以营养脏腑，是机体气血生化的起源，故脾属土性。金性肃杀、收敛；肺有肃降的特性，故肺属金性。水具有寒润、向下、闭藏的特性；而肾主水液蒸化和排泄，有藏精的功能，故肾属水性。

3. 阐释五脏之间的相互关系　五脏的功能活动不是孤立的，而是互相联系着的，五脏是人体生理活动的中心，在生理功能上相互联系，相互协调，共同完成整体的生理活动。五脏之间也存在着资生互助和相互制约的关系。因此，可以运用五行生克制化的理论来说明脏腑生理功能间的内在联系。

以五行相生说明五脏之间的资生关系：木生火，即肝木济心火，肝藏血，心主血脉，肝藏血功能正常有助于心主血脉功能正常发挥；火生土，即心火温脾土，心主血脉、主神志，脾主运化、主生血统血，心主血脉功能正常，脾才能发挥主运化、生血、统血的功能；土生金，即脾土助肺金，脾能益气，化生气血，转输精微以充肺，促进肺主气的功能，使之宣发肃降功能正常；金生水，即肺金养肾水，肺主清肃，肾主藏精，肺气肃降有助于肾藏精、纳气、主水的功能；水生木，即肾水滋肝木，肾藏精，肝藏血，肾精可化肝血，以助肝功能的正常发挥。

以五行相克说明五脏之间的制约关系：心属火，肾属水，水克火，即肾水能制约心火，如肾水上济于心，可以防止心火之亢烈；肺属金，心属火，火克金，即心火能制约肺金，如心火之阳热，可抑制肺气清肃之太过；肝属木，肺属金，金克木，即肺金能制约肝木，如肺主肃降，可抑制肝阳的上亢；脾属土，肝属木，木克土，即肝木能制约脾土，如肝主疏泄，调畅气机，可以抑制脾气的壅滞；肾属水，脾属土，土克水，即脾土能制约肾水，如脾土的运化，能防止肾水的泛滥。

依据五行学说，五脏中的每一脏都具有生我、我生和克我、我克的生理联系。五脏之间的生克制化，说明每一脏在功能上因有他脏的资助而不至于虚损，又因有他脏的制约和克制而不至于过亢。本脏之气太盛，则有他脏之气制约；本脏之气虚损，又可由他脏之气补充。如脾（土）之气，虚则有心（火）生之，亢则有肝（木）克之；肺（金）气不足，脾（土）可生之；肾（水）气过亢，脾（土）可克之。这种制化关系把五脏紧紧联系成一个整体，从而保证了人体内环境的协调平衡。

应当指出的是，五脏的生理功能是多样的，其相互间的关系也是复杂的。五行的特性并不能说明五脏的所有生理功能，而五行的生克关系也难以完全阐释五脏间复杂的生理联系。因此，在研究理解脏腑的生理功能及其相互间的内在联系时，不能完全局限于五行之间相生相克的理论。

4. 阐释人体与自然环境的统一性 五行学说的归类理论，不但将人体的脏腑组织分属于五大系统之中，同时还将人体与自然界的相关事物或现象进行了五行的属性归类，如把人体的五脏、六腑、五体、五官等，分别与自然界的五方、五季、五气、五化、五味、五色、五音等事物加以横向联系。这就把人与自然环境之间的联系，进行了较合理的关联，反映了人体与外界环境的协调统一性。例如古人认为，春季对应东方，其时令多风，故气候温和，万物滋生，生机勃勃，人体的肝气与之相应，故肝气旺于春，这就把人体肝系统与自然界的春生风木之气统一了起来，从而反映了人体内外环境统一的整体观念。（表1-2-1）

表 1-2-1　事物属性五行归类表

自然界							五行	人体								
五音	五味	五色	五化	五气	五季	五方		五脏	五腑	五官	五体	五志	五液	五脉	五华	五声	变动
角	酸	青	生	风	春	东	木	肝	胆	目	筋	怒	泪	弦	爪	呼	握
徵	苦	赤	长	暑	夏	南	火	心	小肠	舌	脉	喜	汗	洪	面	笑	忧
宫	甘	黄	化	湿	长夏	中	土	脾	胃	口	肉	思	涎	缓	唇	歌	哕
商	辛	白	收	燥	秋	西	金	肺	大肠	鼻	皮毛	悲	涕	浮	毛	哭	咳
羽	咸	黑	藏	寒	冬	北	水	肾	膀胱	耳	骨	恐	唾	沉	发	呻	栗

（二）阐释五脏病变的传变规律

五脏中某一脏有病可以传至他脏，他脏疾病也可以传至本脏，这种病理情况下的相互影响及传变，同样可用五行学说来阐释说明。

1. 母子相及的病理传变　①母病及子：母行异常使其所生的子行也异常，即母脏之病传及子脏。如水生木，肾水为母，肝木为子，肾病及肝，即属母病及子。临床常见因肾精亏虚，精不化血，引起肝血不足，最终导致肝肾精血亏虚；木生火，肝木为母，心火为子，临床常见因肝火亢盛，引至心火亦亢，最终发展为心肝火旺。②子病及母：指病的传变，从子脏传及母脏。如肾水为母，肝木为子，肝病及肾，即子病及母。临床常见因肝火亢盛，耗损肾阴，终致肝肾之阴皆虚；肝木为母，心火为子，临床常见因心血不足，累及肝脏，导致肝血亏虚，发展为心肝血虚。

2. 相乘相侮的病理传变　相乘，是相克太过致病。五脏相乘有两种情况：一是某脏过盛，而致其所克之脏受到过分克伐；二是某脏过弱，不能耐受克其之脏的正常克制，从而出现相对克伐太过。

如以肝木和脾土之间的相克关系举例，由于肝气郁结或肝气上逆，导致肝气乘脾，影响脾胃的运化功能而出现胸胁苦满、脘腹胀痛、泛酸、泄泻等表现时，称为"木旺乘土"；反之，先有脾胃虚弱，不能耐受肝气的克伐，导致脾虚肝乘，而出现头晕乏力、纳呆嗳气、胸胁胀满、腹痛泄泻等表现时，称为"土虚木乘"。

相侮，是反向克制致病。五脏相侮亦有两种情况，即太过相侮和不及相侮。太过相侮，指由于某脏过于亢盛，导致克其之脏反被克的病理现象。如肺金本能克制肝木，由于暴怒而致肝火亢盛，肺金不仅无力制约肝木，反遭肝火之反向克制，而出现急躁易怒、面红目赤，甚则咳逆上气、咯血等肝木反侮肺金的症状。不及相侮，指由于某脏虚损，导致其所克之脏出现反克的病理现象。如脾土虚衰不能制约肾水，出现全身水肿，称为"土虚水侮"。

总之，五脏病变的传变规律可以用五行的乘侮母子相及的规律来阐释，但和应用生克规律尚不能完全阐释五脏间复杂的生理关系一样，对于疾病的五脏传变，亦不能完全受乘侮母子相及规律的束缚，应该从实际情况出发把握疾病的传变。

（三）指导疾病的诊断

人体是一个有机整体，当内脏有病时，其功能活动及其相互关系的异常变化，可以反映到体表相应的组织器官，出现色泽、声音、形态、脉象等诸方面的异常变化。五行学说将人体五脏与自然界的五色、五音、五味等都做了相应联系，构成了天人一体的五脏系统，因而观察分析望、闻、问、切四诊所搜集的外在表现，依据事物属性的五行归类和生克乘侮规律，可确定五脏病变的部位，推断病情进退和判断疾病的预后。即《灵枢·本藏》中所说的"视其外应，以知其内藏"。

1. 指导疾病的定位诊断　五行学说对五脏和色、味、脉等进行五行归类，进而进行疾病定位诊断时，可根据所收集来的四诊资料，它们属于哪一行，找出它们的脏腑归类，作为脏腑定位诊断。比如，面色青，青，主肝的颜色，主木；酸味，属于木行；弦脉属于肝脉。因弦、酸、青都属于木行，归属于肝，所以临床见到面色青、喜酸、脉弦，经过四诊收集资料后，就可以初步推断其病位在肝。

2. 判断疾病的传变趋势与预后　疾病的传变趋势是根据五行生克关系

来推断的，用它来预测疾病传变的顺逆和预后。例如可以根据面色和脉象等之间的生克关系来推断病情的发生发展规律。如果面色与脉象所属五行为同一行，是色脉相符，说明病情单纯。如果所属五行不一致时，按照相生而不是相克的传变称之为顺传，一般病情较轻，预后较好。如，临床出现面色青与沉脉，青色属木行，沉脉属水行，色和脉之间的五行关系是水生木，相生传变为顺，因此它的病情传变为顺传，预后较好。相反，按照相克传变，叫逆传，一般为病情较重，预后不好。如面色青又出现了浮脉，浮脉属于金行，为克色之脉，金克水，相克传变为逆，因此它的病情发展传变为逆传，趋向不好，预后可能较差。

疾病的传变与否以及预后，也取决于脏气的盛衰。在临床实践中，我们既要根据五行的生克乘侮关系掌握五脏病变的传变规律，调整太过与不及，控制其传变，防患于未然，同时又要依据具体病情辨证施治。

（四）指导疾病的治疗

1. 控制疾病传变　在疾病过程中，一个脏腑有病通常会在不同程度上影响其他四脏。因此在治疗时除了对疾病所在脏腑进行治疗外，还应考虑其他相关四脏。可以按照五行生克制化的规律，截断疾病传变，控制疾病向前发展。比如，肝有病，按照五行的生克规律，相乘的规律，会传变到脾，那么在治疗肝病时，既要关注肝，同时要保护脾，事先扶助脾，提高脾的生理功能，使肝的病理传不到脾脏，以控制疾病的传变。也就是《金匮要略》中所说的"见肝之病，知肝传脾，当先实脾"。

2. 指导脏腑用药　不同的药物，有不同的颜色和气味。以颜色分，有青、赤、黄、白、黑"五色"；以气味辨，则有酸、苦、甘、辛、咸"五味"。药物的五色、五味与五脏的关系是以天然色味为基础，以其不同性能与归经为依据，按照五行归属来确定的。即青色、酸味入肝，赤色、苦味入心，黄色、甘味入脾，白色、辛味入肺，黑色、咸味入肾。如白芍、山茱萸味酸入肝经以补肝之精血；丹参味苦色赤入心经以活血安神；石膏色白味辛入肺经以清肺热；白术色黄味甘以补益脾气；玄参、生地黄色黑味咸入肾经以滋养肾阴等。临床脏腑用药，除色味外，还必须结合药物的四气（寒、热、温、凉）和升降浮沉等理论综合分析，辨证应用。

3. 指导针灸取穴　在针灸疗法中，可利用"五输穴"的五行属性。五脏对应经脉的井、荥（xíng）、输、经、合等"五输穴"，分别配属于木、火、土、金、水五行。取穴治疗时，凡是虚证，根据"虚则补其母"的原则，可补其所属母经的母穴，或本经的母穴。如肝虚证，取肾经的合穴（水穴）阴谷穴，或肝经合穴（水穴）曲泉穴进行治疗。实证，根据"实则泻其子"的原则，可泻其所属子经的子穴，或本经的子穴。如肝实证，取心经荥穴（火穴）少府穴，或肝经荥穴（火穴）行间穴进行治疗，以达到补虚泻实，恢复脏腑正常功能之效。

4. 指导情志疾病的治疗　人的情志活动，属于五脏功能之一。五脏之间有着生克关系，所以情志之间也存在这种关系。因此在临床上可以用情志的相互制约关系来达到治疗的目的。如悲为肺志，属金；怒为肝志，属木。金能克木，所以悲克怒。又如怒为肝志，属木；思为脾志，属土。木能克土，所以怒克思。

（石　岩　彭　鑫）

中医研究与思维方法

中医学在中国古代哲学的指导下，发展了独到的研究方法，形成了独具特色的方法学体系。中医学能够历经几千年的发展，至今仍然为人类健康事业发挥着重大作用，与其独特的方法学体系分不开。根据其对象与目的的不同，可以粗略地把中医方法学分为两个层次，其一为在具体的医学实践中实际运用的研究方法，其二为认识世界、指导实践的认知思维方法。

第一节　研究方法

研究方法，是指在研究中发现新现象、新事物，或提出新理论、新观点，揭示事物内在规律的工具和手段。中医学从诞生至今已有几千年的历史，在实践中不断总结、提炼而形成了丰富完善的理论体系，这其中观察法、实验法等都是在中医学获取医学知识、构建理论体系的主要方法。

一、观察法

观察法是研究者有目的、有计划地在自然条件下，通过感官或借助于一定的工具，观察大自然与社会生活中各种现象的方法。观察法是最古老也是最基本的自然科学研究方法之一，是人类认识世界最基本和最主要的方法。观察是获得一切知识的首要步骤。

观察是中医研究中十分重要的认识方法。《素问·五运行大论》曰："候之所始，道之所生。"指出对自然变化和人体生理疾病规律的认识始于对现象的观察。中医通过对人的体质禀赋、生活习惯、生理行为、心理状态，以及天文、气象、物候、土地方宜、社会人情等多方面广泛细微地观察，将人的生命活动与自然环境、人的解剖结构与生理功能、健康与疾病状态等多方面的现象联系起来，在此基础上建立了中医学理论体系。

中医学的观察具有鲜明的特点：一是整体性。中医学认为，人体是一个结构上不可分割、功能上相互协调、与外界自然环境相顺应的有机整体，对任何生理病理现象的观察，都要将人视为一个整体，同时将人置于整个天地时空的大系统内来考察。二是动态性。中医学认为，人的生命活动是一个持续动态发展的过程，随着时间与环境的变化而发生改变，昼夜变化、四季更替都会对人的生理功能与疾病状态产生影响。另一方面疾病的发生发展也是具有规律性的动态演变过程，《素问·三部九候论》说："必审问其所始病，与今之所方病。"医者对于患者的观察必须根据疾病演变的顺序，重视时间上的动态连续性，才能获得准确有效的信息。三是系统性。系统性是指观察要从多角度、多层次进行综合信息采集。人体是一个复杂的有机整体，任何单一角度的观察，都是片面的，需要多种观察方法的综合运用、相互印证，才能得出正确的结论，如在诊断时强调望闻问切四诊合参。另一方面，在中医的临床实践中，患者不是一个简单静止的客观观察对象，而是始终处于与医生交互的动态过程中。因而，任何临床观察都须在有利于治疗的前提下进行，对临床观察的结果应做全面、系统的分析，实事求是，综合考虑，才能使观察具有客观性与有效性。

在中医学的发展过程中，观察法主要包括解剖观察、临床观察、田野调查和内景返观等几种方式。

中医学很早就进行了人体解剖的实践。《灵枢·经水》曰："若夫八尺之士，皮肉在此，外可度量切循而得之，其死可解剖而视之，其藏之坚脆，府之大小，谷之多少，脉之长短，血之清浊，气之多少……皆有大数。"这说明早在战国时期，就已经在利用尸体进行解剖学研究了。在《黄帝内经》和《难经》中有着大量相关内容，如《灵枢·肠胃》中食管与肠长度的比例1∶36，与现代人测量结果基本符合，说明当时的解剖学已非常发达。北宋时期曾先后进行过两次大规模的尸体解剖活动，积累了更多的解剖知识，由此产生了两部人体解剖学图谱——《欧希范五脏图》和《存真图》，成为当时及后世生理解剖学图谱的范本。元明以后解剖知识及解剖图谱已经较为普遍，很多医学著作中都对人体脏腑有着详细的描述与图示。清代王清任致力于观察和研究人体结构，曾在瘟疫流行时观察被野狗撕咬而破腹露脏之残尸，又三次前往刑场观察刑尸及其内脏，并解剖了一些家畜对比观察，历时 42 年，根据观察到的脏腑形态绘成图谱，并著有《医林改错》一书传世，详述其解剖学上的成就及临床心得。解剖学方法是医学研究中最古老而又最基本的方法，它对中医学体系的建立起到了基础性建设作用，尤其是对于中医藏象学的发展，起到了不可替代的作用。

临床观察，即在临床实践过程中对疾病症状与治疗结果的观察，这是中医学获取经验、提升理论的主要途径。中医对疾病的认识非常早，殷墟甲骨文中记载如疟、疥、蛊、龋等 20 余种疾病的名称；战国《山海经》有瘿、痔、痈、疽、痹等 23 种固定病名；长沙马王堆西汉墓中出土的《五十二病方》所载疾病有一百多种，涉及内、外、妇、儿、五官各科；到了两汉时期，随着《黄帝内经》与《伤寒杂病论》的问世，中医学对于疾病已经有了一个成熟而系统的认识。中医对疾病的认识，是建立在症状学基础上的，对疾病的划分与命名主要是依据对患者主要症状或证候群的综合概括，如麻疹、水痘、肺痈、痢疾、消渴等。而对疾病症状的认识，除了患者的自我叙述，更多则来源于医者深入而细致的观察。如唐代王焘《外台秘要》记载，用白帛浸染法检验小便颜色的方法以观察黄疸的疗效，消渴患者尿味甘甜等，这都是医家通过主动观察而获得的疾病学知识。

对治疗结果的观察是临床观察的另一个重要方面。早期的观察来源于自然，如老虎被毒箭射伤自觉食用青泥；野鸡被鹰啄伤后用地黄叶贴敷伤口；鼠中毒如醉，却知道饮泥汁，而后迅速清醒。南北朝时期的陶弘景隐居时发现羊误食某植物枝叶会踟蹰（chí chú）而死，因而注意到此类植物的毒性，从而发现"祛风宣痹，除湿止痛"的中药羊踟蹰。《梦溪笔谈》记载，隐士刘汤看到蜘蛛遭黄蜂蜇伤后会寻找芋梗疗伤，从而认识到芋梗功效。医家在有意识的医疗实践活动中，通过长期观察，不断地记录总结出许多宝贵经验，如唐代孙思邈发现"以痛为腧"（人们常说的"有痛便是穴")的"阿是穴"在治疗中的作用,用动物的肝脏治疗夜盲症,用羊的甲状腺治疗地方性甲状腺肿,用牛乳、豆类、谷皮等防治脚气病等,皆为根据临床观察而总结的医学创新。清代叶天士一生都在勤于诊病,他根据长期治疗外感温病的临床观察,发现温病具有"温邪上受,首先犯肺,逆传心包"的特点,从而概括了温病的发展和传变的途径,成为认识外感温病的总纲,并在温病诊断上发展了察舌、验齿、辨斑疹、辨白㾦等方法,这也是基于临床观察得出的重要成果。

田野调查是社会学中的一种实证调查方法,通过记录一个个鲜活的人、事、物,来反映调查对象的本质。它是在实践中对"观察法"应用的延伸。田野调查虽然是到了近现代才发展起来的一种社会学方法,但在中国古代也有一定的应用,尤其体现在中医用于整理与辨识药物的方面。观察中药材的生长环境、药品质地、四气五味、临床疗效等是认识中药的基本途径。古代药物的认识主要以个人的观察与经验为主,到本草学发展后期,为了使观察获得科学事实,常常采取田野调研的方法考察药物。其中最具有代表性的当属李时珍《本草纲目》的完成。李时珍考察药物时非常注重田野调查法的应用,其调查范围涉及湖广、河北、河南、江西、江苏、安徽等地,期间诚恳地向农民、渔人、樵夫、猎人、车夫、捕蛇者等劳动人民请教,解决了许多疑难问题。在《本草纲目》中有一万多条成方,其中有相当一部分是通过田野调查搜集而来的。

内景返观,又称内观法,即高度集中意念,凝神冥想,可以体会与感知人体之气的运动,实现对人体内部现象("内景")的观察("返观"),内景返观其本质是一种意念活动。早在《黄帝内经》中就非常关注人之心神、心境、心念的状态。在古人看来,人的心境只有处于"恬惔虚无"时,人体内在的精气才会自然流转,即"真气从之"。并且强调"精神内守""去世离俗,积精全神""呼吸精气,独立守神"等调控心神的方法。明代李时珍在《奇经八脉考·阴跷脉》中提出:"内景隧道,惟反观者能照察之。"认为只有某些通过特殊修炼的人,才能借助返观内视的方法感知脏腑内景与经络隧道,从而肯定了这一古人感受人体经脉循行、发现经络现象方面的重要方法。中医学理论中的气功学、推拿学、针灸学与经络学等学科,都包含有内观方法，内观方法与中医经络腧穴理论的结合成为最重要的验证手段之一。现代某些实验也在一定程度上证明，入静内观可诱发循经感传现象，练习者通过激发和活跃体内的"经气"，结合返观内视，便可体察"经络"的存在。内景返观作为一种方法，在中医历史发展过程中起到了一定作用，而作为一种现象，则仍有待于进一步研究和探索。

二、实验法

实验，指的是科学研究的基本方法之一。根据科学研究的目的，人为地控制或模拟研究对象，使某一些事物或过程发生或再现，从而去认识自然规律。在中医学漫长的发展历史中，实验法在认识生命或疾病规律中产生了重要的作用。

中医发展历史源远流长，从有关中药神农尝百草久远的传说中，我们也可窥见先民不断地进行实验和探索。早期中药学的发展，主要依赖观察积累经验，后来古人逐渐探索利用动物进行药物实验的方法。唐代张鷟（zhuó）用矾石喂养老鼠，以认识矾石药性。同时代《本草拾遗》记载久食稻米会令人筋脉虚软，因而用小猫、小狗乃至马匹进行验证，发现小猫、小狗出现了运动障碍，马匹脚步迟缓。《食疗本草》进一步验证得到："黍米……不得与小儿食之，令儿不能行。"

古人不但注重在生活中对动植物药材进行观察和实验，并且对于已知的中药也会设计简单的实验方法验证其作用，甚至运用到了动物实验。唐朝《本草拾遗》中记载，古人为验证续筋结骨，将铜屑研细，用酒给伤折骨骼的牲畜灌服，牲畜死后，将其骨骼解剖取出观察铜屑的愈合效果。三国时期的张举用猪进行试验以鉴别烧死与死后焚尸的不同，发现前者口中有灰，后者口中无灰这一明显的区别。宋代《南部新书》记载检验传入中国的无名异（一种中药）的功效，将鸡鸭脚打折，将此药用酒调和清洗一段时间后，鸡鸭能够行动自如。《本草纲目》记载有以生猪血进行实验，最终验证苎麻水具有使腹内凝血溶化的功效。

除去动物实验，直接进行人体试验也是古人经常用到的方法。如宋代《嘉祐本草》记载"欲试二人同走，一含人参一空口，各走三五里许，其不含人参者必大喘，含者气息自如"，这可能是当时世界上最先进的实验设计了。王执中著《针灸资生经》，常亲自体验针灸疗效。如谈及四会穴时曰："予少刻苦，年逾壮则脑冷，或饮酒过多则脑疼如破。后因灸此穴，非特脑不复冷，他日酒醉，脑亦不复疼矣。"李时珍为了证实曼陀罗花的麻醉作用，他用自己亲自进行试验。在"发明"项下写道："予尝试之，饮须半酣，更令一人或笑或舞引之乃验也。"更可贵的是他也发现了这种药物的功用和使用方法，即"八月采此花，七月采麻子花，阴干，等分为末。热酒调服三钱少顷昏昏如醉。割疮灸火，宜先服此，不觉苦也"，使这个经验得到了证实。这种直接试验的方法，无疑具有更强的说服力。

对于中医学的发展而言，更为重要的实验方法，应该是在临床诊治过程中对新方法的试探与验证，这是中医学术创新的源泉。如中风病，自《黄帝内经》以来一直认为是感受外界风邪侵袭所致，治疗时多以祛风药为主，但疗效不明显。金代刘完素提出"六气皆从火化""五志过极皆为热甚"等理论，认为中风一病乃由内而生，并非外中风邪，是因情志失和、五志化火所致的阳盛阴虚、心火暴盛、肾水虚衰而生。根据这一理论，刘完素在临床上大量运用寒凉之药治疗中风，并创制了三一承气汤、地黄饮子等方剂，治疗大获成功。金代李东垣早年遇到一次"大头瘟"疫情的大规模流行，其中一位患者服用了承气汤加板蓝根，治疗无效且逐渐病危，李东垣根据病情处以新方，治疗有效，经过验证后推广至全城，活人无数。此方即治疗疫病的经典名方普济消毒饮，时至今日，普济消毒饮依然是中医药院校教材上常用的重要方剂之一，治疗腮腺炎、脑膜炎等效果突出。

（卢红蓉　于智敏　张宇鹏　李国祥　邢玉瑞）

第二节　思维方法

思维，是指人们对于事物和事物间联系的认识过程，是人脑对客观事物能动的、间接的和概括的反映。思维方法是人们通过思维活动实现特定思维目的的途径、手段或办法。中医学的思维方法是在中国哲学思维方式影响下，在医学实践活动中形成的一些独特方法。这些思维方法，有的与其他学科具有一定的相通性，有的则完全为中医学所独创。

一、取象比类

取象比类，又称"援物比类"，即运用形象思维，根据被研究对象与已知对象在某些方面的相似或类同，通过对两者的比较，推论在其他方面也有可能相似或类同，据此推导出被研究对象某些性状特点。

"象"的观念是中国传统文化中最独特的内容，也是形成中国传统思维方式的基础与核心，在古代一切具有中国原创性的思想与知识都不可避免地运用到象的观念与思维方式。《周易·系辞》曰："古者包牺氏之王天下也，仰则观象于天，俯则观法于地，观鸟兽之文，与地之宜，近取诸身，远取诸物，于是始作八卦，以通神明之德，以类万物之情。"中国古代先民认为现象与本质有着统一的属性，是以借助"拟诸其形容，象其物宜"的方法，将天地万物的普遍特征与根本规律抽象成简约的"象"，即以象征的方法来代表或区分不同事物的现象或本质。

所谓"象"是某种抽象的象征，是从一类事物的共同特性中抽象出来的典型特征。《周易·系辞》曰："方以类聚，物以群分。"而这"类聚"与"群分"的标准，则正是其所共有的"象"。如《周易·说卦》曰"乾为天、为圜（huán）、为君、为父、为玉、为金"，即天、圜、君、父、玉、金等等诸多事物都具有乾卦之"象"。在古人看来，这些事物虽各不相同，但在某些方面却有着相同的特征，故而在某种特定的情况下可以把这些事物都归在同一类中。同时，"象"又是事物的某种本质内涵属性的体现。《周易·系辞》曰："在天成象，在地成形，变化见矣。"又曰："天地变化，圣人效之。天垂象，见吉凶，圣人象之。"在古人的心目中，象的变化同样就代表了天地万物本身的变化，或者更准确地说，每一种象的背后，都隐含着一套天地变化的公式。因此，古人将对天地万物的认识，抽象简化为对"象"的把握与推演，即为取象比类的方法。

取象比类的方法在中医学中有着非常广泛的应用。如《灵枢·经水》曰："经脉十二者，外合于十二经水……夫十二经水者，其有大小、深浅、广狭、远近各不同。"这是以河流属性来类比人体之经脉，是非常典型的取象比类方法在认识人体上的应用。又如在认识病因方面，自然界的风，善行数变，轻扬开泄，并能动摇树木；当人体感受外邪，出现头痛、恶风、汗出、游走性关节痛、游走性瘙痒等具有自然风气特性的症状时，就是感受了风邪。对于认识中药的功效，根据药物的形体与人体相类推，特定的部位能治疗相应的人体之疾，即以皮治皮，如五加皮、桑白皮等药能治浮肿；以节治节，如松节、杉木等治关节痛；核桃仁酷似人脑沟回，故用其补脑；沙苑子形似人体的肾，故取之补肾。中药的升降浮沉功能，花叶及质轻的药物大都升浮，如辛夷、荷叶、升麻等；而植物的种子、果实及质重的药物大都沉降，如苏子、枳实、熟地黄、磁石之类。在疾病的治疗方面，其典型如提壶揭盖法，是以生活中提起壶盖使壶中茶水得以畅流这一常见现象，来形象地比喻运用宣肺利尿法来治疗气郁小便不通；又如增水行舟法，是以增加河道水量以推动行船，来比喻运用生津润肠以行大便之法治疗温病热结津枯的便秘症。

取象比类的方法在中医学实践中有着不同层次的应用。最常见应用是由日常生产生活中常见的场景与现象出发，从而获得解决医学问题的灵感。这在中医学的临床实践过程中较为实用，而随着一些具体治法或方药的流传，也逐步积淀在中医理论当中，如前述治法理论中的提壶揭盖、增水行舟等，又如药性理论中核桃补脑、沙苑子补肾等，再如脉象理论中的以鱼翔、釜沸、弹石、解索等形象形容脉搏的波动。然而，这些只是运用取象比类方法的初级形式，虽然也可体现中国传统思维的智慧，但更多的只是如零金碎玉一般孤立、单一的存在，不成系统。更为高级的应用则是对意象思维方法的运用。意象思维是指用某种具象来说明某种抽象的观念或原则，从而使抽象观念更加易于把握与运用。中医学运用意象思维从众多单独的、个别的事物中抽提出能够代表各自本质属性的象，进行比较和聚类，从而将不同的事物普遍联系在一起，通过对已知"象"的认识推测陌生事物所可能具有的共同属性。由此，中医学通过取象比类的方法对人体的生命现象建立起一整套具有普遍联系的认知体系，用于指导实践。如肝属木，即是以植物生长来象征肝具有主生发、主疏泄、喜舒畅等功能与特性，而进一步通过五行理论将五脏的肝、六淫的风、五味的酸、五色的青、四季的春等联系在一起。这一方法是由具体到抽象的飞跃，是构建中医学理论体系的基础。

需要说明的是，中医学通过取象比类所提取的"象"，虽然以某一具体事物命名，但代表的是一系列相关事物的共同特性，是对人体自身生命现象的一种系统总结。因此，当《黄帝内经》中说"风生木，木生酸，酸生肝"及"诸风掉眩，皆属于肝"时，此处所说的"风"并非仅指自然界的大气流动，而是指动摇、眩晕、抽搐等与"风"具有共同特性的症状或疾病。故所谓取象比类的"象"，必须经过医学重新定义，使之与医学经验相匹配，才能成为中医理论的一部分，这其中包含着大量医学经验的积累。取象比类不是单纯地对两个个别事物进行对比，而是要在不同事物间提取出共同的"象"，这就使得取象比类方法能够用于分析普遍的一般性规律，从而成为具有普适性的思维方法。

二、司外揣内

司外揣内，又称"以表知里"，是通过观察事物外在的表象，以揣测分析其内在变化的一种思维方法。"外"是人体外在的功能表象，"内"则是人体内部的生理功能与病理变化，"司外"的目的在于"揣内"，古人正是通过这些表象，从而认识人体与疾病的。

"有诸内必形诸外"（《孟子·告子下》）是古人普遍认同的观念，任何显露于外的表象，都有其背后隐藏的本质原因，司外揣内正是通过表象的变化而寻找其背后的原因。司外揣内是中国古代学者常用的认知方法，如《管子·地数》曰："上有丹砂者，下有黄金；上有慈石者，下有铜金；上有陵石者，下有铅锡赤铜；上有赭者，下有铁。"指明了地表现象和地下情况之间的内在联系。《灵枢·刺节真邪》也说："下有渐洳（jiān rù），上生苇蒲，此所以知形气之多少也。"通过观察苇蒲的茂盛程度，可以推断其下湿地之大小与肥瘠。

在《灵枢·外揣》中专门论述了这一方法的道理。其曰："日与月焉，水与镜焉，鼓与响焉。夫日月之明，不失其影；水镜之察，不失其形；鼓响之应，不后其声，动摇则应和，尽得其情。"又曰："合而察之，切而验之，见而得之，若清水明镜之不失其形也。五音不彰，五色不明，五藏波荡，若是则内外相袭，若鼓之应桴，响之应声，影之似形。故远者，司外揣内；近者，司内揣外。"这里以形影、响声等为例，说明事物的现象和本质之间存在着因果联系，可以从结果来寻找原因，也可以从原因来推求结果，这如同以影知形，以响知声般准确。同样，人是内外统一的机体，如"五音不彰，五色不明"等外在的症状表现，与"五藏波荡"的内在的脏腑病变，也如清水明镜中的影子、鼓槌敲鼓发出的声音一样有着必然的联系。故如果人的声音、气色出现了异常，就说明脏腑有了病变，即司外揣内。相反，如果了解了脏腑病变，也可推知机体外部的证候体征，即司内揣外。

中国古代医者认为，考察脏腑活动的外部征象，即可推知其内部状况，而不必剖腹破胸去直接观察。中医学对于人的生理、病理的许多知识都源于司外揣内的方法。尤其是中医学藏象理论的主要观点大都是这样形成的。"藏象"的概念出自《素问·六节藏象论》："帝曰：藏象何如？岐伯曰：心者，生之本，神之变也，其华在面，其充在血脉。""藏"指藏于体内的内脏，包括"五脏""六腑"以及其他脏器；"象"，则是表现于外的生理与病理现象，王冰注云："象，谓所见于外，可阅者也。"张景岳释之曰："象，形象也，藏居于内，形见于外，故曰藏象。"古人认为，内在脏腑的生理活动与病理变化一定会在人体外部有所反映，而此二者实为一体之两面，紧密联系不可分割，即为藏象。因此，人体外部表象的变化也一定可以客观反映体内脏腑的功能变化，从而可以作为推断脏腑病变的依据。如《灵枢·本藏》说："视其外应，以知其内藏，则知其所病矣。"临床上，通过望、闻、问、切四诊收集症状和体征属于"司外"过程，而对四诊资料进行辨识，以探求病因病机，确立证候，就是"揣内"过程。如根据心开窍于舌，可以通过舌尖疼，舌尖溃疡，推断心火上炎；根据肝开窍于目，可以通过眼睛红肿，推断体内肝火旺；临床上出现两目干涩，指甲淡白、粗糙，甚则反甲（凹甲），依据"肝藏血，开窍于目，其华在爪"理论，可以知道是肝血不足的表现。

"司外揣内"的方法与现代控制论的"黑箱理论"非常类似。"黑箱理论"认为对于内部有着复杂联系而又不便于打开逐项分析，或打开后有可能干扰破坏原有状态的研究对象，可以通过从输入和输出的信息变化，来间接推测"黑箱"内在变化规律。这一方法与"司外揣内"的思维方法不谋而合，对于许多复杂对象，特别是对于人体及生命过程的研究，有着不可替代的优势。

在学习与运用中医学理论时需要注意的是，无论是"司外揣内"还是"黑箱"方法，都有局限性，虽然总体上能够把握研究对象的内在联系与变化规律，但并不能真正了解其内部具体发生的细微变化。

三、知常达变

知常达变之法，是指在了解与掌握事物发生发展的一般规律基础上，举一反三，再去理解事物的特殊性，从而达到全面认识事物的目的。"常"与"变"是中国古代哲学的一对范畴。事物的本质规定性、基本规律和一般原则等具有相对稳定性，为"常"。具体事物及其应对方法又有多样性，且随时变化，为"变"。"常"相对于"变"而言，是存在于"变"之中的常道。"常"是根本，"变"是派生。"知常达变"反映了古人关于普遍性与特殊性、原则性和灵活性辩证统一的认识论和方法论。

在中医临床工作中，知常达变之法是指在认识与掌握正常人体的生理之常、一般疾病转变发展规律之常和诊断治疗疾病的一般法则之常，以及中药、方剂、针灸等治疗手段的基本功效主治之常等基础上，根据具体患者具体分析，确定具体的诊断，提出正确治疗方案，选择合理处方用药。在中医实际临床运用中，知常达变可表现为以下两个方面：一是以正常人为常，达患者之变；二是以疾病的一般规律之常，达不同时间、不同地域及具体患者的特异性之变。

知常达变，以常衡变，是中医诊法自古以来所遵循的一条基本原则。健康与疾病，正常与异常，不同的色泽，脉搏的虚、实、细、洪等都是相对的，中医诊法中的望、闻、问、切诸法，莫不据此。诊断疾病时，一定要注意从正常中发现异常，从对比中找出差别，进而认识疾病的本质。如以望色而言，常色是健康人面部皮肤的色泽，其特点是明润含蓄。我国正常人的面色多为红黄隐隐、明润含蓄，说明人体的精神气血津液充盈且脏腑功能正常。如一个人面色萎黄，相比正常明润有光泽的黄色而言，则是病态，提示脾胃气虚、气血不足。如色泽过于鲜亮，也是不正常的表现，如黄色鲜明如橘皮色者，中医称之"阳黄"，这种黄色为湿热熏蒸，胆汁外溢所致；如果黄色晦暗如烟熏者，则称之为"阴黄"，为寒湿郁阻，气血不荣所致。

知常达变不仅体现在诊察疾病上，治疗疾病上也同样需要知常达变。人们的健康与疾病千变万化，疾病不会按统一的途径发生，也不会按同样的规律演变。病有内、外、久、暂、轻、重、缓、急之别，治有标本、先后、逆从、补泻之异，遣方用药既要严守基本原则，又要据情灵活处理，知常达变，圆机活法，以变应变，故称"临证如临阵，用药如用兵"。达变的方法有多种，如药味加减变化、药量加减、药味与药量同时加减、调整"君臣佐使"结构、剂型变化等，中医对待疾病总是在辨证的前提下，对症下药。可以说，凡是临床大家，通常注重辨证论治，很少是一病一方一治到底，用药上真正体现了用药如用兵的极大灵活性。

中医临床常讲"圆机活法"，这是知常达变思维的一种较高的境界。圆机出自《庄子·盗跖》："若是若非，执而圆机，独成而意，与道徘徊。""圆机"之"机"通常指病机而言。临床疾病症状错综复杂、千变万化，须认真谨慎地分析其病机，把握疾病病机发展变化，此为"圆机"。"活法"则是要根据病情的进退顺逆，及时调整改变治疗原则与治疗方法，以便契合病机。"圆机活法"是在深刻理解疾病的一般规律上，针对实际病情做出正确而灵活的应变。圆机活法是医生需要不断探索、不断完善、不断追求的目标，它体现在医生的整个临证思维过程中，体现在每个患者的处方中。圆机活法是临床疗效的保证，体现了医生高超的诊疗水平。正如清初医家喻嘉言所说："医者，意也。如对敌之将，操舟之工，贵乎临机应变。"

四、见微知著

微：隐约；著：明显。见微知著，是指见到事情的苗头，就能知道它的实质和发展趋势。在中医学中，见微知著体现在通过隐约迹象的观察，而洞悉疾病的本质，并预测疾病的发展趋势与动态变化。

中医学认为疾病是一个具有特定规律的发展过程，当其出现最初的征兆时，就已经预示了其之后的发展变化趋势，从而使人们早期干预疾病、消除疾病于萌芽之中。这与"叶落知秋"和"履霜，坚冰至"的内涵是相似的。任何疾病的发生、发展与传变，都是从"极微极精"的变化开始，虽然微妙和复杂，但亦有一定规律可循，一旦窥破，就可把握契机，做到先机发制。故《素问·八正神明论》曰："上工救其萌芽。"以中风为例，在中风发作之前，常有突然黑矇、言语不清、一侧肢体麻木无力或半身汗出等先兆警示，如果能从先期症状中预测到病之将发，给予预防治疗，可大大降低中风对人体的危害程度。

"治未病"最早出自《黄帝内经》，是中医学重要的理念。《素问·四气调神大论》曰："是故圣人不治已病，治未病，不治已乱，治未乱，此之谓也。夫病已成而后药之，乱已成而后治之，譬犹渴而穿井，斗而铸锥，不亦晚乎。"意思是高明的医生，能在疾病未明显发作前，依据微细征象做早期诊断和治疗，使疾病不会发展到危重阶段。从中医学的诊疗实践上来说，"见微知著"与"治未病"是紧密联系一脉相承的，只有在见微知著思维方法的指导下，实践治未病的理念才能成为可能。故清代医家程钟龄言："病至思治，末也；见微知著，弥患于未萌，是为上工。"（《医学心悟·医中百误歌》）

另外，在中医诊断学的理论中，见微知著还具有"局部细微变化可以反映整体状况"的含义。人身之病变可以从多方面表现出来，通过这些微小的变化，可以测知整体的情况。中医学认为，人体是一个有机的整体，其任何部分都与整体或其他部分密切联系，局部包含着整体的生理病理信息，具有整体"缩影"的特征。如中医脉诊中的独取寸口法，单独切诊寸口脉象（桡骨茎突内侧一段桡动脉的搏动情况），即可推测人体生理、病理状况，诊知全身疾患。这是由于寸口属手太阴肺经，是人的气血流动最为显现的浅表部位，故能反映全身脏腑经脉气血的变化，从而诊断五脏六腑的病变。此外，如观察面、舌、耳、目等部位，也均可反映人体全身及内在脏腑器官的病变。

随着诊断技术的发展，"微"不再仅仅体现在中医传统意义的四诊信息上，可以借助当今日新月异的高科技检测方法，来不断充实和完善传统中医望、闻、问、切的内容。"见微"的手段不断增多，"知著"的准确率就能不断提高。

五、因发知受

"因发知受"是通过人体对疾病的反应来分析疾病发病的原理，从而确定病邪的性质、病情及病位。

"因发知受"是在整体宏观思维的指导下进行的，主要体现在以下3个方面：一是运用望、闻、问、切四诊等方法，搜集患者所"发"之病的病情资料；二是立足于机体当前的整体反应探究患者所"受"袭的病邪；三是综合考察多样化的致病因素，全面分析，整体把握。这种思维方法最初应用在外感病的病因诊断过程中，后来又推广至对所有疾病病因与发病的认识上。

所谓病因，即是导致疾病发生的原因。临床没有无病因的病证，任何病证都是在某种病因的影响和作用下，机体所产生的一种病理反应。探求病因的方法，主要的是通过"发"于外的临床表现来分析所"受"的病因。故清初医家钱潢用"外邪之感，受本难知，发则可辨，因发知受"，高度概括了机体因感受外邪而发病，医家们再依据发病的症状体征推测病因，从而求得病机、进行论治的思维过程。

中医学认为，人是否发病，取决于外来邪气侵入人体后与人体正气斗争的结果，机体是否感受外邪及感受了何种外邪，在未发病前并不知晓，只有机体表现出疾病的症状体征时，医生再根据所显现出的一组临床资料来推测疾病发生的内在机制和本质。简言之，"因发知受"是一个逆向的思维过程，是"司外揣内"在诊断学方面的体现。中医学将这种探求病因的方法，称为"审证求因"。

这种由果及因的思维方法，基本特征是在思维中将症状作为结果现象，医者循着"发"于外的临床表现，根据有关的医理和借助自身的经验，反推其原因。中医不仅通过临床表现来推测病因、病机，从而确定治则、治法以及用药。比如，在寒冷的天气里，若人体正气健旺，就不一定会生病。而若患者表现出恶寒、头痛、鼻流清涕、脉浮紧等临床表现之"发"，则可判断为风寒表证，是"受"风寒邪气侵袭所致。但如果患者临床表现为流黄涕、咽痛、脉浮数，则是风寒邪气入里化热的表现。虽然同样是受到寒冷天气的刺激，外来的风寒邪气侵入于人体后，是否发病、疾病如何发展？取决于邪正斗争的结果。病邪的性质主要是通过发病后，医生对患者临床表现的辨别而确定，即"因发知受"。此外，在根据临床表现特点反推疾病本质时，还应考虑患者所处的自然环境、社会环境，患者的体质特点、情志状态等因素，这再次体现了整体观念对中医诊断的指导意义。

（卢红蓉　于智敏　张宇鹏　邢玉瑞）

附录　古代著名医家对中医学的特殊贡献

表 1-3-1　古代著名医家的特殊贡献

年代	主要著作/事件	特殊贡献
前 475—220	《黄帝内经》（托名黄帝著）	中医四大经典之一，我国最早的医学典籍，被誉为"医之始祖"
前 407—前 310	《难经》（扁鹊著）	中医四大经典之一，被认为是《黄帝内经》的"羽翼"
前 207—208	《胎产书》（马王堆 3 号西汉墓出土）	我国现存最早的妇产科专著
前 206—220	《神农本草经》（托名神农著）	中医四大经典之一，我国现存最早的药学专著
196—204	《伤寒杂病论》（张仲景著）	中医四大经典之一，我国第一部理法方药皆备、理论联系实践的临床著作
256—259	《针灸甲乙经》（皇甫谧著）	我国第一部理论与临床同时具备的针灸专著

年代	主要著作/事件	特殊贡献
3 世纪	《脉经》（王叔和著）	我国现存最早的脉学专著
3 世纪	《肘后备急方》（葛洪著）	我国第一部临床急救手册
420—581	《僧深集方》（释僧深著）	用鹿的甲状腺制成"五瘿丸"来治疗甲状腺素缺乏的甲状腺肿大，这是脏器疗法的最早记载
479	《雷公炮制论》（雷敩著）	我国现存的第一部炮制专著
502—557	《类苑》（刘峻著）	记载了世界上最早的药物牙粉配方
5 世纪末	《刘涓子鬼遗方》（龚庆宣著）	我国现存最早的外科专著
581—618	《颅囟经》（无名氏著）	我国现存最早的儿科专著
610	《诸病源候论》（巢元方著）	我国现存最早的病源证候学专著，鉴别天花和麻疹是世界医学史上的最早记载
624	设立"太医署"	世界上最早的国家医学专科学校
652—682	《千金方》（孙思邈著）	被誉为中国最早的临床百科全书
659	《新修本草》（苏敬等编写）	我国政府颁行的第一部药典，也是世界上最早的药典，比纽伦堡政府颁行的《纽伦堡药典》（欧洲最早药典）早 833 年
752	《外台秘要》（王焘著）	创立了中医学文献整理的典范。被《新唐书》赞为"世宝"
841—846	《仙授理伤续断秘方》（蔺道人著）	我国现存最早的骨伤科专著
907—960	《日华子诸家本草》（无名氏著）	载有"射罔膏"（乌头碱粗提取物），是世界上生物碱提取的最早记载
982—992	《太平圣惠方》（王怀隐等编纂）	是宋代朝廷组织编纂的第一部大型方书 最早记载了痈疽"内消"和"托里"治法
1026	《铜人腧穴针灸图经》（王惟一著）	是首次国家级的经穴大整理
1057	设立"校正医书局"	是世界上最早的国家卫生出版机构

年代	主要著作/事件	特殊贡献
1075	《苏沈良方》(苏轼和沈括著)	记述了从人尿中提取"秋石"(尿甾体性激素),这是世界上提炼"性激素"的最早记载
1103	设立"药局"	原为"修合药所",后改称"医药和剂惠民局",是世界上最早的"药局"
1107	《太平惠民和剂局方》(陈师文等编纂)	是世界上第一部由官方主持编纂的成药标准
1247	《洗冤集录》(宋慈著)	我国现存最早的法医学专著 世界上最早的法医学著作,比国外最早的法医学著作《新编法医学》早350年
1098	《十产论》(杨康候著)	载有的"转胎手法"是医学史上异常胎位转位术的最早记载
1119	《小儿药证直诀》(钱乙著)	《四库全书总目提要》称其为"幼科之鼻祖"
1144	《注解伤寒论》(成无己著)	现存最早的《伤寒论》全注本
1149	《伤寒九十论》(许叔微著)	最早的医家医案著作
1156	《小儿卫生总微论方》(无名氏著)	记载了小儿脐风和大人破伤风是同一种疾病,这比欧洲发现破伤风杆菌早600多年
12世纪初	《卫济宝书》(无名氏著)	最早使用了"癌"(指深部脓肿,并非恶性肿物)字
1226	《备急灸法》(闻人耆年著)	我国现存的第一部灸法救急专著
1241	《察病指南》(施发著)	绘制了33种脉象图,这是人体脉搏描述的一个创举,比欧洲最早的脉搏描记器要早600多年
1330	《饮膳正要》(忽思慧著)	我国现存最早的食疗专著
1331	《永类钤方》(李仲南著)	创制了缝合针"曲针",这是我国伤科史上的首次记载
1341	《敖氏伤寒金镜录》(敖继翁著,杜清碧增补)	我国现存第一部图文并茂的验舌专著

年代	主要著作/事件	特殊贡献
1406	《普济方》（朱橚等编纂）	我国现存最大的一部方书
1529	《内科摘要》（薛己著）	我国医学史上第一部以内科命名的医著
1549	《名医类案》（江瓘编纂）	开选编古人医案于一书之先河
1550	《解围元薮》（沈之问著）	我国现存最早的麻风病专书
1564—1804	《药性赋》《汤头歌诀》《濒湖脉学》《医学三字经》	被后世誉为"四小经典"
1567—1572	人痘接种术	这是明代十分重要的医学发明，对人类健康的贡献度极大。之后，人痘接种术流传到国外。1798年，英国的琴纳才发表牛痘接种成功的报告
1568	一体堂宅仁医会	我国民间最早的医学学术团体
1578	《本草纲目》（李时珍著）	采用"目随纲举"编写体例，创当时最先进、最完备的药物分类系统。达尔文称之为"古代中国百科全书"
1584	《医方考》（吴崑著）	我国现存的第一部方论专著
1602—1608	《证治准绳》（王肯堂著）	以"列证最详、论治最精"而著称①对气管吻合术及耳郭外伤整形术的记载，在世界上都是最早的；②最早记载了"色盲"
1617	《外科正宗》（陈实功著）	明代最具代表性的外科著作①最早对颈部恶性肿瘤进行记载；②最早提到"奶癣"
1723	《古今图书集成》（陈梦雷等编辑）	我国现存规模最大的古代类书，其中的《医部全录》迄今类书中收录医书最多的
1775	《证治要义》（陈当务著）	首次记载"辨证论治"
1792	《吴医汇讲》（唐大烈主编）	我国最早的医学杂志
1864	《理瀹骈文》（吴师机著）	我国现存第一部外治法专著

（林明欣　朱建平）

第二篇

生命篇

第一章

生命起源与人的生命周期

　　生命的起源和生命周期规律，是人类亘古不变的话题。从远古时代盘古开天、女娲造人的中国神话故事，到现代生物学对基因的解码，人类一直竭尽想象和努力，从不同视角、不同层面探索生命的奥秘。中医学在中国先贤对宇宙初始与生命起源思考的基础上，探讨了生命的起源和人的生命周期规律，形成了独具特色的生命观。

第一节　宇宙初始与生命产生

　　中国古代先哲们对宇宙初始与生命起源的探讨，成为中国古代哲学的重要内容和中医生命观的思想基础。

一、宇宙初始

　　中国古代先哲们认为，宇宙的初始状态为"太虚"。"太虚"是指万物形成之前宇宙混沌的状态。天地万物和一切生命均起源于"太虚"，一切都由无序向有序、由简单向复杂、由非生命向生命发展变化。《素问·天元纪大论》引用《太始天元册》的一段话来描述宇宙初始和万物化生的过程："太虚寥廓，肇基化元，万物资始，五运终天，布气真灵，总统坤元，九星悬朗，七曜周旋，曰阴曰阳，曰柔曰刚，幽显既位，寒暑弛张，生生化化，品物咸章。"其大意是，"太虚"广袤辽阔，浩瀚无边。"太虚"孕育的化生之气，是天地万物和一切生命肇始和发源的基础。日月昼夜交替、一年四季循环往复，生命因此而出现，万物因此而萌生，自然界各种事物发生、发展和运行的秩序和规律也因此而形成，继而繁衍昌盛，生生不息。此外，《易传·象传上·屯》还以"屯"来描述万物萌生的初始混沌状态，认为自然万物始于蒙昧混沌的无序之中。"屯，刚柔始交而难生……"《易传·序卦传上》也有这样的论述："有天地，然后万物生焉……屯者，物之始生也。"

二、生命产生

中医学秉承古代"气一元论"的哲学思想，认为气是化生万物、构成世界的本原，天地万物同源于气，而生命现象则是气运动变化的结果。《庄子·知北游》提到"人之生，气之聚也；聚则为生，散则为死"。在《内经》的许多篇章中，对气化生万物、孕育生命的过程都有阐述，如"天地合气，命之曰人""人以天地之气生，四时之法成"等。中医学坚持气为生命的起源和基础，与生命"神创论"——认为是神创造了生命——迥然有别，坚持了生命起源的物质性，是中国古代代表性的唯物论思想。

三、人的生命繁育

中医学对人类个体的生命孕育过程进行了研究，指出人的生命来源于父母生殖之精的结合。《灵枢·本神》记载："故生之来谓之精，两精相搏谓之神。""两精相搏"意即来源于父母双方的生殖之精相互结合。两精结合之后，人的生命才得以产生，并且形体百骸也在父母之精相结合后分化发育而成。《灵枢·经脉》对两精结合后分化形成肢体百骸，到新的生命活动开始的全过程进行了描述：人的最初生成，先形成于精，由精而分化发育脑髓，以骨骼为支干，以脉管藏血气而养全身，以筋连串骨骼使之坚强，以肉为墙壁保护内脏，当皮肤坚韧时，毛发就附着生长。五谷入胃化生出各种营养，脉道借之通行全身，血气运行不息，新的生命及其生理功能就这样形成和开始了[1]。《灵枢·天年》则指出人生命的形成需要父母

1　出自《灵枢·经脉》，原文如下：人始生，先成精，精成而脑髓生，骨为干，脉为营，筋为刚，肉为墙，皮肤坚而毛发长，谷入于胃，脉道以通，血气乃行。

生殖之精的结合，但血肉形体产生还不足为一个人，此刻还需要"神气舍心"[2]，有了精神、意识，才能成为一个真正的人，强调了在形体发育基础上产生的精神意识等更高级生命活动的重要性。

唐代孙思邈在《千金翼方》中以胎孕月份和发育特征为轴线，描述了胚胎在母体孕育的生长发育过程："一月胚，二月胎，三月有血脉，四月形体成，五月能动，六月诸骨具，七月毛发生，八月脏腑具，九月谷入胃，十月百神备，则生矣。"同时，《千金翼方》还对新生儿和周岁内婴儿的生长发育过程和特点进行了阐述："生后六十日瞳子成，能咳，笑，应和人；百五十日任脉成，能自反覆；百八十日髋骨成，能独坐；二百一十日掌骨成，能匍匐；三百日膑骨成，能独立；三百六十日膝骨成，能行。"这些记载与现在医学对妊娠期胎儿、新生儿及婴儿的生长发育特点基本一致。

明代张景岳《类经》整理隋代巢元方《诸病源候论》对胎儿孕育过程的描述，其中"三月名始胎……当此之时，血不流行，形象始化，未有定仪，因感而变。欲子端正庄严，常口谈正言，身行正事；欲子美好，宜佩白玉；欲子贤能，宜看诗书，是谓外象而内感者也，"认为胎儿在母体即能感知外界事物，并据此提出了胎教的基本原则和方法，成为中医胎教的肇始。

（石　岩　佟　旭　胡镜清）

第二节　人的生命周期与寿命

人的生命过程从孕育、出生、成长到衰老、死亡，呈现明显的阶段

2　出自《灵枢·天年》，原文如下：黄帝问于岐伯曰：愿闻人之始生，何气筑为基，何立而为楯，何失而死，何得而生？岐伯曰：以母为基，以父为楯；失神者死，得神者生也。黄帝曰：何者为神？岐伯曰：血气以和，营卫以通，五藏已成，神气舍心，魂魄毕具，乃成为人。中医学认为，心藏神，所以心为神之"舍"（住所）。"神气舍心"是指当人的神藏于心之后，人才会有魂魄，才能发育成人了。

性。每一发展阶段首先表现为量的变化，再由量变到质变，从而递进到一个新的阶段。

一、人的生命周期

中医学有多种阶段划分的方法，用以表示生命过程的周期规律。其中最为人熟知的有两种：一是以天癸盛衰为主线的"女七男八"年的生命周期；一是以整体脏腑气血盛衰节律划分的"十年"的生命周期。当然，人的生命周期不能简单地以"七""八""十"划分成不同的阶段，况且每个人体质不同、寿命有别，显然它们都只能是个约数。

（一）天癸盛衰为主线的"女七男八"周期

中医学根据人体天癸[3]的盛衰及其所反映的生殖能力，划分人体生命各个阶段的规律，女子以"七（年）"为一个周期，男子以"八（年）"为一个周期，即"女七男八"周期。《素问·上古天真论》详细描述了人体生殖功能及生长发育的规律和特征（表 2-1-1[4]）。人出生后身体开始发育，随着肾气旺盛，女子"二七"（14 岁左右）、男子"二八"（16 岁左右）时天癸产生，具备了生殖能力，头发、牙齿及筋骨肌肉都渐次强健而坚固，

3　天癸是中医学有关人体生理学中的一个独特的概念，它是一种人在发育成熟期肾气充盛到一定程度时产生的、具有促进人体生殖功能发育成熟并维持生殖能力的精微物质。人到了青春期，在天癸的作用下，女子月经初潮，男子出现遗精，具备了生殖能力。随着人体衰老，天癸逐渐减少、衰竭，人的生殖能力也随之减退、丧失，人也逐渐衰老直至死亡。

4　出自《素问·上古天真论》，原文如下："女子七岁，肾气盛，更齿发长。二七而天癸至，任脉通，太冲脉盛，月事以时下，故有子。三七，肾气平均，故真牙生而长极。四七，筋骨坚，发长极，身体盛壮。五七，阳明脉衰，面始焦，发始堕。六七，三阳脉衰于上，面皆焦，发始白。七七，任脉虚，太冲脉衰少，天癸竭，地道不通，故形坏而无子也。丈夫年八岁，肾气实，发长齿更。二八，肾气盛，天癸至，精气溢泻，阴阳和，故能有子。三八，肾气平均，筋骨劲强，故真牙生而长极。四八，筋骨隆盛，肌肉满。五八，肾气衰，发堕齿槁。六八，阳气衰于上，面焦，发鬓颁白。七八，肝气衰，筋不能动。八八，天癸竭，精少，肾脏衰，形体皆极，则齿发去。……今五藏皆衰，筋骨解堕，天癸尽矣，故发鬓白，身体重，行步不正，而无子耳。"

中医学原理通论

在女子"四七"（28岁左右）、男子"四八"（32岁左右）时生殖功能和人体发育达到峰值；此后天癸由旺盛而衰减，生殖功能逐渐减弱，面貌和形体也由盛壮逐渐出现衰老的表现，在女子"七七"（49岁左右）、男子"八八"（64岁）时，肾气衰败，天癸枯竭，身体衰老，生殖能力丧失。这些规律的总结与现代的研究结论基本吻合。

表 2-1-1　以天癸为主线的"女七男八"周期

性别	周期	对应年龄段	天癸变化	生殖功能和生长发育特点
女子	七岁	7 岁左右	肾气开始充盛	牙齿更换,毛发开始茂盛
	二七	14 岁左右	肾气充盛,天癸产生,任脉通畅,冲脉旺盛	月经初潮,具备了生殖能力
	三七	21 岁左右	肾气及天癸充满	智齿在这个年纪长出
	四七	28 岁左右	肾气及天癸达到最旺盛状态	筋骨肌肉强健坚固,头发茂密,身体非常强壮,生殖功能和生长发育达到了峰值
	五七	35 岁左右	肾气及天癸逐渐减少	生殖功能和身体状态由旺盛状态逐渐回落,面容开始憔悴,头发开始脱落
	六七	42 岁左右	天癸衰少	衰老进一步发展,面容憔悴,发鬓变白
	七七	49 岁左右	冲脉衰竭,天癸枯竭	女性绝经,身体衰老,不再具备生殖能力
男子	八岁	8 岁左右	肾气开始充盛	牙齿更换,毛发开始茂盛
	二八	16 岁左右	天癸产生,精气满溢而外泻	出现遗精现象,具备了生殖能力
	三八	24 岁左右	肾气及天癸充盛	筋肉肌肉骨骼强劲,智齿长出,牙齿长全
	四八	32 岁左右	肾气及天癸达到最旺盛状态	骨骼粗壮,肌肉丰厚,身体强壮,生殖功能和生长发育达到峰值

续表

性别	周期	对应年龄段	天癸变化	生殖功能和生长发育特点
男子	五八	40 岁左右	肾气及天癸开始减少	生殖功能和身体状态由旺盛状态逐渐回落,头发开始脱落,牙齿开始枯槁
	六八	48 岁左右	天癸减少	面容憔悴,发鬓斑白
	七八	56 岁左右	天癸衰少,肝气衰少	筋脉失去濡润则活动不利
	八八	64 岁左右	天癸枯竭,精气少,肾脏衰	形体衰老,牙齿和头发自然脱落,发鬓白,身体沉重,行步不稳,生殖能力丧失

（二）以整体脏腑气血盛衰为主线的"十"的生命周期

《灵枢·天年》中则以"十（年）"为周期，描述了人体脏腑气血盛衰及其表现在外的人体生命活动特点和规律。人出生至十岁、二十岁、三十岁，脏腑发育，气血旺盛，不仅肌肉骨骼逐渐发达健壮，气质和行为特点也由孩童时活泼好动发展为青壮年时的矫健稳重；四十岁、五十岁至九十岁，气血由盛而衰，各个脏腑功能由旺盛而相继衰弱，面容出现衰老的表现，活动能力逐渐降低，性情也变得悲忧；至百岁则五脏六腑之气血皆空虚，人之精气神慢慢消失，生命也走向终点，表 2-1-2 对此进行了详细梳理[5]。

5　出自《灵枢·天年》，原文如下：人生十岁，五藏始定，血气已通，其气在下，故好走。二十岁，血气始盛，肌肉方长，故好趋。三十岁，五藏大定，肌肉坚固，血脉盛满，故好步。四十岁，五藏六府十二经脉，皆大盛以平定，腠理始疏，荣华颓落，发鬓颁白，平盛不摇，故好坐。五十岁，肝气始衰，肝叶始薄，胆汁始减，目始不明。六十岁，心气始衰，喜忧悲，血气懈惰，故好卧。七十岁，脾气虚，皮肤枯。八十岁，肺气衰，魄离，故言善误。九十岁，肾气焦，四藏经脉空虚。百岁，五藏皆虚，神气皆去，形骸独居而终矣。

表 2-1-2　以整体脏腑气血盛衰为主线的"十"之周期

"十"之周期	脏腑气血变化	生命活动特点
十岁	五脏发育,气血流通,整体气血在下	这个年龄段的孩童活泼好动,喜欢四处跑
二十岁	人体血气旺盛	肌肉发达,这个年龄段的青年行动敏捷,走路步伐很快
三十岁	五脏发育成熟,气血满盛	肌肉坚固强盛,这个年龄段往往走路稳重
四十岁	五脏六腑和十二经脉气血平盛	皮肤开始疏松,面容气色开始颓败,头发开始斑白,性情安稳,这个年龄段好坐
五十岁	肝气开始衰弱,肝胆气血衰少	眼睛出现视物不清
六十岁	心气衰少	时常感到忧愁悲伤,身体常觉懈惰,需要常常卧位休息
七十岁	脾胃之气衰少	皮肤枯槁不润泽
八十岁	肺气衰少	精神意识开始不清,说话常常出错
九十岁	肾气衰竭,其余脏腑气血也随之衰竭	身体更加衰老
百岁	五脏六腑之气血衰竭	人的精气神慢慢消失,生命渐渐衰竭而终

另外,《素问·阴阳应象大论》还提到"年四十"人体脏腑气血和生理功能明显减弱,并对年四十、五十、六十等年龄段气血逐渐衰少的衰老过程进行论述,提出知晓身体生命周期进而注重养生保健对于保持健康、延缓衰老的重要意义。

二、人类寿命

《素问·上古天真论》提到"上古之人,春秋皆度百岁[6],而动作不衰",指上古时代的人,寿命都能达到一百岁以上,而动作不会显得衰

6　百岁,100 岁,一说认为百岁为两个甲子,即 120 岁。

老。百岁，可以认为是中医对人寿命的预期。《素问·上古天真论》记载了"真人""至人""圣人""贤人"的寿命长度，认为他们掌握了养生的真谛，所以寿命长于平常人。其中，真人能够把握天地阴阳的规律，呼吸天地精气以调理自身，达到形神高度统一，所以真人能与天地同寿，生命没有终结的时候，"寿敝天地，无有终时"。其次，至人能够契合阴阳的变化，顺应时令的变换，去世离俗，注重内在精神调养，养生水平也很高，其寿命也能与真人相近。再次是圣人，圣人虽在世俗，但自得其乐，随遇而安，外不劳形而身安，内无嗜欲而心静，因此寿命"可以百岁"。最后，贤人也能遵循天地的规律而养生，也能够长寿。

中医认为可以根据人的形体外貌和功能活动特征来判断人是否能够长寿。《灵枢·五色》记载："明堂者，鼻也；阙者，眉间也；庭者，颜也；蕃者，颊侧也；蔽者，耳门也。其间欲方大，去之十步，皆见于外，如是者寿，必中百岁。"指出五官端正丰厚，分布疏朗，十步之外就能够望见，是长寿的外在标志。《灵枢·天年》提到长寿的人鼻孔和人中沟深而长，面部上、中、下的骨骼高而隆起，面部的形态方正、肌肉丰满。《灵枢·寿夭刚柔》提到通过皮肤缓急、脉搏大小、肌肉坚脆和颧骨高低来"临病人，决死生"。皮肤柔软和缓、脉搏流利、颧骨高起、臀股部肌肉丰满结实是长寿的标志，而皮肤坚硬紧绷不和缓、脉搏弱小、颧骨低平、臀股部肌肉瘦削者则往往身体衰弱，易于夭亡。《灵枢·阴阳二十五人》以火形之人为例，描述了短寿者的形体外貌特征和行为心理特征，火行之人具有头小、手足小、面红而尖锐、走路快速摇肩的外形特征和轻财、多虑、急躁的性格特征，往往"不寿暴死"。

中医学对寿命的影响因素也有诸多认识，寿命长短既与脏腑气血功能、先天体质类型等内在因素密切相关，又与后天生活地域、劳倦、精神、感邪等多种因素的影响有关。《灵枢·寿夭刚柔》通过"形气相任""皮肉相果""血气经络胜形"等强调人体结构和功能的协调统一对于长寿的重要性。"形"指结构，"气"指功能；"皮"指外在，"肉"指内在，"血气经络"与"形"分别指内在的功能与外在的形体。若人体结构与功能协调统一，内外和谐，则人能长寿，否则就会夭亡。《灵枢·天年》侧重说明脏腑功能活动正常是人长寿的重要机制。如果人体五脏发育健全，功能正常，血脉运行调和无阻，肌肉通达，皮肤致密，气血运行有节，呼吸和缓顺畅，六腑能正常消化饮食水谷，产生的津液能够输布到机体所需的部位，人就能够获得长寿。《素问·五常政大论》则提出由于地理和气候的不同，使得生活在西北方与东南方的人寿命存在差异。《素问·上古天真论》提出欲望过多、不善于调节精神、起居失常是人半百而衰、不能活百岁的原因。《灵枢·寿夭刚柔》指出先天不足、原本寿命不长的体弱者，如感受邪气，则会使其寿命更短。

（石　岩　佟　旭　胡镜清）

第三节　天人相应的生命周期

自然界的日月星辰运动（天象）、寒暑风雨（气象）、春华秋实（物候）等变化，呈现明显的周期节律变化，这些周期性变化直接或间接地影响到人，使得人的生命活动呈现与之相同节律的周期性波动，如日周期、季节周期、年周期，这是"天人相应"规律的具体体现。中医学在古代先贤对自然现象的时间周期规律总结的基础上，探索它们与人体生理、病理变化的密切联系，并以之指导疾病防治、健康养护。比较有系统的探索是四时的年周期与五运六气的甲子周期。

一、四时的年周期

《素问·宝命全形论》说："人以天地之气生，四时之法成。"人们生活在自然天地之间，顺应着春夏秋冬四时更迭，禀受天地四时变化的滋养而生存。春夏秋冬更迭，气候呈现春温、夏热、秋凉、冬寒的变化，万物春生、夏长、秋收、冬藏。春气主升，生机蓬勃，万物萌动；夏气主浮，炎炎火热，草木繁茂；秋气主降，收获归仓，杀伐收敛；冬气主沉，冰坚地冻，生机潜藏。四时的季节变化直接与人体生理、病理密切相关。

1. 五脏应四时　在《黄帝内经》的藏象理论中，有大量篇幅描述"五

藏应四时，各有收受"的天人相应现象，即"肝旺于春""心旺于夏""脾
旺于长夏""肺旺于秋""肾旺于冬"，说明五脏的功能在相应季节呈现更
为旺盛的状态。此时，顺应四时之气则生命活动健康，违逆四时之气就易
染患疾病。如春季到来，肝气随之旺盛，血流舒畅，阳气外泛，脉象弦而
有力，端直而长，如草木初出，若琴弦之调。此时若违逆春气，应暖反
寒，应升反滞，会导致肝气生发不利，易出现口苦咽干、两胁胀痛等肝气
被郁的病证。

2. 疾病发四时　因春夏秋冬四时的季节特点不同，受其影响，常见的
疾病存在明显的季节差异。如《素问·金匮真言论》提到，春气主升，春
季常见鼻塞、鼻出血等头面部病证。夏气通心，常见心胸不适。秋季阳气
内收，阴气外出，邪正相持，易见风疟。冬季阳气下藏，经气外虚，寒风
入经，易见手足痹冷。还有当季正气受伤害、邪气伏藏体内延季发病的。
如《素问·生气通天论》描述："春伤于风，邪气留连，乃为洞泄；夏伤
于暑，秋为痎疟；秋伤于湿，上逆而咳，发为痿厥；冬伤于寒，春必温
病。"反复说明四时变化与人体疾病的密切关系。

3. 养生从四时　中医学认为，人应顺从春夏阳长阴消、秋冬阴长阳消
的四时变化节律来养生，"春夏养阳，秋冬养阴"成为中医养生的重要法
则，顺应四时特点的养生保健方法也得到广泛应用。

如《素问·四气调神大论》提倡：春三月，万物欣欣向荣，此时晚睡早
起，在青葱草木的庭院里放松身心，去除约束，缓行散步，多予鼓励，少
予惩戒，可应春生之道，让身心愉悦。夏三月，万物蕃秀繁茂，宜夜卧早
起，适度亲近阳光，控制情绪，心怀友善，不轻易耗气、发怒，不坐卧湿
地，注意饮食起居，可应夏长之道。秋三月，天高气爽，气温回降，应适时
早卧早起，日升而作，禁寒食，添衣服，收敛神气，安宁情绪，感念秋收喜
悦，莫生悲秋伤感，可应秋收之道。冬三月，天寒地冻，万物闭藏，宜早卧
晚起，避寒就温，补养阳气，安稳志意，暂缓革新，以应冬气养藏之道。

4. 诊治本四时　知晓四时节律、时气盛衰，有助预测不同季节的好发
病证，提前干预进行预防。如春气过旺，易见肝木旺，克伐脾土，可少食
酸味、多食甘味以健脾疏肝。素有肝阳上亢的头痛、眩晕或者肝气火旺的

胁痛、易怒的人群，在强烈春气影响下容易发病或病情加重，可酌情提前潜降肝阳、疏泄肝火。

临床上顺应四时特点用药，可取得事半功倍的功效。如春夏是阳气升浮的时机，小剂量使用辛甘温热药剂，有助调补肝心二脏。秋冬是阳气沉降的时机，小剂量使用酸苦寒凉药剂，可助清泻肺肾二脏。《本草纲目·四时用药例》还提到"顺时气而养天和"，四时的升降浮沉宜顺之而为，寒热温凉宜逆之而治，如春时宜加薄荷、荆芥等顺应春升之气，夏时宜用香薷、生姜等顺应夏浮之气，秋时宜加芍药、乌梅等顺应秋降之气，冬时宜用黄芩、知母等顺应冬沉之气。

此外，依据人体生命活动与自然现象的时间周期节律，中医还提出"一日四时"的周期节律类似于"一年四时"。《灵枢·顺气一日分为四时》解释："以一日分为四时，朝则为春，日中为夏，日入为秋，夜半为冬。"朝似春，人气始生，病气衰，故旦慧，疾病表现减缓；日中似夏，人气长则胜邪，故日安；黄昏似秋，人气始衰，邪气始生，故黄昏时疾病表现往往加重；夜半似冬，人气入里，邪气独盛，故夜晚常见危重病情。

二、五运六气的甲子周期

五运六气学说是阐释"天人相应"时间周期的中医理论，揭示了自然环境影响人体生命活动的规律。唐代医家王冰注释整理的《黄帝内经·素问》中有七篇"运气大论"，较为系统地论述了五运六气学说的主要内容。五运六气学说是以阴阳、五行、六气、干支、甲子等作为工具，融汇天文历法、气象物候、藏象病候等多领域知识，将自然现象、生命活动与疾病诊疗联系成复杂、紧密的整体。可以说，"五运六气"是基于中国医用历法建构起来的时间医学。

五运六气包括五运、六气、运气相合三部分内容。五运，指木运、火运、土运、金运、水运，含有阴阳五行的运动、变化之意。五运分别与天干相配，确定统管全年的岁运与分管一年五季（指春、夏、长夏、秋、冬季）的主运、客运。六气原指风、热、火、湿、燥、寒六种气候，加上六经为厥阴风木、少阴君火、少阳相火、太阴湿土、阳明燥金、太阳寒水六气，分别与地支相配，确定统管一年六季（指春、初夏、盛夏、长夏、秋、冬季）的主气、客气与分管上半年的司天之气、分管下半年的地泉之气。"运气相合"则是协调五运、六气之间相互牵制的规则。

自古以来，五运六气以内容丰富、文辞古奥、难于理解著称于世，历代医家见仁见智，至今缺乏标准阐释。本节仅从生命活动的时间周期角度简介五运、六气的核心概念及其主要时间规律。

1. 干支、甲子标记的多元时间周期　干支、甲子是中国传统的时间记录符号，也是中国"夏历"（农历）的历法工具，用来标记年月、日时。干支即天干、地支，天干有十个，分别为甲、乙、丙、丁、戊、己、庚、辛、壬、癸；地支有十二个，分别为子、丑、寅、卯、辰、巳、午、未、申、酉、戌、亥。按其固定顺序，位于奇数位的称为阳干、阳支，位于偶数位的称为阴干、阴支。由十天干、十二地支按顺序循环组合，形成甲子至癸亥的 60 种组合方式，称为六十甲子（表 2-1-3）。

用干支甲子来标记年份，称为六十甲子年，如此周而复始，无穷无尽。干支甲子纪年从黄帝时代沿用至今，史书明确记载已超过两千年。公元 4 年、1984 年都是甲子年，可据此进行公元纪年、干支甲子纪年换算。"60"在时间领域是一个奇妙的数字，现代通行的计时方法也是"60"进制，1 小时是 60 分钟，1 分钟是 60 秒。一天 24 小时与中国传统的十二时辰对应，1 个时辰等于 2 个小时。夏历的甲子纪年方法属阴阳合历，即综合考量太阳、月亮（太阴）与地球的天体运动而制定的复合型历法。

表 2-1-3　六十甲子周期表

甲子	乙丑	丙寅	丁卯	戊辰	己巳	庚午	辛未	壬申	癸酉
甲戌	乙亥	丙子	丁丑	戊寅	己卯	庚辰	辛巳	壬午	癸未
甲申	乙酉	丙戌	丁亥	戊子	己丑	庚寅	辛卯	壬辰	癸巳
甲午	乙未	丙申	丁酉	戊戌	己亥	庚子	辛丑	壬寅	癸卯
甲辰	乙巳	丙午	丁未	戊申	己酉	庚戌	辛亥	壬子	癸丑
甲寅	乙卯	丙辰	丁巳	戊午	己未	庚申	辛酉	壬戌	癸亥

天干、地支的汉字隐含生命活动现象的特征，如甲象万物破甲萌出。干支甲子的年月周期具有丰富的天文学意义，涉及日月、星辰的运动周期。如付立勤先生[7]以冬至点参考系的日地月三体运动最小周期论证干支甲子纪年，靳九成先生[8]运用水星、金星、火星、木星、土星等5大行星的公转周期与地球公转周期之间的关系探讨五运六气历法方式的合理性。运用干支甲子的纪年纪月方法，再参考阴阳、五行的属性关系，五运六气架构了2、3、5、6、10、12、30、60等时间周期，并串联起天象、气象、生命与疾病现象。

2. 天干化五运的时间周期　按天干纪年，每年分别对应不同的岁运（又称中运、大运），由五运统管，中医称作"天干化五运"。其中，甲、己年的岁运称土运，乙、庚年称金运，丙、辛年称水运，丁、壬年称木运，戊、癸年称火运，10年为一周期，每年的岁运不同，其气候特征、相应的脏腑功能盛衰各具特色。

同时，按"阳干太过、阴干不及"规则，逢阳干的甲、丙、戊、庚、壬年，岁运之气较强势，称岁运太过；逢阴干的乙、丁、己、辛、癸年，岁运之气较弱势，称岁运不及。太过、不及相互交替，按五行相生顺序循环（表2-1-4），相当于在"天干化五运"的10年周期中，套叠了2年周期、5年周期等。

表2-1-4　天干化五运表

天干纪年	岁运	自然气候特点	生命活动特点
甲	土运太过	雨湿流行	湿盛肾伤
乙	金运不及	炎火大行	肺虚火盛
丙	水运太过	寒气流行	寒盛心伤

7　付立勤.干支纪年、五运六气与"太极"[J].天津中医学院学报,1984(2)：15-22.

8　靳九成,高国建,靳浩,等.医易历干支纪元的天文学背景探讨[J].中华中医药杂志,2010,25(5)：651-654.

天干纪年	岁运	自然气候特点	生命活动特点
丁	木运不及	燥乃大行	肝弱金盛
戊	火运太过	炎暑流行	暑热肺损
己	土运不及	风乃大行	脾虚肝盛
庚	金运太过	燥气流行	燥盛肝损
辛	水运不及	湿乃大行	肾虚湿困
壬	木运太过	风气流行	肝盛脾困
癸	火运不及	寒乃大行	火衰寒盛

　　岁运统主一年的时气变化，每一年的自然气候、生命活动的特点各不相同，相应的疾病风险也不一样。如《素问·气交变大论》描述"岁木太过，风气流行，脾土受邪"，说明每逢壬年，岁运为木运太过，时气的风木气盛，气象易见大风；相应于人体生命活动，肝脏木气旺盛，易克伐脾土，提示此年中医调治宜重视抑肝扶脾之法。

　　总体而言，岁运太过之年，时气偏盛，常先时而至，相应之脏偏盛，疾病表现以本脏实证、所克之脏受邪为主，易见实证、急症。岁运不及之年，时气偏弱，后时而至，相应之脏偏虚，疾病表现以本脏虚证为主，易见虚证、郁证。若综合考量运气相合的多种因素，在六十甲子周期中，还会出现"其气适中"平气的年份，这是自然气候平顺、万物调和、人体健康的好年份。平气是岁运的太过之气被克制、不及之气得补益的年份，时气适中，应期而至，相应的气候变化较平和顺畅，五脏之气较平和充实，偏盛偏虚的病证表现不突出，疫病大流行较少见，即使得病了病情也会比较单纯、轻浅，调治易取效。

　　3. 司天、在泉之气的时间周期　司天之气指轮值主司"天气"的客气，在泉之气指轮值主司"地气"的客气，均属六气的客气范畴。两者上下呼应，随年支而年年不同，按三阴三阳的顺序逐年轮换，套叠形成 3 年、6 年、12 年的时间周期（表 2-1-5）。

　　随地支的变化，每年对应的司天、在泉之气各不相同。"子午之岁，上见少阴；丑未之岁，上见太阴；寅申之岁，上见少阳；卯酉之岁，上见阳明；辰戌之岁，上见太阳；巳亥之岁，上见厥阴。"十二地支，每12年轮转一次。六气共6种，每6年司天、地泉之气轮转一周。司天、在泉之气按阴阳多少的固定顺序搭配，并非自由组合，只有风火、燥热、寒湿3种属性组合方式，按顺序轮替。再考虑六气所处司天、在泉的位置不同，形成6种阴阳组合方式。

表2-1-5　司天、在泉之气表

年支	司天之气	在泉之气	阴阳组合	属性组合	自然气候特点	生命活动特点
子	少阴君火	阳明燥金	二阴二阳	燥热相临	热气下临	肺气上从
丑	太阴湿土	太阳寒水	三阴三阳	寒湿相遘	湿气下临	肾气上从
寅	少阳相火	厥阴风木	一阳一阴	风火相值	火气下临	肺气上从，
卯	阳明燥金	少阴君火	二阴二阳	燥热相临	燥气下临	肝气上从
辰	太阳寒水	太阴湿土	三阳三阴	寒湿相遘	寒气下临	心气上从
巳	厥阴风木	少阳相火	一阴一阳	风火相值	风气下临	脾气上从
午	少阴君火	阳明燥金	二阴二阳	燥热相临	热气下临	肺气上从
未	太阴湿土	太阳寒水	三阴三阳	寒湿相遘	湿气下临	肾气上从
申	少阳相火	厥阴风木	一阳一阴	风火相值	火气下临	肺气上从，
酉	阳明燥金	少阴君火	二阴二阳	燥热相临	燥气下临	肝气上从
戌	太阳寒水	太阴湿土	三阳三阴	寒湿相遘	寒气下临	心气上从
亥	厥阴风木	少阳相火	一阴一阳	风火相值	风气下临	脾气上从

"岁半之前，天气主之。""岁半之后，地气主之。"司天、在泉二气分别统管上、下半年，共同影响着每年时气的变化，表现为自然气候、生命活动的年度差异化。司天、在泉之气的顺序轮替对自然气候、生命活动的产生相应的影响，反映出周期性变化规律。如每逢寅年申年，风火相值，火气下临，气候较常年偏温暖，时有大风扬沙；相应于人体，肝脏木气、三焦火气偏盛，克伐肺气，易见咳嗽、喷嚏、鼻出血、鼻塞、疮疡、心痛、胃脘痛等症，调治宜疏肝泻火，扶助脾肺。

4. 主气、客气的时间周期　主气、客气是"主时之气"，各有 6 个，名称相同，排序不同。主气为厥阴风木、少阴君火、少阳相火、太阴湿土、阳明燥金、太阳寒水，客气为厥阴风木、少阴君火、太阴湿土、少阳相火、阳明燥金、太阳寒水。中医学将一个完整的太阳回归年均分为 6 个季节（春、初夏、盛夏、长夏、秋、冬），每个主气、客气分别管辖其中一季，称作"六气六步"，顺时轮换。一季相当于夏历的 2 个月，六气六步共计一年 12 个月。

其中，主气统管一年六季的正常时令变化，反映一年内季节性的自然气候、生命活动的常规性变化。因此，主气每年相同，年年不变，像主人一样常居不动。客气统管一年六季的差异性时令变化，反映一年内季节性的自然气候、生命活动的差异性变化，随年支的变化而每年不同，犹如客人往来而得名。

主气六步，初之气起于厥阴风木；二之气，少阴君火之气所主；三之气，少阳相火之气所主；四之气，太阴湿土之气所主；五之气，阳明燥金之气所主；六之气终于太阳寒水。主气按五行相生之序轮换，每一气的时令特点分别对应于春、初夏、盛夏、长夏、秋、冬六季，又与人体的同名脏气、经气相呼应。主气特点以和平顺畅、应时而至为要，亢则害，承乃制，可顺应主气以保养人体正气。从时间周期的角度来看，主气、客气的一年六季六步是对一年四时周期的深化。

表 2-1-6　主气、客气六步表

六气六步	初之气	二之气	三之气	四之气	五之气	终之气
子午年客气	太阳寒水	厥阴风木	少阴君火	太阴湿土	少阳相火	阳明燥金
丑未年客气	厥阴风木	少阴君火	太阴湿土	少阳相火	阳明燥金	太阳寒水
寅申年客气	少阴君火	太阴湿土	少阳相火	阳明燥金	太阳寒水	厥阴风木
卯酉年客气	太阴湿土	少阳相火	阳明燥金	太阳寒水	厥阴风木	少阴君火
辰戌年客气	少阳相火	阳明燥金	太阳寒水	厥阴风木	少阴君火	太阴湿土
巳亥年客气	阳明燥金	太阳寒水	厥阴风木	少阴君火	太阴湿土	少阳相火
主气	厥阴风木	少阴君火	少阳相火	太阴湿土	阳明燥金	太阳寒水

客气六步依据三阴三阳顺序轮换，即一阴"厥阴风木"，二阴"少阴君火"，三阴"太阴湿土"，一阳"少阳相火"，二阳"阳明燥金"，三阳"太阳寒水"，顺序不变。每年6种客气对应的季节时间不同，形成6年周期。地支司客气，客气的年度变化依据年支计算，先定位司天、地泉之气，再以"司天之气"为三之气、"在泉之气"为终之气，依据三阴三阳的顺序确定客气六步的具体情况（表2-1-6）。

主气、客气的名称相同，其表现特点也有相似之处，不同点在于主时的六季不同。主气按常规季节而应季主时，人体多易于适应；客气因年支变动，常出现"非时而至"的时气，引发应寒反热、应热反寒等异常季节变化，往往因为人体难以适应而引发机体不适，甚至导致疾病或时行民病（具流行性、传染性的疾病）发生。

如寅、申年春季的初之气，"少阴君火"客气加于"厥阴风木"主气之上，风火相煽，以致春季升温迅速，草木早荣，大风摇动，有利于致病微生物繁殖、传播，若遇"冬不藏精"之人，极易"温病乃起"，引发疫病流行，理应提前做好防治的预案，及时预警，对症施治。对此类问题的观察与经验，启发了后世医家的思考，如清代吴瑭《温病条辨》开宗明义："叙气运（五运六气），原温病之始也。每岁之温，有早暮、微盛不等，司天在泉、主气客气相加临而然也。"

总之，五运六气重点研究六十甲子年的天地自然变化及其相应的生命活动、疾病演化、诊疗防养的时间规律。其中，创新性的运与气、主与客、胜与复、郁与发等理论架构，赋予了干支甲子这种时间标记方法更多的生命节律内涵。其实，五运六气一点也不神秘，它是古代先贤从长期对气候、物候以及生活、生产实践中总结出来的规律性认识，值得重视。不可否认的是，其中许多内容尚有待我们进一步挖掘和验证。我们既不能妄自菲薄，也不能囫囵吞枣。我们提倡在系统传承研究的基础上，融合创新，建立综合考量多元化时间周期与生命节律、具备中国特色的时间医学。

（杨　威　王国为　胡镜清）

第二章

藏象

　　"藏象"是中医学特有的概念，首载于《内经》中的《素问·六节藏象论》。"藏"，古通"脏"，是指藏于体内的内脏，包括五脏、六腑和奇恒之腑。"象"，是指脏腑表现于外的生理、病理现象。"藏象"，是指藏于体内的脏腑表现于外的生理病理征象。

第一节　概述

　　人体内脏依据其形态结构与生理功能特点的不同，可分为五脏、六腑和奇恒之腑。五脏是指心、肺、脾、肝、肾，内部结构致密、充实，功能上是生成和贮藏人体精气，重在"藏纳"。六腑是指胆、胃、小肠、大肠、膀胱、三焦，呈中空的囊状或管腔结构，功能是受纳、消化和传递水液与食物，重在"输布"。奇恒之腑是指与五脏和六腑都不一样的一类器官（奇恒，异于平常的意思），包括脑、髓、骨、脉、胆[1]、女子胞，它们在功能上与五脏相似，贮藏人体精气，也是重在"藏纳"，但结构上又与六腑相近，呈现中空的特点。

　　需要特别指出的是，我国古人在两千多年前就有了人体解剖的经验，并且让人惊叹的是，中医古籍所记载的人体脏腑的位置、形态、大小等都

1　之所以胆既归属奇恒之腑，又归于六腑，比较公认的说法是，胆是一个空腔器官，里面贮藏着由肝脏精气生成的胆汁，可归属于奇恒之腑。同时胆汁有协助食物消化的作用，功能与六腑相关，所以又归于六腑。

与现代解剖观察非常一致。近代西医学在进入东亚时，直接借用了中医学脏腑器官的名词，把英文的"heart"翻译成为中文的"心"，"lung"翻译成了"肺"，等等（据说这些翻译的原创还是在日本，大多是西医传入日本时，由当时日本的汉学家做的）。但殊不知，经过两千多年的发展，中医理论体系中各脏腑器官的内涵早已经与人体实体解剖器官相去甚远了。以心为例，尽管中医学古籍中所描述的心在解剖学上与西医学的"心脏（heart）"基本吻合，在功能上中医学认为心"主血脉"，是人体血液循环系统的核心器官，和现代西医的心脏功能认识也基本一致。但除此之外，中医认为心还"藏神"，主管人的精神、意识、思维等高级中枢神经活动，就超出了现代西医心脏的功能。再如脾，中医的脾是消化器官，西医脾是免疫器官，二者内涵差别就非常大。因此，中医学对脏腑的认识，尽管是建立在早期人体解剖学知识基础上的，但随着历代医家演绎，中医学脏腑的概念早已经突破了实体解剖脏腑器官的"边界"，逐渐衍生为更为宽泛的功能性概念，与西医学的实体脏器概念名同实异，不可同日而语。

藏象学说正是中医学研究人体脏腑的理论集成。它是从脏腑表现于外的生理、病理现象的"象"来研究脏腑的生理、病理变化、相互关系及其与体表组织乃至自然界之间有机联系的规律的理论，是中医学理论体系的核心内容之一。藏象学说的形成，是历代医家以人体解剖观察为基础，在长期的医疗实践中，运用"取象比类""司外揣内"等方法，概括、分析而逐步归纳出来的。它揭示了以五脏为中心、人体自身整体性及其与外在环境相统一的整体联系，包括五脏与六腑表里相合、五脏与形体官窍内外相连、五脏与精神情志密切相关、脏腑生理功能与四时气候变化相应。（表 2-2-1）

表 2-2-1　藏象的整体联系表

五脏	相合之腑	在体	在窍	在志	在液	在时
心	小肠	脉	舌	喜	汗	夏
肺	大肠	皮	鼻	忧(悲)	涕	秋
脾	胃	唇	口	思	涎	长夏

续表

五脏	相合之腑	在体	在窍	在志	在液	在时
肝	胆	筋	目	怒	泪	春
肾	膀胱	骨	耳	恐	唾	冬

（吕爱平　刘寨华）

第二节　五脏

五脏，心、肺、脾、肝、肾的合称。五脏的共同生理功能是化生和贮藏精气，五脏各自分工不同，彼此协调，共同维持生命活动，但其中的心起着主宰其他四脏的作用。

一、心

中医古籍记载心居于胸腔，膈膜之上，其形圆而尖长，形似倒垂的未开莲蕊，外有心包络卫护。主要功能是主血脉和主神明，主宰生命活动。在体合脉，其华在面，在窍为舌，在志为喜，在液为汗，在时为夏。心为阳中之阳脏，在五行属火。心与小肠通过经络构成表里关系。

（一）心的生理功能

1. **心主血脉**　心主血脉，是指心有推动血液在脉道运行并输送至全身，发挥其濡养全身和维持脉道通利的作用。包括心主血和心主脉[2]两个方面。

心主血，是指心推动和调控血液运行，输送营养物质于全身各脏腑形体官窍的作用。心脏功能正常，则心脏搏动有力，频率适中，节律均匀，血液正常输布全身，发挥其濡养作用。心主血的另一内涵是心同时是血生

2　脉：脉指人体的血管，所以又称为"血脉"，是容纳和运输血液的通道。但中医学的脉含义较多，除了心所主之血脉外，还有经脉和脉象，分别参见经络、诊法章节。

成过程中必不可少的重要环节之一，饮食水谷经脾胃运化，化为水谷精微，水谷精微再转化为营气及津液入脉，经心赤化为血液。

心主脉，是指心与脉相连，心通过血脉把血液输送到各脏腑组织器官，以维持人体的正常生命活动。脉的功能正常与否和心息息相关。

心、血、脉三者结构上密切相连，生理功能上相互协调，共同维持血液的正常运行及其作用的发挥。换言之，血液的正常运行必须以心功能正常、血液充盈、脉道通利为基本条件。

心主血脉功能是否正常，可从心胸部感觉、面色、舌色、脉象反映出来。心主血脉功能正常，则心胸部感觉舒畅，面色红润有光泽，舌质淡红，脉象和缓有力。若心主血脉功能失常，可以表现面色、舌色、心胸部的感觉和脉象的异常。

2. 心藏神 心藏神，是指心主管精神意识思维活动，同时还主管全身脏腑、形体官窍的一切生理活动。

首先，心具有感应外界事物和各种刺激，进行意识、思维、情感等活动并做出反应的功能，又称"心主神志""心主神明"。其次，人体的脏腑、经络、形体、官窍，各有不同的生理功能，但都必须在心神的主宰和调节下分工合作，共同完成整体生命活动，故心被称为"五脏六腑之大主""君主之官"。心藏神功能，直接关乎全身脏腑的生理功能及言、动、视、听等功能活动正常与否。心藏神的理论与中国古代哲学的观点密切相关，如孟子称"心之官则思"。可以说，中医的"心"，既包括解剖学上的"血肉之心"，又涵盖了大脑功能的"神明之心"。

（二）心与体、窍、志、液、时的关系

1. 心在体合脉、其华在面 中医学将脉、皮、肉、筋、骨称作五体。心与脉直接相连，只有心脏不停地搏动，才能推动血液在全身的血脉中循行，所以说，心在五体中与脉的联系尤为紧密。

中医学将面、毛、唇、爪、发称作五华。华，即光彩显示于外之意。面部色泽，可以反映心血、心气的盛衰与心功能的强弱，故称心之华在面。心气旺盛，血脉充盈，则面色红润光泽，心气血亏虚，则面色无华，心血瘀阻，则面见青紫色。

2. 心开窍于舌　中医学将舌、鼻、口、目、耳称作五官，加上前（外生殖器）后（肛门）二阴，又称为九窍。舌的主要功能是主管味觉，表达语言。由于心的经脉上通于舌，舌与心的联系最为密切，可以从舌象的变化来了解心脏的情况，所以说，心开窍于舌，也称"舌为心之苗"。

3. 心在志为喜　中医学将喜、悲（忧）、思、怒、恐五种情绪称作五志，喜属于心之志，是指心的生理功能与精神情志之"喜"的关系最为密切，"喜"是心对外界刺激应答而产生的良性情绪反应。心的功能正常，是产生喜乐情绪的内在基础。但喜乐过度则可使心神受伤，出现精神涣散、注意力不集中，重者可见精神错乱。

4. 心在液为汗　中医学将汗、涕、涎、泪、唾称作五液，分属于五脏。心在液为汗，是指汗液的生成排泄与心的关系最为密切。心主血脉，血液由津液和营气所化，而汗的生成也是来源于津液（汗是体内津液经阳气蒸化后，经汗孔排于体表），故有"汗血同源"之说，津液充足，则有汗。但如果汗出过多，津液受损，必然伤及心血。此外，汗液的生成与排泄又受心神的主宰与调节，如情绪激动紧张时可见汗出现象，所以，"汗为心之液"。

5. 心与夏季相通　五脏和自然界的四时阴阳相通。夏季以火热为主，在人体则心为火脏而阳气最盛，同气相求，故夏季与心相应。

附　心包络

心包络，简称心包，是心脏外面的包膜，有保护心脏的作用。外邪侵袭于心，首先侵犯心包。如外感热病中出现的神昏、谵语等症，多为"热入心包"。因心包络特性与五脏相近，所以中医学将心包络也归属在脏之列，与六腑中的三焦互为表里，在经络中，有手厥阴心包经。

二、肺

中医古籍记载肺位于胸腔，左右各一，虚如蜂巢。主要生理功能是主气司呼吸、主行水、朝百脉、主治节。肺居心之上，在脏腑中位置最高，有脏腑"华盖"之称（华盖的本义为帝王车驾上面华丽的伞形顶盖）。肺体柔软娇嫩，且与口鼻、皮毛相通易受外邪侵犯，故又称"娇脏"。肺在体合皮，其华在毛，开窍于鼻，在志为忧（悲），在液为涕，在时为秋。肺为阳中之阴脏，在五行中属金。肺与大肠通过经络构成表里关系。

（一）肺的生理功能

1. 肺主气、司呼吸　肺主气，是指肺具有主导呼吸和主一身之气两个方面的作用。

肺主呼吸之气，是指肺具有调节呼吸的作用，是体内外气体交换的场所。通过肺的呼吸作用，不断吸进清气，排出浊气，吐故纳新，实现机体与外界环境之间的气体交换，以维持人体的生命活动。肺主呼吸异常，常出现胸闷、气短、咳喘等病证。肺主一身之气，是指肺有主司全身之气的生成和气机调节的作用。一是参与宗气的生成。宗气是由肺吸入的自然界清气，与脾胃运化的水谷之精气相结合而生成，积于胸中，促进肺的呼吸，并能帮助心脏推动血液运行，还可沿三焦下行脐下丹田以滋养先天元气。二是调节全身气机。肺有节律的呼吸，对全身之气的升降出入起着主要的调节作用。肺的呼吸均匀通畅，节律一致，和缓有度，则各脏腑经络之气升降出入运动通畅协调。

肺主呼吸之气和一身之气，实际上都基于肺的呼吸功能。肺的呼吸调匀是气的生成和气机调畅的前提。肺的呼吸功能异常，影响宗气及一身之气的生成，还可以影响一身之气的运行，导致脏腑经络之气的阻滞而出现各种病变。

2. 肺主宣发肃降　肺主气，肺气的主要运行形式为宣发和肃降。宣发，即宣散，发散，是指肺气具有向上升宣和向外周布散的作用；所谓肃降，即清肃、清洁和下降，是指肺气具有向内、向下清肃通降的作用。二者相辅相成。

肺气的宣发作用主要包括：一是呼出体内浊气；二是将脾所转输来的津液和部分水谷精微上输头面诸窍，外达于全身皮毛肌腠；三是宣发卫气于皮毛肌腠，以温分肉，充皮肤，司开阖，将代谢后的津液化为汗液，并控制和调节汗液的排泄。若肺失宣发，则致呼吸不畅等病变。肺气的肃降作用主要包括：一是吸入自然界之清气；二是将脾转输至肺的津液及水谷精微向下布散；三是将脏腑代谢后产生的浊液下输于肾，成为尿液生成之源。若肺失肃降，则可出现咳喘气逆等病变。肺气的宣发和肃降，在生理上是相互制约、相互为用，在病理情况下又是常常相互影响，出现呼吸异常和水液代谢障碍。

3. 肺主行水 肺主行水，是指肺对体内津液的输布和排泄起着疏通和调节作用，又称"肺主通调水道"。因为肺在五脏六腑中位置最高（肺为华盖），参与调节全身的水液代谢，故称"肺为水之上源"。肺通过宣发作用，将脾转输至肺的水液，向上向外布散，通过汗和呼吸排出体外。肺通过肃降作用，将水液向内向下输送，通过肾和膀胱的气化作用，生成尿液，排出体外。肺主行水的功能失常，可以出现水肿等病变。

4. 肺朝百脉 肺朝百脉，是指全身的血液都通过百脉流经于肺，经肺的呼吸，进行体内外清浊之气的交换，然后再通过肺气的宣发、肃降作用，将富有养分的清气通过血液输送到全身。全身的血脉均由心统属，肺气的敷布和调节，可以达到助心行血的作用。所以，肺朝百脉功能失常，也会导致血脉功能失常，出现胸闷、心悸、唇舌青紫等病证。

5. 肺主治节 "治节"，治理、调节之意。肺主治节，是指肺具有辅助心脏，调节全身气血津液、脏腑生理功能的作用，是对肺主要功能的高度概括。肺主治节，主要表现为三个方面：一是调节呼吸运动和气机。肺司呼吸，通过有节律地一呼一吸运动，维持机体内外正常的气体交换，保持全身气机调畅。二是调节血的运行。通过肺朝百脉和气的升降出入运动，辅佐心脏，推动和调节血液的运行。三是调节津液代谢。通过肺的宣发与肃降，治理和调节全身水液的输布与排泄。

（二）肺与体、窍、志、液、时的关系

1. 肺在体合皮、其华在毛 皮，皮肤；毛，毫毛。肺在体合皮，是指肺通过宣发作用将水谷精微和卫气布散到皮毛，达到润泽皮毛，保证卫气防御卫外功能。肺其华在毛，是指肺的功能盛衰可以从毫毛的光泽上得到体现。

肺与皮毛关系密切，二者相互为用。肺对皮毛的作用：第一，肺宣发卫气于皮毛，从而温养皮毛，发挥卫气防御外邪、调节汗孔的作用。第二，肺输送津液和部分水谷精微于皮毛，从而滋养全身皮毛，使之红润光泽。第三，皮毛也能促进肺功能的发挥，皮毛助肺调节津液代谢，与肺共同完成呼吸运动。例如，皮毛上的汗孔，称作"玄府"，又叫"气门"，不仅能排泄汗液，同时还能协助肺脏的体内外气体交换。从皮毛的汗孔到肺脏，也是外邪侵袭人体的一条路径。

2. 肺开窍于鼻　鼻为人体五官之一，是气体出入的通道，与肺直接相连，鼻的通气和嗅觉作用，必须依赖肺的作用，所以鼻为肺之窍。因鼻、咽、喉、口均相连，所以外邪袭肺，常从口鼻咽喉而入肺，肺的病变也多见上述部位的临床表现。

3. 肺在志为悲（忧）　肺在志为悲（忧），是指肺的生理功能与悲（忧）有关。悲，悲伤；忧，忧愁。因对人体生理活动的影响是基本相同的，因此忧和悲同属肺志。悲忧过度，可损伤肺气，可出现疲倦、胸闷、气短等肺气不足的现象。

4. 肺在液为涕　涕，鼻涕。肺在液为涕，是指鼻涕的分泌正常与否可反映肺的生理病理状态。肺开窍于鼻，鼻涕为肺之液，由肺津所化，故肺功能是否正常，亦能从鼻涕的变化中得以反映。风寒犯肺，鼻流清涕；风热犯肺，鼻流浊涕；燥邪犯肺，鼻涕少而干。

5. 肺与秋季相通　肺与秋气相应，是指肺的功能特点与秋季的特征相似，五行中两者均属于金。秋季气候干燥，草木皆凋零，而肺为清虚之脏，喜润恶燥，肺气清肃下行，故秋燥极易侵犯肺脏而出现干咳、痰少而黏等肺燥之证。中医主张适应秋季的特点，多食润肺之品，保持心情舒畅，收敛神气，以保健康。

附　玄府

玄府，中医学名词，解剖结构名，指皮肤表面的汗毛孔，又名元府。以其细微幽玄不可见，或汗液色玄，从孔而出，故名。玄府（汗孔）排出浊气与肺呼出浊气有雷同之处，所以《素问·生气通天论》将汗孔又称为"气门"。玄府的开阖，汗液的排泄，依赖肺宣发的卫气来调节。

三、脾

中医古籍记载脾位于腹部，膈膜之下，胃的左边。脾的主要生理功能是主运化、统摄血液，主升清。脾胃同居中焦，脾与胃通过经络构成表里关系。脾主运化，胃主受纳，协调完成消化饮食物、化生输布水谷精微，维持人体正常生命活动，故被称为"后天之本""气血生化之源"。

脾在体合肌肉而主四肢，其华在唇，开窍于口，在志为思，在液为涎，与长夏之气相通应，旺于四时。脾为阴中之至阴脏，在五行属土，又主运化水液，故喜燥恶湿。

（一）脾的生理功能

1. 脾主运化　"运"，即转运、输送，"化"，即消化、吸收。脾主运化，是指脾具有把水谷化为精微，并把精微物质转输到全身的生理功能。脾主运化功能，包括运化水谷和运化水液。

（1）运化水谷：是指脾对食物的消化吸收和对精微物质的转输功能。食物入胃，经胃的受纳腐熟，被初步消化后，食糜下送于小肠作进一步消化吸收。此过程必须通过脾的推动与激发作用才能很好地完成。被吸收的水谷精微，一方面依赖脾的升清作用上输于心肺，化生气血，以营养全身；另一方面依赖脾的散精作用转输到其他四脏。所谓"脾主为胃行其津液者也"。食物是人类出生后所需营养的主要来源，也是人体生成精、气、血、津液的主要物质基础，而食物的消化及其精微的吸收、转输都由脾所主，故称脾为"后天之本""气血生化之源"。这一理论，对养生防病有着重要意义。

脾的运化功能旺盛，即"脾气健运"，则精气血生化有源，脏腑组织得到充足的营养以发挥各自的生理功能。若脾的运化功能减退，即"脾失健运"，将导致消化吸收功能降低以及气血生化不足，出现食少、腹胀、腹泻、面色萎黄、倦怠乏力等病证。

（2）运化水液：又称运化水湿，是指脾对水液的吸收与转输功能。主要表现为两个方面。一是水入于胃，在脾的作用下化为津液而被吸收，再经脾的转输作用，将津液输布至全身，以滋润脏腑组织器官。二是在水液代谢过程中脾脏发挥着枢纽作用，即凡水液之上腾下达，均赖于脾的转枢。脾还可以将多余水液上输于肺，经过肺的宣发肃降和肾的气化，化为汗与尿，排出体外。若脾失健运，水液吸收输布障碍，则形成水湿痰饮等病理产物。临床治疗此类病证，一般采用健脾燥湿和健脾利水之法。脾的生理特性是喜燥恶湿，脾喜燥，厌恶被水湿痰饮所困，故脾及时将体内的水液及时输送到全身，从而运化水液。外来的水湿过多，或脾运化功能下降而生内湿，内湿外湿都易影响脾的运化功能。

2. 脾主统血 统，即有统摄、控制的含义。脾主统血，是指脾有统摄、控制血液在脉中正常运行而不逸出脉外的功能。脾统血是通过气摄血实现的。因为气能摄血，脾气健运，气血生化有源，气的固摄作用健全，血液就不会逸出脉外而致出血。反之，若脾失健运，气血生化无源，气的固摄功能势必减退，从而易致出血。由于脾主升清、主肌肉，所以把便血、尿血、崩漏的下部出血和肌肉皮下出血，称为脾不统血。

3. 脾主升清 脾主升清是指脾具有升输精微和升举内脏的作用。"升"，是指脾的运动特点，以上升为主，"清"是指水谷精微等营养物质。升清，是指脾通过升运转输作用，将水谷精微上输于心、肺等脏，通过心、肺的作用化生气血，以营养濡润全身。此外，脾的升举，还具有维系人体脏器位置恒定，防治内脏下垂的作用。若脾虚弱而不升清，反而下陷，可导致头晕目眩、神疲乏力、腹胀腹泻、内脏下垂等病证。临床治疗内脏下垂病证，常采用健脾升陷法。脾主升清与胃主降浊相对而言，二者相互为用，相辅相成。

（二）脾与体、窍、志、液、时的关系

1. 脾在体合肉、主四肢 脾在体合肉，是指人体肌肉的壮实与否主要与脾的运化功能相关。全身的肌肉都需要依靠脾所运化的水谷精微来营养，才能使肌肉发达丰满。若脾的运化功能障碍，必致肌肉瘦削、软弱无力甚至痿弱不用。

四肢的运动功能，同样依赖于脾运化的水谷精微。脾气健运，四肢得养，则活动自如，轻劲有力；若脾失健运，气血不足，四肢失养，则倦怠无力，甚至痿废不用。

2. 脾开窍于口、其华在唇 脾开窍于口，是指脾运化功能可通过食欲和口味来反映。脾的经脉连接舌体而散于舌下，舌又主司味觉，所以，食欲和口味正常与否都可反映脾的运化功能。

脾之华在唇，是指口唇的色泽可以反映脾脏功能的盛衰。脾气健旺，气血充足，则口唇红润光泽；脾失健运，则气血衰少，则易出现食欲不振，口唇淡白没有光泽等病证。

3. 脾在志为思　脾在志为思，是指脾的生理功能与思虑的情志密切相关。思，思虑，是人正常的情志活动之一。思虑过度，损伤脾，影响脾的运化功能，就会出现食少、腹胀、腹泻等消化异常；脾虚也可引起思虑异常、失眠多梦等病证。

4. 脾在液为涎　脾在液为涎，是指涎液的分泌与脾的功能有密切关系。脾开窍于口，涎为唾液中较清稀的部分，由脾化生并转输布散。涎具有润泽口腔、助谷食的咀嚼、促进消化的作用。正常情况下，涎液化生适量，上行于口而不溢于口外。若脾胃不和，则常致涎液增多，则会出现涎液增多，或口角流涎等现象。

5. 脾与长夏相通　长夏气候炎热，雨水充沛，湿度大，此时的气候特征是湿热蒸腾，帮助大地万物生长。脾属土，主运化水湿，化生气血，濡养五脏六腑、四肢百骸。所以，脾与四季之中长夏季节[3]的性质相近、其气相通。湿气太过则容易伤脾，脾气虚又容易生湿。因而，长夏季既是脾容易受伤发生腹胀、腹泻等多种疾病的时节，也是调养脾脏最重要的时机。

四、肝

肝，中医古籍记载肝位于腹部，横膈之下，右胁之内，胆附于肝。肝与胆通过经络构成表里关系。肝的主要生理功能是主疏泄、主藏血。肝的生理特性是主升发、喜条达而恶抑郁，故有"刚脏"之称。肝在体合筋，其华在爪，开窍于目，在志为怒，在液为泪，在时为春。肝为阴中之阳脏，在五行中属木。

3　长夏为农历六月，阳历七八月夏末秋初。《中医大辞典》云："长夏，农历六月"。《素问·藏气法时论》："脾主长夏"。农历六月，多阴雨而潮湿，空气湿度大，气压偏低，由脾所主。一年春、夏、秋、冬四季，分别对应肝、心、肺、肾，古人又将一年之中最为潮湿的农历六月单独划分出长夏，改一年四时为五时，加上长夏对应脾。

（一）肝的生理功能

1. 肝主疏泄 肝主疏泄，是指肝具有疏通畅达全身气机，维持人体精血津液运行输布、脾胃气机升降、胆汁分泌排泄以及情志调畅等生理功能的作用。包括以下几个方面。

（1）调畅全身气机：肝主疏泄的核心作用是调畅全身气机。机体脏腑、经络、形体官窍的功能活动，全赖气的升降出入运动。肝的疏泄功能是否正常，对于气升降出入的平衡协调，起着十分重要的调节作用，对于维持全身脏腑、经络、器官功能活动的正常与否也是一个重要条件。肝主疏泄的功能失常，除了影响其他脏腑的功能外，还可出胸胁、乳房、少腹[4]部位的胀痛不适等肝气郁结和头目胀痛、面红目赤等肝气上逆的两种病理变化。

（2）维持血液与津液的正常运行与输布：血与津液属阴，血液的运行和津液的输布代谢，亦有赖于气机的调畅。气能运血，气行则血行，故肝的疏泄作用能促进血液的正常运行，使之畅达而无瘀滞。若肝失疏泄，气机郁结，出现气滞，则易导致血行障碍、瘀滞停积而为瘀血，出现刺痛、肿块等。气能行津，气行则津行，因此肝的疏泄作用能促进津液的输布代谢。若气机郁结，也可以导致津液停滞出现各种疾病。

（3）维持脾胃正常气机升降和胆汁正常分泌排泄：脾胃的运化功能与肝的疏泄功能有密切的关系。一方面，肝主疏泄，调畅气机，调节脾胃之间气机的升降，从而促进脾胃的运化功能。另一方面，胆汁乃肝之余气所化，其分泌受肝主疏泄功能的影响。肝的疏泄功能正常，胆汁才能够正常地分泌与排泄，则饮食消化吸收正常。肝失疏泄，往往会影响脾胃升降、胆汁的排泄，出现肝气犯脾胃及胆汁郁滞不畅，出现胸胁、乳房、少腹胀痛、食欲下降、腹痛腹泻、口苦，甚至黄疸等病证。

（4）调畅情志：情志活动，指人的情感、情绪的变化，是精神活动的一部分。正常的情志活动是以气血调和为基本条件的。因肝主疏泄，调畅气机，调畅血的正常运行，所以肝具有调节情绪（包括情感）的功能。肝

---

4 少腹又称小腹，是腹的下部，位于脐与骨盆之间。

的疏泄功能正常，则气机调畅，气血和调，心情舒畅，情志活动正常；若肝的疏泄功能不及，则易肝气郁结，心情抑郁不乐，喜欢叹气；若肝气郁而化火，常急躁易怒，易于激动，这是肝的疏泄功能对情志的影响。

（5）调节生殖：男子的排精与女子的月经与肝的疏泄功能密切相关。肾藏精，排泄在肝，肝肾两脏，相互配合，是精液和月经正常藏泄的必要条件。肝疏泄功能正常，气机调畅，则精液、经血排泄通畅有度。肝失疏泄，则排精不畅、月经周期紊乱或经行不畅甚或痛经。

2. 肝主藏血　肝主藏血，是指肝脏具有贮藏血液、调节血量的功能。主要表现：一是贮藏血液。肝必须贮藏一定的血液，使肝阴肝血充足，才能制约肝的阳气，防其过亢，以维护肝脏正常的疏泄功能。二是调节血量。肝的藏血功能还可以调节人体各部分血量的分配，特别是对外周血量起着主要的调节作用。在正常情况下，人体各部分的血量，是相对恒定的。但是随着机体活动量的增减、情绪的变化、外界气候的变化等因素，人体各部分的血量也随之有所变化。这种变化是通过肝的藏血功能实现的。

（二）肝与体、窍、志、液、时的关系

1. 肝在体合筋、其华在爪　筋即筋膜、肌腱，附着于骨，聚于关节，主要功能是主运动。筋的活动依赖于肝血的濡养。肝血充足，筋得其养，才能运动灵活而有力。肝血充足则筋力强健，能耐受疲劳。临床上手足震颤，肢体麻木，四肢抽搐等筋的病变，中医统称为"肝风内动"，治疗大多从肝入手。

爪，即爪甲，包括指甲和趾甲，乃筋之延续，所以有"爪为筋之余"之说，肝与爪有着密切的联系。爪甲亦赖肝血以营养，因而，肝之盛衰，可以影响到爪甲的荣枯变化。肝血不足，出现爪甲软薄、色淡甚至脆裂等病证。

2. 肝开窍于目　目具有视物功能，又称"精明"，目的功能与五脏都有关联，而与肝的关系最为密切。因为肝的经脉上连目系，肝血直接濡养眼目。因此，肝的功能可以通过眼目表现出来。肝气调和，肝血充足，肝藏血功能正常，目才能正常发挥其视物辨色的功能。临床上肝血不足，则双目干涩；肝经风热，则目赤痒痛；肝风内动，则眼睛上视或者斜视。由于肝与目在生理病理上关系密切，临床上目疾多从肝论治。

3. 肝在志为怒　怒是人们在情绪激动时的一种本能的情志活动，对维持机体的心理平衡有重要意义。但暴怒或者怒而不敢言的郁怒都可伤害肝脏，导致机体肝的气机失调，肝气郁结，或致气滞血瘀，出现胁肋胀满、内脏肿块；肝气上逆，则面红目赤，烦躁易怒，呕血，甚至突然昏倒不省人事。肝有病患之人也容易发怒。

4. 肝在液为泪　肝开窍于目，泪从目出。泪有濡润、保护眼睛的功能。在病理情况下，肝的病变常见泪液分泌异常，如肝血不足，泪液减少，眼睛干涩；肝经湿热，眼眵增多，迎风流泪。

5. 肝与春季相通　肝在时应春，是指肝的功能与四时之春关系密切。春季万物始生，自然界生机勃发，欣欣向荣。而肝主疏泄，属木，性喜生发、条达，故肝与春气相通应。人在春季应顺应自然界的生发特点，多到户外踏青散步、保持心情舒畅，力戒暴怒忧郁，以养肝。

五、肾

中医古籍记载肾位于腰部，脊柱两侧，左右各一。肾的主要生理功能是主藏精，主水和主纳气。由于肾藏"先天之精"，为生命之本源，故称肾为人的"先天之本"。肾在体合骨、生髓、通脑，其华在发，开窍于耳及二阴，在志为恐，在液为唾，在时为冬。肾为阴中之阴脏，在五行中属水。肾与膀胱通过经络构成表里关系。

（一）肾的生理功能

1. 肾藏精　肾藏精，是指肾具有贮存、封藏人体之精的生理功能。肾精，即肾脏所藏的精，包括先天之精和后天之精。先天之精是来源于父母的生殖之精，与生俱来，是构成胚胎发育的原始物质；后天之精是指人体出生后，由脾胃从饮食物中吸收的营养物质和脏腑代谢化生的精微物质。因此，肾精是由先天之精和部分后天之精合化而成，两者相互依存，相互为用，所谓"先天生后天，后天养先天"。肾主管生长发育与生殖的功能，是在肾藏精的基础上产生的。

肾藏精的功能，主要有以下几个方面：

（1）主生长发育：人体生、长、壮、老、已的生命过程，取决于肾精的盛衰，并可以从齿、发、骨、生殖能力的变化反映出来。

①幼年期：人在出生之后，体内的肾精逐渐充盛、出现头发生长较快而渐稠密、更换乳齿、骨骼逐渐生长而身体增高；②青年期：肾精更加充盛，出现智齿生长，骨骼长成而人体达到一定高度并开始具有生殖能力；③壮年期：肾精充盛至极，出现人体筋骨坚强、头发黑亮、身体壮实、精力充沛；④老年期：随着肾精逐渐衰减、出现面色憔悴、头发脱落、牙齿枯槁及丧失生育能力。由此可见，齿、发、骨的生长状态可以反映肾精的盛衰，是判断机体生长发育和衰老程度的重要标志。

肾藏精主生长发育的理论对养生保健、延年益寿具有重要意义。肾精不足会导致小儿生长发育不良、早衰等，临床治疗常以补益肾精为主。

（2）主生殖：人出生后，肾中精气充盈到一定程度而产生天癸。青春期，天癸渐至充足，在天癸的作用下，女子出现月经，男子排精，具备了生殖能力。此后，随着肾中精气及其天癸的盛衰变化，机体呈现壮年到老年的演变，生殖功能也发生着相应的改变。因此，肾中精气决定了生殖功能的盛衰，是人类生育繁衍的基础。肾精不足常常引起的男女生殖异常，出现不孕不育等病证。

（3）调节机体的代谢和生理功能：肾精所化之气为肾气，肾精与肾气为同一物质的两种存在状态。肾精弥散而为无形的肾气，肾气聚合而为有形的肾精。肾气又分阴阳，为肾阴与肾阳。肾阳，又称元阳、真阳，为人体阳气之本，具有温煦、推动、兴奋和化气等功能，对全身各个脏腑组织发挥着温煦和推动作用。肾阴，又称元阴、真阴，为人体阴气之本，具有凉润、宁静、抑制、成形等功能，对全身各个脏腑组织发挥着滋润和濡养作用。所以，肾为五脏阴阳之本，调节全身的代谢和生理功能。

肾阴与肾阳生理上相互依存，病变时相互影响。肾阴虚可出现潮热、盗汗等虚热之象，肾阳虚可出现怕冷、肢体不温的虚寒之象。此外，肾的阴阳失调也可与五脏的阴阳失调可以相互影响。

2. 肾主水 肾主水，是指肾具有主持和调节全身水液代谢的功能。主要表现以下两个方面。

一是促进水液代谢。人体水液的生成、输布和排泄三环节，是在肺、脾、肾、胃、大肠、小肠、三焦、膀胱等多个脏腑的共同参与下完成的，而肾通过对各脏腑阴阳的调节作用，主管人体水液代谢的各个环节。

二是主司膀胱开阖与尿液排泄。水液代谢过程中产生的浊液，通过三焦下输于膀胱，在肾的气化作用下，再分清浊，清者重新吸收，由脾的转输作用通过三焦水道上腾于肺，重新参与水液代谢；浊者，则通过肾的气化作用形成尿液，输入膀胱，并在肾与膀胱的气化作用下排出体外。肾的气化作用正常，膀胱才能开阖有度，气化不利，将出现多尿、少尿、水肿等病证。

3. 肾主纳气　呼吸虽由肺所主，但是吸气要维持一定的深度，还有赖肾的摄纳潜藏。肾主纳气，是指肾有摄纳肺所吸入的自然界清气，保持吸气的深度，防止呼吸表浅的作用。故前人有"肺为气之主，肾为气之根"之说。肾主纳气的功能，实际上是肾的封藏作用在呼吸运动中的具体体现。若肾精充足，肾主纳气功能正常，则人体呼吸均匀和调。若肾不纳气则会出现呼多吸少、动则气喘。

（二）肾与体、窍、志、液、时的关系

1. 肾在体合骨、生髓，其华在发　骨的生长发育，有赖于骨髓的充盈及其所提供的营养。肾藏精，精生髓，肾精充足则骨髓生化有源，骨骼得到髓的滋养，才能坚固有力。若肾精不足，骨失所养，将出现骨骼发育障碍和骨折等病变。

除了骨髓，髓还有脊髓和脑髓之分，都由肾精所化生。因此，肾精的盛衰不仅影响骨髓充足与否，还影响脊髓及脑髓的充盈及其发育。对于脑的病变，特别是脑的虚证，临床常采用补肾填精法治疗。齿与骨同出一源，亦是由肾精所充养，故称"齿为骨之余"。牙齿的生长与脱落，与肾中精气的盛衰密切相关。肾精旺盛，即使到了老年，牙齿仍然坚固，肾精亏损，即使小儿也会出现牙齿病变。

发的生长发育赖精血以养，故称"发为血之余"；但发的生机根于肾，故曰肾"其华在发"。因肾藏精，精化血，精血旺盛，则毛发粗壮而润泽。

老年人由于精血衰少而出现的白发脱落，是正常衰老之象。如果年少就出现脱发白发，则与肾精不足或血虚有关，应考虑从肾论治。

2. 肾开窍于耳及二阴　耳的听觉功能灵敏与否，与肾中精气的盛衰密切相关，故说肾开窍于耳。只有肾精气充盈，髓海得养，才能听觉灵敏。人到老年，由于肾精气衰退，则多表现为听力减退。临床常以耳的听觉变化，作为判断肾精气盛衰的重要标志。

二阴，即前阴（外生殖器）和后阴（肛门）。前阴是排尿和生殖的器官，后阴是排泄粪便的通道。尿液的排泄虽然在膀胱，但尿液的生成和排泄必须依靠肾的气化才能完成。至于人的生殖功能，亦为肾所主。粪便的排泄，本是大肠的传化糟粕功能，但亦与肾的气化功能有关，故说肾又开窍于二阴。肾的病变可以表现为二便的异常，故有"肾主二便"之说。

3. 肾在志为恐　肾在志为恐，指情志中的恐与肾密切相关。恐是人们对事物惧怕的一种精神状态。恐与肾的关系密切也是古人通过长期生活观察而得出的结论。过恐伤肾，可导致遗精、滑胎（流产）或二便失禁等肾气不固的病证。肾精不足之人，稍受刺激，则表现为恐惧不宁，手足无措，或四肢瘫软等病证。

4. 肾在液为唾　肾在液为唾，是指唾液的分泌与肾的功能关系密切。唾，是唾液中较稠厚的部分，由肾精所化，故肾在液为唾。肾精充足，唾液充足；肾精亏虚，唾液减少。反之多唾或久唾之人，必耗损肾精。所以气功家们常以舌抵上腭，待唾液充满口腔后，缓缓咽下，以此方法保养肾精，强身防病。

5. 肾与冬季相通　肾与冬季相通指肾与冬气相通应。冬季是一年中气候最寒冷的季节，自然界万物蛰伏闭藏以度冬时。而肾为水脏，主藏精，为封藏之本，肾与冬都以闭藏为本，故以肾应冬。中医主张适应冬季的变化，早睡晚起，保持肾精充盛，增强防御能力，减少疾病的发生。

附　命门

命门，即生命之门。命门一词，最早见于《内经》，系指眼睛而言。将命门作为内脏提出则始于《难经》，历代各有发挥。明清以来，命门学说为历代医家所重视，做了较为深入的研究。形态上，有有形与无形之论；部位上，有右肾为命门、也有说命门在两肾之间；从功能言，有主火与非火之争。但在命门的生理功能与肾息息相通的认识上是基本一致的。肾为五脏之本，人体五脏六腑之阴都由肾阴来滋养，五脏六腑之阳又都由肾阳来温养。肾阳即命门之火；肾阴，即命门之水。古代医家所以称之为命门，无非强调肾中阴阳的重要性而已。

附　丹田

丹田，有广、狭义之分，广义之丹田是上、中、下三丹田的统称。上丹田指两眉间的印堂穴，中丹田指两乳中间的膻中穴，下丹田指脐下三寸的关元穴；狭义之丹田则特指下丹田。一般情况下丹田指的是下丹田。古人称精、气、神为三宝，视丹田为储藏精、气、神的地方，因此对丹田极为重视，有如"性命之根本"。丹田主要有协助呼吸、发声、储藏精气神等功能，在临床防治疾病与养生保健方面具有重要意义。

（吕爱平　刘寨华）

第三节　六腑与奇恒之腑

六腑是胆、胃、小肠、大肠、膀胱、三焦的总称，具有受纳和腐熟水谷、传化和排泄糟粕的功能。

奇恒之腑是脑、髓、骨、脉、胆、女子胞的总称，功能似脏，形态似腑。由于脉、骨、髓已在"五脏"节中述及。故本节只介绍六腑及奇恒之腑中的脑、女子胞。

一、胆

胆的主要功能是贮藏排泄胆汁和胆主决断。胆属六腑，又为奇恒之腑。

1. 贮藏和排泄胆汁　肝与胆关系密切，胆汁由肝之余气所化生，而贮藏于胆，再排泄于小肠，促进饮食物的消化和吸收，是脾胃消化吸收功能得以正常进行的重要条件。胆汁的生成和排泄受肝主疏泄功能的控制和调节。

2. 胆主决断　胆主决断是指胆在精神意识思维活动中，具有判断事物、做出决定的作用。胆的这一功能对于防御和消除某些精神刺激的不良影响，确保脏腑之间的协调关系，有着重要的作用。胆的功能失常，可以出现胁痛、腹胀、口苦、黄疸以及心烦失眠、惊悸不宁的病证。

二、胃

胃的主要功能是受纳腐熟水谷，具有主通降、喜润恶燥的生理特性。

1. 主受纳、腐熟水谷　受纳，即接受、容纳之意。胃主受纳，是指胃具有接受和容纳饮食水谷的作用，主腐熟是指胃有消化食物、吸收其精微物质的作用。胃的受纳功能是其腐熟功能的前提。胃的受纳、腐熟功能失常，可以出现食欲异常、胃脘疼痛、呕吐、恶心，呃逆、嗳气等病证。

2. 主通降　胃主通降与脾主升是相对的。胃主通降是指胃具有通畅、下降的作用。在饮食物的消化过程中，胃必须保持通畅的状态，才能将食糜下降到小肠，精微物质被吸收，最终食物残渣被降到大肠，形成粪便排出体外。胃的通降还包括协助小肠将食物残渣下输大肠和帮助大肠传导糟粕的功能。若胃主通降失常，可形成胃气上逆，出现恶心、呕吐等病变。

3. 喜润恶燥　胃的正常生理活动需要胃中津液的濡润，胃中津液充足是保证胃受纳腐熟功能正常的前提条件。反之，胃津不足，其受纳腐熟功能就会受到影响。所以胃喜润恶燥。

中医学非常重视胃的作用，提出"人以胃气为本"，在养生保健、治疗、康复的过程中，要始终注意保护胃气（胃的正常功能）。

三、小肠

小肠的主要功能是受盛化物和泌别清浊。

1. 受盛和化物　受盛，接受之意；化物，消化、转化之意。小肠的受盛作用是其接受由胃腑下传的食物的功能，化物作用是其消化食物、吸收营养物质的功能。受盛和化物是小肠具有接受胃初步消化的饮食物，并进一步消化、吸收水谷精微的过程。

2. 泌别清浊　泌，分泌；别，分别；清，水谷精微和津液；浊，食物残渣。小肠中的食糜在进一步消化的过程中，随之分为水谷精微和食物残渣两部分。清者由小肠吸收，经脾的转输作用输布全身；浊者下传到大肠，形成粪便排出；多余的水液形成尿液，通过膀胱排出。小肠泌别清浊的功能正常，则水液和糟粕各走其道而二便正常。功能失常，可以出现腹胀、腹痛等消化异常及腹泻、尿少等二便异常的疾病。

四、大肠

大肠的主要功能是传导糟粕与主津。

大肠接受由小肠下传的食物残渣，并通过大肠的运动，将粪便传送至大肠末端，并经肛门有节制地排出体外，故有"传导之官"之称。若大肠的传导功能失常，可导致便质与便量的异常，以及排便次数的改变。如腹痛、腹泻、便秘等。

大肠主津，是指大肠在传化糟粕的同时还能吸收食物残渣中的水分，使糟粕燥化，形成粪便排出体外。若大肠吸收水分过多，则大便干结而致便秘；反之，可见腹泻、便溏，故有"大肠主津"之说。

五、膀胱

膀胱的主要功能是贮尿与排尿。

在人体津液代谢过程中，津液通过肺、脾、肾等脏的共同作用，布散全身，发挥其滋养濡润机体的作用。其代谢后的浊液（废水）则下归于肾，经肾的气化作用，其中的清者被回吸收重新参与水液代谢，浊者形成尿液，下输于膀胱中贮存，按时排泄。肾及膀胱的气化和固摄作用正常，则膀胱开阖有度，尿液可及时地从溺窍排出体外。膀胱的功能失常，可以出现小便不利、尿频、尿急、遗尿与小便失禁等病证。

六、三焦

三焦包括上、中、下焦，上焦指膈以上，包含心与肺；中焦指膈至脐，包含脾与胃；下焦指脐以下，包含肝、肾、小肠、大肠、女子胞及膀胱。三焦的主要功能是通行元气和运行水液。

元气是人体生命活动的原动力，根源于肾，由肾脏所藏的先天之精所化生。元气通过三焦而布散周身，内及脏腑，外到皮肤腠理，从而激发和推动各脏腑组织的功能活动。三焦还是全身水液上下输布运行的通道。全身水液的输布和排泄，是由肺、脾、肾等脏的协同作用而完成的，但必须以三焦为通道，才能完成其正常的运行。

七、脑

脑为奇恒之腑之一。脑居颅内，由脑髓汇聚而成。脑的主要功能是贮藏脑髓和主持感觉运动。

人体之髓，由肾精化生，沿督脉上达脑室，藏之于脑，是为脑髓。肾精充盈，则脑髓充养，脑之功能正常；反之，肾精不足，髓海空虚，脑失所养，则可见头晕目眩等症。

脑主元神[5]，为元神之府，主管人无意识的视、听、言等运动，脑髓充盈，感觉运动功能正常，则视物清晰、听力正常、语言流畅、嗅觉灵敏、肢体运动如常；若髓海不足，感觉运动功能失常，则视物不清、听力下降、语言謇涩、嗅觉不灵、肢体运动障碍。

八、女子胞

女子胞亦是奇恒之腑之一，有主持月经和孕育胎儿的作用。

月经出自女子胞，胎儿的孕育也在女子胞。肾藏精，主生殖，产生天癸，女子胞生理功能的维持有赖于肾与天癸的作用，同时与心肝脾、任脉冲脉等经脉功能正常和气血的盛衰密切相关。所以女子胞的功能失常，可以出现月经（经期、经量、经色、经质）的异常和不孕等妇科病证。治疗

---

5 元神，是神的一部分。炼丹的道家将神分为先天与后天，元神是先天之神，其内涵尚未见明确定义，多数人同意元神主要是掌管人非自主意识本能的那部分神，它与生俱来，与出生后感知外在世界所逐渐产生的后天之神不同，古代养生家认为在练习气功中常常出现如婴儿不识不知、无思无虑、恍恍惚惚而又具备感觉、灵动的状态，就是元神的展现。

妇科经孕异常的病证，在重点关注肾的同时，还要分别从心、肝、脾论治，同时还要注意调节冲脉任脉的功能。

附　精室

精室，又称精宫、男子胞，为男子生殖之精贮藏之处，具有生精和主泌精液的作用，是肾主生殖的重要组成部分。精室通于肾，与任脉相通，其功能与肾中精气的盛衰密切相关。古之少有论述，今男科疾病多以此论治。

（吕爱平　刘寨华）

第四节　脏腑之间的关系

人体是以五脏为中心，以六腑相配合，以气血精津液为物质基础，通过经络使脏与脏、腑与腑、脏与腑密切联系，外连五官九窍、四肢百骸，构成一个统一的有机整体。各脏腑之间关系密切，在生理上相互依存、相互为用并相互制约，在病理上，按照一定的规律相互传变、相互影响。脏腑之间的关系主要包括：脏与脏之间的关系、腑与腑之间的关系、脏与腑之间的关系。

一、脏与脏之间的关系

五脏虽有各自的生理功能，但五脏之间又存在着密不可分的联系。

（一）心与肺

心与肺的关系，主要表现在血液运行与呼吸运动之间的协同调节方面。

血液的正常运行，必须依赖于心的推动。心主行血，亦有赖于肺气的辅助。肺主治节，主呼吸、朝百脉、能助心行血，是血液正常运行的必要条件。

（二）心与脾

心与脾的关系，主要表现在血液的生成与运行方面。

在血液生成方面，水谷精微通过脾胃消化吸收，上输于心肺，贯注于心脉化以为血。脾主运化而为气血生化之源。脾气健旺，血液化生有源，以保证心血充盈。

在血液运行方面，心推动血液运行，脾统摄血行。血液能正常运行而不致妄行，全赖心主行血与脾主统血的协调。

（三）心与肝

心与肝的关系，主要表现在血液运行和调节精神情志方面。

在血液运行方面，心主行血，肝主藏血，两者相互配合，共同维持血液的正常运行。心血充盈，运血有力，则血行正常，肝有所藏；肝血充足，疏泄有度，可随人体生理需求进行血量调节，也有利于心行血功能的正常进行。

在神志活动方面，心藏神，主宰精神、意识、思维及情志活动。肝主疏泄，调畅气机，调节精神情志。心肝两脏，相互为用，共同维持正常的精神情志活动。

（四）心与肾

心与肾的关系，主要表现在水火既济、精血互生、精神互用方面。

水火既济方面，心居上焦，在五行属火；肾居下焦，在五行属水。心阳（火）必须下降于肾，使肾水不寒；肾阴（水）必须上济于心，使心火不亢。心与肾彼此水火交通，阴阳相互制约，维持了两脏之间生理功能的协调平衡，称为"水火既济"，又称为"心肾相交"。

精血互生方面，精与血都是构成人体和维持人体生命活动的重要物质，心主血，肾藏精，精可化生为血，血也可转化为精，精血之间的密切关系，为心肾相交奠定了物质基础。

精神互用，心藏神，主精神思维活动，为精气所用；肾藏精，化气生神，为神之本。精能生神，神能御精。

（五）肺与脾

肺与脾的关系，主要表现在气的生成与水液代谢方面。

气的生成方面，肺主呼吸，吸入清气；脾主运化，化生水谷。故有"肺为主气之枢，脾为生气之源"之说。

水液代谢方面，肺主宣降以行水，脾主运化吸收输布水液，两脏协调配合，相互为用，是保证水液正常输布与排泄的重要环节。

（六）肺与肝

肺与肝的关系，主要体现在调节气机方面。

肝主升发，肺主肃降，肺气肃降正常，有利于肝的升发；肝主疏泄，升发条达，有利于肺气的肃降。肝升与肺降，既相互制约，又相互为用。肝升肺降，升降协调，对全身气机的调畅、气血的调和起着重要的调节作用。

（七）肺与肾

肺与肾的关系，主要表现在水液代谢、呼吸运动方面。

水液代谢方面，肺主行水，为水之上源；肾主水液代谢，为主水之脏。肺肾之间的协同作用，保证了体内水液输布与排泄的正常。

呼吸运动方面，肺主气而司呼吸，肾藏精而主纳气。人体的呼吸运动，虽由肺所主，但亦需肾的纳气功能协助。只有肾精气充盛，封藏功能正常，肺吸入的清气才能肃降而下归于肾，以维持呼吸的深度。肾不纳气，则常常表现为呼多吸少。

（八）肝与脾

肝与脾的关系，主要表现在气血化生与血液调节方面。

在气血化生方面，肝主疏泄，调畅气机，并疏利胆汁，能促进脾的运化功能；脾气健旺，气血生化有源，水谷精微充足，有利于肝的疏泄功能。两者配合，促进脾的运化功能而保证气血生化有源。

在血液调节方面，肝主藏血，调节血量；脾主生血，统摄血液。脾气健旺，生血有源，统血有权，使肝有所藏；肝血充足，藏泻有度，血量得以正常调节。

（九）肝与肾

肝与肾的关系，主要表现在精血同源、藏泄互用以及阴阳互资等方面。

精血同源于水谷精微，二者还可以相互转化和相互资生。肾精的充盛，有赖于肝血的滋养，肝血的充盈又赖于肾精的化生，肾精与肝血，一荣俱荣，一损俱损，休戚相关。故有"精血同源""肝肾同源"之说。

在藏泄互用方面，肝主疏泄与肾主闭藏，二者相互协调，共同调节生殖功能。肝主疏泄可使肾开阖有度，肾主闭藏可防肝疏泄太过，相反而相成。

在阴阳互资方面，肾阴滋养肝阴，共同制约肝阳，则肝阳不偏亢；肾阳资助肝阳，共同温煦肝脉，可防止肝脉寒滞。

（十）脾与肾

脾与肾的关系，主要表现在先后天的互助和水液代谢方面。

肾藏先天精气，为先天之本，脾主运化后天水谷精微，为后天之本。脾主运化，有赖于肾中先天精气的资助和促进；肾中先天精气亦赖脾运化的水谷之精不断充养。后天与先天，相互资生，相互促进。

水液代谢方面，脾运化水液，须赖肾的气化及肾阳的温煦作用。肾主水，又须赖脾运化的协助。脾肾两脏相互协同，共同维持人体水液正常代谢。

二、腑与腑之间的关系

六腑是胆、胃、大肠、小肠、三焦、膀胱的总称，共同的功能是受纳消化水谷、传导排泄糟粕。饮食入胃，经胃的消化，饮食物变成食糜，下降于小肠；小肠对食糜进一步消化，分出清浊，清者为水谷精微以养全身，其中的水液经三焦渗入膀胱，浊者为食物残渣下传大肠；渗入膀胱的水液，经肾的气化变为尿；进入大肠的食物残渣，形成粪便，排出体外。饮食物从进入人体到排出体外，需要经过七道关隘，即"七冲门"。分别为（唇）飞门（也称扉门）、（齿）户门、（会厌）吸门、（胃上口）贲门、（胃下口）幽门、（大小肠交汇处）阑门、（肛门）魄门。

在上述饮食物的消化、吸收与排泄过程中，还有赖于胆汁助消化，以及三焦疏通水道以渗水液的作用。由于六腑传化水谷，需要不断地受纳排空，虚实更替，故有"六腑以通为用""六腑以降为顺"之说。

六腑在生理上相互联系，密切配合，病理上相互影响。六腑病变，多表现为传化不通，治疗上多用通利的药物，使六腑的功能恢复正常，故在治疗上有"六腑以通为补"之说。这里的"补"，是指用通泄药物使六腑通畅，而不是用补益药物。

三、脏与腑之间的关系

脏和腑之间的关系，特指心与小肠、肺与大肠、脾与胃、肝与胆、肾与膀胱，即"脏腑相合"，它们两两相配，通过经脉的联络构成了阴阳表里关系，五脏属阴，六腑属阳；五脏为里，六腑为表。

（一）心与小肠

心与小肠构成表里关系。生理上，心主血脉，有助于小肠的化物功能；小肠化物，水谷精微经脾转输于心，化血以养其心脉，使心有所主，神得其养。病理上，心火可移热于小肠，小肠实热也可引起心火亢盛，出现心烦、口舌生疮、尿痛、尿少等病证。

（二）肺与大肠

肺与大肠构成表里关系。生理上，主要体现在肺气肃降与大肠传导之间的相互为用关系。肺气清肃下降，能促进大肠的传导，有利于大便的排出。大肠通降，亦有利于肺气的清肃下降，使呼吸调匀，功能正常。两者配合协调，呼吸运动和排便功能才能正常进行。在病理上，肺与大肠病变亦可相互影响，出现胸闷、咳喘、便秘病证。

（三）脾与胃

脾与胃构成表里关系。两者同为后天之本，气血生化之源。生理上，纳运相助、升降相因、燥湿相济，共同完成对饮食物的消化吸收以及水谷精微的输布。胃主受纳，腐熟水谷；脾主运化，消化、吸收、转输精微物质；胃主降浊，脾主升清，脾升胃降，相反相成，保证了饮食纳运功能的正常进行；脾性喜燥而恶湿，胃性喜润而恶燥，脾胃燥湿相济。若脾胃关系失调，常见消化吸收障碍和气机升降异常，出现食少、脘闷、恶心呕吐、腹胀腹泻、脏器下垂等病证。

（四）肝与胆

肝与胆构成表里关系。生理上，肝主疏泄，分泌胆汁；胆附于肝，藏泄胆汁。两者协调合作，使胆汁疏利，以帮助脾胃消化水谷。病理上，肝气郁滞，可影响胆汁排泄，或胆腑湿热，也影响肝的疏泄，最终均可导致肝胆郁滞、肝胆湿热或肝胆火旺，出现口苦、胁肋胀满、食少甚至黄疸等病证。

（五）肾与膀胱

肾与膀胱构成表里关系。生理上，主要体现协同尿液的排泄功能上。肾为主水之脏，开窍于二阴，主宰尿液的生成与排泄；膀胱为水腑，具有贮尿与排尿的功能。肾的固摄与气化作用，保证了膀胱排尿的开阖有度。病理上，肾精气不足，气化失常，固摄无权，则膀胱开阖失度，导致尿液排泄障碍，出现多尿或者少尿、小便失禁或者遗尿等病证。

（吕爱平　刘寨华）

神

神，是中国传统文化中的重要内容，也是中医理论体系中的重要概念。作为人体精、气、神"三宝"之一，神与人的生理、病理变化和养生保健以及疾病的诊断、治疗等密切相关，本章着重谈神的生理。

第一节　神的概念

一、神的一般含义

神，会意字，从示从申。申，雷电，古人观雷电天象，感悟其威力无穷、变化莫测，似有支配天地万物的能力，遂把它作为自己膜拜的对象，如是就以"申"加上表示祭台的"示"而为"神"（与祭祀有关的字皆用"示"构成，如祭祀、祝福、祈祷等），意为天地万物的创造者或主宰者，此即为神的本义。东汉《说文解字》云"天神引出万物者也"，清代徐灏对此的注释为"天地生万物，物有主之者曰神"。其后经过历代易学家、哲学家的阐释，神的概念再演变为天地万物运动变化的内在规律。可见，"神"具有万物的主宰、万物变化的内在规律和原因、神秘不可测（如《易·系辞上》："阴阳不测谓之神。"）等含义。

二、中医学神的含义

（一）广义的神：生命的主宰及其外在表现的总概括

中医学所涉及的"神"，也有着不同层面的多种含义。中医学承认神是万物的主宰。如《素问·气交变大论》中提到，无论天地的变化还是寒暑季节的交替，都有神的主宰。神既然是天地万物之主宰，自然它也是生命的主宰。《黄帝内经》更把神与人身之主、人身之本等紧密结合起来，如心主管神明活动而成为统率全身脏腑的君主之官。再者，中医学诊察疾病，以观察人的神最为重要，预测疾病预后和生死的一个关键点就是要判断人是否还有"神"，认为"失神者死，得神者生"，治疗、养生上更是以护神、养神为首位。临床医师是通过观察人的外在生命活动表现来了解神的正常与否，举凡人之目、形、色、脉、语言、动作等，均有"得神"与"失神"之别。所以，广义的生命之神是指生命的主宰以及外在整体生命活动表现的总概括。

（二）狭义的神：人的意识、思维、认知和情感等

中医学中的狭义的神，包括人的意识、思维、认知和情感等精神活动，内容也颇为宽泛，包括"五神""五志"等。下面简要说明。

1. 五神 指"神、魂、魄、意、志"，是《内经》借五行对人的神进行的对应归类，神、魂、魄、意、志分别归属火、木、金、土、水，各由心、肝、肺、脾、肾所主管。

（1）统领的"心神"："心者，君主之官，神明出焉"，大多医家认为此神（"神明"与神同义）即是人体精神心理活动的总称，心藏神，人的精神心理活动总体由心所主管。

（2）感知觉的"魂魄"：魂魄是中国古代生命科学中独特的概念，其内涵丰富，但定义和外延尚有待进一步明确。著名经学家孔颖达在注解《左传·昭公七年》一段魂魄的记述[1]时似乎说得明白些："魂魄，神灵之名，本从形气而有；形气既殊，魂魄各异。附形之灵为魄，附气之神为魂也。附形之灵者，谓初生之时，耳目心识、手足运动、啼呼为声，此则魄之灵也；附所气之神者，谓精神性识渐有所知，此则附气之神也。"其意大致为，魂魄都是人的神的部分，其中魂是能够离开人的形体而存在的

1　《左传·昭公七年》的原文为："人生始化曰魄，即生魄，阳曰魂；用物精多，则魂魄强。"

"精神性识"，是人胚胎形成开始至出生以后逐渐发展起来的，是自主的、较高级的意识活动；魄为依附形体而存在的"耳目心识"感知觉以及"啼呼"等本能，是与生俱来（人"初生之时"即有）的，是非自主的、较低级的生命活动和运动以及耳听、目视、冷热痛痒等感知觉。以阴阳动静属性划分，魂属阳而魄属阴，魂主动而魄主静。《内经》认为"肝藏魂""肺藏魄"，将魂、魄分属肝与肺所主，所以临床上，魂的病多从肝论治，魄的病多从肺论治。

（3）认知的"意志"："意"，一指注意，表现为对一定事物的指向和集中，是进行思维活动的开端；二指记忆；三指思考。中医学认为"脾藏意"，且"脾在志为思"，故有人认为意的另一层意思通"思"，即思考、思虑。"志"，志有广义、狭义之不同。广义之"志"当与"神"相似，是情志活动等的总括，如下文的"五志"。狭义之"志"，由肾所主导，指有着明确目标的指向性心理过程，亦即现代心理学所说的动机与意志。神、魂、魄、意、志并列而言，其"志"当指狭义之"志"。

2. 五志　五志是指分属于五脏的五种情志活动——喜、怒、思、悲、恐。五脏的功能正常与否，直接关系到喜、怒、思、悲、恐的活动变化，喜、怒、思、悲、恐的变化也可影响到相应的脏腑功能活动，过喜伤心，过怒伤肝，过思伤脾，过悲伤肺，过恐伤肾。

3. 思维认知　《内经》中的《灵枢·本神》对人体认知活动过程的认识进行了较为深入的解析，其云："所以任物者谓之心，心有所忆谓之意，意之所存谓之志，因志而存变谓之思，因思而远慕谓之虑，因虑而处物谓之智。"

（1）感知外界信息——心：任物者谓之心。任，担当、接受之意。任物是指心感知、接受外界事物的刺激或信息，进行分析并做出反应，是思维活动的起点和基础。

（2）思考与意念——意：心有所忆谓之意。这里的意是思考的含义。张介宾注："忆，思忆也。谓一念之生，心有所向而未定者，曰意。"因此，意是指心接受事物的信息，并与以前的记忆、经验一起综合分析，从而产生了某种思想萌芽、但尚未肯定的思维活动。

（3）记忆与定式——志：意之所存谓之志。存，定也，留也。这里的"志"是指思维留存为长期记忆并逐步固化为思维活动的一种指向性，强调其对人的精神活动、行为举止产生的惯性影响。意多为一时之心思，常即兴而多变，所以有"三心二意"的说法。而志为"意之所存"，是固化的思维定式。

（4）思索与权衡——思：因志而存变谓之思。变，改变，变更。思，思考。为达到目的，要反复思考，调整和变更行动的计划和方法，这个过程需要"思"。"存变"是对原有的思维、认识的反复计度、权衡。

（5）谋虑与远见——虑：因思而远慕谓之虑。虑，即谋虑、顾虑，指对事物进行多方分析，深思熟虑、有远见。"远慕"是由此及彼的联想和对未来的推测。思、虑从属于意、志，其指向和存在的状态受意、志的控制，同时又是思维活动的进一步深化，是属于认知活动更高级的阶段。

（6）处事与智慧——智：因虑而处物谓之智。智，智慧。因对未来已经做了周密思考，各种利弊得失均已考虑在心，因此，处理事物时便能正确决策，成功的可能性很大，从而显出智慧。本篇虽然将智与心、意、志、思、虑一系列思维活动相并列，但"智"却并非严格意义上的思维活动，它是指人在具备完整、缜密的一系列思维活动之后所达到的一种处理事物的最佳状态，正如杨上善《太素》谓："智，亦神之用也，因虑所知，处物是非，谓之智也。"

人的认知活动统领于心，其过程是：心接受外物的刺激，进行识别、记忆、分析；将事物的信息，与以前的记忆、经验一起综合，从而产生某种意念；意念固化为志；有了既定目标，又于变中推求、分析思考为思；深思远虑、综合比较为虑；结论已定，达到最佳的处理事物的状态为智。对外界事物有正确的感知和分析，并进行正确的处理，是人类异于动物而进入文明社会的标志，而其中意志有主动控制精神活动、适应外界环境、调节脏腑生理的作用，为人类所特有。

（翟双庆　胡镜清　陈子杰　李　菲）

第二节　形神一体论

一、神与脏腑的关系

关于脏腑与神志的关系，有两个重要命题，一是心藏神，一是五脏藏神。

1. 心藏神　《素问·灵兰秘典论》云："心者，君主之官，神明出焉。""主明则下安……主不明则十二官危。"即言心藏神，主管人的神志活动，为人体之主宰。《内经》以中国封建社会君臣制观念阐释脏腑的关系，突出心主神明活动，为人体"君主之官"的思想。心主神明的物质基础在于心主血脉。因为，血是各脏腑功能活动的基础，脉是联系诸脏腑的道路，是传递信息的关键。

2. 五脏藏神　在中医学中，除了认为心藏神之外，统管全身的神之外，又将与神相关的魂魄等划归其他四脏所分管。《素问·宣明五气》《灵枢·本神》及《灵枢·九针论》等指出"心藏神""肝藏魂""肺藏魄""脾藏意""肾藏志"。这一方面说明不同的神志活动与特定的脏腑之间的关系更为密切一些，另一方面也是说明尽管人体相关神志活动总体上由心所主管，但与其他脏腑的关系也是密不可分的，从五脏整体角度阐发了脏腑与神志的关系，进一步阐释为只有脏腑整体协调配合，神的活动才能正常、协调，心藏神和五脏藏神并不矛盾。

二、形神一体论

与"神"相对的，就是"形"。在中医学理论之中，不论具有气血骨肉的人体还是自然界的山川草木，都是有形之体，而让它们不断变化和活跃生长的，便有神的作用。神以形为基础，同时又主宰形。形与神协调一致，形神合一、相互协调，是人体健康的重要标志，是人健康长寿的基本前提之一。

（一）形是神的物质基础

首先，神生于形。《灵枢·本神》曰："故生之来谓之精，两精相搏谓之神。"父母先天之精阴阳相合诞生生命，形成神，又受后天自然清气与水谷精气的濡养而成长，因此神的形成和功能作用的发挥均以精为物质基础。其次，神的功能活动以形为基础，形盛则神旺，形衰则神去，若五脏发生病变，则神亦会紊乱甚至而致死亡。

（二）神为形之主宰

中医学十分强调神对形的主宰作用，认为神虽由形所化生，但反过来又作用于形，人体各脏腑组织器官的生理活动，均是在神的支配与调节之下协调有序地进行着的，其中心神的主导作用尤为重要。而神对形的支配作用，既表现在主导人体脏腑功能的协调运行、主导气机运转的生命力上，又表现在调节人与外界环境的适应，以及调控人的精神活动和心理状态上。

总之，形神一体、相互协调，是人健康的重要标志，也是人能"尽终天年"的前提。形是神的"体"，神是形的"用"，没有形的神和没有神的形都是不可能存在的。中医学的"形神一体"论和生物医学主张形神分离的二元论迥然有别，值得进一步研究、发扬光大。

（翟双庆　胡镜清　陈子杰　李　菲）

第四章

精、气、血、津液

精、气、血、津液是生成人体和维持人体生命活动的基本物质。人体的脏腑、经络进行生理活动所需要的能量，来源于精、气、血、津液；而精、气、血、津液的生成和代谢，又依赖于脏腑、经络的正常生理活动。

第一节　精

一、精的概念

精是繁衍生命、生成和维持人体生命活动的精微物质。精的概念最早来源于古代的精气学说（气的概念也是如此）。在精气学说中，认为精或精气是极其精微的、具有运动变化特点的物质，是宇宙万物生成的共同物质基础。中医学借助此思想，认为精是繁衍生命、生成和维持人体生命活动的精微物质，而气在人体内运行不息，是激发与推动人体生命活动的动力，并以此阐释人的生命活动规律，指导临床诊断与治疗，从而成为中医学重要的理论范畴。

二、精的生成

从精的来源而言，有先天之精与后天之精之不同。先天之精指禀受于父母生殖之精来自先天的部分；后天之精则是后天来源于脾胃运化的水谷精微。

人之始生，禀精以成，由于父母生殖之精相结合，才形成了胚胎，所以禀受于父母以生成人体的原始生命物质是先天之精。它在生成人体的过程中发挥重要作用。胚胎形成之后，在女子胞中受气血养育，先天之精逐渐化生出新的生命体及其脏腑组织器官，直至胎儿发育成熟娩出。人出生以后，先天之精主要贮藏于肾，成为其自身的生殖之精。

人出生后，生命活动的维持不仅以肾中先天之精为基础，还需要不断得到来自后天饮食水谷精微的充养。水谷精微来源于摄入的饮食物中的营养成分，主要依赖脾胃的共同作用而化生，再通过脾的转输作用输布于周身，维持五脏六腑、形体官窍的正常生理功能活动。脾胃运化的水谷精微为后天之精。

人体的先天之精是后天之精的基础，后天之精又不断充养先天之精，故先天之精与后天之精相互融合，相互依存，相互为用，共同构成了人体之精。

三、精的功能

精的生理功能主要包括四方面：繁衍生殖、主生长发育、生髓化血、濡润脏腑。

（一）繁衍生殖

精是繁衍后代的物质基础。人出生以后，禀受于父母的先天之精主要藏于肾，具有繁衍生殖的作用，成为生殖之精。它们在后天之精的充养下不断成熟，到人的生育年龄便产生了一种具有促进生殖能力的物质——天癸。天癸的有无决定人生殖能力的有无，肾精逐渐充盈而天癸至，则具有生殖能力；随着老年之至，肾精日渐衰微，天癸竭绝，则丧失生殖能力。

（二）主生长发育

精是生成人体的原始生命物质，是人体胚胎形成和发育的物质基础。人出生之后，依赖精的充养，才能维持正常生长发育。随着精由盛而衰的变化，人则从幼年而青年，然后从壮年而步入老年，呈现出"生长壮老已"的生命过程。可见，精的盛衰是人体生长发育的根本。因此，临床治疗小儿生长发育迟缓和成人早衰等病证，常采用补益肾精的方法。

（三）生髓化血

精可化生髓、血，髓有脑髓、脊髓、骨髓之分。肾精充盛，则脑髓充足而脑力旺盛，意识清晰，记忆力强，反应敏捷，骨骼因得髓之滋养而坚固有力，运动轻捷。临床上防治老年痴呆、骨质疏松等，可采用补肾益髓之法。此外，髓可化血，精足则血充，故中医有"精血同源"之说。

（四）濡润脏腑

人体之精具有滋润、濡养脏腑组织器官的作用。先天之精和后天之精充足，则能源源不断地输布于脏腑，使脏腑得到精的滋养和濡润，发挥正常生理功能。若先天禀赋不足，或后天之精化源匮乏，则脏腑组织器官等失去滋润和濡养，脏腑生理功能低下，或生长发育迟缓，或早衰早亡。

（钱会南　郑　齐　胡镜清）

第二节　气

一、气的概念

气是人体内活力很强、运动不息的极细微物质，是生成和维持人体生命活动的基本物质。人的形质，由气的聚合而生成。同时气是激发和推动人体生命活动的根本动力，气充盛则人体脏腑能发挥作用，人体生命活动得以正常进行。如心推动血液运行、肺主持呼吸、脾运化水谷精微等，皆与气的运动息息相关。气的运行不息，维系着人体的生命，气的运动停止，则意味着生命的终结。

二、气的生成

人体之气来源于先天之精、水谷精微所化之气和自然界清气。先天之精化生先天之气，成为人体生命活动的原动力，并依赖脾胃化生水谷精微的充养。被吸收到人体的水谷精微，通过肾、脾胃和肺等脏腑的综合作用，生成人体后天之气。自然界清气依赖肺的呼吸功能和肾的纳气作用，通过呼吸运动吸入体内，参与人体气的生成，是人体之气的重要来源。可见，如果先天禀赋薄弱、肾精不足，或后天饮食失宜、水谷精微缺乏，或自然界清气匮乏，都可以影响气的生成。

三、气的运动与变化

（一）气的运动

气的运动，称为"气机"。运动是气的基本属性，气在运动中发挥生理效应。气的运动有序，人体脏腑、经络、形体、官窍的功能活动才能正常进行，精、血、津液才能运行、输布，以濡养全身。

气运动的基本形式，可以归纳为升、降、出、入四种。气的升降出入运动，是人体生命活动的根本，运动一旦停止，即意味着生命活动的终止。人体的脏腑、经络等组织器官，都是气升降出入的场所。气的升降出入运动，也体现于脏腑、经络等组织器官的生理活动之中。如肺主宣发肃降，其宣发过程体现气的升、出运动，肃降过程体现气的降、入运动。脾气主升，胃气主降，共同完成食物的消化、吸收，精微转输，糟粕排泄等生理活动。从整个机体的生理活动来看，升和降、出和入之间必须协调平衡，才能维持正常的生理活动。气升降出入的协调平衡，称为"气机调畅"；升降出入平衡失调的病理状态，称为"气机失调"。

（二）气的变化

气的运动所产生的各种变化称为"气化"，体现在精、气、血、津液的新陈代谢，以及物质和能量的相互转化过程之中。如饮食物经脾胃之气运化后，转化为水谷精微和食物残渣，水谷精微则进一步化生气血，食物残渣则成为糟粕排出；津液在脾、肺、肾等脏腑作用下，经代谢转化为汗液、尿液等，均是气化过程的具体表现。气化过程的有序进行，是脏腑生理活动相互协调的结果。如果脏腑功能失常，气化过程紊乱，则会影响饮食物的消化吸收，影响精、气、血、津液的生成和代谢，影响汗液、尿液和粪便的排泄，形成各种代谢异常的病变。

四、气的功能

气是人体生命活动的动力,对于维持生命活动具有重要意义,气的功能主要包括四方面:推动作用、温煦作用、防御作用、固摄作用。

(一)推动作用

指气对人体生命活动的激发、兴奋和促进等。主要体现于:①激发和促进人体的生长发育与生殖功能;②激发和促进脏腑、经络的生理功能;③推动精血津液的生成、运行、输布及排泄。若气虚,则推动和激发力量减弱,出现人体生长发育迟缓,生殖功能衰退,或者出现早衰,人体脏腑经络生理活动减弱,精、血和津液的生成不足与运行输布障碍等病理变化。

(二)温煦作用

指具有温煦人体的功能。主要体现在:①气能产生热量,维持人体的正常体温;②温煦脏腑、经络、形体官窍,以维持正常生理活动;③温煦血和津液等,使之正常运行,以维持其正常运行、输布、排泄。若气虚,则温煦作用减弱,可出现畏寒喜暖、四肢不温、体温低等表现,以及脏腑功能低下、血和津液运行迟缓甚至停滞等病理变化。

(三)防御作用

指气具有护卫机体,防御外邪入侵并驱除邪气的功能。气的防御功能正常,可护卫肌表,使腠理固密,能够抵御外邪入侵,防止疾病发生。既病之后,可与外邪斗争,驱除邪气,促进早日康复。若气虚,人体防御作用减退,抗病力下降,则易受外邪侵袭而患病。且患病之后,不能抗邪外出,导致病邪久留,难以祛除,使病程缠绵迁延,或反复不愈。

(四)固摄作用

指气能固护和统摄人体的精、血、津液等物质的作用。主要体现在:①固摄血液,防止其溢出脉外,维持其正常运行;②固摄泪液、涕液、唾液、汗液、二便等,调控其分泌和排泄;③固摄精液,防止其妄泄;④提固维系内在脏腑器官,使之保持正常的位置;⑤固护胎儿,防止滑胎、流产。气的固摄功能减弱,可导致体内液态物质丢失、器官下垂、滑胎等。如气不摄血,可致各种出血;气不摄津,可致自汗、多尿、小便失禁、流涩、泄下滑脱；气不固精，可出现遗精、滑精、早泄；气虚而冲任二脉不固，可出现早产、滑胎等。

五、气的分类

按照生成来源和功能特点的不同，人体之气有元气、宗气、营气、卫气之分。

（一）元气

元气是人体生命活动的原动力，为人体最基本、最重要的气。

1. 来源及分布 元气依赖肾精所化生。肾精以受之于父母的先天之精为基础，且赖后天水谷精微的培育，故而元气的盛衰，既取决于先天禀赋，亦与脾胃运化水谷精微的功能密切相关。三焦为元气运行的通道，元气通过三焦而通行于全身，内至脏腑，外达肌肤腠理。

2. 功能 元气的主要功能是推动人体的生长和发育，温煦和激发脏腑、经络等组织器官的生理活动，是人体生命活动的原动力，是维持生命活动的最基本物质。人体的元气充沛，则各脏腑、经络组织器官的功能旺盛，身体强健而少病。相反，若先天禀赋不足，或后天失调，或久病损耗，使元气生成不足或耗损太过，则会形成元气虚衰，出现生长发育迟缓、生殖功能低下以及未老先衰的表现。

（二）宗气

宗气是人体从自然界吸入的清气与脾胃化生的水谷精微汇聚于胸中之气。

1. 来源与分布 宗气主要来源肺吸入的清气和脾胃化生的水谷精微，故肺的主气司呼吸与脾胃的运化正常与否，直接影响宗气的生成。宗气生成于肺，积于胸中，其分布有二：一是上循喉咙而进入息（呼吸）道，二是从胸中贯注于心脉。

2. 功能 宗气的功能主要有两个：一是主管呼吸。宗气的盛衰，直接影响着呼吸、语言、声音的强弱。宗气充盛则呼吸正常均匀，言语清晰，声音洪亮。反之，则呼吸短促微弱，语言不清，发声低微。二是贯注心脉以推动血液运行。宗气充盛则心搏有力，节律整齐。反之，则心搏无力，节律不规则。

（三）营气与卫气

营气和卫气皆由饮食水谷精微化生，营气是行于脉中而具有营养作用的气；卫气是行于脉外而具有保卫作用的气。

1. 来源与分布　二者皆来源于脾胃运化的水谷精微，其中营气是由其中最富营养的部分化生而成，而卫气则是由其中剽悍、滑利的部分化生而成。营气分布于血脉中，循脉上下，营运全身。卫气的活动力强，流动迅速，其运行不受脉管的约束，分布于皮肤之中、肌肉间的筋膜、脏腑胸腹，布散全身。

2. 功能　营气富于营养，通过血脉流注全身，而为脏腑、经络组织器官的生理活动提供营养物质。卫气的生理功能有三方面：①护卫肌表，防御外邪入侵。②温养脏腑、肌肉、皮毛等。③调节汗孔的开阖，控制汗液的排泄，以维持体温的相对恒定。

3. 营气与卫气的关系　营气与卫气，均以水谷精微为其物质基础，由脾胃所化生。正常情况下，营气与卫气，一阴一阳，内守卫外，互根互用。营卫二者须相互协调，不失其常，方能维持汗孔的开阖、体温的恒定、规律的睡眠与觉醒以及正常的防御外邪能力。

（钱会南　郑　齐　胡镜清）

第三节　血

一、血的概念

血是循行于脉中富有营养作用的红色液态物质，是生成人体及维持生命活动的基本物质之一。血是肉眼可见的，古人对血有直观的认识。《说文解字》："血，祭所荐牲血也。从皿，一象血形。"血字的创造就源于祭祀时盛装动物血液的器皿。

二、血的生成及运行

（一）血的生成

血液的化生以水谷精微以及肾精为物质基础，主要依赖于脾胃运化的功能，并在心肺肾等脏的协同作用下完成。

1. 物质基础　脾胃受纳、运化饮食水谷，化生精微物质，形成的营气和津液进入脉中，变化而成红色的血液。水谷精微是化生血液的主要物质基础。另一方面，精与血之间在气化过程中存在着相互资生和相互转化的关系，即精可化血、血能生精。因此，肾精亦是化生血液的物质基础。

2. 相关脏腑　脾胃是"气血生化之源"。水谷精微再经脾气升清，上输至心肺，与肺吸入的清气相结合，在心肺的共同作用下，赤化为血液。另外，精血可以互相化生，精藏于肾中，所以肾的功能亦与血液化生有着密切的关系。

（二）血的运行

血液充盈、脉道完整与通畅、气的推动与固摄作用是维持血液在脉中正常运行的三大要素，三者又与许多脏腑有着密不可分的联系。

血液的充盈、清浊、黏稠等状态是影响血运的重要因素。血量不足则不能保证血液正常运行，血中因津液缺乏或痰浊较多而质地稠厚也易造成血行不畅。

脉道完整与通畅是血行的先决条件之一。脉为血之府，血液在脉中运行，如脉道不完整或者不通畅，血液就无法正常运行。

气的推动作用使血液运行不息，气的固摄作用约束血液于脉中而不致溢出脉外。推动与固摄维持协调，可使血液循脉道正常运行。这主要依靠心、肺、肝和脾四脏功能的协同。心气推动行血，是血液运行的基本动力。肺主气，朝聚百脉，生成宗气而助心气行血；肝主疏泄，调畅气机，气行则血行，通过调节气的规律运动从而使运行的血量合理分布。脾统血，对血液运行起固摄作用，脾气充足则固摄血液循其常道而不致溢于脉外。可见，血液在脉内正常循行是依赖心的推动、肺的助力、肝的调控和脾的统摄等多脏腑共同协调作用实现的。

中医学原理通论

三、血的功能

血液的功能可以概括为两个方面：濡润作用、养神作用。

（一）濡润作用

血由脾胃运化水谷精微所化生，富含营养物质，因此它的主要功能是濡养与滋润。血在脉道中运行不息，内至脏腑，外达皮肉筋骨，人体各部只有得到血的濡养才能发挥正常的生理功能。人体内血的濡养滋润功能发挥正常表现为面色红润，肢体运动灵活，肌肉壮实，皮肤与毛发滋润有光泽、感觉灵敏，反应灵活。当血的生成不足或消耗过度而形成血虚时，就会见到面色苍白或萎黄，肢体瘦弱或无力，皮肤干燥，毛发干枯，头晕目涩等表现。

（二）养神作用

血是人体精神活动的主要物质基础，人体的精神活动有赖于血液的营养。血液充盛，则精力充沛、神志清晰、感觉灵敏、思维敏捷。反之，血液亏耗或血行异常，则可出现不同程度的精神、神志方面的病证，如神疲、失眠、健忘、多梦、惊悸、烦躁，甚至神志恍惚、谵妄、昏迷等。

（赵岩松　钱会南　郑　齐　胡镜清）

第四节　津液

一、津液的概念

津液是人体内一切正常水液的总称。与血液一样，津液也是生成人体并维持人体生命活动的基本物质。人体排出体外的水液，如尿液、汗液，是由津液转化而来，不属于津液。

津液是津与液的总称，二者都由脾胃运化的饮食物化生而来，但两者在质地、分布、功能等方面有不同之处。其中质地清稀、易于流动，分布于较表浅部位，如皮肤、肌肉、五官孔窍等的称为津，主要有滋润功能；质地黏稠、流动性小，灌注于较深层部位，如关节、脏腑、脑髓等的称为

152

液，主要有濡养作用。津液之间可以相互转化、相互补充，两者一般不予严格区分，故津和液常同时并称。而在病理过程中津与液又相互影响，则有"伤津"和"脱液"的区别，一般"伤津"病情较轻，"脱液"病情较重。

二、津液的生成、输布与排泄

津液的生成、输布与排泄是一个复杂的过程，它依赖于多个脏腑生理功能相互协调与配合，主要与肺、脾、肾三脏关系密切。

（一）津液的生成

津液来源于饮食水谷，主要通过脾胃、大小肠等脏腑功能活动而生成。饮食入胃，经过胃的受纳腐熟，在脾的运化作用下化生水谷精微，其中包括津液；小肠主泌别清浊，吸收水谷中的营养物质和津液；大肠能够再吸收糟粕中的水分。可见，津液的生成主要与脾、胃、小肠、大肠等脏腑有关。若脾失健运及胃、小肠、大肠功能减退或失调，均可导致津液生成不足或过多丢失。

（二）津液的输布

津液的输布主要通过脾、肺、肾三脏在肝与三焦等脏腑的配合下完成。

1. 脾 脾将津液上输于肺，通过肺布散周身。同时，脾亦可直接将津液"灌溉四旁"而布散全身，濡润脏腑形体官窍。

2. 肺 肺能够疏通和调节津液输布与排泄通路（通调水道），具有宣发、肃降功能。通过宣发作用，肺将脾转输而来的津液布散于人体上部及体表，部分津液可随卫气调节汗孔开阖的作用，化为汗液排出体外；另有部分津液化为水气，从口鼻呼出。通过肃降作用，肺将津液经水道下输于肾及人体下部。

3. 肾 肾主水，肾中阳气将津液蒸腾气化，清者复归于脾肺，重新参与体内津液的循行输布；浊者化为尿液，下输膀胱。同时，肾中阳气的蒸腾气化功能也是脾运化水谷精微、肺通调水道、小肠泌别清浊及大肠传导化物功能的原动力，所以肾的蒸腾气化作用是参与津液输布的一个重要环节。

此外，肝主疏泄，调畅气机，有协助津液输布的作用。若肝失疏泄，气机郁滞日久，就会形成气滞津停的病理变化。三焦是津液在体内运行的主干道，具有运行津液的功能。若三焦水道不利，也会导致水液停聚。

（三）津液的排泄

津液的排泄，主要是肺、肾、大肠和膀胱功能协作的结果。肺气宣发，外合皮毛，促使津液从皮肤以汗液形式排出，亦可从呼吸道以水汽形式被呼出；肾为主水之脏，将浊者化为尿液，下注膀胱，肾气司膀胱的开阖，控制尿液的排出；大肠主传导，粪便中也含有部分水液。因此，津液的排泄途径包括汗液、呼气、尿液和粪便四个方面，其中尿液的排泄是调节津液代谢动态平衡的主要环节。

三、津液的功能

津液的生理功能主要有滋润濡养、充养血脉两个方面。

（一）滋润濡养

津的性状较清稀，以滋润作用为主，布散于体表能滋润皮毛肌肉，输注于孔窍能滋润鼻、目、口、耳等官窍；液的性状较为稠厚，以濡养作用为主，灌注濡养脏腑，充养骨髓、脊髓、脑髓，流注骨节，使关节滑利，屈伸自如。如若津液不足，可致皮毛、肌肉、孔窍、关节、脏腑失去滋润而出现一系列干燥的病变，骨髓、脊髓、脑髓失去濡养而生理活动受到影响，脏腑的生理功能也可能因失去濡润而遭到破坏。

（二）充养血脉

津液渗入血脉，化生血液，成为血液的重要组成部分，并起着濡养和滑利血脉的作用。津液和血液都来源于水谷精微，同出一源，两者相互资生，相互转化，相互影响，故有"津血同源"之说。

（赵岩松　钱会南　郑　齐　胡镜清）

第五节　精气血津液的关系

精、气、血、津液的性状及其功能各有不同的特点。但是，它们又同是生成人体和维持人体生命活动的最基本物质。从精、气、血、津液的来源与形成而言，均离不开脾胃运化生成的水谷精微。从精、气、血、津液的相对属性而言，气具有推动、温煦等作用，属于阳；精、血和津液具有濡养、滋润等作用，属于阴。它们之间在生理上相互转化、相互依存和相互为用；在病理上相互影响。

一、精与气

精与气之间存在着相互依存、相互为用的关系，具体表现为气能生精、气能摄精、精能化气三个方面。

（一）气能生精

指气是精化生的动力。精包括先天之精和后天之精，先天之精需要后天水谷精微不断地供给和充养。只有脾胃之气充足，升降协调，才可运化吸收饮食水谷之精微以充养先天之精。因此，精的化生依赖于气化和脏腑的生理功能活动。若气虚则精化生不足，临床治疗常采用补气生精之法。

（二）气能摄精

指气对精有固摄作用，使精聚而充盈，不致异常外泄耗损。因此，气聚则精盈，气弱则精走。若肾气亏损，封藏失职，则可导致男子遗精、滑精等失精病证，临床治疗常采用补气固精之法。

（三）精能化气

指气源于精的化生。五脏藏精，脏腑之精可化生脏腑之气，以完成五脏的功能。藏于肾中的先天之精在后天之精的充养下，化生元气，通过三焦布散全身，可促进人体的生长、发育及生殖功能，推动、激发、调节各脏腑组织器官的生理功能。若肾精亏损，元气化生不足，则可见少气不足以息、动则气喘、肢倦神疲、少气懒言等气虚表现。

二、精与血

精与血都由水谷精微化生和充养，来源相同；两者之间相互资生，相互转化，精能生血，血可化精。精与血的这种化源相同而又相互资生的关系称为"精血同源"。因精主要闭藏于肾中，精能生血，所以肾精亏损可导致血虚。临床治疗这类血虚病证，采用补益肾精之法常可获效。因为肾藏精，肝藏血，这种精血之间相互资生、相互转化的关系也可称为"肝肾同源"。临床常见肝血不足与肾精亏损相互影响，表现为头晕眼花、耳聋耳鸣的肝肾精血亏虚病证。

三、气与血

气与血在人体生命活动中具有重要作用。气属阳，主推动与温煦。血属阴，主滋润与营养，二者既相互资生与相互为用，又相互制约。气是血液生成和运行的动力，血是气的化生基础和载体，气与血的关系可概括为"气为血之帅，血为气之母"。

（一）气为血之帅

指气对于血具有统率作用，主要体现在气能生血、气能行血、气能摄血三方面。

1. 气能生血 指气参与并促进血的生成。表现在两方面。一是指气直接参与血的生成，如营气是血的组成部分。二是指气的推动及气化作用是血生成的动力。饮食物转化为水谷精微，水谷精微化生为营气和津液，营气和津液化赤而为血，以及精化为血的过程都离不开气化作用。故气旺则血充，气虚则血亏。因而中医临床治疗血虚，常配伍使用补气药，以益气生血。

2. 气能行血 指气的推动作用是血运行的动力。气既能直接推动血行，如宗气贯心脉以行气血；又可通过脏腑之气推动血的运行，如心气的推动，肺气的宣降，肝气的疏泄等，可促进血的运行。气若充盛，气机调畅，气行则血行。气虚则推动无力，或气滞，可导致血行迟缓，或形成瘀血。如气机失调，则血行随气的升降出入异常而逆乱。因此，临床治疗血运行失常的病证，注重调气，常配伍使用补气、行气、降气、升提类药物。

3. 气能摄血　指气对血具有固摄功能，使血循行于脉管之中而不溢出脉外。而统领固摄血液之气，主要是脾气，故中医称之为"脾统血"。人体脾气充足，则可固摄血液在脉中正常运行。若脾气虚弱，失去统摄，则血不循常道而溢于脉外，导致各种出血病变，称为"气不摄血"。治疗时，常需补气以摄血。

（二）血为气之母

指血作为气运行的载体，且为气的物质基础，主要包括血能载气与血能养气两方面。

1. 血能载气　指血是气的载体之一，气依附于血而运行。由于气的活力很强，易于弥散，其依附于血和津液存于体内。若血不载气，则气失去依附而散。临床上大出血的病人，往往气亦随之脱失，形成气随血脱的病证，而治疗中常采用大补元气、益气固脱之法。

2. 血能养气　指血对气具有濡养作用，使气保持充盛。因气存血中，血在其运行过程中，不断为气的生成和功能活动提供营养，故血足则气旺，血虚则气少。血虚患者常兼气虚表现，临床治疗血虚日久而致气虚者，常需补气与养血兼顾。

四、气与津液

气属阳，津液属阴，二者同源于脾胃化生的水谷精微。而津液的生成与输布，有赖于气的升降出入运动和气化作用。同时，气在体内的存在及运动变化，不仅依附于血，也依附于津液，离不开津液的滋润和运载。所以，气与津液的关系与气与血的关系较为相似。主要包括气能生津、气能行津、气能摄津，以及津能载气、津能养气五个方面。

1. 气能生津　指气为津液生成的动力，津液生成有赖于气化的作用。饮食水谷经过脾胃的运化、小肠的分清别浊、大肠主津等作用，其精微中的液体在气化作用下，化为津液。脾胃等脏腑之气充足，水谷化生的津液则充盛；若脾胃等脏腑之气虚衰，气化功能减退，化生津液力量减弱，则可导致津液不足等病证。

2. **气能行津** 指气具有推动津液在体内输布的作用。脾的转输、肺的宣降，肾的蒸腾气化，促进津液在体内的输布；代谢所产生的水液，亦是在气化作用下，转化为汗、尿等排出体外。若脏腑之气不足或气机不畅，气化受阻，使津液的输布和排泄障碍，则形成痰、饮、水、湿等病理产物，称为"气不行水"。因此，临床上利水湿、化痰饮时，常多加入补气、行气之品。

3. **气能摄津** 指气具有固摄津液，控制津液排泄，防止体内津液无故流失的作用。如卫气司汗孔开阖，固摄肌腠，使津液不过多外泄为汗；肾气固摄下窍，控制排尿，使津液不因过多排尿而流失等，都是气对津液发挥固摄作用的体现。若气虚，固摄力量减弱，则易出现多汗、多尿、遗尿以及口角流涎等病证，临床治疗多采用补气固摄的方法。

4. **津能载气** 指津液是气运行的载体之一，气依附于津液而流布全身。津液的丢失，可导致气的耗损。如暑病汗多，伤津耗液，不仅口渴喜饮，而且津液虚少无以化气，而症见少气懒言、肢倦乏力等"气随津泄"症状。若汗、吐、下太过，使津液随汗、呕吐物、大小便大量丢失，则气亦随之而外脱，形成"气随液脱"之危候。所以临床运用汗、吐、下三法，应做到中病即止，避免误治导致津与气的损耗。

5. **津能化气** 指津液可以化生为气，津液化气，敷布于脏腑、组织、形体、官窍，促进正常的生理活动。因此，津液亏耗不足，也会引起气的衰少等。

五、血与津液

血与津液均是周流于全身的液态物质，不仅同源于水谷精微，而且在运行输布过程中互相交会，津可入血，血可成津。血和津液二者均具有滋润和濡养作用。与气相对而言，血和津液属性为阴。血与津液的关系主要体现在"津血同源"和"津血互生"两方面。

1. **津血同源** 指血和津液都是由脾胃运化的水谷精微生成。

2. **津血互生** 指血和津液之间可以相互资生和相互转化。在血和津液的生成和运行过程中，血中的津液渗出脉外，成为脉外的津液，发挥滋润和营养作用，以濡润脏腑组织和官窍。脉外的津液，在滋养组织器官的同时，通过孙络渗入脉内，与营气结合，不断地化生和补充血液，成为血的组成部分，有利于血的运行和濡养功能的发挥。

当津液亏损，脉外津液不足，脉内的津液可渗出脉外，形成血脉空虚、津枯血燥的病变。血液相对浓缩变稠而流行不畅，亦可形成津亏血瘀的病变。所以临床对于多汗或津液大量丢失的病人，慎用放血或破血疗法，防止血的进一步耗伤。若血液亏耗，尤其是失血过多时，脉外津液渗入血脉，以补充血液之不足，导致脉外津液不足而出现口渴、尿少、皮肤干燥等症状。所以临床上对于失血病人应慎用发汗之法治疗，防止津液的进一步损耗。

（钱会南　郑　齐　胡镜清）

第五章

经络

第一节　概述

　　经络是经脉和络脉的统称，是人体联络脏腑、沟通内外、贯通上下运行气血的通路，人体五脏六腑、四肢百骸、五官九窍、皮肉筋脉借助经络联结成有机整体。经，原意是"纵丝"，有路径、途径的含义，经脉是经络系统中的主干，深而在里。络，有联络、网络之意，络脉是源自经脉的分支，较经脉细小，浅而在表。

　　经络的提出与穴位被大量发现、针刺时针感的传导以及按摩、刮痧、导引等疗法的应用有关，中医诊断、治疗疾病，特别是很多外治法如针刺、艾灸、推拿、拔罐等大都以经络为基础。历代医家都十分重视经络，著名医家张子和曾说："不诵十二经络，开口动手便错。"

　　阐述人体经络系统的循行分布、生理功能、病理变化及其与脏腑和体表相互关系的经络学说，是中医学理论体系的重要组成部分，也是针灸学的理论核心。

一、经络系统的组成

　　人体经络系统主要是由经脉和络脉以及十二经筋、十二皮部等经络的联属部分组成（图 2-5-1）。经脉包括十二经脉、奇经八脉以及十二经别。络脉有别络、孙络、浮络之分。别络共十五条，是络脉中较大者（十二经脉和任脉、督脉各分出一支别络，再加上脾之大络，合为"十五别络"），孙络是最细小的络脉，浮络则是循行于体表、浅而易见的络脉。

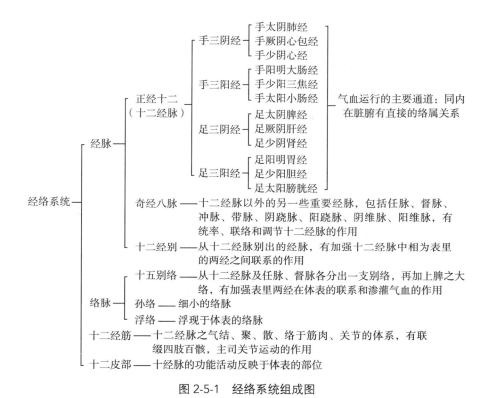

图 2-5-1　经络系统组成图

　　我们对十二经脉和奇经八脉稍做解释。十二经脉，是经络系统的主体，又称"正经"，以手足阴阳来命名，阴经属脏，阳经属腑。凡是属于脏的经脉，均为阴经，分布在上肢内侧的为手三阴经（手太阴肺经、手厥阴心包经、手少阴心经），在下肢内侧的为足三阴经（足太阴脾经、足厥阴肝经、足少阴肾经）；凡是属于腑的经脉，均为阳经，分布在上肢外侧的为手三阳经（手阳明大肠经、手少阳三焦经、手太阳小肠经）；在下肢外侧的为足三阳经（足阳明胃经、足少阳胆经、足太阳膀胱经）。阴经和阳经具有表里对应关系，如太阴与阳明，少阴与太阳，厥阴与少阳。三阴三阳是从阴阳气的多少来区分：阴气最多为太阴，少阴次之，厥阴最少；阳气最多为阳明，太阳次之，少阳最少。三阴三阳的名称广泛应用于经络的命名，包括经脉、经别、络脉、经筋。

　　奇经八脉，是与十二经脉不同的八条经脉，简称"奇经"，包括督脉、任脉、冲脉、带脉、阴跷脉、阳跷脉、阴维脉、阳维脉等。"督",有督率之意,督脉循行于背部正中,具有总督全身阳经的作用。"任",有妊养、担任之意,任脉循行于腹部正中,具有总任全身阴经的作用。"冲",有要冲之意,冲脉主通行十二经气血,被称为"十二经脉之海"。"带",有束带之意。带脉分布在人体腰部,是唯一一条横向的经脉,具有约束十二经脉的作用,十二经脉都要经过带脉。"跷",有足跟之意,起于外踝下的为阳跷,起于内踝下的为阴跷。"维",有维系之意,阳维脉主维系人体在表之阳;阴维脉主维系在里之阴。

二、经络的生理功能

《灵枢·经脉》:"经脉者,所以决死生,处百病,调虚实,不可不通。"经络系统密切联系全身的组织和脏器,其生理功能主要是联络、濡养、感传等。

1. 沟通内外,广泛联络 《灵枢·海论》:"夫十二经脉者,内属于腑脏,外络于肢节。"十二经脉及其分支纵横交错,入里出表,通上达下,相互络属脏腑;奇经八脉联系沟通十二正经;十二经筋、十二皮部联络筋脉皮肉;浮络和孙络联系人体各细微部分,将人体联系成一个有机的生命体,并保持协调统一,使人体能够完成正常的生理活动。

2. 通行气血,濡养全身 《灵枢·本藏》:"经脉者,所以行气血而营阴阳,濡筋骨,利关节者也。""经"是直行干线,"络"是细小网络,故言"经即大地之江河,络犹原野之百川也"。经脉为运行气血的主干,络脉为灌注气血的分支,人体气血通过经络运行和灌注组织器官而濡养全身,维持机体的正常生理功能。

3. 感应刺激,传导信息 经络具有感应刺激、传导信息作用。体表感受病邪和各种刺激,可沿着经络传入相关脏腑;脏腑生理功能失调,也可以通过经络反映于体表。针刺中的"得气"现象就是经络感应、传导功能的直接体现。

（孙志波　胡镜清）

第二节　经脉

一、十二经脉

（一）十二经脉分布概况

十二经脉左右对称地分布于人体两侧。十二经脉的循行规律为：手三阴经从胸走手，手三阳经从手走头，足三阳经从头走足，足三阴经从足走腹（胸）。十二经脉间交接顺序是：阴经与阳经（表里经）在四肢交接，阳经与阳经（同名经）在头面部交接，阴经与阴经（手足三阴经）在胸部交接。（图 2-5-2）

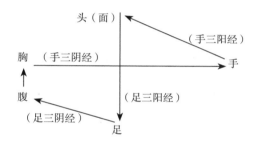

图 2-5-2　十二经脉走向交接规律示意图

四肢分布规律：内侧为阴，上肢为手三阴经，下肢为足三阴经，从前缘到后缘依次为太阴经、厥阴经、少阴经；外侧为阳，上肢为手三阳经，下肢为足三阳经，从前缘到后缘依次为阳明经、少阳经、太阳经。

躯干分布规律：在胸腹部，任脉居中，旁开第 1 侧线为肾经，第 2 侧线为胃经，第 3 侧线为肺经和脾经，胆经在胁腰侧，肝经在前阴及胁部；背部督脉居中，旁开第 1、2 侧线为膀胱经。

头面部分布规律：阳明经分布在头面部，少阳经分布在侧头部，督脉分布在头顶正中，膀胱经分布在督脉两侧。

（二）十二经脉流注关系

十二经脉通过手足、阴阳、表里经的连接而依次相传，首尾相贯，如环无端，周而复始，循环流注。（图 2-5-3）

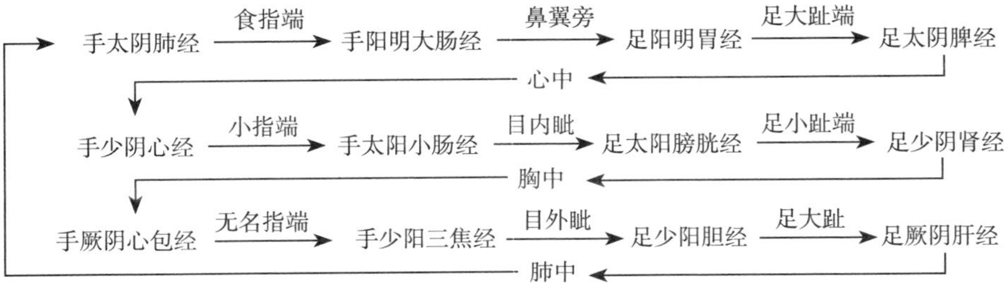

手太阴肺经
食指端
手阳明大肠经
鼻翼旁
足阳明胃经
足大趾端
足太阴脾经
心中
手少阴心经
小指端
手太阳小肠经
目内眦
足太阳膀胱经
足小趾端
足少阴肾经
胸中
手厥阴心包经
无名指端
手少阳三焦经
目外眦
足少阳胆经
足大趾
足厥阴肝经
肺中

图 2-5-3　十二经脉流注次序示意图

（三）十二经脉循行

1. 手太阴肺经　手太阴肺经，起于中焦，向下联络大肠，回绕过来沿胃上口（下口是幽门，上口是贲门），向上通过横膈（膈肌），属于肺脏，从“肺系”（肺与喉相联系的结构）横行至胸部外上方（中府穴），出腋下，沿上肢内侧，循行在手少阴经和手厥阴经的前面，下行到肘窝中，沿着前臂内侧桡侧前缘，进入寸口，经过鱼际，沿着鱼际边缘，出拇指内侧端（少商穴）。

手腕后方的支脉：从手腕后方（列缺穴）分出，沿着掌背侧一直走向食指桡侧端（商阳穴），与手阳明大肠经相接。（图 2-5-4）

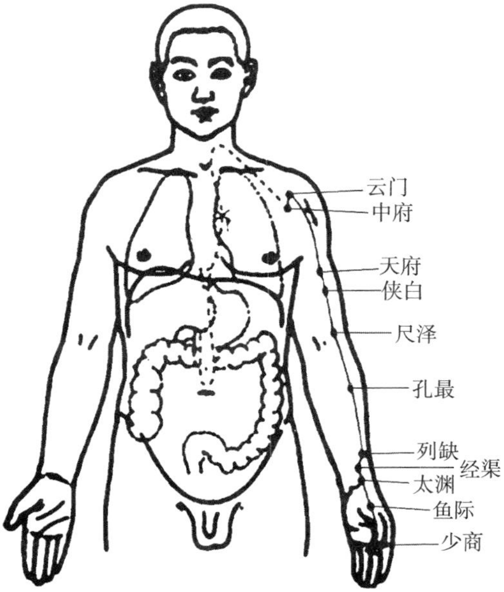

云门
中府
天府
侠白
尺泽
孔最
列缺
经渠
太渊
鱼际
少商

图 2-5-4　手太阴肺经循行图

2. 手阳明大肠经　手阳明大肠经，起于食指桡侧端（商阳穴），沿着食指背部桡侧缘向上，通过第1、2掌骨之间（合谷穴），向上进入两筋（拇长伸肌腱与拇短伸肌腱）之间的凹陷处，沿前臂外侧前缘，至肘部外侧，再沿上臂外侧前缘，上走肩端（肩髃穴），沿肩峰前缘，向上出颈椎"手足三阳经聚会处"（大椎穴），再向下进入缺盆（锁骨上窝）部，联络肺脏，通过横膈，属于大肠。

缺盆部支脉：从锁骨上窝上行，经颈部至面颊，进入下齿龈，回绕至上唇，交叉于人中穴，左脉向右，右脉向左，分布在鼻翼旁（迎香穴），与足阳明胃经相接。（图 2-5-5）

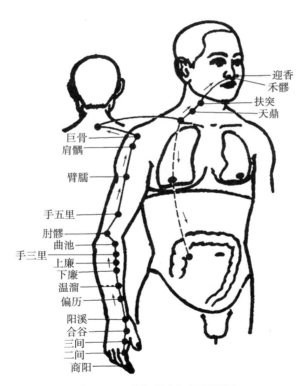

图 2-5-5　手阳明大肠经循行图

3. 足阳明胃经　足阳明胃经，起于鼻翼旁（迎香穴），挟鼻上行到鼻根部，与旁侧足太阳经交会（睛明穴），向下沿着鼻柱外侧，进入上齿龈

165

内，回出环绕口唇，向下交会于颏唇沟承浆穴处，再向后沿着口腮后下方，出于下颌大迎穴处，沿着下颌角颊车穴，上行耳前，经过上关穴，沿着发际，到达前额（头维穴）。

面部支脉：从下颌大迎穴前下方分出，下行到人迎穴，沿着喉咙向下行至大椎穴，折向前行，进入缺盆，深入胸腔，向下通过横膈，属于胃，联络脾。

缺盆部直行的脉：从缺盆出体表，沿乳中线下行，挟脐旁（旁开2寸），进入位于腹股沟处的气冲穴。

胃下口部支脉：从胃下口幽门处分出，沿着腹里向下与气冲穴会合。再由此下行经髋关节前（髀关穴），直抵伏兔穴部，下至膝盖，沿着胫骨外侧前缘，下经足背，进入足第2趾外侧端（厉兑穴）。

胫部支脉：从膝下3寸（足三里穴）处分出，进入足中趾外侧。

足背部支脉：从足背部（冲阳穴）分出，进入足大趾内侧端（隐白穴），与足太阴脾经相接。（图2-5-6）

4. 足太阴脾经　足太阴脾经，起于足大趾内侧末端（隐白穴），沿着大趾内侧赤白肉际，经过大趾内侧第一跖趾关节内侧，上行至内踝前面，沿小腿内侧正中线上行，在内踝上八寸处，交出足厥阴经肝经的前面，经膝、股部内侧前缘，进入腹部，属于脾脏，联络胃，通过横膈上行，挟食管两旁，连系舌根，分散于舌下。

胃部支脉：从胃别出，向上通过横膈，流注于心中，与手少阴心经相接。（图2-5-7）

5. 手少阴心经　手少阴心经，起于心中，走出后属"心系"（心与其他脏腑相联系的结构），向下穿过横膈，联络小肠。

"心系"向上的脉：从"心系"出来，挟食管上行，连系于"目系"（眼与脑相联系的结构）。

"心系"直行的脉：从"心系"出来，上行于肺部，向下出于腋下（极泉穴），沿上臂内侧后缘，行于手太阴肺经和手厥阴心包经后面，到达肘窝，沿前臂内侧后缘，至掌后豌豆骨部，进入掌内，沿小指桡侧至末端（少冲穴），与手太阳小肠经相接。（图2-5-8）

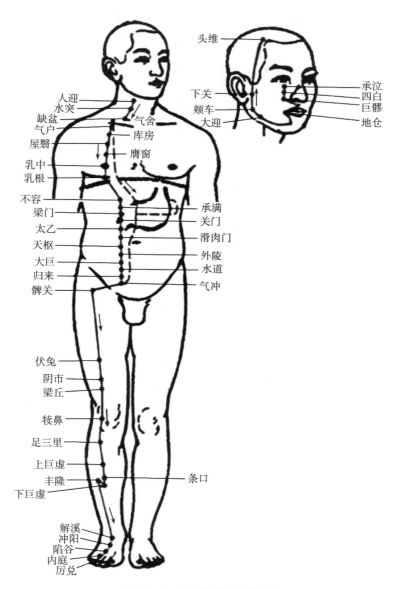

头维

人迎
水突
缺盆
气户
屋翳
乳中
乳根
不容
梁门
太乙
天枢
大巨
归来
髀关

气舍
库房
膺窗
承满
关门
滑肉门
外陵
水道
气冲

下关
颊车
大迎

承泣
四白
巨髎
地仓

伏兔
阴市
梁丘
犊鼻
足三里
上巨虚
丰隆
下巨虚

条口

解溪
冲阳
陷谷
内庭
厉兑

图 2-5-6　足阳明胃经循行图

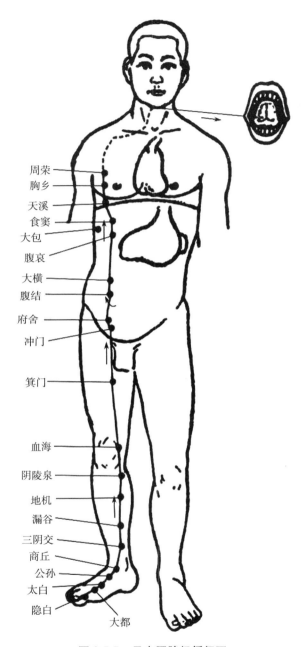

图 2-5-7　足太阴脾经循行图

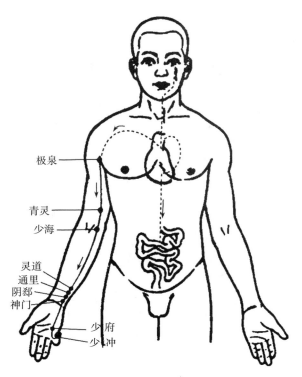

图 2-5-8　手少阴心经循行图

6. 手太阳小肠经　手太阳小肠经，起于小指外侧端（少泽穴），沿着手背外侧至腕部，出于尺骨茎突，直上沿前臂后缘，经尺骨鹰嘴与肱骨内上髁之间，沿上臂外侧后缘，出于肩关节，绕行肩胛部，交会于肩上大椎穴，前行向下进入缺盆部，深入体腔，联络心脏，沿着食管，穿过横膈，到达胃部，属于小肠。

缺盆部支脉：从缺盆部出来，沿着颈部，上达面颊，至目外眦，退行进入耳中（听宫穴）。

颊部支脉：从面颊部分出，上行目眶下（颧髎穴），抵于鼻旁，至目内眦（睛明穴），斜行络于颧骨处，与足太阳膀胱经相接。（图 2-5-9）

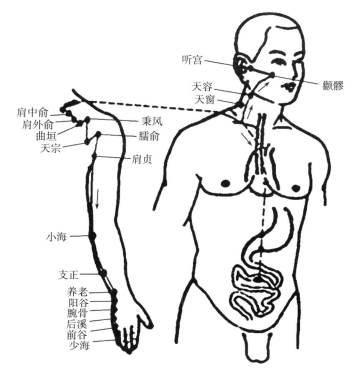

图 2-5-9　手太阳小肠经循行图

7. 足太阳膀胱经　足太阳膀胱经，起于目内眦（睛明穴），向上到达额部，左右交会于头顶与督脉相会（百会穴）。

头顶部支脉：从头顶部分出到颞颥部。

头顶部直行的脉：从头顶入里联络于脑，回出分别下行到项部（天柱穴），下行交会于大椎穴，再分左右沿肩胛内侧，挟着脊柱，到达腰部（肾俞穴），从脊旁肌肉进入体腔，联络肾脏，属于膀胱。

腰部的支脉：从腰部分出，沿着脊柱两旁下行，穿过臀部，从大腿后侧外缘下行进入腘窝中（委中穴）。

后项的支脉：从后项分出下行，通过肩胛内缘直下，从附分穴挟脊柱（三寸）下行，经过臀部（环跳穴）下行，沿着大腿后侧，与腰部下来的支脉会合于腘窝中。然后下行穿过腓肠肌，出于外踝的后面，沿着第5跖骨粗隆，至小趾外侧端（至阴穴），与足少阴肾经相接。（图2-5-10）

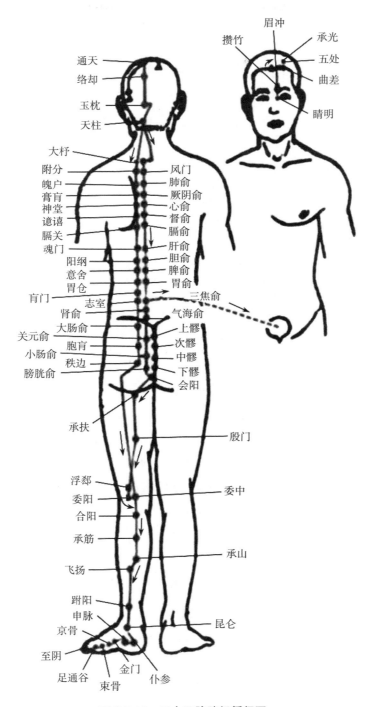

图 2-5-10　足太阳膀胱经循行图

8. 足少阴肾经　足少阴肾经，起于足小趾下，斜行于足心（涌泉穴），出行于舟骨粗隆下，沿内踝后，进入足跟，向上沿小腿内侧后缘，至腘窝内侧，向上行于大腿内侧后缘，通向脊柱（长强穴），属于肾脏，联络膀胱。

肾脏部直行的脉：从肾向上通过肝和横膈，进入肺中，沿着喉咙，挟于舌根两旁。

肺部支脉：从肺中分出，联络心脏，流注于胸中，与手厥阴心包经相接。（图 2-5-11）

9. 手厥阴心包经　手厥阴心包经，起于胸中，分出属于心包络，向下通过横膈，从胸至腹依次联络上、中、下三焦。

胸部支脉：从胸中分出，浅出胁部，至腋下 3 寸处（天池穴），上行到腋窝，沿上臂内侧中线，行于手太阴肺经和手少阴心经之间，进入肘窝中，向下行于前臂两筋（掌长肌腱与桡侧腕屈肌腱）中间，进入掌中（劳宫穴），沿着中指桡侧，到中指桡侧端（中冲穴）。

掌中的支脉：从劳宫穴分出，沿着无名指到尺指端（关冲穴），与手少阳三焦经相接。（图 2-5-12）

10. 手少阳三焦经　手少阳三焦经，起于无名指尺侧末端（关冲穴），向上出于第 4、5 掌骨间，沿着手腕背面，出于前臂桡骨和尺骨之间，向上通过肘尖，沿上臂外侧，上达肩部，交出足少阳胆经后面，向前进入缺盆部，分布于胸中，联络心包，向下通过横膈，从胸至腹，属于上、中、下三焦。

胸中支脉：从胸向上，出于缺盆部，至肩部，左右交会于大椎，上行项部，沿耳后（翳风穴）直上，出于耳部上角，上行额角，屈曲下行，经面颊部到达眼眶下。

耳部支脉：从耳后分出，进入耳中，出走耳前，经上关穴前，与胸中支脉交叉于面颊部，到达目外眦（丝竹空穴，与瞳子髎穴交会），与足少阳胆经相接。（图 2-5-13）

11. 足少阳胆经　足少阳胆经，起于目外眦（瞳子髎穴），向上到达额角部（额厌穴），下行至耳后（完骨穴），沿着颈部行于手少阳三焦经的前面，到肩上又交出于手少阳经的后面，向下进入缺盆部。

　　耳部的支脉：从耳后进入耳中，出来经过耳前，到目外眦的后方。

　　外眦部的支脉：从目外眦处分出，下走大迎穴，与手少阳三焦经合于目眶下，下经颊车，至颈部与前入缺盆部的支脉相会合，然后向下进入胸中，通过横膈，联络肝脏，属于胆，沿着胁肋内，出于少腹侧的腹股沟动脉部，绕过外阴部毛际，横入髋关节部（环跳穴）。

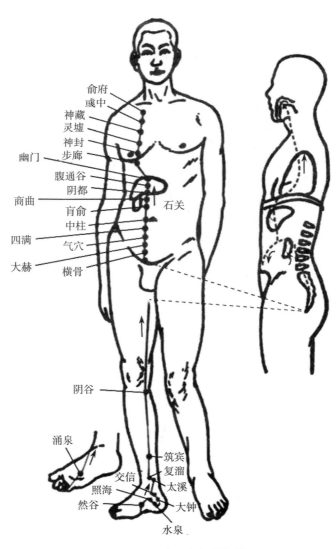

图 2-5-11　足少阴肾经循行图

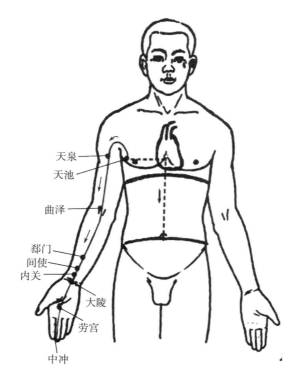

图 2-5-12　手厥阴心包经循行图

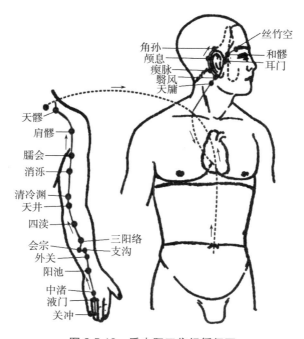

图 2-5-13　手少阳三焦经循行图

　　缺盆部直行的支脉：从缺盆下行至腋窝前，沿着侧胸部，经过季胁，与前入髋关节部的支脉会合，再向下沿着大腿外侧，出于膝部外侧，向下经腓骨前面，直下到达腓骨下段，再下出于外踝的前面，沿着足跗部，进入足第 4 趾外侧端（足窍阴穴）。

　　足跗部支脉：从足背（足临泣穴）处分出，沿着第 1、2 跖骨间，出于足蹈趾末端，穿过趾甲，到趾甲上的毫毛部（大敦穴），与足厥阴肝经相接。（图 2-5-14）

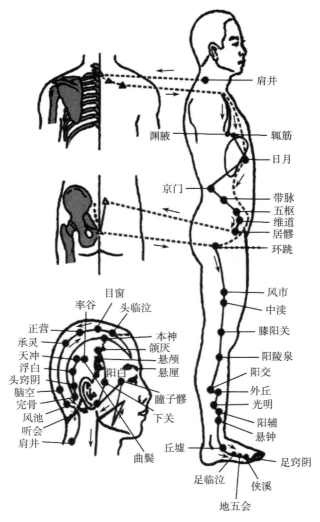

图 2-5-14　足少阳胆经循行图

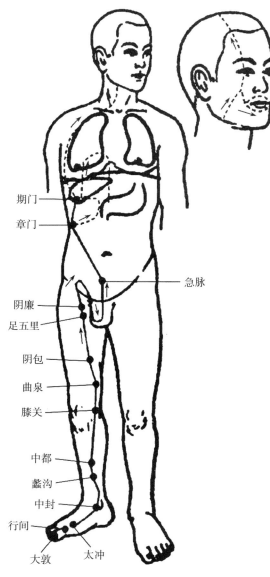

期门
章门
急脉
阴廉
足五里
阴包
曲泉
膝关
中都
蠡沟
中封
行间
大敦
太冲

图 2-5-15　足厥阴肝经循行图

12. 足厥阴肝经　足厥阴肝经，起于足大趾上毫毛部（大敦穴），沿着足跗部向上，经过内踝前 1 寸处（中封穴），向上沿胫骨内缘，至内踝上 8 寸处，交出于足太阴肾经的后面，上行膝内侧，沿着大腿内侧中线，进入阴毛中，绕过阴部，上达小腹，挟着胃旁，属于肝脏，联络胆，向上通过横膈，分布于胁肋部，沿喉咙的后面，向上进入鼻咽部，连接于"目系"，向上出于前额，与督脉会合于巅顶。

"目系"的支脉：从"目系"分出，下行颊里，环绕在口唇的里面。

肝部的支脉：从肝分出，通过横膈，向上流注于肺，与手太阴肺经相接。（图 2-5-15）

二、奇经八脉

奇经八脉是督脉、任脉、冲脉、带脉、阴跷脉、阳跷脉、阴维脉、阳维脉的总称。其特点是：①分布规律与正经不同；②与五脏六腑没有直接络属；③相互之间无表里关系。奇经八脉别行其道，与奇恒之腑密切联系。奇经八脉交错地循行分布于十二经之间，将部位相近、功能相似的经脉联系起来，沟通了十二经脉之间的联系，达到统摄气血、协调阴阳的作用。

1. **督脉**　督脉，起于小腹内，下出于会阴部，向后行于脊柱的内部，上达顶后风府穴，进入脑内，络脑，并由项沿头部正中线上行头顶，沿前额下行至鼻柱。

腰部分支：从腰部脊柱后面分出，络肾。

小腹部分支：从小腹部分出，直上贯脐中央，上贯心，到达咽喉，向上至下颌部，环绕口唇，再向上到两眼下部的中央。（图 2-5-16）

功能：调节阳经气血，为"阳脉之海"；反映脑、肾及脊髓的功能；主生殖。

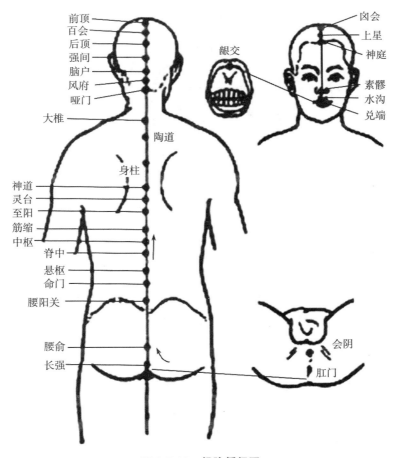

图 2-5-16　督脉循行图

2. 任脉 任脉，起于小腹内，下出会阴部，向前进入阴毛部，沿着腹内，经过关元等穴，到达咽喉部，再上行环绕口唇，经过面部，进入目眶下（承泣穴）。

胞中分支：从胞中别出，向后与冲脉相并，行于脊柱前。（图2-5-17）

功能：调节阴经气血，为"阴脉之海"；调节月经，妊养胞胎。

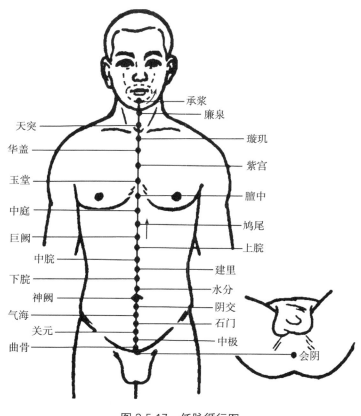

图 2-5-17 任脉循行图

3. 冲脉 冲脉，起于胞中，下出会阴后，从气街部起与足少阴肾经相并，挟脐上行，散入胸中，再上行，经过咽喉，环绕口唇，到目眶下。

分支：一支自会阴沿腹腔后壁，上行于脊柱内；一支出会阴，分别沿大腿内侧下行到足大趾间。（图2-5-18）

功能：调节十二经气血；主生殖；调节气机升降。

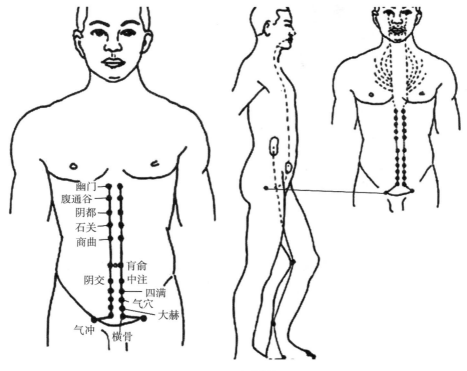

幽门
腹通谷
阴都
石关
商曲
肓俞
阴交　中注
四满
气穴
大赫
气冲　横骨

图 2-5-18　冲脉循行图

4. 带脉　带脉，起于季胁，斜向下行到带脉穴，环绕腰腹部一周。在腹面的带脉下垂到少腹。（图 2-5-19）

功能：约束纵行的各条经脉，司妇女的带下。

5. 阴跷脉　阴跷脉起于足跟内侧足少阴肾经的照海穴，通过内踝上行，沿大腿内侧进入前阴部，沿躯干腹面上行，至胸部入缺盆，上行于喉结旁足阳明胃经的人迎穴之前，到达鼻旁，连属眼内角，与手足太阳经、阳跷脉会合而上行。（图 2-5-20）

功能：控制眼睛的开合和肌肉的运动。

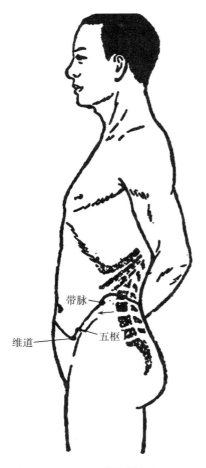

图 2-5-19　带脉循行图

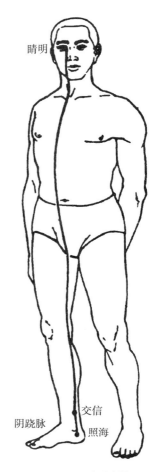

图 2-5-20　阴跷脉循行图

6. 阳跷脉　阳跷脉起于足跟外侧足太阳膀胱经的申脉穴，沿外踝后上行，经下肢外侧后缘上行至腹部。沿胸部后外侧，经肩部、颈外侧，上挟口角，到达眼内角。与手足太阳经、阴跷脉会合，再沿足太阳膀胱经上行与足少阳胆经会合于项后的风池穴。（图 2-5-21）

功能：控制眼睛的开合和肌肉运动。

7. 阴维脉　阴维脉起于足内踝上五寸足少阴经的筑宾穴，沿下肢内侧后缘上行，至腹部，与足太阴脾经同行到胁部，与足厥阴肝经相合，再上行交于任脉的天突穴，止于咽喉部的廉泉穴，与任脉会合。（图 2-5-22）

功能：维脉的"维"字，有维系、维络的意思。阴维具有维系阴经的作用。

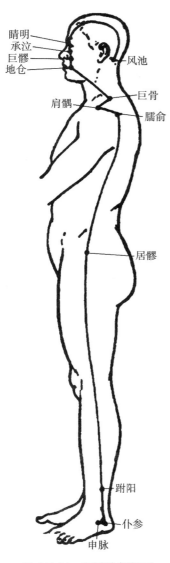

图 2-5-21　阳跷脉循行图

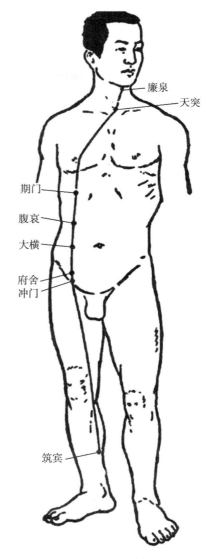

图 2-5-22　阴维脉循行图

8. 阳维脉　阳维脉起于足太阳膀胱经的金门穴，经过外踝，向上与足少阳胆经并行，沿下肢外侧后缘上行，经躯干部后外侧，从腋后上到肩部，经颈部、耳后，前行到额部，分布于头侧及项后，与督脉会合。（图2-5-23）

功能：维系六阳经经气。

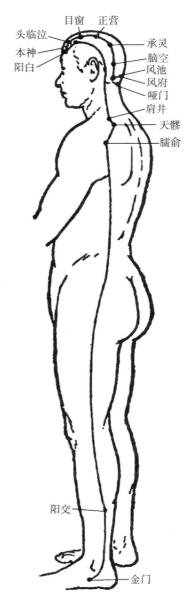

图 2-5-23 阳维脉循行图

三、十二经别

（一）经别的概念

十二经别是十二正经别行分出的另一经脉系统，循行于胸、腹及头部，属于正经范畴，又称"别行的正经"，简称"经别"。经别与从十二经脉分出的十二络脉和十二经脉循行过程中的一些分支不同。

（二）经别循行特点

1. 向心而走，无逆顺之分 十二经别从十二经脉的四肢部位（多为肘、膝以上）别出（离），向心而走，进入体腔脏腑深部（入），浅出体表（出）而上头面，最后，阳经经别回归本经，阴经经别归于相表里的阳经经别（合），这样，十二经别就合为六组，称为"六合"（表 2-5-1）。故十二经别有离、入、出、合的特殊循行方式。

表 2-5-1　十二经别离入出合

经别	离	入	出	合
足阳明	髀	腹里	口	足阳明（一合）
足太阴	髀	腹里	（咽）	
足太阳	腘中、肛	肛	项	足太阳（二合）
足少阴	腘中	（肾）	十四椎、项	
足少阳	髀	毛际、季胁	颐颔中	足少阳（三合）
足厥阴	足跗上	毛际	颐颔中	
手阳明	肩髃	柱骨	缺盆	手阳明（四合）
手太阴	腋下	（肺）	缺盆	
手太阳	肩	腋		手太阳（五合）
手少阴	腋下	（心）	面	
手少阳	巅上	缺盆		手少阳（六合）
手厥阴	腋下三寸	胸中	喉咙、耳后	

2. 分布有规律 十二经别在四肢的分布与十二正经相同，阴经经别在内侧，阳经经别在外侧；太阴、阳明经在前，厥阴、少阳经在中间，少阴、太阳经在后面。

3. 与脏腑有络属关系 十二经别向心而走，进入体腔脏腑深部，与本经相应脏腑有络属联系。足三阳经经别还与心相连。

（三）生理功能

1. 加强十二经脉相为表里两经体内的联系　十二经别通过"入"进入体腔脏腑深部，互为表里的两经相伴而行，经过相为表里的脏腑，浅出体表，阴经经别归于相表里的阳经经别，共同注入体表的阳经，加强了相为表里两条经脉的内在联系。

2. 加强体表与体内、四肢与躯干的向心性联系　十二经别分别从十二经脉四肢部位别出，向心而走，进入体内，加强了体表与体内、四肢与躯干的向心性联系。

3. 加强十二经脉和头面部的联系　十二经脉循行中，所有阳经经脉均上达头部，而阴经只有心、肝二经上达头面。十二经别在四肢向心行走，浅出头面合于相表里的阳经经别，这样，阴经经脉与头面部的有机联系也建立起来了。

4. 扩大了十二经脉的主治范围　根据"经脉所过，主治所及"的原理，十二经别分布的范围，也是经脉主治的范畴。十二经别分布弥补了十二经脉未到之处，也就扩大了十二经脉的主治范围。

5. 加强足三阴、足三阳经脉与心的联系　在经别的循行中，足三阴经经别归于相表里的阳经经别，足三阳经经别与心有广泛的联系，加强了足六经及所属脏腑与君主之官的有机联系。

（孙志波　胡镜清）

第三节　络脉、经筋、皮部

一、络脉

十五别络、孙络、浮络统称为络脉。别络是从经脉分出的支脉，大多分布于体表，是络脉中的主要部分，对全身无数细小的络脉起主导作用。孙络是从别络分出的细小络脉，络之别者为孙。浮络是分布于皮肤表面的络脉，诸脉之浮而常见者为浮。

（一）分布特点

十二经脉的别络都是从四肢肘、膝关节以下的本经腧穴分出，分别走向相表里的阴经或阳经，呈双向交通，加强表里两经相互联络；任脉的别络分布于腹部；督脉的别络分布于背部；脾之大络分布于身体侧面。

（二）生理功能

1. 加强十二经脉中相为表里的两经间的联系　阴经别络走向阳经，阳经别络走向阴经，沟通和加强了相为表里的两条经脉之间在肢体的联系。

2. 别络对其他络脉有统率作用　任脉的别络与诸阴脉相连，沟通胸腹部经气。督脉的别络与诸阳脉相通，沟通腰背部经气。任督二脉之络相互配合，加强身体前后的密切联系。脾之大络既加强躯干侧面的联系，又统率其他络脉、孙络、浮络。

3. 灌渗气血以濡养全身　络脉在肌体支而横行，从小到大，遍布全身，形成一个网状结构，同周身组织接触面甚广，能将循行于经脉中的气血转输、灌渗到全身各个部位而濡养全身。

二、经筋

十二经筋是十二经脉之气濡养筋肉和骨节的体系，是十二经脉的外周连属部分。全身筋肉按经络分布部位分成手足三阴三阳。经筋各起于四肢末端，结聚于骨骼和关节部，有的进入胸腹腔，但不像经脉具有络属关系。十二经筋的主要功能：一是扩充了十二经脉循行、分布范围；二是加强了经络系统对肢体的连缀作用；三是连接骨骼关节，有利于关节屈伸；四是对脏腑、组织、器官起保护作用。

三、皮部

十二皮部是指与十二经脉相应的皮肤部分，属十二经脉及其络脉的散在部位，按手足三阴三阳划分，形成十二皮部，是十二经脉功能活动于体表的反应部位，也是络脉之气散布之所在皮部具有抗御外邪、保卫机体和反映病候、协助诊断的作用，临床上的皮肤针、刺络、敷贴等疗法，是皮部理论在临床的具体应用。在诊察和治疗疾病时还将十二皮部合为"六经皮部"。六经皮部各有专名，其名称分别以"关""阖（害）""枢"为首，三阳以太阳为"关"，阳明为"阖"，少阳为"枢"；三阴以太阴为"关"，厥阴为"阖"，少阴为"枢"。（表 2-5-2）皮部名称对于说明六经辨证的机理有重要意义。

表 2-5-2　六经皮部名称

六经	太阳	阳明	少阳	太阴	少阴	厥阴
皮部名	关枢	害蜚	枢持	关蛰	枢儒	害肩

（孙志波　胡镜清）

第六章

腧穴

第一节　概述

　　腧穴，俗称"穴位"，又有"骨空""气穴""孔穴""穴道"等别名。腧，古代又作"俞""输"，含有转输、输注之意；穴，原义为"土室"，有"洞""孔""隙"之意。腧穴是人气血和病邪出入、汇聚、转输的交会处，是人体功能状态特定的反应区，也是养生保健、防治疾病的施治处。既往认为穴位是一个点，但现在更多的专家认为穴位应该是一个区域。腧穴学是研究腧穴的位置、特点、主治、应用及其原理的一门针灸学科，包括腧穴的分类与命名、位置与取法、局部解剖、主治应用、配伍举例、刺灸方法与禁忌等。

　　毫不夸张地说，腧穴是中国先贤们在长期的健康维护和诊治疾病的实践中总结出来的伟大发现。腧穴的发现大致经历了三个阶段：一是无定位、无定名阶段。远在新石器时代，古人利用砭石砭刺放血，割刺脓疡；或用热熨、按摩、叩击体表；或在体表某一部位用火烤、烧灼等方法来减轻和消除伤痛。该阶段没有固定的穴位，也没有命名，大多"以痛为输"（《灵枢·经筋》有"以知为数，以痛为输"之载），最初腧穴就是"针灸的施治处"。这是腧穴的感性认识阶段。二是定位命名阶段。随着实践经验的积累，人们逐渐意识到人体的某些特殊部位具有治疗作用，通过对这些部位的确定、作用特点和效应进行总结，同时加以命名。这是腧穴理性认识的过渡阶段。三是系统命名阶段。随着医疗实践的日益丰富，人们对腧穴的认识更加深入，不再把腧穴看成是孤立的、散在的存在，通过归经、分类，构成相互联系的有机整体，自此从痛点到腧穴再到经络，中医学有了人体经络系统的完整阐释。这是腧穴的理性认识阶段。

1987 年，《针灸穴名国际标准化手册》出版。1990 年，国家中医药管理局组织部分专家编写了《经穴部位》《经穴部位文献考与解剖》，同时绘制了标准化穴位图，1991 年 1 月 1 日起作为中华人民共和国国家标准在全国实施。2006 年，国家中医药管理局又对 1990 年的标准进行了修订，并在 2006 年 9 月 18 日颁布了国家标准《腧穴名称与定位》，2006 年 12 月 1 日正式实施。自此，经穴理论、针刺的国际化进程显著加速，传统针灸学进入挑战与机遇并存的新发展时期。

（孙志波　胡镜清）

第二节　腧穴的分类与命名

一、腧穴的分类

人体的腧穴分为十四经穴、经外奇穴和阿是穴三类。

（一）十四经穴

凡归属于十二经脉与任、督二脉的腧穴，都称为"十四经穴"，简称"经穴"，共有 362 个。它们有固定的名称、明确的位置，是腧穴的主要部分，为临床所常用。这些腧穴分布在十四经循行路线上，与经脉密切相关，不仅具有主治本经病证的作用，而且能反映十四经及其所属脏腑的病证。十二经脉的腧穴为左右对称的双穴；督脉和任脉的腧穴，则是分布在前后正中线的单穴。

（二）经外奇穴

简称"奇穴"，是指一些虽然有固定的名称和明确的位置，但尚未列入十四经系统的腧穴，多有奇效，因此得名。这类腧穴的主治范围比较单一，多数对某些病证具有特殊疗效，如百劳穴可治瘰疬，四缝穴可治小儿疳积等。

奇穴的分布较为分散，有的在十四经循行路线上，有的虽不在十四经循行路线上,但却与经络系统有着密切联系;有的奇穴是一组穴位,如十宣、八风、华佗夹脊等;有些虽名为奇穴,但其实就是经穴,如胞门、子户,实际是水道穴。

从历代针灸文献可以看出,奇穴一般是在阿是穴的基础上发展而来,有些经穴则是从奇穴发展而来。从腧穴的发展过程来看,奇穴属于经穴的早期阶段。临床上,奇穴可以作为经穴的重要补充。

（三）阿是穴

又称天应穴、不定穴、压痛点,《灵枢·经筋》载有"以痛为输",即根据疼痛的部位来定穴。"阿"是"痛"的意思,因按压痛处,病人会"阿"的一声,故名为"阿是"。这类腧穴既无固定的名称,也无明确的位置,只是反应点和压痛点,可直接进行针刺或艾灸,多用于治疗疼痛、拘挛、强直、抽搐等病证。这是针灸取穴的初级形式,属于腧穴发展的最初阶段。阿是穴多位于病变附近,没有具体数目。

二、腧穴的命名

腧穴命名建立在古人对穴位深刻认识的基础上,是临床正确应用穴位的前提。《千金翼方》:"凡诸孔穴,名不徒设,皆有深意。"药有药性,穴有穴性,古人对腧穴的命名,多以取象比类的方法来命名,取义广泛,可谓是远取诸物,近取诸身。如以日月星辰命名的太乙、太白、天枢;以水流比拟气血的运行而命名曲池、尺泽、少海等;以山谷形容筋骨突起和凹陷而命名的合谷、承山、梁丘等;以生物和器具象征部位的外形而命名的犊鼻、伏兔、天鼎等;以土木建筑和天象譬喻功能等特点而命名的巨阙、紫宫、神门等;根据解剖而命名的上脘、中脘、髀关等;根据八卦而命名的尺泽、厉兑、兑端等;根据治疗作用而命名的睛明、光明、迎香等。

三、穴名国际标准化方案

2006年9月18日,国家颁布的标准《腧穴名称与定位》（GB/T12346-2006）,在2006年12月1日正式实施。

（一）十四经穴（表 2-6-1）

表 2-6-1　十四经穴国际标准

属经	国际代码[1]	属经	国际代码	属经	国际代码
肺经	LU1 ~ 11	大肠经	LI1 ~ 20	胃经	ST1 ~ 45
脾经	SP1 ~ 21	心经	HT1 ~ 9	小肠经	SI1 ~ 19
膀胱经	BL1 ~ 67	肾经	KI1 ~ 27	心包经	PC1 ~ 9
三焦经	TE1 ~ 23	胆经	GB1 ~ 44	肝经	LR1 ~ 23
督脉	GV1 ~ 29	任脉	CV1 ~ 24		

（二）经外奇穴（表 2-6-2）

表 2-6-2　经外奇穴国际标准

部位	国际代码
头颈部	EX-HN1 ~ 14
胸腹部	EX-CA1
背部	EX-B1 ~ 9
上肢	EX-UE1 ~ 11
下肢	EX-LE1 ~ 12

（孙志波　胡镜清）

第三节　腧穴定位法

腧穴的定位法，又称取穴法，是确定腧穴具体位置的基本方法。取穴的

---

[1] 穴位的国际代码是该经的英文名称简写加穴位在该经的排序，如 LU1 表示肺（英文名为 lung）经的第一个穴位，即肺经起始穴中府。

正确与否,直接影响治疗效果。因此,历代医家都非常重视腧穴定位。目前,临床常用的腧穴定位法有骨度分寸折量法、解剖标志法、手指同身寸法等。

(一)骨度分寸折量法

此法最早见于《灵枢·骨度》,现代常用的骨度分寸法就是根据该篇记载并在长期医疗实践中修改和补充而来。将人体的各个部位分别规定其折量长度,作为量取穴位的标准。这一取穴法是以自身骨骼长度作为标准,不受身材的影响,不论男女、老少、高矮、胖瘦,均可采用。(表2-6-3、表2-6-4)

表2-6-3 常用骨度分寸折量表1

部位	起止点	折量寸	说明
头面部	前发际正中至后发际正中	12	用于确定头部腧穴的纵向距离
	眉间(印堂)至前发际正中	3	用于确定前或后发际及其头部腧穴的纵向距离
	第7颈椎棘突下(大椎)至后发际正中	3	
	眉间至后发际正中第7颈椎棘突下(印堂到大椎)	18	
	前额两发角之间(头维之间)	9	用于确定头前部腧穴的横向距离
	耳后两乳突之间(完骨之间)	9	用于确定头后部腧穴的横向距离
胸腹、胁肋部	胸骨上窝至胸剑联合中点(天突到歧骨)	9	用于确定胸部任脉腧穴的纵向距离
	胸剑联合中点歧骨至脐中	8	用于确定上腹部腧穴的纵向距离
	脐中至耻骨联合上缘(曲骨穴)	5	用于确定下腹部腧穴的纵向距离
	两乳头之间	8	用于确定胸腹部腧穴的纵向距离
	腋窝顶点至第11肋游离端(章门穴)	12	用于确定胁肋部腧穴的纵向距离
	两肩胛骨喙突内侧缘之间	12	用于确定胸部腧穴的横向距离
背腰部	肩胛骨内缘(近脊柱侧点)至后正中线	3	用于确定背腰部腧穴的横向距离
	肩峰缘至后正中线	8	用于确定肩背部腧穴的横向距离

部位	起止点	折量寸	说明
上肢部	腋前、后纹头至肘横纹(平肘尖)	9	用于确定上臂部腧穴的纵向距离
	肘横纹(平肘尖)至腕掌(背)侧远端横纹	12	用于确定前臂部腧穴的纵向距离
下肢部	耻骨联合上缘至髌底	18	用于确定大腿部腧穴的纵向距离
	髌底至髌尖	2	
	胫骨内侧髁下方(阴陵泉)至内踝尖	13	用于确定小腿内侧部腧穴的纵向距离
	髌尖(膝中)至内踝尖	15	
	股骨大转子至腘横纹	19	用于确定大腿前外侧部腧穴的纵向距离
	臀沟至腘横纹(承扶到委中)	14	用于确定大腿后部腧穴的纵向距离
	腘横纹至外踝尖	16	用于确定小腿外侧部腧穴的纵向距离
	内踝尖至足底	3	用于确定足内侧部腧穴的纵向距离

表 2-6-4　常用骨度分寸折量表 2

相距 3 寸	眉间(印堂)至前发际正中; 第 7 颈椎棘突下(大椎)至后发际正中; 肩胛骨内缘(近脊柱侧点)至后正中线; 内踝尖至足底
相距 8 寸	歧骨至脐中;两乳头之间;肩峰缘至后正中线
相距 9 寸	前额头维之间;耳后两完骨之间;天突至歧骨;腋前、后横纹头至肘横纹
相距 12 寸	前发际正中至后发际正中; 腋窝顶点至 11 肋游高端(章门); 肘横纹平尺骨鹰嘴至腕掌(背)侧横纹; 两肩胛骨喙突内侧缘之间
相距 13 寸	阴陵泉(胫骨内侧髁下方)到内踝尖
相距 14 寸	承扶到委中

（二）自然标志法

自然标志法是以解剖学的各种体表标志作为依据来确定腧穴位置的方法，可分为两类。

1. 固定标志　指不受人体活动影响而固定不移的标志，如五官轮廓、发际、指甲、乳头、肚脐以及各种骨节突起和凹陷。这些标志固定不移，有利于腧穴的精准定位，如两眉之间取印堂、脐中取神阙等。

2. 活动标志　借助人体的关节、肌肉、肌腱等活动而出现的空隙、凹陷、皱纹等，这些都是在活动状态下才会出现的标志，因此，这种取穴方法称为活动标志法，如在微微开口的凹陷中取听宫、握拳掌横纹头取后溪等。

（三）手指同身寸法

是以患者的手指为标准进行测量定穴的方法，分为中指同身寸法、拇指同身寸法和横指同身寸法三种。值得注意的是，本取穴法是以患者的手指为标准。

1. 中指同身寸　此法出自《千金方》，以中指末节长度作为1寸。而后《针灸大成》指出，以患者中指中节屈曲时内侧两端纹头之间作为1寸，可用于四肢阳经的直寸和背部取穴的横寸。

2. 拇指同身寸　此法源于《千金方》，以患者拇指指关节的横度作为1寸，可用于四肢的直寸取穴。

3. 横指同身寸　此法也源于《千金方》，又名"一夫法"，令患者四指并拢，以中指中节横纹处为准，四指横量作为3寸，可用于四肢及腹部的取穴。

（四）简便取穴法

简便取穴法，因其简便易行，是临床比较常用的一种辅助取穴方法，如两耳尖直上取百会、垂手中指端取风市等。

（孙志波　胡镜清）

第四节　特定穴

特定穴是指十四经中具有特殊治疗作用，并有特定命名的腧穴，包括在四肢肘膝以下的五输穴、原穴、络穴、郄穴、八脉交会穴、下合穴，在胸腹、腰背的背俞穴、募穴，在四肢、躯干的八会穴以及全身经脉的交会穴。

（一）五输穴

五输穴是十二经脉在四肢肘、膝关节以下，名为井、荥、输、经、合的五类特定穴。（表 2-6-5）

《灵枢·九针十二原》："所出为井，所溜为荥，所注为输，所行为经，所入为合。"古人把经气运行过程用自然界的水流从小到大、从浅到深来形容，把五输穴按井、荥、输、经、合的顺序，从四肢末端向肘膝方向依次排列。井穴多位于手足之端，喻作水的源头，是经气所出的部位；荥穴多位于掌指或跖趾关节之前，喻作水流尚微，萦迂未成大流，是经气流行的部位；输穴多位于掌指或跖趾关节之后，喻作水流由小而大，由浅注深，是经气渐盛，由此注彼的部位；经穴多位于腕踝关节以上，喻作水流变大，畅通无阻，是经气正盛运行经过的部位；合穴所位于肘膝关节附近，喻作江河水流汇入湖海，是经气会合于脏腑的部位。

五输穴是常用要穴，为古今医家所重视。《难经·六十八难》指出其主治特点："井主心下满，荥主身热，输主体重节痛，经主喘咳寒热，合主逆气而泄。"在临床上，井穴适用于病在脏的神志病，荥穴可治热病，输穴可治关节痛，经穴可治喘咳，合穴治疗六腑病证等。还有根据季节因时而刺的记载，如《难经·七十四难》指出："春刺井，夏刺荥，季夏刺俞，秋刺经，冬刺合。"

表 2-6-5　十二经五输穴

所属经脉	井(木)	荥(火)	输(土)	经(金)	合(水)
手太阴肺经	少商	鱼际	太渊	经渠	尺泽
手厥阴心包经	中冲	劳宫	大陵	间使	曲泽
手少阴心经	少冲	少府	神门	灵道	少海

所属经脉	井(木)	荥(火)	输(土)	经(金)	合(水)
足太阴脾经	隐白	大都	太白	商丘	阴陵泉
足厥阴肝经	大敦	行间	太冲	中封	曲泉
足少阴肾经	涌泉	然谷	太溪	复溜	阴谷
手阳明大肠经	商阳	二间	三间	阳溪	曲池
手少阳三焦经	关冲	液门	中渚	支沟	天井
手太阳小肠经	少泽	前谷	后溪	阳谷	小海
足阳明胃经	厉兑	内庭	陷谷	解溪	足三里
足少阳胆经	足窍阴	侠溪	足临泣	阳辅	阳陵泉
足太阳膀胱经	至阴	足通谷	束骨	昆仑	委中

（二）六腑下合穴

六腑下合穴是六腑合于下肢足三阳经的特定穴。即胃合足三里，大肠合上巨虚，三焦合委阳，膀胱合委中，胆合阳陵泉。因大肠、小肠、三焦三经在上肢原有合穴，而此六穴都在下肢，为了区别，故以下合穴命名。（表2-6-6）《灵枢·本输》："大肠小肠皆属于胃"，故大肠、小肠的下合穴在胃经上，它们的生理功能是上下相承的；膀胱主藏津液，三焦主水液代谢，两者关系密切，故三焦的下合穴在膀胱经上。

"合治内府"，即指下合穴是治疗六腑病证的主要穴位。例如，足三里治疗胃脘痛，下巨虚治疗泄泻，上巨虚治疗肠痈、痢疾，阳陵泉治疗胆痛、呕吐，委中、委阳治疗三焦气化失常引起的癃闭、遗尿。

表2-6-6 足三阳经下合穴

六腑	下合穴	归经
胃	足三里	足阳明胃经
大肠	上巨虚	
小肠	下巨虚	

续表

六腑	下合穴	归经
胆	阳陵泉	足少阳胆经
膀胱	委中	足太阳膀胱经
三焦	委阳	

（三）原穴

原为本原、原气之意。原穴是位于四肢肘膝关节以下，为脏腑原气经过和留止之处的特定穴。十二经中，六条阴经的原穴与五输穴中的输穴相同；六条阳经则各有一原穴。（表2-6-7）

原穴与三焦、原气有密切关系。原气导源于"脐下肾间动气"，是人体生命活动的原动力，通过三焦运行于脏腑，是十二经的根本。原穴是脏腑原气所留止之处，脏腑发生病变时会相应地反映到原穴上。在治疗上，针刺原穴能使三焦原气通达，从而发挥其顾护正气、抗御病邪的作用。

表 2-6-7　十二经原穴

经脉	肺	大肠	胃	脾	心	小肠	膀胱	肾	心包	三焦	胆	肝
原穴	太渊	合谷	冲阳	太白	神门	腕骨	京骨	太溪	大陵	阳池	丘墟	太冲

（四）络穴

络有联络之意。络穴是由经脉分出络脉的特定穴，具有联络表里两经的作用。十二经在肘膝关节以下各有一个络穴，与任脉、督脉、脾之大络合称为"十五络穴"。（表2-6-8）

在四肢，十二经各有一络穴，可治疗表里两经的病证。例如，肺经的络穴列缺，既能治肺经的咳嗽、喘息，又能治大肠经的齿痛、头项等疾患。在躯干，有任脉络穴鸠尾，其络脉散布于腹部，联络腹部的经气；督脉络穴长强，其络脉夹脊旁向上，散布于头部，联络背部的经气；脾之大络大包，散布于胸胁，网罗全身的气血。故腹部病取鸠尾，背部病取长强，关节病取大包。

表 2-6-8　十五络穴

本经	肺	心	心包	小肠	大肠	三焦	膀胱	胆	胃	脾	肾	肝	任脉	督脉	脾之大络
络穴	列缺	通里	内关	支正	偏历	外关	飞扬	光明	丰隆	公孙	大钟	蠡沟	鸠尾	长强	大包

原络配穴法：原穴与络穴，既可单独运用，也可根据表里脏腑经先病与后病而配合运用。先病者为主，取其原穴；后病者为客，取其络穴。例如，心与小肠经均病，但心经是先病，小肠经是后病，故取心经原穴神门为主，小肠经络穴支正为客；反之，小肠经先病，心经后病，则取小肠经原穴腕骨为主，心经络穴通里为客，这种方法适用于表里两经合病，属于表里配穴法。

（五）郄穴

郄通"隙"，有间隙之意。郄穴是经脉气血深聚的特定穴，多分布在四肢肘膝以下。郄穴用于治疗本经循行部位及所属脏腑的急性病证。阴经郄穴多治血证，如孔最善治咳血、中都善治崩漏等。阳经郄穴多治急性疼痛，如颈项痛可取外丘、胃脘痛可取梁丘、腹痛可取温溜等。（表 2-6-9）

表 2-6-9　郄穴

阴经	郄穴	阳经	郄穴
手太阴肺经	孔最	手阳明大肠经	温溜
手厥阴心包经	郄门	手少阳三焦经	会宗
手少阴心经	阴郄	手太阳小肠经	养老
足太阴脾经	地机	足阳明胃经	梁丘
足厥阴肝经	中都	足少阳胆经	外丘
足少阴肾经	水泉	足太阳膀胱经	金门
阴维脉	筑宾	阳维脉	阳交
阴跷脉	交信	阳跷脉	跗阳

（六）八脉交会穴

八脉交会穴是奇经八脉与十二经脉经气相通的八个特定穴。八脉交会穴既能治奇经病，又能治正经病。例如，公孙通冲脉，能治脾经病和冲脉病。（表2-6-10）

在临床上，常采用上下相应的配穴法。例如，公孙配内关治疗胃、心、胸部病证和疟疾等，后溪配申脉治疗内眼角、耳、肩胛部病及恶寒发热等表证，外关配足临泣治疗外眼角、耳、颈部病及寒热往来证。

表2-6-10　八脉交会穴

所属经脉	八脉交会穴	通八脉	会合部位	主治疾病
足太阴脾经	公孙	冲脉	胃、心、胸	心、胸、胃部病证和疟疾
手厥阴心包经	内关	阴维		
手少阳三焦经	外关	阳维	目外眦、颊、颈、耳后、肩	耳后、颊、颈、肩、目外眦病证
足少阳胆经	足临泣	带脉		
手太阳小肠经	后溪	督脉	目内眦、颈、耳、肩胛	颈项、肩背、耳、目内眦病证
足太阳膀胱经	申脉	阳跷		
手太阴肺经	列缺	任脉	胸、肺、膈、喉咙	喉、胸膈、肺病证
足少阴肾经	照海	阴跷		

（七）背俞穴

背俞穴位于背腰部，为脏腑之气输注的特定穴。在背部膀胱经第一侧线上，大体依脏腑位置而上下排列，分别冠以脏腑之名。（表2-6-11）

当脏腑发生病变时，在相关的背俞穴处常会出现压痛或敏感现象。背俞穴不仅可以治疗相应脏腑的疾病，还可以治疗与脏腑相关的五官九窍、皮肉筋骨等所属器官的病证。例如，肝俞既能治疗肝病，又能治疗与肝有关的眼部疾病、筋脉挛急等；肾俞既能治疗肾病，也可治疗与肾有关的耳鸣、耳聋、阳痿及骨病等。

表 2-6-11　背俞穴

脏腑	肺	心包	心	肝	胆	脾	胃	三焦	肾	大肠	小肠	膀胱
背俞穴	肺俞	厥阴俞	心俞	肝俞	胆俞	脾俞	胃俞	三焦俞	肾俞	大肠俞	小肠俞	膀胱俞

（八）募穴

募穴位于胸腹部，为脏腑之气结聚的特定穴。其分布有在本经者，有在他经者；有呈单穴者，有为双穴者。与脏腑的部位较接近。脏腑有病多反映于募穴，如胆病可在日月或期门有压痛，胃病可在中脘有压痛。募穴多以治疗脏腑及局部疾病为主，如肝病胁痛取期门，大肠腹痛取天枢。（表 2-6-12）

背俞穴和募穴都可以治疗脏腑病证，但有阴阳的区别。背俞穴在背部，属阳；募穴在胸腹部，属阴。《难经·六十七难》："阴病行阳，阳病行阴，故令募在阴，俞在阳。"五脏属阴，六腑属阳，五脏病可反映于背俞穴，六腑病可反映于募穴。因此，五脏有病多取属阳的背俞穴，如肝病取肝俞、肺病取肺俞等；六腑病变多取属阴的募穴，如胃病取中脘、大肠病取天枢等。这也是"从阴引阳，从阳引阴"的一种治疗方法。

表 2-6-12　募穴

两侧		正中	
脏腑	募穴	募穴	脏腑
肺	中府	膻中	心包
肝	期门	巨阙	心
胆	日月	中脘	胃
脾	章门	石门	三焦
肾	京门	关元	小肠
大肠	天枢	中极	膀胱

俞募配穴法：背俞穴和募穴可单独选用，也可配合运用，以加强疗效。例如胃病，于背部取胃俞，于腹部取中脘；肺病，取肺俞和中府，这又属于前后配穴法。

（九）八会穴

八会穴是脏、腑、气、血、筋、脉、骨、髓之气所聚会的八个特定穴。即脏会章门，腑会中脘，气会膻中，血会膈俞，筋会阳陵泉，脉会太渊，骨会大杼，髓会悬钟。凡与上述八者相关的病证均可选用相应的八会穴来治疗。例如，脏病可取章门，血病可取膈俞。《难经·四十五难》："热病在内者，取其会之气穴也。"说明八会穴还能治某些热病。（表 2-6-13）

表 2-6-13　八会穴

八会穴	穴名	经属
脏会	章门	足厥阴肝经
腑会	中脘	任脉
气会	膻中	任脉
血会	膈俞	足太阳膀胱经
筋会	阳陵泉	足少阳胆经
脉会	太渊	手太阴肺经
骨会	大杼	足太阳膀胱经
髓会	悬钟	足少阳胆经

（十）交会穴

交会穴是两条或两条以上经脉交会通过的特定穴。全身的交会穴有 90 余个，多分布于躯干、头面部。

交会穴不但能治疗本经的疾病，还能治疗与其相交会经脉的疾病，一般多用于相交会的两经或数经同时发生病变。例如关元、中极是任脉与足三阴经的交会穴，既可治任脉的疾病，又可治足三阴经的疾病；三阴交是足三阴经的交会穴，对肝、脾、肾三经病变都可治疗。

（孙志波　胡镜清）

第一节　概述

一、概念

体质是个体生命过程中，在先天遗传和后天调养基础上所形成的形态结构、生理功能、心理状态和适应能力方面综合的、相对稳定的特质。

关于体质，在中医文献中有过不同的表述。《黄帝内经》常用"形""素""质"等表述体质，明确指出体质与脏腑的形态结构、气血盈亏有密切的关系。其后，东汉医家张仲景的《伤寒杂病论》，出现了"酒客""尊荣人"等含有体质意义的名词。明代医家张介宾《景岳全书》以"禀赋""气质"而论。清代医家开始应用体质一词，叶天士首次明确提出"体质"，如《临证指南医案·咳嗽》："平素体质，不可不论。"并强调，"凡论病先论体质、形色、脉象，以病乃外加于身也"（《临证指南医案·呕吐》）。其后，人们渐趋接受"体质"一词，普遍用它来表述不同个体的生理特殊性。

中医学关于体质的认识，不但有助于从整体上把握个体的生命特征，而且有助于分析疾病的发生、发展和演变规律，对于疾病的诊断、治疗、预防及养生康复均有重要意义。

二、体质的形成

体质秉承于先天，得养于后天。先天因素是人体体质形成的重要因素，但体质的形成与发展在很大程度上又依赖于后天因素的影响，是机体内外环境多种复杂因素共同作用的结果。先天因素又称禀赋，是体质形成的基础，决定着体质的相对稳定性和个体体质的特异性。体质形成的先天因素主要有家族遗传，婚育年龄，养胎，护胎和胎教等。

后天因素是人出生之后赖以生存的各种因素的总和。后天因素包括膳食营养、生活起居、精神情志、自然环境、社会环境、疾病损害、药物治疗等。体质在一生中并非一成不变的，而是在后天各种因素的影响下发生变化。这些因素既可以影响体质的强弱，也可以改变体质的类型。因此改善体质形成的后天因素，一方面可以弥补先天禀赋之不足，达到以后天养先天从而增强体质目的，另一方面可以调整体质的偏颇失衡，使体质趋于平和健康。

三、体质的特点

（一）体质可分性

体质的形成与先、后天多种因素相关，遗传因素的多样性与后天因素的复杂性使个体体质存在明显的差异，即使同一个体在不同的生命阶段其体质特点也是动态可变的，所以体质具有明显的个体差异性，呈现多态性特征。另外，处于同一社会背景、同一地方区域，或饮食起居方式比较相似的人群，其遗传背景和外界条件类同，使特定人群的体质形成群体生命现象的共同特征，从而又表现了群体趋同性。不同时代的人群也呈现不同的体质特点。

个体差异性与群体趋同性是辩证统一的，没有个体差异性就无"体"可辨，没有群体趋同性就无"类"可分，因此二者共同奠定了"体质可分性"的基础。

（二）疾病相关性

不同个体的体质特征分别具有各自不同的遗传背景和环境因素，它与许多特定疾病的发生与发展有密切关系。体质状态反映正气强弱，决定发病与否。由于个体体质的差异性，导致对某些致病因子有着易感性，或对某些疾病有着易罹性，形成某些（类）疾病发生的背景或基础。体质状态也是预测疾病发展、转归、预后的重要依据；不同地域人群的体质特点与一定的疾病谱相关，因而产生发病差异。

（三）相对稳定性

一般情况下，个体体质一旦形成，在一定时间内不易发生太大的改变，所以体质具有相对的稳定性。体质的稳定性由相似的遗传背景形成，年龄、性别等因素也可使体质表现出一定的稳定性。然而，由于环境、精神、营养、锻炼、疾病等后天因素均参与并影响体质的形成和发展，从而使得体质只具有相对的稳定性。

先天禀赋决定着个体体质的相对稳定性，体质是一个随个体发育的不同阶段而演变的生命过程，在生命过程的某一阶段，体质状态具有相对的稳定性，不会发生骤然的改变，从而使各个生命阶段呈现出不同的体质特点。

（四）可变可调性

体质的稳定性是相对的，并非一成不变，这也意味着体质具有动态可变性。后天因素对体质的形成与发展始终起着重要的制约作用，从而导致体质发生变化，使得体质具有动态可变性。体质的可变性具有两个基本规律，一是机体随着年龄的变化呈现出特有的体质特点；二是由外来因素作用导致体质状态的变化。体质既是相对稳定的，又是动态可变的，从而决定了体质的可调性。一是通过干预亲代体质可调节子代先天禀赋；二是通过调节偏颇体质可预防相关疾病的发生；三是通过干预体质可调节心理适应能力。

（王　琦　李英帅）

第二节　体质的分类

体质的差异现象是先天禀赋与后天多种因素共同作用的结果。这种差异，既有因自然地域性差异而形成的群体差异，又有因禀赋、生活方式、行为习惯的不同而形成的个体差异；既有不同个体间的差异，又有同一个体不同生命阶段的差异。中医学常采取分类的方式来认识体质特性的差异。

　　体质的分类方法是认识和掌握体质差异性的重要手段。古今医家从个体的形态结构、生理功能、心理特征、疾病的倾向性与易感性等不同角度对体质作了不同的分类，主要有传统分类方法和现代分类方法。

一、传统分类方法

　　体质的传统分类法主要是根据中医学阴阳、五行、脏腑、精气血津液等基本理论来确定人群中不同个体的体质差异性。传统的分类方法主要有阴阳分类法、五行分类法、脏腑分类法、体型分类法、心理分类法等。

　　1. 阴阳分类法　根据个体间阴阳多少或阴阳之气盛衰的不同，将体质分为不同类型。包括五分法和四分法。《灵枢·通天》以阴阳的偏颇为依据，将体质划分为多阴无阳的太阴人、多阴少阳的少阴人、多阳少阴的太阳人、多阳少阴的少阳人及阴阳之气平和之人。《灵枢·行针》根据阴阳之气盛衰的不同及不同类型之人对针刺得气反应的不同，将体质分为 4 种类型，即重阳型、重阳有阴型、阴多阳少型和阴阳和调型。清代医家章楠以阴阳量的盛、旺、虚、弱为分类方法，将体质分为阳旺阴虚、阴阳俱盛、阴盛阳虚、阴阳两弱 4 种类型。

　　2. 五行分类法　《灵枢·阴阳二十五人》运用阴阳五行学说，根据人群中皮肤颜色、形态特征、生理功能、行为习惯、心理特征、对环境的适应调节能力、对某些疾病的易罹性和倾向性等各方面的特征，归纳总结出木、火、土、金、水 5 种基本类型，每个主型之下又划分 5 个亚型，共 25 种体质类型。

　　3. 脏腑分类法　脏腑是人体结构的主要部分，但它们的形态和功能状况也因人而异，因此可以根据脏腑来对体质进行分类。比较有代表性的如《灵枢·本藏》中根据五脏的大小高下坚脆偏正的不同，对体质进行了划分。明代医家张介宾从禀赋阴阳、脏气强弱盛衰、饮食好恶、用药宜忌、气血虚衰等方面，将体质划分为阴脏、阳脏、平脏 3 种类型。

　　4. 体型分类法　《灵枢·逆顺肥瘦》着眼于体形之肥瘦、年之壮幼，把体质划分为肥人、瘦人、常人 3 种类型，并根据常人不同体质特征，将其进一步分为端正、壮士和婴儿等不同体质类型。《灵枢·卫气失常》把肥胖的人按皮肤纹理及皮下结缔组织的特性进一步分为膏、脂和肉3种类型，并且指出这3种人的体态结构、气血多少、寒温的特征各不相同。

5. 心理分类法 个体的心理特征是由人的生物社会属性决定的，也是决定个体体质特性的一个重要特征。因此，根据群体体质的心理差异对体质做出分类，是认识人群体质现象的一个重要方法。《灵枢·寿夭刚柔》将体质用气质的"刚""柔"分类，《灵枢·论勇》用"勇""怯"分类，《素问·血气形志》用形、志、苦、乐分类。

二、现代分类方法

在古代体质分类方法基础上，现代医家结合临床实践，应用文献学、流行病学调查等方法，对体质类型进行了划分。由于观察角度不同，出现了四分法、五分法、六分法、七分法、九分法和十二分法等多种分类方法。

其中，最具代表性的是王琦院士提出的九种中医体质分类法。王琦继承了古代及现代体质分型方法的临床应用性原则，以及现代学者以阴阳、气血津液的盛衰、虚实变化为主的分类方法，通过文献学研究、临床流行病学调查、探索性因子分析等方法，将体质分为九种。九种体质具体表现如下。

1. 平和质 体形匀称健壮。性格随和开朗。面色、肤色润泽，头发稠密有光泽，精力充沛，耐受寒热，睡眠安和，胃纳良好，二便正常，舌色淡红，苔薄白，脉和有神。平素患病较少。

2. 气虚质 肌肉松软。性格内向、情绪不稳定、胆小不喜欢冒险。平素气短懒言，语音低怯，精神不振，肢体容易疲乏，易出汗，舌淡红、胖嫩、边有齿痕，脉象虚缓。不耐受寒邪、风邪、暑邪。平素体质虚弱，卫表不固易患感冒；或病后抗病能力弱，易迁延不愈；易患内脏下垂、虚劳等病。

3. 阳虚质 多形体白胖，肌肉松软。性格多沉静、内向。平素畏冷，手足不温，喜热饮食，精神不振，睡眠偏多，舌淡胖嫩边有齿痕，苔润，脉象沉迟。不耐受寒邪、耐夏不耐冬；易感湿邪。发病多为寒证，或易从寒化，易病痰饮、肿胀、泄泻、阳痿。

4. 阴虚质　多体形瘦长。性情急躁，外向好动，活泼。手足心热，平素易口燥咽干，鼻微干，口渴喜冷饮，大便干燥，舌红少津少苔，脉象细弦或数。不耐热邪，耐冬不耐夏；不耐受燥邪。平素易患有阴亏燥热的病变，或病后易表现为阴亏症状。

5. 痰湿质　体形肥胖，腹部肥满松软。性格偏温和，稳重恭谦，和达，多善于忍耐。面部皮肤油脂较多，多汗且黏，胸闷，痰多，喜食肥甘。舌体胖大，舌苔白腻，脉滑。对梅雨季节及潮湿环境适应能力差，易患湿证。易患消渴、中风、胸痹等病证。

6. 湿热质　形体偏胖。性格多急躁易怒。平素面垢油光，易生痤疮粉刺，口苦口干，身重困倦。舌质偏红苔黄腻，脉象多见滑数。对湿环境或气温偏高，尤其夏末秋初，湿热交蒸气候较难适应。易患疮疖、黄疸、火热等病证。

7. 血瘀质　瘦人居多。性格易烦、健忘。平素面色晦暗，皮肤偏黯或色素沉着，容易出现瘀斑，易患疼痛，口唇黯淡或紫，舌质黯有瘀点，或片状瘀斑，舌下静脉曲张，脉象细涩或结代。不耐受风邪、寒邪。易患出血、癥瘕、中风、胸痹等病。

8. 气郁质　形体偏瘦。性格内向不稳定，忧郁脆弱，敏感多疑。平素忧郁面貌，神情多烦闷不乐。舌淡红，苔薄白，脉象弦细。对精神刺激适应能力较差，不喜欢阴雨天气。易患郁证、脏躁、百合病、不寐、梅核气、惊恐等病证。

9. 特禀质　形体无特殊。容易伴随焦虑紧张。常见哮喘、风团、咽痒、鼻塞、喷嚏等。禀赋不耐，对易致敏季节适应能力差，易引发宿疾。易患哮喘、荨麻疹、花粉症及药物过敏等。

（王　琦　李英帅）

第三篇

疾病篇

第一章

认识疾病

　　病，原作"疒"，甲骨文字的"疒"字象一个人躺在床上出汗的样子，"凡人之所苦谓之病"（清徐大椿），所以病的原义是指人生病后的痛苦，较现代医学中的"疾病（disease）"[1]概念宽泛得多。古代还有"疾"，是指较轻的病，而"病"则较危重，二者在程度上有细微的差别，但现在多疾病并称。

　　中医学认为，任何疾病的发生必有原因（病因），"所以致此病者谓之因"（清徐大椿）。病因作用于人体后，如果人体抗病能力不强，就会导致发病。了解疾病的病因、发病原理和疾病变化进程中关键点（病机），对于医生认识疾病本质、把握疾病的变化趋势和选择治疗方法至关重要，是中医学诊断学的基本问题。

第一节　病因

　　病因亦称"病源""病原""病邪""邪气"等，泛指能破坏人体相对平衡状态而导致疾病的所有致病因素。早在《左传》中就记载有公元前541年秦国名医医和提出的"阴、阳、风、雨、晦、明"六气致病的病因学说。

　　病因多种多样，难以穷尽。既可外来，又可内生，还有诸多不确定的致病因素掺杂其间。历代医家依据各种致病因素的来源、性质、致病特点

1　现代医学中的"疾病"概念是特定含义的专有名词。

等，提出了不同的病因分类方法。《内经》对病因有两种分类方法。一是根据始发途径的内外不同，将病因分为阴阳两大类：七情致病直接引起内在五脏病变，此为病起于阴；风雨寒暑湿等天地自然病邪伤人，从外肌肤而入，为病起于阳。二是按照病因损伤人部位的不同分为三类：风雨寒暑等来自天上的自然病邪，易伤人的上部；而来自地面的湿邪易伤人的下部；七情因素则易伤人的内脏。东汉张仲景在《金匮要略》中按照病邪侵袭人体其传变途径的不同将病因分为三类：把自经络受邪入脏腑归属于内因，把自皮肤外来的、病变部位局限于四肢九窍等相对浅表部分的归属于外因，把房室、金刃、虫兽所伤归属于第三类。最为人推崇的是宋陈无择的"三因学说"（《三因极一病证方论·卷二》），将外来六淫称为外因，七情为内因，其他的如饮食失常、劳倦、虫兽、跌打枪伤等为不内外因。

现在我们将病因分为外感病因、内伤病因、病理产物性病因和其他病因四大类。

一、外感病因

外感病因来自外界，从外而入，人体和外界接触、沟通交流的皮肤、口鼻等是主要的入侵途径，亦称之为"外邪"，主要包括六淫和疠气，一般具有发病急、病程短、传变快等致病特点。

（一）六淫

六淫又称为"六邪"，是自然界异常的风、寒、暑、湿、燥、火的总称。风、寒、暑、湿、燥、火本是自然界常见的六种气候变化，又称为"六气"，是万物生长的必要条件。但当六气变化超过一定限度（"淫"是太过之意），人体不能与之适应，或人体因自身原因不能适应正常的六气变化时，它们就会成为邪气，侵袭人体引发疾病。

1. 六淫致病的共有特点

（1）外感性：六淫侵犯人体多从皮肤或口鼻而入，如风邪、寒邪、湿邪多伤皮肤，亦可侵犯口鼻；燥邪常犯口鼻，亦可伤于皮肤。

（2）有明显的季节性：每个季节都有其各自的气候特点，如春季多风，夏季酷热，长夏潮湿，秋季干燥，冬季寒冷。临床可见，春季多发风

邪致病，夏季多发暑邪致病，长夏多发湿邪致病，秋季多发燥邪致病，冬
季多发寒邪致病等。

（3）地域性：不同地域的气候有别，如北方地区气候寒冷而干燥，多
见寒病、燥病；南方地区气候温暖而潮湿，多见热病、湿病。此外，如久
居湿地、工作环境潮湿或水中作业者易患湿病；居处炎热或高温作业者易
患暑病、热病等。

（4）相兼性：六淫既可单独侵袭人体，也可以两种或两种以上兼挟侵
袭人体。如风邪兼热邪袭表的风热感冒，暑邪兼湿邪伤人的暑湿感冒，以
及风邪、寒邪和湿邪三者相兼为患的风寒湿痹等。

（5）转化性：在一定条件下，六淫邪气可相互转化。如感受风寒之邪
通常引发风寒表证，但若患者素体阳盛，寒邪可化热而形成风热表证。

2. 六淫各自的性质及致病特点　风、寒、暑、湿、燥、火有各自性质
及其致病特点，这是辨识外感病的基础。

（1）风邪：风为春季的主气，虽致病多见于春季，但四时皆有，致病
特点相同。

1）风为阳邪，轻扬开泄，易袭阳位：风邪质轻浮越，动而不居，发
散透泄，故为阳邪；其性上升外越，常易侵袭人体的肌表、头面、腰背和
阳经等属阳的部位，汗孔开阖失常可见汗出、恶风，发热等症；侵扰头
面，可见头昏头痛、颈项强直、口眼歪斜、鼻塞流涕、咽痒咳嗽等症。

2）风性善行而数变：风邪善动不居，行无定处，故其致病部位常游
走不定。如以风邪为主的行痹，出现四肢关节的游走性疼痛；风疹、荨麻
疹常发无定处、此起彼伏等。风邪致病多呈发病急、临床变化无常、传变
快的特性。如风疹、荨麻疹发病迅速、皮肤瘙痒、时作时止、时隐时现；
小儿风水病，病变初起仅有表证的临床表现，但在短时间内即可出现全身
浮肿、小便短少等症。

3）风邪主动：风邪致病动摇不定。出现面肌抽掣、震颤、眩晕、口
眼歪斜、四肢抽搐、角弓反张等摇动的临床表现。

4）风为百病之长：风邪为六淫之首，常兼挟六淫中的其他五种邪气
致病，如风邪兼寒邪侵犯人体形成外感风寒证，风邪与热邪相合可导致外

感风热证等。

（2）寒邪：寒为冬季的主气，故寒邪致病多见于冬季，但也可见于其他季节。如气温骤降、贪凉露宿，均可使机体感受寒邪。根据寒邪侵犯的部位可分为"伤寒"和"中寒"两类。寒邪伤于肌腠，阻遏阳气，形成"伤寒"证；寒邪直接侵犯于里，伤及脏腑阳气，则形成"中寒"证。

1）寒为阴邪，易伤阳气：寒邪束表，卫阳郁遏，可见恶寒、发热、无汗、流清涕等症；寒邪入里，损伤脾胃阳气，水谷受纳与运化精微功能失常，可见脘腹冷痛、吐泻清稀等症；若寒邪直中少阴，心肾阳气受损，则见精神萎靡、恶寒蜷卧、下利清谷、手足厥冷、脉微细等症。

2）寒性凝滞而主痛：寒邪侵袭，使气血津液凝结、经络阻滞不通，不通则痛，故多见疼痛。其痛多为冷痛，得温则减，遇寒加剧。寒邪客于肌表，凝滞经脉，阳气阻滞，运行不畅，则出现头身、肢体关节疼痛；以寒邪为主的痛痹，出现四肢关节疼痛剧烈；如寒邪直中胃肠则见脘腹冷痛；寒邪痹阻胸中阳气可见胸背剧痛；寒凝肝经则见少腹或阴部冷痛。

3）寒性收引：寒邪可使气机收敛、腠理闭塞、经筋经脉收缩挛急。如寒邪侵袭肌表，腠理闭塞，卫阳被遏，可见恶寒发热、无汗等症；寒邪侵袭经脉，则血脉挛缩，可见脉紧；寒邪侵袭筋脉，则筋脉收缩拘急，可见筋肉关节拘挛作痛、肢体屈伸不利，甚至出现四肢末梢发冷麻木不仁等症。

（3）暑邪：暑为夏季的主气，独见于夏令，具有明显的季节性。暑邪致病有伤暑和中暑之分。感受暑邪，发病相对缓慢，病情较轻者，为伤暑；感受暑邪，发病相对急迫、病情较重者，为中暑。

1）暑为阳邪，其性炎热：暑邪之热，较其他季节的火热之邪更甚。暑邪致病，人体常出现一派阳热亢盛之象，如高热、心烦、面赤、大汗、脉洪大等。

2）暑性升散，易扰心神，伤津耗气：暑邪性质炎热，而且有上升的趋势，故暑邪为病，常侵犯头目等人体上部，出现头昏、目眩、面赤等症。暑邪最易扰乱心神，轻者心烦不宁，重者出现突然昏倒、不省人事。暑邪还具有发散的趋势，可使腠理开，汗液大泄而耗散津液，出现口渴喜饮、唇干舌燥、尿赤短少等症；气随津泄可致正气虚损，出现气短乏力，甚则突然昏倒、不省人事等病证。

3）暑多挟湿：盛夏之季，不仅气候炎热，而且多雨潮湿，湿热蕴蒸。故暑邪为病，多与湿邪相兼为患。临床上除有发热、烦渴等暑热之象外，常兼见四肢困倦、胸闷呕恶、大便溏泄不爽等湿阻症状。

（4）湿邪：湿为长夏的主气。湿邪致病多见于长夏。但四季均可见为患，如居处潮湿、淋雨涉水、水中作业等均可感受湿邪。

1）湿为阴邪，易伤阳气，阻遏气机：湿邪侵犯人体，阴寒偏盛，阳气易损。湿邪伤人，常先困脾。脾阳不振，运化无权，水湿留聚，可见泄泻、尿少、水肿等症。湿邪侵犯机体，阻滞气机，其阻遏部位不同，临床表现各异。如湿邪上犯头目，阻遏清阳，则头昏、头痛；湿邪阻滞胸膈，胸阳不展，则胸闷、气短；湿邪困遏中焦，脾气不升，胃气不降，纳运失调，则脘痞腹胀、大便不爽；湿邪停聚下焦，肾失气化，膀胱不利，则小便短涩。

2）湿性重浊：湿邪致病，患者常出现以沉重为特点的临床症状。如湿邪袭表，阻遏气机，清阳不升，可见周身困重、四肢倦怠、头重如裹等症。如以湿邪为主的某些外邪侵犯机体而导致的着痹，由于湿邪留滞于经络关节，气血阻滞，阳气不达，故常表现为四肢关节沉重疼痛、肌肤不仁。

"浊"即秽浊、垢腻之意。如湿邪上犯，可见面垢、眼分泌物增多；湿浊下注，常致小便浑浊、大便不爽、下痢脓血、妇女带下过多；湿邪浸淫肌肤，可见湿疹脓水秽浊。

3）湿性黏滞：湿邪致病常具有胶着黏腻、停滞不爽的特点。如湿滞大肠，腑气不利，可见大便黏滞不爽，甚或里急后重，舌苔垢腻；湿邪致病多反复发作，病程较长，缠绵难愈。如湿温病，发热时起时伏，病程长，难以速愈；湿疹、湿痹及风湿感冒，因湿邪胶着难解，阻滞气机，故病证常反复发作。此外，由于湿邪易与风、寒、热、暑等邪相兼为病，常常使病情复杂，故难以治愈。

4）湿邪趋下，易袭阴位："阴位"指人体下部。湿类于水，性重而下行，故湿邪具有趋下的特性，易伤及人体下部。如湿邪所致的浮肿多以下肢较为明显；其他如小便浑浊、泄泻、下痢、下肢溃疡以及妇女带下等。

（5）燥邪：燥为秋季的主气，燥邪致病虽四季均有，但多见于秋季。有温燥与凉燥之分，初秋有夏季余热之气，久晴无雨，燥邪与温热之邪相合，侵犯人体，即为温燥；深秋近冬之时，寒气日重，燥邪与寒邪相合，侵犯人体，即为凉燥。

1）燥邪干涩，易伤津液：燥邪侵犯人体容易损伤津液，可见各种干燥、涩滞不畅的表现。如燥邪伤于肌表，可见皮肤干燥，甚则皲裂，毛发干枯不荣；燥邪损及胃肠，可见小便短少、大便干结。

2）燥易伤肺：燥邪多从口鼻而入，最易伤肺。燥邪伤肺，耗伤津液，出现干咳少痰，或痰黏难咯，或痰中带血，甚则喘息胸痛等症。

（6）火邪：火之气旺于夏季。温、热、火邪皆为阳邪，温为热之渐，火为热之极，三者仅程度上不同，并无本质区别，常统称为温热之邪或火热之邪。

1）火为阳邪，其性炎上：火热之性燔灼、升腾，故属阳邪。火热之邪侵袭人体，发为实热证。临床上多见高热、恶热、心烦、汗出、脉洪数等症。火热之邪有升腾向上的特性，故侵犯人体，病证多表现在上部，尤以头面部多见。如头痛耳鸣、咽喉肿痛、牙龈肿胀、面赤、口舌糜烂等。

2）火邪易扰心神：火热之邪致病，入于营血，常可影响心主神明的功能。轻者心神不宁而出现心烦、惊悸、失眠等症；重者可致神不守舍，心神错乱，出现狂躁妄动，神昏谵语等症。

3）火易伤津耗气：火热之邪燔灼蒸腾，邪热迫津外泄；火热之邪侵袭，机体阳偏盛，直接消灼、煎熬阴津。火热之邪为病，常伴有口渴喜饮、咽干舌燥、小便短赤、大便秘结等津液耗伤的症状。火热之邪迫津外泄，气也随之耗伤，还可以出现体倦乏力、少气懒言等气虚的症状，甚至因气随津脱而出现神昏。

4）火易生风动血：所谓"生风"是指肝风内动；所谓"动血"是指血液妄行。肝主藏血，在体合筋，火热之邪侵犯人体，"阳胜则阴病"，耗伤阴液，燔灼肝经，筋失濡养，可出现为高热神昏、四肢抽搐、两目上视、颈项强直、角弓反张等肝风内动之象。火热之邪侵犯血脉，可灼伤脉络，迫血妄行，引起各种出血病证，如吐血、咯血、便血、尿血、皮肤发斑、崩漏等。

5）火邪易致疮痈：火热之邪侵入血分，聚于局部，腐蚀血肉而发为疮疡痈肿。临床表现以局部红、肿、热、痛为特征，甚至溃破流脓。

在疾病变化过程中，由于脏腑气血阴阳失调所产生的类似于风、寒、湿、燥、火五种病理变化，虽与风、寒、湿、燥、火邪相似，但不是外来之邪，为病自内生，故称为"内生五邪"，即内风、内寒、内湿、内燥、内火，内生"五邪"内容详见文后"附"。

附　内生"五邪"

内生"五邪"，是指由于脏腑阴阳气血的功能失调所形成的类似风、寒、湿、燥、火外邪致病的病变状态。由于病起于内，故称"内风""内寒""内湿""内燥""内火"。因无"内暑"，统称之为内生"五邪"。内生的"五邪"与外感六淫有一定的区别，为避免混淆，外感六淫中的风、寒、湿、燥、火又常被称为"外风""外寒""外湿""外燥""外火"。

1. 内风　内风，是指在疾病发展过程中，由于阳热亢盛，或阴虚不能制阳，阳气亢逆而动，出现动摇、抽搐、震颤等类似风动的病变状态，中医称之为"风气内动"。"内风"的产生与肝的关系密切，故又称之为"肝风内动"或"肝风"。风气内动可分为肝阳化风、热极生风、阴虚风动、血虚生风等。

外风与内风的区别与联系：外风是感受风邪而发病，有发热、恶风等明显的外感症状，多数有发病较急、变化快、病位游移不定的特点；内风因脏腑阴阳气血功能失调而产生，尤与肝关系密切。外风侵袭机体可引动内风；内风日久不愈，正气不足，也可招致外风侵袭人体而发病。

2. 内寒　内寒，又称"虚寒内生"，是指机体阳气虚衰，温煦气化功能减退，阳不制阴，虚寒内生，或阴寒之邪弥漫的病变状态。

内寒的产生多与脾肾阳虚有关。脾肾阳气虚衰，温煦气化失职，阳虚而生内寒，其中尤以肾阳虚衰为关键，此外，阳气虚衰，气化无能，水湿、痰饮等阴寒之物积聚停滞，临床可见畏寒肢冷、面白舌润、蜷卧喜暖、腹泻便溏、水肿等症。

外寒与内寒的区别与联系：外寒是感受外来寒邪而发病，表现以寒邪束表为主，虽然也有寒邪损伤阳气的疾病性改变，但虚象并不明显。内寒因阳虚所致，表现以阳虚为主，兼见寒象。当然，外寒与内寒之间也有一定的联系，寒邪侵犯人体，必然损伤阳气，日久可致人体阳气亏虚；而阳气素亏之体，抗御外寒的能力低下，则易致外来寒邪的侵害。

3. **内湿** 内湿又称"湿浊内生"，是指由于脾失健运等，津液输布功能减退或障碍，引起水湿蓄积停滞的病变状态。因内生之湿多由脾虚所致，故又称之为"脾虚生湿"。湿邪重浊黏滞，多阻遏气机，临床表现常可随湿邪阻滞部位的不同而异。湿邪可阻滞于机体上、中、下三焦的任何部位，但以湿阻中焦、脾虚湿困最为常见。

外湿与内湿的区别与联系：外感湿邪为病，以湿邪伤于肌表，身半以下多见，常常兼有发热、恶寒等外感症状；内湿是由脾、肺、肾等脏腑功能失调，水液代谢失常所致，以脾气虚损或脾阳不振，水湿内停最为关键。外湿与内湿常相互影响，外湿侵犯人体，最易损伤脾阳，脾失健运，水湿内生；反之，脾虚水湿内停，湿困脾，脾失健运，每易招致外湿入侵而发病。

4. **内燥** 内燥，即"津伤化燥"，指机体津液不足，导致全身脏腑组织失其濡润，而出现一系列干燥枯涩的病变状态。多由于久病耗伤阴液，或大汗、大吐、大下，或亡血失精，导致阴亏津少，或某些热性病过程中热盛伤阴耗津所致。临床多见干燥不润等病变，以肺、胃及大肠干燥病证为常见，如干咳、口干不饥、大便燥结等。

外燥与内燥的区别与联系：外燥伤人，多在秋季。燥气通于肺，故外燥多易伤肺。临床表现以肺与皮毛干燥失润为主，伴有发热、恶风等外感症状。内燥因体内津液枯涸、失去滋润濡养，且阴液不足、阳相对偏亢则生内热，故主要表现为全身脏腑组织的干燥枯涩，尤以肺、胃、大肠多见，且常伴虚热证。外燥与内燥都以津液不足，脏腑组织失于滋润为特征。

5. **内火（热）** "内火"或"内热"，又称"火热内生"，指由于机体阳盛有余，或邪郁日久，或五志化火，或阴虚阳亢等而致火热内扰、功能亢奋的病变状态。火、热同类，均属于阳，在病机与临床表现上基本一致，只是火比热的程度更重。火热内生，有虚、实之别。

（1）实火：指由于各种原因导致机体阳气亢盛有余的病变状态。实火的产生与以下因素有关：

1）阳气过盛化火：人体本身阳气过于旺盛，功能亢奋有余化生为火。

2）邪郁化火：外感六淫病邪或体内的疾病代谢产物（如痰、瘀血、结石等）和食积、虫积等，导致人体之气的郁滞，气郁则生热化火。

3）五志过极化火：又称为"五志之火"。多指由于情志刺激，影响了脏腑精气阴阳的协调平衡，造成气机郁结或亢逆，郁可化火，亢逆亦可化火，而发为肝火。

（2）虚火：是指由于阴液耗伤导致机体虚热内生的病变状态。由于精亏血少或阴液大伤，阴不制阳，可导致全身性功能虚性亢奋，虚热内生，所以又称为"阴虚火旺"。虚火一般起病缓慢，病程较长。临床常见五心烦热或骨蒸潮热、颧红盗汗、眩晕耳鸣、形体消瘦、舌红少苔、脉细数等。

外火与内火的区别与联系：外火为外感火热病邪袭表，病位在表，有表证的表现；内火病位在里，没有表证的表现。外火可入里引发内火；内火日久，正气不足，也可招致外感火热病邪侵袭而发病。

（二）疠气

疠气，是指一类具有强烈致病性和传染性病邪的统称。在中医文献中，疠气又称为"疫毒""疫气""异气""戾气""毒气""乖戾之气"等。疠气是有别于六淫的一类外感病邪。明吴又可《温疫论》曰："夫瘟疫之为病，非风非寒非暑非湿，乃天地间别有一种异气所感。"既往的天花、霍乱等烈性传染病的病原和近年的严重急性呼吸综合征（SARS）、禽流感病毒以及新型冠状病毒都可归于疠气。疠气可以通过空气传播，多从口鼻而入，也可随饮食、蚊叮虫咬、皮肤黏膜接触、血液等途径感染而发病。疠气引起的疾病统称为"疫病""瘟病""瘟疫病"，如天花、霍乱、鼠疫、中毒性痢疾、肠伤寒、白喉、急性传染性肝炎、猩红热、腮腺炎、流行性出血热、SARS、禽流感、甲型 H1N1 流感、新冠肺炎等，都是疠气所引起的疫病。

1. 疠气的致病特点

（1）传染性强，易于流行：疠气具有强烈的传染性和流行性，无论男女老少，凡接触者，均可能发病。

（2）特异性强，症状相似：疠气侵犯人体发病，具有一定的特异性，其病位也具有一定选择性。同一种疠气侵袭不同人体，其发病病位、临床表现及传变规律大体相同。《素问·刺法论》曰："五疫之至，皆相染易，无问大小，病状相似"。而每一疠气所致之疫病，均有各自的临床特点和传变规律，亦所谓"一气一病"。如霍乱的临床表现多以剧烈的呕吐、泄泻为主要特点，病位在胃肠；又如痄腮，无论男女多表现为耳下腮部肿胀。

（3）发病多急骤，病情危笃：疫病之气多属热毒之邪，其性疾速，常挟秽浊之气侵犯人体，故其气致病发病急骤，来势凶猛，变化多端，病情险恶、危重，死亡率高。

2. 疫疠流行的因素

（1）气候反常：气候反常、自然灾害发生，均易滋生疠气而导致疫病的发生与流行。

（2）环境污染和饮食不洁：环境卫生不好，如水源、空气、食物污染常可引起疫病发生、传播。

（3）预防隔离措施不当：由于疠气具有强烈的传染性，一旦发现疫情，当及时将患者隔离，若预防隔离工作不力，往往会造成疫病传播流行。

（4）社会因素：社会因素对疠气的发生与疫病的流行也有一定的影响。如生活贫困、营养不良或战乱不停、百姓流离失所，或工作环境恶劣，均可导致疫病发生和流行。

二、内伤病因

内伤病因是指人的情志活动或生活起居违反常度而导致疾病的致病因

素，主要包括七情内伤、饮食失宜、劳逸过度三个方面。内伤病因与外感病因相对而言，病自内而生。

（一）七情内伤

七情是指喜、怒、忧、思、悲、恐、惊七种正常的情志活动，是人体精神意识对外界环境变化产生的情志反应，一般情况下不会导致疾病。七情内伤，是因七情过激引起脏腑功能紊乱而导致或诱发疾病。七情致病与否，取决于情志的异常变化是否超出了机体的适应范围，所以除了与情志活动的激烈程度有关外，还与个体对情志的适应和调节能力有关。七情致病有以下特点：

1. 直接伤及脏腑 不同的情志过激常容易伤及不同的脏腑。过喜伤心，可见心神不宁，心悸、失眠、健忘，甚至精神失常等；过怒伤肝，可见两胁胀痛，善太息，头胀头痛，面红目赤等；过思伤脾，可见食欲不振，脘腹胀满，大便溏泄等；悲忧伤肺，可见咳嗽、胸闷、气短、乏力等；惊恐伤肾，可见滑精，二便失禁等。

2. 影响脏腑气机 七情内伤致病，主要是通过影响脏腑气机，导致气血运行失常而发病。

（1）喜则气缓：暴喜易导致心气涣散，甚者神不守舍、心气暴脱，临床可见精神不集中、神志失常、狂乱，或见心气暴脱所致的大汗淋漓、气息微弱、脉微欲绝等。

（2）怒则气上：过度愤怒可使肝气疏泄太过而上逆，甚则血随气逆，临床表现可见面红目赤、头痛头晕甚者呕血或昏厥猝倒等。若肝气横逆，影响脾胃，亦可见食欲不振、腹痛腹泻等症。

（3）思则气结：思虑过度，气机郁结，脾胃运化失常，气血生成不足，心神失养，临床可见心悸、健忘、失眠、多梦、纳呆、腹胀、便溏等表现。

（4）悲（忧）则气消：过度悲忧可导致肺气耗伤、肺失宣降，临床可见精神萎靡不振、气短、胸闷、乏力懒言，甚者呼吸衰竭、厥脱等症。

（5）惊则气乱：气乱，即气机紊乱。猝然受惊伤及心肾，导致心神不定、气机逆乱、肾气不固，临床可见惊悸不安、慌乱失措，甚者精神错乱等。

（6）恐则气下：恐惧过度，可使肾气不固，气陷于下，临床可见大恐引起的二便失禁，甚至昏厥。或恐惧不解而伤精，产生遗精滑泄等症。

3. 多发为情志病　情志病包括因情志刺激而发的，如郁证、癫、狂等；因情志刺激而诱发的病证，如冠心病、中风、高血压波动等。情志病发生后，又进一步加重情绪的恶化。

4. 影响病情变化　情志活动与病情变化关系非常密切。情绪积极乐观，七情反应适当，有利于病情的好转乃至痊愈。情绪消沉，悲观失望，或七情异常波动，可使病情加重或急剧恶化。这也是中医学在治疗疾病时重视调情志的主要原因。

（二）饮食失宜

饮食是人体生命活动所需营养物质的重要来源。饮食失宜是指不合理的饮食习惯，包括饮食不节、饮食不洁、饮食偏嗜等，是导致疾病发生的内伤性病因之一。

1. 饮食不节　饮食不节是指饮食的质、量或时间没有节制与规律，包括饥饱失常和饮食规律失常等。

（1）过饥：长期摄食不足，久之必然气血亏虚为病，可见形体日渐消瘦，功能衰退，抵抗力低下。儿童时期可影响其生长发育。此外，社会上还有一部分人，过度节食，日久导致气血化生不足，变生他病，严重者可发展成厌食等较顽固的身心疾病。

（2）过饱：暴饮暴食，或中气虚弱而强食，以致脾胃运化失司而引起疾病。饮食积滞不化可见脘腹胀满疼痛、嗳腐吞酸、呕吐泄泻、厌食纳呆等。若长期饮食超量，营养过剩，可发展为肥胖等。小儿食滞日久，可积而化热，酿成"疳积"[2]。

2. 饮食不洁　进食不洁净、陈腐变质或有毒的食物是导致某些疾病发生的病因。若进食被疫毒污染的食物，则可发生传染性疾病，或引发食物

2　疳积：小儿脾胃功能较成人弱，若饮食积滞，日久郁而化热，出现手足心热、心烦易哭、脘腹胀满、便溏、面黄肌瘦等症，称之为疳积。

中毒，轻则脘腹疼痛，呕吐腹泻，重则毒气攻心、神志昏迷，甚至导致死亡。此外，饮食不洁也容易导致寄生虫病。

3. 饮食偏嗜 过度喜好某种性味的食物，或为长期偏食某些食物也是导致某些疾病发生的病因。主要有寒热偏嗜、五味偏嗜、种类偏嗜、烟酒偏嗜等。

（1）寒热偏嗜：饮食宜寒热适中，饮食过冷过热皆不相宜，偏嗜生冷寒凉易于损伤脾胃阳气，而见腹痛、泄泻等；偏嗜辛温燥热易使肠胃积热，而见口渴、口臭、腹满腹痛、便秘或痔疮等。

（2）五味偏嗜：五味与五脏各有其所喜，如果长期偏嗜某种性味的食物，就会导致相应所入之脏气偏盛，功能活动失调而引发疾病。

（3）种类偏嗜：膳食结构应合理，谷、肉、果、蔬齐全。若膳食结构不合理，有所偏嗜，可导致某种营养物质缺乏，日久可成为某些疾病发生的原因，如瘿瘤（碘缺乏）、佝偻（钙、磷缺乏或代谢障碍）、夜盲症（维生素 A 缺乏）等。偏嗜油腻甜腻之物，可损伤脾胃，内生痰热，易患胸痹、肥胖、消渴、痈肿疮疡、痔疮下血等病，甚则中风，发为半身不遂等。

（4）烟酒偏嗜：嗜酒成癖，可损伤脾胃，久易聚湿、生痰而致病，甚至变生癥积。抽烟成瘾，容易耗肺伤津。

（三）劳逸过度

劳逸结合、动静相兼是保障人体健康的重要条件。长时间过于劳累或过于安逸，都不利于健康，往往损伤机体而引发疾病。

1. 过劳 过劳即过度劳累，包括劳力过度、劳神过度和房劳过度三个方面。

劳力过度又称"形劳"，指较长时间从事繁重的体力劳作，耗气伤形，积劳成疾。劳神过度又称"心劳"，指长期思虑太过，耗伤心血，损伤脾气，以致心神失养，脾失健运，临床可见心悸、健忘、失眠多梦、纳少腹胀、便溏、消瘦等。房劳过度是指性生活不节，容易导致肾精耗伤，可见腰膝酸软、眩晕耳鸣、精神萎靡、性功能减退、男子遗精滑泄甚或阳痿，女子月经失调等甚至早衰。

2. 过逸 过逸是指过度安逸，包括体力过逸和脑力过逸两方面。长期安闲少动，可导致人体气机不畅，正气不足，抵抗力下降，易感邪生病。长期用脑过少，诸事无所用心者，可致神气衰弱，表现为精神不振、健忘、反应迟钝甚至出现痴呆等。

三、病理产物性病因

病理产物性病因，是指在疾病发生、发展、演变的病理过程中，由于气、血、津液的运行失常及脏腑功能失调，形成痰饮、瘀血等病理产物，这些病理产物又成为新的致病因素，进一步影响脏腑功能及气血正常运行，导致新的疾病。因而这些病理产物也是病因，又称"继发性病因"。

（一）痰饮

痰饮是脏腑气化失司、水液代谢障碍凝聚而形成的病理产物，稠黏为痰，清稀为饮，属继发性致病因素。痰饮致病常见临床表现可归纳为咳、喘、悸、眩、呕、满、肿、痛等。

1. 痰饮的形成 肺、脾、肾及三焦脏腑气化功能失常，津液代谢障碍，以致水液停滞，是形成痰饮的中心环节。肺主宣发肃降，通调水道，若肺失宣降，通调不利，津液输布失司，则聚湿而生痰饮；脾主运化水湿，若脾阳不振，运化失职，则水湿内生，凝聚生痰；肾主水，若肾阳不足，蒸化无力，则水不化气，停留而成痰饮；三焦为决渎之官，是水液运行的通道，若水道不利，津液失布，亦能聚水生痰饮。

2. 痰饮的致病特点 痰饮可流窜经络、肌肤、筋骨、脏腑等全身各处，无处不到，极易产生多种病变。因之中医有"百病皆由痰作祟"之说。

（1）阻滞气机运行：痰饮可随气流行全身，或停滞于经脉，或留滞于脏腑，阻滞气机，妨碍气血运行。若痰饮流注于经络，易使经络气机阻滞，气血运行不畅，出现肢体麻木，屈伸不利，甚至半身不遂等；若结聚于局部，则形成瘰疬、痰核，或形成阴疽、流注等。痰饮阻肺，肺气失于宣降，则见胸闷气喘，咳嗽吐痰等；痰浊痹阻心脉，血气运行不畅，可见胸闷心痛；痰饮停胃，胃气失于和降，则见恶心呕吐等；痰气结滞于咽喉，则形成"梅核气"，临床常见咽中梗阻如有异物，咽之不下，吐之不出，胸膈满闷，情志抑郁等。

（2）影响水液代谢：痰饮本为水液代谢失常的病理产物，其一旦形成之后，作为一种致病因素会进一步影响肺、脾、肾、三焦等脏腑的气化功能，导致水液代谢障碍。如痰湿困脾，脾气不升，可致水湿不运；痰饮阻肺，肺气宣降失职，可致津液不布；痰饮停滞下焦，影响肾与膀胱的功能，可致水饮停蓄，导致津液代谢障碍更为严重。

（3）易于蒙蔽清窍：痰饮为浊阴之邪，随气上逆，或者兼挟风、火邪气，合而为患，尤易蒙蔽清窍，扰乱心神，出现头晕目眩、精神不振甚至神昏谵妄等症，或者引起癫、狂、痫等疾病。

（4）症状复杂，变幻多端：痰饮随气流行，内而五脏六腑，外而筋骨皮肉，无处不到，可引发多种疾病。由于其致病面广，发病部位不一，且又易于兼挟其他邪气致病，故有"百病多由痰作祟""怪病多痰"之说。

（二）瘀血

瘀血是指体内因血液停积或血行滞缓而形成的病理产物，属继发性致病因素。包括因血液运行不畅、停滞于经脉或脏腑组织内的血液及体内淤积的离经之血。又称"败血""恶血""蓄血""污血"等。

1. 瘀血的形成　瘀血的形成主要体现在两个方面。一是由内外伤或其他原因引起出血，离经之血积存体内而形成瘀血；二是外感六淫、疠气、内伤七情、饮食劳倦、久病年老等所致的人体气滞、血寒、血热、气虚使血液运行不畅而凝滞产生瘀血。

2. 瘀血的致病特点

（1）影响血液运行：瘀血一旦形成，无论是溢于脉外而留积，还是在脉内的瘀滞，均可导致局部或全身的血液运行失常，可见口唇、爪甲青紫，皮肤瘀斑，舌有瘀点、瘀斑，脉涩不畅等。如瘀血阻滞于心，导致心脉痹阻，气血运行不畅，可见胸痹心痛。

（2）阻滞气机：瘀血一旦形成，必然影响和加重气机郁滞，故有"血瘀必兼气滞"之说。气机郁滞又可加剧血液运行不畅，形成气滞血瘀、血瘀气滞的恶性循环。

（3）病位固定：瘀血作为一种有形的病理产物，一旦停滞于体内某脏腑组织，多难以及时消散，故其致病具有病位相对固定的特点，如局部刺痛固定不移，或癥积肿块日久不消。

（4）病证繁多：瘀血形成的病理基础是气血运行失常。由于气血运行周身，瘀血致病的病位广泛，阻滞的部位不同，形成原因各异，兼邪不同，其临床表现错综复杂。如瘀阻于心，出现心悸气短，心胸憋闷，心前区疼痛，甚则唇甲青紫，出冷汗；瘀阻于肺，可见呼吸困难、气喘咳嗽、咯血；瘀阻于肝，可见胁痛，或见胁下癥积；瘀阻于胞宫，可见小腹疼痛，月经不调，或痛经、闭经、崩漏、经色紫黯有血块等。

3. 瘀血常见病证特点

（1）疼痛：瘀血所致的疼痛多为刺痛，痛处固定、拒按、夜间痛势尤甚。多因经脉阻滞不通和组织失养而致。

（2）肿块：肿块在体表或者体内，按之有形、质地较硬、位置固定不移。

（3）出血：血色紫暗或夹有瘀血块，或大便色黑如漆。多因瘀血阻滞，经脉瘀塞不通，血溢脉外而致。

（4）发绀：面色紫暗、爪甲、肌肤、口唇青紫。多因瘀血停滞，血液不能正常濡养而致。

（5）舌质紫暗，或有瘀点、瘀斑，或舌下静脉曲张，为瘀血最常见、最敏感的指征。

（6）脉细涩、沉弦，或结代，或无脉。

临床判断是否有瘀血存在，除掌握常见临床表现特点，还应关注发病前是否有外伤、出血、分娩史。病程长，屡治无效者，应考虑瘀血的存在。

四、其他病因

有些致病因素既非外感病因、内伤病因又非病理产物性致病因素，故笼统归属为"其他病因"，古称"不内外因"。

1. 外伤　外伤，主要指跌仆、利器等外力击撞、虫兽咬伤、烫伤、烧伤、冻伤等意外因素导致皮肤、肌肉、筋骨和内脏等形体组织的创伤。外伤致病，多有明确的外伤史。

2. 中毒　中医学将一切强烈、严重损害机体结构和功能的致病因素泛称"毒"。现代医学一般多指食物中毒、药物中毒、农药中毒及某些有毒化工原料中毒等。这类疾病往往都有中毒病史。因发病急，病情危重，救治不及时常有生命危险。随着社会经济的发展，气候变暖、环境污染、各种辐射波等构成新毒，又称环境毒，也直接威胁着人体健康。

3. 药邪　药邪，是指用药不当造成疾病的一种致病因素。药物既可治病，也可致病。如药物炮制不当或使用过程中存在用量过大、配伍不当、用法不当等情况，临床可见病人中毒、病情加重或发生新的病变，一般发病急骤。

4. 医过　医过，是指因医护人员的过失而导致病人病情加重或变生他病的一类致病因素。医过的形成包括语言不当、诊治失误等情况。

5. 寄生虫　又称诸虫，是指导致人体寄生虫病的各种虫体。寄生虫是个体通过进食，或接触被污染的水、土、食物等，感染寄生虫或虫卵而发病。人体常见的寄生虫有蛔虫、蛲虫、绦虫、钩虫、血吸虫、疟原虫等。寄生虫寄居于人体内，不仅消耗人体的营养物质，还可以损伤脏腑的生理功能。

6. 先天因素　是指胎儿先天禀赋不足，或者在胎儿孕育过程中所遭受的父母不良情志、饮食起居和不当使用药物等致病因素，主要包括胎弱与胎毒。

胎弱是指胎儿禀受父母的精气不足，以致先天禀赋薄弱，日后发育障碍，出现畸形或不良，如小儿五迟（立迟、行迟、发迟、齿迟、语迟）之证，以及许多遗传性疾病。

胎毒指婴儿在母腹时，感染母体的毒邪，或是在妊娠早期，其母感受邪气或误用药物、误食伤胎之物，导致遗毒于胎，出生后渐见某些疾病。如梅毒可由其父母传染而得。

另外，近年来，受环境污染、气候变化等因素的影响，雾霾、酸雨及苯、酚、甲醛等一些新的病因逐渐增多，这些病因在中医经典著作中没有明确记载，尚需进一步研究。

（郭立中　江丽杰）

第二节　发病

发病是研究疾病发生的途径、类型、规律及其影响因素的基本理论。

疾病的发生，是机体处于病邪的损害与正气抗损害的相搏交争过程。若邪气的损害超越了正气的抗损害能力，使机体难以维持相对平衡的生理状态，就会导致疾病发生。

一、发病原理

疾病发生的机制错综复杂，但概括而言，不外乎正气与邪气两种力量相互抗争的过程。因此，正邪相搏是疾病发生、发展、转归全过程最基本、最核心的机制。

（一）正气与邪气的概念

1. 正气的含义　正气是指人体防病抗病、维护健康的能力，包括环境适应能力、自我调节能力和康复自愈能力等，简称"正"。

正气是以精、气、血、津液等生命物质充足与脏腑经络等组织器官正常结构和功能活动为基础的。正气旺盛取决于以下几个因素：一是脏腑经络等组织器官结构的完好无损；二是精、气、血、津液等生命物质的充沛；三是人体各种功能活动正常及相互间的和谐有序。

2. 邪气的概念　邪气泛指存在于外界或由人体内产生的各种具有致病作用的因素，简称"邪"。

邪气侵袭人体，导致人体脏腑经络等组织器官功能紊乱，精气血津液代谢失常，甚至造成脏腑、官窍、筋骨、皮肉不同程度的形态结构破损，导致疾病的发生发展。

（二）发病的基本原理

1. 正气不足是疾病发生的决定因素　正气是决定发病的内在因素，如《内经》所说："正气存内，邪不可干。""邪之所凑，其气必虚。"正虚易感外邪而发病，还可因虚而"内生邪气"（如形成痰饮、瘀血、结石等病理产物）而发病。

2. 邪气存在是发病的重要条件　没有邪气侵袭，人体一般不会发病；

只有邪气侵袭，人体才有可能发病，邪气存在是发病的必要条件，邪正交争，邪胜正虚才会发病。但在某些特殊的情况下，邪气的致病力特别强，超越了人体正气的一般抗损害能力，也可以在发病中起决定性作用。如瘟疫、高温灼伤、意外伤害、虫兽咬伤、中毒等，即使正气强盛，也难免不受其害。故古人也十分强调人应该"避其毒气"。

3. 邪正斗争的胜负决定疾病的发展与转归 邪正斗争的胜负，首先决定是否发病。其次，邪正斗争的基本态势，还关系着疾病的类型、性质与转归。发病后如果正气仍然较为强盛，邪正抗争，多表现为实证，病位往往较浅，病情轻，预后良好，疾病很快就能痊愈；如果发病后正气亏虚，无力抗争邪气，多表现为虚证或虚实夹杂证，病位往往较深，病情重，预后不良，疾病不易痊愈。

二、发病类型

由于邪气的种类、性质、强弱、致病途径、侵袭部位的不同，以及正气强弱和体质的差异，发病有感而即发、伏而后发、徐发、继发、复发等不同类型。

1. 感而即发 感而即发，又称"卒发""顿发"，是指机体感邪后即刻发病。常见于新感外邪较盛、疫气致病、情志过激、中毒（误食、接触或吸入有毒物）、各种外伤及虫兽伤等所致的疾病，急暴突发，没有明显的潜伏期。

2. 伏而后发 伏而后发，又称"伏邪发病"，是指感受某些邪气后，经过一段潜伏期，才出现明显的临床症状和体征而发病。如肺痨、破伤风、狂犬病、艾滋病等。也有疾病治疗不彻底，余邪留而未尽，伺机而发者，也称为伏发。

3. 徐发 徐发，又称"缓发"，指感邪后缓慢发病。如长期外感湿邪，或年高体虚，机体反应能力低下，或忧愁思虑过度、房事不节，饮食偏嗜等，多发病缓慢，久而成病。

4. 继发 继发是指在原有疾病未愈的基础上发生新的疾病。如小儿食积日久，可继发"疳积"；肝气郁结日久继发的癥积、臌胀。

5. 复发 复发，又称"再发"，是指疾病初愈或缓解阶段，在某些诱因的作用下，引起疾病的再度发作或反复发作的一种发病形式。引起疾病复发的常见诱因主要有饮食不慎、劳累过度、用药不当、重感新邪及情志过激等。

三、影响发病的主要因素

疾病的发生，除决定于正气与邪气两个方面的因素外，还受环境、体质、精神状态、先天遗传和胎传等多方面因素的影响。

（一）环境因素

环境指人所处的自然和社会环境，主要包括气候因素，地域因素，生活工作环境和社会环境等。

气候异常易形成季节性的多发病。如春季多风，易生风温病；夏季炎热，湿郁热蒸，易生暑热或湿热病；秋季干燥，易生燥病；冬季寒冷，易生寒病等。久旱、水涝、暴热暴冷等反常气候，容易形成瘟疫流行，如麻疹、百日咳、水痘等，多发生并流行在冬春季节，痢疾等多发生并流行于夏秋季节。

北方气候寒冷，易生寒病；东南沿海，气候温暖，易生湿热；西方气候干燥，易伤津液。江河流域、湖泊沼泽之地，地势低洼，水湿较盛，易生湿邪致病。有些地区，由于食物、饮水中缺乏人体必需的某些物质，常导致地方病发生。

此外，生活工作环境、社会环境也可成为致病因素，从而导致疾病的发生。社会地位、经济状况、文化程度、家庭情况、境遇和人际关系等的改变，也会使人体气机紊乱，脏腑功能失调，从而产生疾病和诱发宿疾。

（二）体质因素

体质决定发病倾向。如肥人多痰湿，善病胸痹、中风；瘦人多火，易患痨、消渴；年老肾衰，易患腰痛、淋证、咳喘。

体质的易感性或耐受性。如偏阳体质易感风、暑、热邪，耐寒；偏阴体质易感寒湿之邪，耐热。肥胖之人或痰湿内盛者，易感寒湿之邪，易患中风、眩晕之疾；瘦人或阴虚之体，易感燥热之邪，易患肺痨、咳嗽诸疾。若体质相近，虽感受不同的邪气，也可表现为相类似的证候。

（三）精神情志因素

情志舒畅，精神愉快，气机通畅，气血调和，则脏腑功能协调，正气旺盛而健康少病。如果情志异常波动，或多思善虑，非忧即怒；或痴情妄想，所愿不得；或境遇变化，情绪低沉等，均可导致气血失调，脏腑功能失常而发病。

（四）先天因素

先天因素包括遗传因素和胎传因素，二者均决定体质类型，对病邪的易感性或耐受性不同，疾病的发生有所差异。遗传过程中，亲代所发生的某些疾病也相应地遗传给子代；胎儿在母体发育过程中，各种因素通过母体作用于胎儿，致使其出生后易患某些疾病。

（郭立中　江丽杰）

第三节　病机

病机，首见于《素问·至真要大论》，是中医理论体系中最为重要的基本概念之一，具有鲜明的中国文化特色。

一、概念与特征

《说文解字》曰："机，从木，几声。主发谓之机。""机"本义为古代弓弩上的发射装置，作用是钩住弓弦、主导扣发，使弓箭适时射出，所以"机"的基本含义是"扳机""触发点""枢机"，引申为事物变化的关键。在中国的文化中，在此基本含义上衍生出许多与"机"有关的词语，如机会、乘机、战机等。而于病机来说，唐代王冰注："机即为机要"，明代张介宾注："机者，要也，变也，病变所由出也。"所以，病机为疾病之机要，也就是疾病发生、发展、变化的关键。抓住病机这一疾病演变发展的关键，就能预判疾病变化趋势，同时进行针对性干预。

通常弓弩上的机的外侧都会有挡板遮盖，这个挡板称为"关"，为了避免机被不小心触碰而导致误击（这也是"机关"一词的来历），所以弓弩的机是隐藏着的，无法直接看见。当然，由于机是扣发装置，必然是十分灵动的。与弓弩上的机相类比，病机的基本特征也是"潜藏于内、变动不居"。与看得见、摸得着、患者能感觉到的症状、体征等临床表现不同，病机不是显现在外能被直接观察到，而是潜藏在表象背后，需要医生对疾病复杂的外在表现连同天文气象、地理环境等相关信息进行深入细致分析，由表及里，去粗取精，去伪存真，才能准确抓住疾病内在"潜藏"的病机。病机总是处在不断变化的过程之中。疾病在发展变化的过程中，病机是瞬息万变的，即使是同一种疾病，因为处于不同的阶段，患者的体质、所处的时间、气候、地域不同，治疗用药、个人养生调摄情况也不一样，病机也会大相径庭。有人说医生用药如用兵，病机就如同战机，稍纵即逝。治病的关键是善于捕捉到瞬息万变的病机，准确施治，方能取得疗效。所以，病机与其说是疾病变化之机，倒不如说是关键的治疗之机[3]。

我们将病机分为基本病机、核心病机、主要病机和次要病机。基本病机，是指机体在致病因素作用下所产生的最为常见、最基本的、绝大多数疾病共有的病机，主要有邪盛正衰、阴阳失调、升降失常等。核心病机是指某一疾病贯穿始终的特定病机，如痰瘀互结是冠心病的核心病机。主要病机是指疾病在发生、发展的某阶段占主要地位的病机，次要病机是指疾病在发生、发展的某阶段占次要地位的病机。如冠心病慢性期，其核心病机同时也是其主要病机。但在冠心病慢性心衰急性发作的水肿期，此时阳虚水泛是上升为该阶段的主要病机，其他的病机如冠心病的核心病机痰瘀互结虽然仍然存在，但仅占次要地位退为次要病机。认识疾病的核心病机、主要病机和次要病机，对于精准施治是非常重要的。

二、基本病机

尽管疾病的种类繁多，病变进程错综复杂，病机千变万化，但基本病

---

3 胡镜清，江丽杰 . 从病机原义解析辨证识机论治 [J]. 中医杂志，2015，56(24)：2098-2100，2103.

机主要有邪盛正衰、阴阳失调、升降失常等。

（一）邪盛正衰

在疾病的发生、发展过程中，人体正气与致病邪气相互斗争，力量盛衰此消彼长，直接决定疾病的虚实病机变化与预后转归。

1. 形成虚实变化　实和虚分别反映了邪盛、正衰的状态。

实，是指邪气亢盛，是以邪气盛为矛盾主要方面的一种病变状态。此时致病邪气力量强盛，而人体正气也不衰，正气能积极与邪气抗争，故正邪相搏，斗争剧烈，反应明显，临床上可出现一系列疾病反应比较剧烈的、有余的证候表现，即实证。常出现在外感病的初期和中期，或者正气未虚，见有形病变产物如痰、食、水、瘀血等积聚体内的慢性病证。临床上常见壮热、狂躁、声高气粗、腹痛拒按、二便不通、脉实有力等症。

虚，是指正气不足，以正气虚损为矛盾主要方面的一种病变状态。由于脏腑功能减退，抗病能力低下，难以出现邪正斗争剧烈的病变反应，而导致一系列虚弱、衰退和不足的证候。多见于素体虚弱、疾病的后期及多种慢性病证日久，表现为神疲体倦、声低气微、自汗盗汗、畏寒肢冷、脉虚无力等。

在疾病过程中，邪正的消长盛衰，不仅可以产生单纯的虚或实，还可形成多种虚实错综复杂的局面。

（1）虚实错杂：是指疾病过程中，邪盛、正衰同时存在的病机，包括虚中夹实、实中夹虚两类。虚中夹实，指以正虚为主，但又兼夹邪实的病变状态。如脾阳虚导致水湿停聚，形成水肿。实中夹虚，指以邪实为主，兼见正气虚损的病变状态。如外感热病发展过程中，由于邪热炽盛，煎灼津液，从而形成实热伤津、气阴两伤的病证。

（2）虚实转化：是指疾病在发展过程中，由于邪气伤正，或正虚而致邪气积聚，发生病机性质的转变，包括由实转虚、因虚致实两类。

由实转虚，指本来以邪气盛为主的实性病变，因失治或误治等原因，致使人体正气受到损伤，继而转化为以正气虚损为主的虚性的病变过程。如外感性疾患，疾病初期多实证，到疾病后期则多转变为气阴两虚证。

因虚致实，指本来以正气亏损为主要矛盾的虚性病变，转变为邪气盛较突出的病变过程。如因脏腑功能减退，导致气、血、水等不能正常代谢运行，水湿、瘀血、痰饮等实邪滞留体内，即属于因虚而致实的病机改变，此时，正气亏虚仍然存在，实性邪气也存留于体内。

（3）虚实真假：在某些特殊情况下，疾病的临床表现可出现与其虚实本质不完全一致的假象，主要有真虚假实、真实假虚两种情况。

真虚假实，病机为"虚"，但表现出"实"证假象。多由于正气不足，脏腑气血亏虚，气化无力所致。如脾气虚极，运化功能严重减退，除见纳食减少、疲乏无力、脉虚而细弱等症外，同时可见脘腹胀甚、腹痛便秘等假实之象。

真实假虚，病机为"实"，但表现出"虚"证假象。多由于实邪结聚于体内，气血不能畅达于外所致。如热结肠胃的阳明腑实证，即因邪热内结，腑气不通，阳气郁闭于内而不能外达，除见大便秘结、腹满硬痛拒按、潮热、谵语等外，有时又可出现精神萎靡、肢体倦怠等假虚之象。正如《景岳全书》云："至虚之病，反见盛势""大实之病，反有羸状"。

2. 影响疾病转归　在疾病的发生、发展过程中，邪正的盛衰变化，不仅决定着病证的虚实变化，而且直接影响疾病的发展和转归。

（1）正胜邪退：是在疾病过程中，正气强盛奋起积极抗御邪气，或及时地得到正确的治疗，邪气日益消减或被驱除，疾病向好转或痊愈方向发展的一种病机，是疾病最常见的一种转归。

（2）邪胜正衰：是在疾病过程中，邪气亢盛，机体正气虚弱，抗邪无力，不能制止邪气进一步侵害，病势迅猛发展，疾病恶化，向危重甚至死亡方面转归的一种病机。若机体正气衰竭，则人的生命活动逐渐终止而死亡。

（3）邪正相持：指在疾病过程中，机体正气虚弱，邪气并不亢盛，邪正双方势均力敌，相持不下，病势处于迁延状态的一种病机。此时，由于正气不能完全驱邪外出，因而邪气可以稽留于一定的部位，病邪既不能消散，亦不能深入传变，故又称之为"邪留"或"邪结"。邪正相持，疾病常常转为慢性。

（二）阴阳失调

在疾病的发生、发展过程中，由于各种致病因素的影响，导致人体的阴阳失去相对的协调与平衡，从而形成阴阳偏盛偏衰，或互损，或格拒，或亡失的病机。

1. 阴阳偏盛　阴阳偏盛，是人体阴或阳高于正常水平的病机。阴阳偏盛主要是由于邪气亢盛所致，故阴阳偏盛为实性病机，主要表现为实证。

（1）阳偏盛：即阳盛，指机体在疾病过程中所出现的一种阳气偏盛、功能亢奋、阳热过剩的病变状态。多由于感受温热阳邪，或阴邪从阳化热，或五志过极化火等，导致机体阳热偏盛，表现为实热证，以热、动、燥为特点。临床可见壮热、面红、目赤、心烦、口渴、尿黄、大便干、舌红、苔黄等。

（2）阴偏盛：即阴盛，指机体在疾病过程中所出现的一种阴气偏盛、脏腑功能障碍或减退、产热不足以及代谢产物积聚的病变状态。多由感受寒湿阴邪或过食生冷，而致阴寒内盛，表现为阴盛而阳未衰的实寒证，以寒、静、湿为特点。临床可见手脚冷、喜暖、口不渴、小便清、大便稀、脉迟等。

2. 阴阳偏衰　阴阳偏衰，是人体阴或阳低于正常水平的病机。主要是由于人体阴或阳的亏损引起，主要表现为虚证。

（1）阳偏衰：即阳虚，是指机体阳气虚损，功能减退或衰弱，热量不足的病变状态。由于先天不足，后天失养，或久病损伤阳气，以致机体阳气不足，阳不能制约阴，阴相对亢盛，故表现为虚寒证。与阴盛相比，除具备寒的表现，还有虚的表现，如喜静蜷卧等。

（2）阴偏衰：即阴虚，是指机体精、血、津液等物质亏耗，凉润、宁静、抑制等功能减退，阴气不足，阴不制阳，阳气相对偏盛的虚热状态。多由于阳邪伤阴，或因五志过极，化火伤阴，或久病耗伤阴液，以致阴不能制约阳，导致阳相对亢盛，故表现为虚热证。与以热为主的阳盛相比，阴虚是虚而有热，临床可见形体消瘦、心烦、手脚心热、潮热、盗汗、口干咽燥、两颧潮红、大便干硬、小便短少、舌红少苔、脉细数等。

3. 阴阳互损　阴阳互损，是指在阴或阳任何一方虚损的前提下，病变发展影响到相对的一方，形成阴阳两虚的病机。在阴虚的基础上，继而导致阳虚，称为阴损及阳；在阳虚的基础上，继而导致阴虚，称为阳损及阴。

（1）阴损及阳：由于阴液亏损，继而累及阳气生化不足，或者阳气无所依附而耗散，从而在阴虚的基础上又导致了阳气虚亏，形成了以阴虚为主的阴阳两虚的病变状态。

（2）阳损及阴：由于阳气虚损，影响阴液的化生，从而在阳虚的基础上又导致了阴虚，形成以阳虚为主的阴阳两虚的病变状态。

4. 阴阳格拒　阴阳格拒，指阴或阳的一方偏盛至极，壅遏于内，将另一方排斥格拒于外；或一方极度虚弱而导致另一方相对亢盛、雄踞于内，将衰弱的一方排斥于外，阴阳之间不相维系，从而导致真寒假热或真热假寒的病变状态。阴阳格拒包括阴盛格阳和阳盛格阴两方面，病情一般较为严重。

（1）阴盛格阳：又称"格阳"，指阴寒偏盛至极，壅闭于里，寒盛于内，逼迫阳气浮越于外的一种病变状态。如阳气衰极、虚寒极盛时，由于排斥阳气于外，可在原有面色苍白、四肢逆冷、精神萎靡、畏寒蜷卧、脉微欲绝等寒盛于内表现的基础上，又出现面红、烦热、食欲增进、口渴、脉大无根等假热之象，常被喻为"回光返照"。因寒盛于内是疾病的本质，表现的是假热之象，故称为真寒假热证。在治疗时需把握病机，重用治寒之药，而不可见热象而清热。

（2）阳盛格阴：又称"格阴"，指邪热内盛，阳气郁遏深伏于里，不能外透布达，使阴阳之气不相交通，甚至格拒排斥阴气于外一种病变状态。热盛于内是疾病的本质，但由于排斥阴气于外，可在原有壮热、面红、气粗、烦躁、舌红、脉数大有力等热盛于内表现的基础上，又出现四肢厥冷、脉象沉伏等假寒之象，故称为真热假寒证。

5. 阴阳亡失　阴阳亡失，包括亡阴和亡阳两类，是指机体的阴液或阳气突然大量地亡失，导致生命垂危的一种病变状态。

（1）亡阳：指机体的阳气突发脱失，而致全身功能严重衰竭的一种病变状态。由于邪气过盛、正不敌邪，或素体阳虚、疲劳过度，或过用汗、吐、下法，以致阳随阴泄，均可导致阳气的严重耗散或脱失于外。临床表现为阳气暴脱，多见冷汗淋漓，汗凉清稀，肌肤手足逆冷，神疲，脉微欲绝等危重征象。

（2）亡阴：指由于机体阴液突发大量消耗或丢失，而致全身功能严重衰竭的病变状态。由于热邪炽盛，煎灼阴液，或汗、吐、下太过，或久病耗损阴液，均可致阴液大量消耗或丢失，而致亡阴病变。临床表现为亡阴时多见喘渴烦躁，汗热黏稠，甚至汗出如油等危重征象。

亡阴和亡阳，在病机和临床征象等方面虽然有所不同，但由于机体的阴和阳存在着互根互用的关系，故亡阴可以迅速导致亡阳，亡阳也可继而出现亡阴，最终生命活动终止而死亡。

（三）升降失常

升降运动，广泛存在于自然界中。如春夏季，万物生长，蓬勃向上；秋冬季，万物丰成，归藏蓄积。地上的水，经阳光照射蒸发成为水蒸气，上升成雾、成云，积而成雨再降落，其升降运动构成水的自然循环，滋养万物。同样，升降运动也贯穿于生命活动的始终，是人体维持正常生理活动的必要条件。许多疾病发生、发展，都与人体内部升降运动失常有关。

将升降失常列为基本病机之一，代表了我们对升降失常病机广泛性的新认可。当今学术界对升降失常病机的关注和研究远远不够。我们认为，就人体生命活动来说，人体内部的升降运动远比我们能够观察到的要复杂和普遍得多，升降失常也几乎是所有疾病共有的病机。中医学对人体升降运动认识的科学内涵非常深厚、宽泛且极具临床意义，下文暂且以脏腑升降失常、气血津液升降失常等示例说明之，希望未来能有更多的研究深化我们的认识，提供更多可以阐释的素材。

1. 脏腑升降失常　脏腑有序的升降运动是维持人体生命活动正常的前提，如肺主宣发肃降、肝主升发疏泄、脾主升清、胃主受纳下降等。一方面，脏腑本身其生理功能或升或降，另一方面，脏腑之间还存在着升与降的相互协调和制约，从而维持正常生理活动。所以，脏腑升降失常既可表现为脏腑本身升降失常，又可表现为脏腑间的升降失常。

（1）脏腑本身升降失常：每一脏腑都有其正常生理的升降运动。我们以肺、肾为例来加以说明。

肺主宣发、肃降。肺主宣发，宣发是升，可促进肺呼出浊气、推动水谷精微宣发全身。另一方面，肺主肃降，推动水液下行，所以在中医学里将肺作为"水的上源"。宣发与肃降这一升降运动相互制约，保证肺主呼吸、朝百脉、通调水道的功能正常。如果肺不能正常地宣发与肃降，肺气上逆就会导致咳嗽、气喘，水液不能正常输送运行就会导致水肿等病变。

肾主水与主纳气。肾主水，肾中阳气将水液蒸腾气化，就像地上的水上升为云。如若肾中阳气不足，不能蒸腾气化水液，会导致水液代谢失常，所以在中医学里将肾比作"水之下源"。肾主纳气，由肺吸入的气必须吸入到一定的深度才能完成正常的呼吸功能，而这有赖于肾摄纳作用的帮助，这是降。如若肾不纳气，就会出现呼多吸少、动则气喘等病证。

（2）脏腑间升降失常：脏腑之间升降运动的协调，也是关系到人体生命活动正常与否的关键。脏腑之间升降关系失常，则病变丛生。脏腑间的升降协调以心肾相交、脾升胃降、肝升肺降最为重要，临床上，它们之间的失常也最为多见。

1）心肾升降失常：心肾升降失常，即心肾不交，指心火与肾水生理关系失调。心在上焦，属火；肾在下焦，属水。在正常情况下，心火下降至肾，制约其寒；肾水上升至心，制约心火。心火和肾水升降协调，彼此交通，保持动态平衡。心肾相交是两者生理关系的重要体现，也是维持人体正常生理功能的关键环节。如心火亢盛或者肾水不足，不能上制心火，不仅会出现心悸多梦、心神不宁等症状，还会因为心火向下损耗肾水，导致肾阴虚火旺，出现腰酸、头晕、健忘等症状。有一种常见的失眠就是心肾不交导致的。

2）脾胃升降失常：脾胃升降失常，指脾胃升清降浊功能的紊乱，导致气血、津液升降失常的病变状态。脾主运化，胃主受纳，脾宜升，胃宜降。脾胃升降相因，清气得升，浊气得降，有助于五脏六腑功能活动维持正常状态。脾主升清，脾气上升将水谷精微、津液上输于肺，再输布到其他脏腑而化生气血。不仅如此，中医学还认为脾气上升是维持人体各个脏器位置固定的基本力量。胃气下降，水谷能下行，便于消化吸收及排泄。如脾气升举无力、不升反降（脾气下陷），出现气短懒言、久泻以及脏器下垂如胃下垂、脱肛、子宫脱垂等。胃气不降反而上逆，则出现嗳气，恶心，呕吐等症状。

3）肝肺升降失常：肝肺升降失常，指肝主疏泄、肺主肃降功能的紊乱，导致肝疏通条达功能与肺输布津液、通调水道功能紊乱的病理状态。肝主疏泄，以升为常，肝气升则清阳升。肺主肃降，以降为顺。肝升肺降，相互协调，则人体气机调畅，精气血津液运行通达。若肝失疏泄，或肺失肃降，肝肺升降失常，可出现肝升太过，肺降不及，表现出口苦、目赤、胁痛、易怒，及咳嗽、咳血等症状。

2. 气血津液生成、输布失常 人体是由多种物质构成的生命体，气血津液等是升降运动的物质基础，而这些营养物质的生成、转化、输布又依赖于升降运动。升降相因，出入有序，则能维持机体"气血平和"的平衡状态，反之则气血津液生成输布失常。

（1）气血津液的生成失常：气血津液的化生，不外乎上焦肺吸入的清气，中焦脾胃纳化的水谷精微以及源于下焦肾的先天精气，升降协调化生而成。其中，与水谷精微上承气化关系最为密切。具体来说，水谷由口入胃，经过脾腐熟运化，分清别浊，精微上奉，在脾气上升的推动下，上归于肺，灌注百脉。其糟粕在胃气、大小肠的通降作用下排出。在气血津液的生成过程中，如果无法完成正常的升降运动，就会导致气血津液化生不足，出现气虚、血虚、津液不足等病变。

（2）气血津液的运行输布失常：气、血、津液在生成之后，还要通过有序的升降运动，才能有效地完成其运行和输布。水谷入胃，经脾运化，将水谷精气上输，肺主肃降，将气血津液下输；心推动血液通过血脉输布全身；肾上助肺纳气，下气化蒸腾水液；胃、大肠、小肠、膀胱等通力合作，协调传导下降，推动食物消化吸收，向下传递形成二便排出体外，实现了津液的排泄。诸脏腑组织共同协调，各安其位，各司其职，使得气血津液升降出入循环往复，维持正常生理功能和新陈代谢。气血津液通过升降运动，得以到达身体各部位，就像是自来水通过水泵加压上升又顺着水管向下流到千家万户一样（当然，气血津液从脾胃化生之后上升到肺，远比自来水上升到水泵的"物理加压"过程要复杂得多）。如果其中某个环节升降失常，就可能会影响其正常的输布，生成病变。

（胡镜清　卢红蓉　张逸雯）

第二章

诊断疾病

诊，即诊察了解；断，指分析判断。"诊断疾病"就是通过对患者的询问、检查，以掌握病情资料，进而对患者的健康状态和病变本质进行辨识，并对所患疾病、证做出概括性判断。

疾病藏之于"内"，但必有症状、体征反映于"外"；局部表现常可反映出整体状况，外在表现必有内在生物学基础。疾病的诊断过程是一个在中医学理论的指导下，通过对反映于外的各种疾病现象进行综合分析，对疾病本质认识逐步深化的过程，目的在于指导疾病防治实践。

中医诊断的主要内容包括诊法与辨证两部分，基本原则为整体审察、四诊合参、病证结合等，基本方法有司外揣内、见微知著、以常达变、因发知受。

第一节　诊法

诊法，是中医诊察、收集病情资料的基本方法和手段。主要包括望、闻、问、切"四诊"。疾病是复杂的，其临床表现千变万化，而望、闻、问、切四诊是从不同的角度收集临床资料，在临床上必须综合运用，才能全面而系统地了解病情，做出正确的诊断。这就是中医学强调的"四诊合参"。

一、望诊

望诊，是指医生通过视觉对人体的全身、局部及排出物等进行有目的的观察，以了解健康状况、测知病情的方法。望诊通常依照先整体后局部、由表及里、由浅入深的路径进行。

（一）全身望诊

主要观察人的神、色、形、态。

望神是观察人体生命活动的整体表现（广义的神）和神志（狭义的神），望色是观察人体皮肤色泽变化，望形是观察患者形体的强弱、形体胖瘦及形体体质特点等，望态是观察患者的体态、动静姿态和肢体异常动作。

1. 望神 重点是对人的目光、面色表情、语言声音、体态举止、呼吸气息、舌象及脉象等表现进行观察，其中尤以两目、面色、神情及体态的表现为观察的重点。临床上一般将神的表现概括为得神、少神、失神、假神及神乱五类（表 3-2-1）。

表 3-2-1 神的不同表现及临床意义

分类	临床表现	临床意义
得神	目光明亮、面色红润、神志清楚、表情自然、体态自如	健康的表现；脏腑功能不衰，正气未伤，病多轻浅，预后良好
少神	目光乏神、面色少华、精神不振、少气懒言、倦怠乏力	正气不足，脏腑功能减退，轻病或疾病恢复期
失神	目暗睛迷、面色晦暗、精神萎靡、表情淡漠、活动失灵；或神昏谵语、舌謇肢厥或猝倒神昏、牙关紧闭	脏腑功能严重受损，功能衰竭，预后不良；或邪陷心包内扰神明、肝风挟痰蒙蔽清窍。皆属危重
假神	本已神志不清，却突然精神转佳，语言不休，想见亲人；本已目光晦暗，却突然目似有光而浮露；本已面色晦暗枯槁，却突然颧赤如妆；本已毫无食欲或久不能食，突然食欲大增或主动索食	脏腑精气极度衰竭，正气将脱，阴阳即将离决，常为临终前的征兆
神乱	焦虑不安，心悸不宁，恐惧胆怯，不敢独处一室；或狂妄躁动，呼笑怒骂，打人毁物，不避亲疏，甚或登高而歌，弃衣而走；或猝然昏仆，不省人事，口吐涎沫，口出异声，四肢抽搐，醒后如常	心胆气虚，心神失养；或暴怒化火，炼津为痰，痰火扰神，常见于狂证；多与先天禀赋因素有关，因肝风夹痰，蒙蔽清窍，常见于癫痫

2. 望色 包括观察色调（色）和光泽度（泽）。中医学一般将皮肤的颜色划分为青、赤、黄、白、黑五种色调，颜色可以反映气血的盛衰、疾病的不同性质。皮肤的光泽度（荣润或枯槁）是精气盛衰的表现，对判断病情的轻重和预后有重要的意义。由于面部区域与脏腑存在一定的相关性，故而通过观察面部不同部位色泽的变化，可以诊察病变部位。常见的对应关系为：额部候心，鼻部候脾，左颊候肝，右颊候肺，颏部候肾。

我国正常人的常色特点是红黄隐隐，明润含蓄。由于禀赋、体质、季节、气候及环境等因素的影响，个体面色存在一定差异。

五色主病 根据患者面部青、赤、黄、白、黑五色变化，以诊察疾病的方法，称为五色主病，又称"五色诊"（表 3-2-2）。

表 3-2-2 五色主病及临床意义

五色	主病
青色	多主寒证、气滞、血瘀、疼痛、惊风。寒邪凝滞，气滞血瘀，疼痛剧烈，因筋脉拘急，或热盛动风，致脉络阻滞，血行不畅所致
赤色	多主热证，亦可见于真寒假热之戴阳证。患者面色红赤，多因热迫血行，面部脉络扩张充盈，血色上荣于面所致
黄色	黄多主脾虚、湿证。患者面色发黄，多由脾虚失运，气血生化不足，无以上荣于面所致；湿邪内蕴，脾失运化，以致脾土之色外现也见面黄
白色	主虚证、寒证、失血、夺气。虚证患者气血亏虚，或失血、夺气，气血不能上荣于面；寒证患者寒凝气收，脉络收缩，血行迟滞；阳气虚弱，推动无力，以致运行于面部的血液减少，故见白色
黑色	主肾虚、寒证、水饮、血瘀、疼痛。肾阳虚衰，阴寒内盛，血失温养，或寒凝经脉，瘀阻不通则痛；阳虚水饮内停，脉络拘急，血行不畅。故寒证、痛证、血瘀、水饮患者皆可见面色黑

3. 望形态 皮、肉、脉、筋、骨，是构成躯体身形的五种基本要素，称为"五体"。五体与五脏有着密切的联系，肺合皮毛、脾合肌肉、心合脉、肝合筋、肾合骨。五脏精气的盛衰和功能的强弱可通过五体反映于外。故观察患者形体特点，可以了解脏腑的虚实、气血的盛衰、体质特征

等，从而有助于疾病的诊断。

骨骼健壮，胸廓宽厚，肌肉充实，皮肤润泽，筋强力壮等，为形气有余，说明气血旺盛，脏腑坚实，抗病力强；身体衰弱，骨骼细小，胸廓狭窄，肌肉消瘦，皮肤干枯，筋弱无力等，为形气不足，说明气血不足，体质虚弱，脏腑脆弱，抗病力弱。

形体肥胖，脂肪偏多，多集中于肩颈、背部、腹部等，表现为头圆，颈短粗，肩宽平，胸厚短圆，大腹便便等。若胖而能食，为形气有余；肥而食少，是形盛气虚；形体消瘦，严重者形瘦骨立，大肉尽脱，毛发枯槁，称为形脱。形瘦之人常表现为头颈细长，肩狭窄，胸狭平坦，腹部瘦瘪，体形瘦长。若形瘦食多，为中焦火炽；形瘦食少，是中气虚弱，多因脾胃虚弱，气血亏虚，或病气消耗等所致；若消瘦伴五心烦热、潮热盗汗，为阴虚内热；若久病卧床不起，骨瘦如柴者，为脏腑精气衰竭，病属危重。

4. 望姿态　正常人能随意运动而且动作协调，体态自然。疾病状态下，患者动静姿态、体位动作的改变，往往是疾病的外在反应。

一般而言，阳、热、实证患者，机体功能亢进，多表现为躁动不安，动者、强者、仰者、伸者，多属阳证、热证、实证；阴、寒、虚证患者，机体功能衰减，多表现为喜静少动，静者、弱者、俯者、屈者，多属阴证、寒证、虚证。此外，不同的疾病常常可使患者产生不同的体位和动态。

（二）局部望诊

局部望诊重点观察人体某一部分的形态、色泽等变化。

1. 望头面五官　主要观察头部的形态、囟门、面部和头发的状况。

（1）望头与发：主要观察头的大小、外形和动态。头部不自觉地摇动而不能自制者，为头摇，俗称"摇头风"。无论成人或小儿，多为肝风内动之兆。

囟门是婴幼儿临床观察的主要部位。囟门突起，多属实证；囟门凹陷，多属虚证。

发黄干枯，稀疏易落，多属精血不足，可见于大病后或慢性虚损患者；小儿头发稀疏黄软，生长迟缓，多因先天不足，肾精亏损所致；青壮年白发，若伴有耳鸣、腰酸等症者，属肾虚；伴有失眠、健忘等症者，为劳神伤血所致。头发突然呈片状脱发，显露圆形或椭圆形光亮头皮，称为斑秃，俗称"鬼剃头"，多为血虚受风。发稀而细易脱，质脆易断者，多因肾虚、精血不足所致。

（2）望面：主要观察面部形态结构以及面部表情。一侧或两侧腮部以耳垂为中心肿起，边缘不清，按之有柔韧感及压痛者，为痄腮。

口目歪斜而不能闭合，又称"面瘫""歪僻"。若单见口眼歪斜，患侧面肌弛缓，肌肤不仁，额纹消失，鼻唇沟变浅，目不能合，口不能闭，不能皱眉鼓腮，口角下垂，偏向健侧，名口僻；若口眼歪斜兼半身不遂者，为中风。

面部表情惊悚恐惧，常因闻听高声或见水时而引发，多见于狂犬病。面部呈现无可奈何的苦笑样为破伤风的特殊征象。

（3）望五官：目为肝之窍，心之使，五脏六腑之精气皆上注于目。望目主要观察目光是否有神，眼睑开阖是否正常，有无巩膜黄染、结膜充血、胬肉攀睛，瞳孔对光反射开合是否正常等。耳为肾窍，耳郭上有脏腑和身形各部的反应点。望耳对于诊察肾、肝胆及全身的病变具有一定意义。鼻为肺窍，望鼻可诊肺、脾、胃等脏腑的病变。脾开窍于口，其华在唇，望口与唇的异常变化，可以诊察脾与胃的病变。齿为骨之余，骨为肾所主。望齿与龈的变化，可诊察肾、胃的病变及津液的盈亏。咽喉为口鼻与肺胃之通道，是呼吸、饮食之门户，望咽喉主要观察咽喉的红肿疼痛、溃烂和伪膜等情况。望五官可以测知藏于内之五脏的病变，是中医诊法"司外揣内""见微知著"的体现。

2. 望颈项　颈项是连接头部和躯干的部分，其前部为颈，后部为项。正常人的颈项直立，两侧对称，气管居中；矮胖者略粗短，瘦高者略细长。望颈项主要观察其外形和动态等变化。

颈项的外形发生改变，如前结喉处，单侧或双侧，有肿块突起，或大或小，可随吞咽上下移动，为"瘿瘤"。颈侧颌下、耳后皮里膜外，有肿块如豆，累累如串珠，称为"瘰疬"。

颈项的动态发生变化，如项部筋脉肌肉拘紧或强硬，俯仰转动不利；或颈项软弱，抬头无力；或颈部脉管明显胀大，平卧时更甚等，都为异常。

3. 望躯体四肢 主要观察其形态是否正常，外观有无异常变化，是否有斑点、皮损及赘生物，有无手术、外伤痕迹，腰背四肢活动是否灵活等。

4. 望皮肤 观察皮肤的色泽、形态变化。正常人皮肤荣润有光泽，是精气旺盛，津液充沛的征象。常见异常表现有：皮肤发黄、发赤、发黑、白斑等色泽异常；皮肤干枯、甲错、水肿等形态异常；斑疹、麻疹、水疱、疮疡、痤疮等皮肤病证等。

（三）舌诊

舌诊是观察病人舌质、舌苔以及舌下脉络的变化以诊察疾病的方法，是望诊的重要内容。

舌与脏腑、经络、气血、津液有着密切的联系。中医学认为舌苔是由胃气蒸发谷气上承于舌面而成，与脾胃运化功能直接相关。其他脏腑组织，由经络沟通，也都直接或间接与舌产生联系，因而任何脏腑发生病变，舌象也会出现相应的变化。从部位上来说，舌尖多反映上焦心肺的病变；舌中多反映中焦脾胃的病变；舌根多反映下焦肾的病变；舌两侧多反映肝胆的病变。

1. 望舌质 包括诊查舌的神、色、形、态等内容。主要观察舌质的颜色，舌质的形状，舌态正常与否等。（表 3-2-3 ~ 表 3-2-5）

表 3-2-3　望舌色及临床意义

舌色	特征	主病
淡红舌	舌色淡红润泽，常见于健康人	心气旺盛，胃气充足，气血运行正常，为气血调和的征象
淡白舌	淡白舌比正常舌色浅淡	气血亏虚，血不荣舌，或阳气虚衰，运血无力，不能温运血液上荣于舌，致舌色浅淡，多主气血两虚、阳虚证
红舌	红舌比正常舌色红，或呈鲜红色	血得热则循行加速，舌体脉络充盈，故舌质鲜红，多主热证

续表

舌色	特征	主病
绛红舌	绛红舌颜色较红舌更深,或略带暗红色	多由红舌进一步发展而成,因热入营血,气营两燔,耗伤营阴,血液浓缩,或虚火旺盛,上炎于舌络,血络充盈,故舌呈绛色,多主热盛证
青紫舌	全舌淡紫而无红色,称为青舌。深绛而色暗,称为紫舌	舌淡而泛现青紫者,为淡紫舌;舌红而泛现紫色者,为紫红舌;舌绛而泛现紫色者,为绛紫舌;舌体局部出现紫色斑点,大小不等,称为紫斑或紫点。多由气血运行不畅所致,主气滞血瘀证

表 3-2-4　望舌形及临床意义

舌形	特点	主病
舌质老嫩	舌质纹理粗糙或皱缩,形色坚敛苍老,舌色较暗者,为苍老舌;舌质纹理细腻,形色浮胖娇嫩,舌色浅淡者,为娇嫩舌	舌质老、嫩是疾病虚实的标志之一,老舌多主实证;嫩舌多主虚证
舌质胖瘦	体比正常舌大而厚,伸舌满口,称为胖大舌;舌体肿大满嘴,甚至不能闭口,伸出则难以缩回,称为肿胀舌。舌体比正常舌瘦小而薄,称为瘦薄舌	舌淡胖大者,多为脾肾阳虚,津液输布障碍,水湿之邪停滞于体内的表现;瘦薄舌总由气血阴液不足,不能充盈舌体,舌失濡养所致
舌质点刺	点指的是突起于舌面的红色、白色或黑色星点。大者为星,称红星舌;小者为点,称红点舌。刺,指舌乳头突起如刺,摸之棘手的红色或黄黑色点刺,称为芒刺舌。点和刺相似,时常并见,故可合称点刺舌	点刺多见于舌的边尖部分,是邪热炽盛,充斥舌络所致。一般点刺愈多,邪热愈甚,多主脏腑热极,或血分热盛
舌质裂纹	舌面上出现各种形状的裂纹、裂沟,深浅不一,多少不等。可见于全舌,亦可见于舌前部或舌尖、舌边等处	舌红绛而有裂纹,多属热盛伤阴
舌质齿痕	舌体边缘有牙齿压迫的痕迹	舌边有齿痕,多因舌体胖大而受牙齿挤压所致,故多胖大

表 3-2-5　望舌态及临床意义

舌态	特点	主病
痿软舌	舌体痿废不灵,无力伸缩,软瘫于口腔内,甚者语言謇涩	多因气血亏虚,阴液亏损,舌肌筋脉失养而废弛,致使舌体痿软,多主气血俱虚、阴亏已极
强硬舌	舌体失其柔和之性而见强硬	多因外感热病,邪入心包,扰乱心神,致舌体强硬;或热盛伤津,筋脉失养,多见于中风或中风先兆
歪斜舌	伸舌时舌体偏向一侧,或左或右	多因肝风内动,夹痰或夹瘀,痰瘀阻滞经络,使一侧舌肌弛缓,伸缩无力,导致伸舌时舌体向此侧偏斜,多见于中风或中风先兆
颤动舌	舌体震颤抖动,不能自主。轻者仅伸舌时颤动;重者不伸舌时亦抖颤难宁	多因气血亏虚,使筋脉失于濡养而无力平稳伸展舌体;或因热极阴亏而动风、肝阳化风等,皆可出现舌颤动,多主肝风内动
吐弄舌	舌伸于口外,不即回缩者,称为吐舌;舌微露出口,立即收回,或舌舐口唇四周,掉动不停者,称为弄舌	心开窍于舌,脾开窍于口,故舌常伸于口外,多主心脾有热
短缩舌	舌体卷短、紧缩,不能伸长甚者伸舌难于抵齿	舌短缩,色淡白或青紫而湿润者,多属寒凝筋脉,舌脉挛缩;或气血俱虚,舌失充养,筋脉痿弱而显短缩,多主寒凝痰阻、血虚、津伤

　　2. 望舌苔　舌苔是指舌面上附着的一层苔状物。望舌苔重点诊察苔质和苔色。正常舌象,是"淡红舌,薄白苔",即舌质荣润,舌色淡红,大小适中,舌体柔软灵活自如;舌苔薄白均匀,苔质干湿适中,不黏不腻,揩之不去,其下有根。正常舌象说明人体胃气旺盛,气血津液充盈,脏腑功能正常。

　　（1）望苔质:（表 3-2-6）

表 3-2-6　望苔质及临床意义

舌苔	特点	主病
薄厚苔	通过舌苔能隐隐见到舌质者，称为薄苔，又称见底苔；不能透过舌苔见到舌质者，称为厚苔	厚苔是由胃气兼夹湿浊、痰浊、食浊等熏蒸，积滞舌面所致。说明疾病在里，病情较重，主要反映邪正的盛衰和邪气的深浅
润燥苔	舌苔润泽有津，干湿适中，称为润苔；舌面水分过多，扪之湿滑，甚者伸舌欲滴，称为滑苔；舌苔干燥，望之干枯，扪之无津，甚则舌苔干裂，称为燥苔；苔质颗粒粗糙如砂石，扪之糙手，称为糙苔	润苔是正常舌苔的表现之一，是胃津、肾液上承，濡润舌面的表现；滑苔为水湿之邪内聚的表现，主痰饮、水湿；燥苔提示体内津液已伤；糙苔可由燥苔进一步发展而成，主要反映津液的盈亏和输布情况
腻腐苔	苔质颗粒细腻致密，融合成片，如涂有油腻之状，紧贴舌面，揩之不去，刮之不脱，称为腻苔；苔质颗粒疏松，粗大而厚，形如豆腐渣堆积舌面，揩之易去，称为腐苔	腻苔多由湿浊内蕴，阳气被遏，湿浊痰饮停聚舌面所致，主痰浊、食积；腐苔的形成，多因阳热有余，蒸腾胃中秽浊之邪上泛，聚积舌面，主食积胃肠，或痰浊内蕴
剥落苔	舌面本有舌苔，疾病过程中舌苔全部或部分脱落，脱落处光滑无苔	剥脱苔的形成，总因胃气匮乏，不得上熏于舌，或胃阴损伤，不能上潮于舌所致。主胃气不足，胃阴损伤，或气血两虚
偏全苔	舌苔遍布舌面，称为全苔。舌苔半布，偏于前、后、左、右某一局部，称为偏苔	舌苔偏于舌尖部，是邪气入里未深，而胃气却已先伤；舌苔偏于舌中舌根部，是外邪虽退，但胃滞依然；舌苔仅见于舌中，常是痰饮、食浊停滞中焦；舌苔偏于左或右，常提示肝胆湿热之类疾患。舌苔偏于某处，提示该处所候脏腑有邪气停聚
真假苔	舌苔坚敛着实，紧贴舌面，刮之难去，像从舌体上长出者，称为有根苔，此属真苔。若舌苔不着实，似浮涂舌上，刮之即去，不像舌上自生出来的，称为无根苔	判断舌苔真假，以有根无根为依据。对辨别疾病的轻重、预后有重要意义

（2）望苔色：主要观察舌苔的颜色变化，主要有白苔、黄苔、灰黑苔。（表 3-2-7）

表 3-2-7　望苔色及临床意义

苔色	特点	主病
白苔	有厚薄之分:苔白而薄,透过舌苔可看到舌体者,是薄白苔;苔白而厚,舌体被遮盖而无法透见者,是厚白苔	为舌苔之本色,是最常见的苔色,其他苔色均可由白苔转化而成。白苔为正常舌苔,亦主表证、寒证
黄苔	浅黄苔呈淡黄色,多由薄白苔转化而来;深黄苔色黄而深浓;焦黄苔是深黄色中夹有灰黑色苔。黄苔多分布于舌中,亦可布满全舌	常与红绛舌同时出现。邪热熏灼于舌,故苔呈黄色。一般情况下,苔色愈黄,说明热邪愈甚,浅黄苔为热轻,深黄苔为热重,焦黄苔为热结。主热证、里证
灰黑苔	苔色浅黑,称为灰苔;黑苔较灰苔色深,多由灰苔或焦黄苔发展而来。灰苔与黑苔只是颜色浅深差别,故常并称为灰黑苔	可见于热性病中,亦可见于寒湿病中,但无论寒、热均属重证,黑色越深,病情越重;苔质的润燥是辨别灰黑苔寒热属性的重要指征。在寒湿病中出现灰黑苔,多由白苔转化而成,其舌苔灰黑必湿润多津;在热性病中出现,多由黄苔转变而成,其舌苔灰黑必干燥无津液。主阴寒内盛,或里热炽盛等

3. 望舌下络脉　舌下络脉的形色变化可反映气血的运行情况。舌下络脉短而细,周围小络脉不明显,舌色偏淡者,多属气血不足,脉络不充。舌下络脉粗胀、分叉,或呈青紫、绛、绛紫、紫黑色,或舌下细小络脉呈暗红色或紫色网络,或舌下络脉曲张如紫色珠子状大小不等的瘀血结节等改变,皆为血瘀的征象。其形成原因可有气滞、寒凝、热郁、痰湿、气虚、阳虚等。

舌下络脉的变化,有时会早于舌色变化,因此,舌下络脉是分析气血运行情况的重要依据。

(四)望小儿食指络脉

望小儿食指络脉,又称"望小儿指纹",是观察3岁以内小儿食指掌侧前缘部的浅表络脉形色变化以诊察病情的方法。婴幼儿诊脉的时候容易受到干扰,因此在诊鱼际络脉法的基础上,创立了这种望诊、切诊相结合的指纹诊法。

　　小儿食指按指节分为三关：食指第一节，即掌指横纹至第二节横纹之间，为风关；第二节，即第二节横纹至第三节横纹之间，为气关；第三节，即第三节横纹至指端，为命关。（图3-2-1）正常小儿食指指纹在掌侧前缘，纹色浅红，红黄相间，络脉隐隐显露于风关之内，粗细适中。

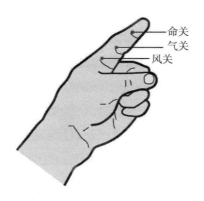

图 3-2-1　小儿食指三关

　　1. 浮沉分表里　若指纹浮而显露，为病邪在表，见于外感表证，多因外邪袭表，正气抗争，鼓舞气血趋向于表，故指纹浮显；若指纹沉隐不显，为病邪在里，见于内伤里证，多因邪气内困，阻滞气血难于外达，故指纹沉隐。

　　2. 红紫辨寒热　若指纹色鲜红，主外感风寒表证，多因风寒外袭，邪正相争，气血趋向于表，故指纹浮显易见而纹色偏红；若指纹紫红，主内热证，多因热盛血涌，气血壅滞脉络，故纹色紫红。

　　3. 淡滞定虚实　若指纹浅淡而纤细者，多属虚证，多因气血不足，脉络不充所致；若指纹浓滞而增粗者，多属实证，因邪正相争，气血壅滞所致。

　　4. 三关测轻重　若指纹显于风关，是邪气入络，邪浅病轻，可见于外感初起；若指纹达于气关，是邪气入经，邪深病重；若指纹达于命关，是邪入脏腑，病情严重。指纹直达指端，称"透关射甲"，提示病情凶险，预后不良。

（五）望排出物

排出物主要包括痰、涕、涎、唾、呕吐物、二便以及妇女经带等，观察其形、色、质、量等变化，以辅助诊察疾病。

二、闻诊

闻诊是通过听声音和嗅气味以了解健康状况，诊察疾病的方法。人体的各种声音和气味，都是在脏腑生理活动和疾病变化过程中产生的，所以辨别声音和气味的变化，可以判断脏腑的生理和病理变化，为诊病和辨证提供依据。

（一）听声音

正常声音发声自然，声调和畅，语言流畅，应答自如，表达意思准确，呼吸均匀，不疾不徐。一旦发生异常，或出现咳嗽、嗳气、呃逆、肠鸣、气急，或呼吸气息的强弱粗细、呼吸音的清浊等变化，即为异常。

1. 语言异常 常见语言异常有谵语、郑声、独语、错语、狂言、语謇等，其症状特点与致病原因见表3-2-8。

表 3-2-8 语言异常及临床意义

语言异常	症状特点	致病原因
谵语	以神志不清、声高有力和语言错乱为特点	多由邪热内扰神明所致,属实证
郑声	以神志不清、语声低微和时断时续且语言重复为特点	多因久病脏气衰竭,心神散乱所致,属虚证
独语	以一个人喃喃不休,自言自语,见人语止,首尾不续为特点	多见于癫病、郁病
错语	神识清楚而语言时有错乱,说错后能够自我发现并纠正	证有虚实之分,虚证多因心气不足,神失所养,多见于久病体虚或老年脏气衰微之人;实证多为痰浊、瘀血、气郁等阻碍心神所致
狂言	精神错乱,语无伦次,哭笑无常,甚至会打人毁物,登高而歌,弃衣而走	多因情志不遂,气郁化火,痰火互结,内扰神明所致。多属阳证、实证,多见于狂病、伤寒蓄血证等

语言异常	症状特点	致病原因
语謇	神志清楚、思维正常,但语言不流利,或吐字不清。因习惯而成者,称为口吃,不属病态	病中语言謇涩,每与舌强并见者,多因风痰阻络所致,为中风之先兆或中风后遗症

2. 呼吸异常　正常人呼气的声音是均匀的,不快不慢,一呼一吸,一分钟正常是十八次左右。常见的呼吸异常有喘、哮、短气、少气、鼻鼾等。通常呼吸气粗,疾出疾入者,多属实证;呼吸气微,徐出徐入者,多属虚证。

3. 其他　音哑、失音、惊呼、呻吟、夜啼等,也是闻诊的重要内容。

(二)嗅气味

一般来说,气味酸腐臭秽者,多属实热;气味偏淡或微有腥臭者,多属虚寒。故嗅气味可以了解病证的寒热虚实。

(1)口气:是指从口中散发出的异常气味,若口中散发臭气者,称为口臭,多与口腔不洁、龋齿、便秘及消化不良等因素有关;口气酸臭,兼见食少纳呆,脘腹胀满者,多属食积胃肠;口气臭秽者,多属胃热;口气臭秽难闻,牙龈腐烂者,为牙疳。

(2)呕吐物之气:若呕吐物清稀无臭味者,多属胃寒;气味酸腐臭秽者,多属胃热;呕吐未消化食物,气味酸腐者为食积;呕吐脓血而腥臭者,多为内有痈疡。

(3)排泄物之气:主要包括二便及妇女经、带等的异常气味。对于疾病的诊断有一定价值。

此外,也要注意到周围环境等其他干扰因素所产生的异常气味,可为疾病诊断提供线索。如病室臭气触人,多为瘟疫类疾病;病室有血腥味,多为失血证;病室有腐臭气,多患溃腐疮疡;病室尸臭,多为脏腑衰败,病情重笃;病室有尿臊味,多见于水肿晚期;病室有烂苹果样气味,多见于重症消渴病;病室有蒜臭味,多见于有机磷农药中毒等。

三、问诊

问诊是医生通过对患者或陪诊者进行有目的的询问，以了解健康状态，诊察病情的方法，是四诊的重要内容之一。问诊时要注意两点：一是抓住重点、全面询问，一是边问边辨，问辨结合。

明张景岳在总结前人问诊要点的基础上写成《十问歌》，清代陈修园又将其做修改补充为："一问寒热二问汗，三问头身四问便，五问饮食六问胸，七聋八渴俱当辨，九问旧病十问因，再兼服药参机变，妇女尤必问经期，迟速闭崩皆可见，再添片语告儿科，天花麻疹全占验。"《十问歌》内容言简意赅，可作问诊的参考。只要能牢记背诵，临床应用一般不会遗漏。

问诊的目的是全面了解情况，为进一步的诊断治疗提供借鉴和参考。但在实际问诊中，还必须根据患者的具体病情灵活而重点地询问，不能千篇一律地机械套问。临床有时不必面面俱到。有经验的医生往往能单刀直入，准确判断病情，问诊也更具针对性，切忌漫无目的，毫无重点，缺乏针对性。漫无目的的询问有时还会影响医患关系，导致患者对医生信任度的下降。

（一）问寒热

"寒"指患者自觉怕冷的感觉。根据病因病机的不同，这种主观的怕冷感又常分为三种，恶（wù）风、恶（wù）寒和畏寒。恶风是指患者遇风觉冷，避之可以缓解；恶寒是指患者自觉怕冷，多加衣被或近火取暖仍不能缓解；畏寒是指患者自觉怕冷，多加衣被或近火取暖能够缓解。"热"指发热，包括患者体温升高，或体温正常而患者自觉全身或局部（如手足心）发热的感觉。（表 3-2-9）

表 3-2-9　问寒热及临床意义

寒热类型	症状特点	主病
恶寒发热	恶寒与发热同时出现	表证的特征性症状
但寒不热	只感到寒冷而不发热	里寒证的特征性症状
但热不寒	只感觉发热，而无怕冷之感	里热证的特征性症状
寒热往来	自觉恶寒与发热交替发作	邪在半表半里证的特征性症状

（二）问汗

正常汗出有调和营卫，调节体温，滋润皮肤的作用。正常人在体力活动、进食辛辣、气候炎热、衣被过厚、情绪激动等情况下容易出汗，属于正常生理现象。若当汗出而无汗，不当汗出而多汗，或仅见身体的某一局部汗出，均属异常现象。汗出异常，与病邪的性质和机体正气的亏虚有着密切的关系。

（三）问疼痛

疼痛是临床上最常见的一种自觉症状，患病机体的各个部位皆可发生。疼痛有虚实之分。一般疼痛剧烈、拒按、痛处固定的，多属实证，多因感受外邪，或气滞血瘀，或痰浊凝滞，或食积、虫积、结石等阻滞脏腑、经络，闭塞气机，使气血运行不畅所致。疼痛绵绵，喜温喜按的，多属虚证，多因阳气亏虚，精血不足，脏腑经络失养所致。问疼痛，应注意询问疼痛的部位、性质、程度、时间及喜恶等。

（四）问头身胸腹不适

问头身胸腹是指询问患者头身、胸腹除疼痛之外的其他不适或异常。内容主要包括头晕、胸闷、心悸、胁胀、脘痞、腹胀、身重、身痒、麻木、拘挛、乏力，以及恶心、神疲、心烦、胆怯等症。临床可按照从头至足的顺序，逐一进行询问有无头身胸腹不适症状及症状持续时间长短、有无明显诱因、表现特点、主要兼症等。

（五）问耳目

耳目为人体的感觉器官，分别与内脏、经络有着密切的联系。问耳目不仅能够了解耳目局部有无病变，而且根据耳目的异常变化还可以了解肝、胆、肾、三焦等有关脏腑的病变情况。耳部病变主要包括：耳鸣、重听、耳聋等；目系病变主要包括：目痛、目痒、目眩、目昏、雀盲、视歧等。

（六）问睡眠

睡眠是人体适应自然界昼夜节律性变化，维持机体阴阳平衡协调的重要生理活动。睡眠与人体气血的盛衰、心肾等脏腑的功能活动有着密切的关系。通过询问睡眠时间的长短、入睡的难易与程度、有无多梦等情况，有助于了解机体阴阳气血的盛衰，心神是否健旺安宁等。临床常见的睡眠异常主要有失眠和嗜睡。

（七）问饮食口味

主要包括询问口渴与饮水、食欲与食量以及口味等三方面的改变以了解病情。脾胃主腐熟、运化水谷，水液的吸收及转输与肺、脾、肾、三焦等脏腑密切相关，五味与人体五脏相对应，故问饮食口味可以了解脾胃功能的盛衰以及其他脏腑的病变。口渴方面，询问时应注意患者有无口渴、饮水的多少、喜冷饮还是热饮，以及其他兼症，以了解体内津液的盈亏、输布的情况和疾病的寒热虚实；饮食方面，询问时要详细了解患者食欲与食量的变化，以及有无偏嗜食物的情况，可以了解脾胃功能的盛衰，以及疾病的预后转归。

（八）问二便

1. 问大便 大便的排泄，虽直接由大肠所主，但与脾胃的受纳运化、肾阳的温煦、肝的疏泄、肺气的肃降均有着密切的关系。健康成人大便一般每日或隔日一次，质软成形，干湿适中，排便通畅，内无脓血、黏液及未消化的食物。大便改变包括便次、便质以及排便感异常等几方面。

2. 问小便 小便由膀胱排出，但与肾的气化、脾的运化、肺的肃降及三焦的通调等有着密切的关系。健康成人在一般情况下，白天小便 4 ~ 6 次，夜间 0 ~ 2 次，一天的尿量在 1 000 ~ 2 000ml 之间。尿次和尿量受饮水、温度、汗出、年龄等因素影响。小便改变包括尿量、尿次、排尿感异常等几方面。

（九）问经带

妇女有月经、带下、妊娠、产育等生理特点，所以对于青春期开始之后的女性患者，除了一般的问诊内容外，还应注意询问月经、带下、妊娠、产育等方面的情况。妇女月经异常主要表现为：经期异常，经量异常，经色、经质异常，痛经等。带下异常主要表现为：白带，黄带，赤白带等。

1. 经期异常 经期即月经的周期，是指每次月经相隔的时间。（表 3-2-10）

表 3-2-10　经期异常及临床意义

经期异常	症状表现	致病原因
月经先期	连续 2 个月经周期以上,出现月经来潮提前 7 天以上	多因血热妄行,或气虚不摄而致
月经后期	连续 2 个月经周期以上,出现月经来潮延后超过 7 天以上	多因血虚、血瘀而致
不定期	连续 2 个月经周期以上,月经时而提前,时而延后达 7 天以上的症状。亦称经期错乱	肝气郁滞,气机逆乱,或脾肾虚损,冲任失调,血海蓄溢失常所致

2. 经量异常　月经的出血量,称为经量,正常平均为 50ml 左右,可略有差异。(表 3-2-11)

表 3-2-11　经量异常及临床意义

经量异常	症状表现	致病原因
月经过多	指月经血量较常量明显增多的症状	多因血热内扰,或冲任不固,或瘀血阻滞所致
崩漏	指非正常行经期间阴道出血的症状。若来势迅猛,出血量多者,谓之崩;势缓而量少,淋漓不断者,谓之漏	多因气虚、血热、血瘀所致
月经过少	指月经血量较常量明显减少,甚至点滴即净的症状	多因营血不足,或肾气亏虚,或寒凝、血瘀、痰湿阻滞,血行不畅所致
闭经	指女子年逾 18 周岁,月经尚未来潮,或已行经、未受孕、不在哺乳期,而又停经达 3 个月以上的症状	多因肝肾不足,或气滞血瘀、阳虚寒凝、痰湿阻滞胞脉,冲任不通所致

3. 经色、经质异常　经色淡红质稀,多为血少不荣;经色深红质稠,乃血热内炽;经色暗紫,夹有血块,多属寒凝血瘀。

4. 痛经　指在行经期间,或行经前后,阵发性出现下腹部疼痛,或痛引腰骶,甚至剧痛难忍,并伴随月经呈周期性发作的症状,亦称行经腹痛。多因气滞血瘀，或气血两虚，或肾精不足，或湿热蕴结，或寒凝，或阳虚所致。

5. 带下 在正常情况下，妇女阴道内有少量无色、无臭的分泌物，谓之带下。带下具有濡润阴道的生理性作用。若带下明显过多，淋漓不断，或色、质、气味异常，为病理性带下。但妇女在月经期前后、排卵期或妊娠期，带下量略有增加，属正常生理现象。（表 3-2-12）

此外，对成年女性，应注意询问其是否结婚，结婚年龄，配偶的健康状况，以及有无传染病或遗传性疾病。对育龄期女性应询问月经的初潮年龄以及绝经年龄和绝经前后的情况。已婚女性还应询问妊娠次数、生产胎数，以及有无流产、早产、难产等。

表 3-2-12　带下异常及临床意义

带下异常	主要表现	致病原因
白带	带下色白量多，质稀如涕，淋漓不绝而无臭味	多因脾肾阳虚，寒湿下注所致。若状如凝乳或豆腐渣，多因湿浊下注所致
黄带	带下色黄，质黏臭秽	多因湿热下注或湿毒蕴结所致
赤白带	白带中混有血液，赤白杂见	多因肝经郁热，或湿毒蕴结、损伤络脉所致

（十）问小儿

由于受到小儿理解及表达能力的影响，使问诊增加了难度，故医生还需要询问其父母或陪诊者，从而获得有关的疾病资料。小儿生理上具有脏腑娇嫩、生机蓬勃、发育迅速的特点，病理上具有发病较快、变化较多、易虚易实的特点，因此，问诊时，除了解一般问诊的内容外，还要从小儿的生理、病理特点出发，询问小儿的出生与发育情况和容易导致小儿发病的因素，结合所获的有关资料，加以全面分析、四诊合参才能全面了解病情，不致误诊。问小儿时，除了一般的问诊内容外，还应重点询问出生前后情况，预防接种、传染病史，发病原因等。

四、切诊

切是接触、靠近、按压之意。切诊是医生用手指或手掌对患者的某些部位进行触、摸、按、压，从而了解病情，诊察疾病的方法。切诊主要包括脉诊和按诊两个部分。

（一）脉诊

脉诊俗称把脉、摸脉，是医生运用手指对患者身体某些特定部位的浅表动脉进行切按，体验脉动应指的形象，以了解身体状况、辨别病证的一种诊察方法。

1. 脉象形成的原理 脉象是手指感觉脉搏跳动的形象，或称为脉动应指的形象。人体的血脉贯通全身，内连脏腑，外达肌表，周流全身，如环无端。因此，脉象可以反映全身脏腑功能、气血、阴阳的综合信息。其中，心脏搏动是形成脉象的主要动力；气血运行是形成脉象的基础；脏腑协同是脉象正常的前提。

2. 脉诊的临床意义 脉象的形成和脏腑气血关系十分密切。气血脏腑发生病变，血脉运行受到影响，脉象就会有相应的变化，故通过诊察脉象的变化，可以判断疾病的病位、性质、邪正盛衰与推断疾病的进退预后。

脉象的浮沉，可反映病位的浅深。脉浮，病位多在表；脉沉，病位多在里；脉象的迟数，可反映疾病的性质，如迟脉多主寒证，数脉多主热证；脉象的有力无力，能反映疾病的虚实证候，脉虚弱无力，是正气不足的虚证。脉实有力，是邪气亢盛的实证。

此外，脉诊对于推断疾病的进退预后，也有一定的临床意义。如久病脉见缓和，是胃气渐复，病退向愈之兆；久病气虚，虚劳、失血，久泻久痢而见洪脉，则多属邪盛正衰危候。外感热病中，热势渐退，脉象出现缓和，是将愈之候；若脉急疾，烦躁为疾病进一步发展之兆。

3. 诊脉的部位 诊脉的部位，有三部（上中下）九候（每部分天、地、人三候，三三得九为九候）的遍诊法，三部（人迎、寸口、趺阳）诊法和寸口诊法。前两种诊脉的部位，后世已少采用。自晋以来，普遍选用的切脉部位是寸口。其位置在腕后桡动脉搏动处。寸口为手太阴肺经之动脉，为气血汇聚之处，而五脏六腑十二经脉气血的运行皆起于肺而止于肺，故脏腑气血之病变可反映于寸口。另外，手太阴肺经起于中焦，与脾经同属太阴，与脾胃之气相通，而脾胃为后天之本，气血生化之源，故脏腑气血之盛衰都可反映于寸口，所以独取寸口可以诊察全身的病变。

寸口分寸、关、尺三部，以高骨（桡骨茎突）为标志，其稍内的部位为关，关前（腕端）为寸，关后（肘端）为尺。两手各分寸、关、尺三部，共六部脉。寸、关、尺三部可分浮、中、沉三候，是寸口诊法的三部九候。

寸关尺分候脏腑，历代医家说法不一，目前多以下列为准：左寸可候心与膻中，右寸可候肺与胸中，左关可候肝胆与膈，右关可候脾与胃，左尺可候肾与小腹，右尺可候肾与命门。

4. 正常脉象特征　正常脉象是寸关尺三部皆有脉，不浮不沉，不快不慢，一息四五至（72～80 次 /min），不大不小，从容和缓，节律一致，尺部沉取有一定的力量，并随生理活动、气候、季节和环境等的不同而有相应变化。脉象正常则表示机体脏腑功能协调、气血充盈、阴阳平衡、精神安和的生理状态，是健康的象征。

5. 病脉　疾病反映于脉象的变化，就叫病脉。现将脉象以浮、沉、迟、数、虚、实为纲，简要介绍于下。

（1）浮脉类：轻取即得。主要包括：浮、洪、濡、散、芤、革 6 脉。（表 3-2-13）

表 3-2-13　浮脉类脉特征及主病

脉名	脉象特征	主病
浮脉	脉的搏动在皮下较浅表的部位，即位于皮下浅层，轻取即得，重按稍减而不空	表证。亦见于虚阳外越证
洪脉	脉体宽大，搏动部位浅表，指下有力；脉来状如波峰高大陡峻的波涛，汹涌盛满，充实有力，呈现出浮、大、强的特点；脉去有落下之波涛，较来时势缓力弱，其脉势亦较正常脉为甚	阳明气分热盛。亦主邪盛正衰
濡脉	位浮、形细、势软	虚证或湿证

脉名	脉象特征	主病
散脉	浮散无根,稍按则无,至数不齐	元气离散,脏腑精气衰败,尤其是心、肾之气将绝的危重病证
芤脉	浮大中空,如按葱管	失血、伤阴
革脉	浮而搏指,中空外坚,如按鼓皮	亡血、失精、半产、漏下等病证

（2）沉脉类：重按始得。主要包括：沉、伏、弱、牢4脉。（表3-2-14）

表 3-2-14　沉脉类脉特征及主病

脉名	脉象特征	主病
沉脉	脉管搏动的部位在皮肉之下靠近筋骨之处,因此用轻指力按触不能察觉,用中等指力按触搏动也不明显,只有用重指力按到筋骨间才能感觉到脉搏明显的跳动	主里证。有力为里实,无力为里虚
伏脉	重按推筋着骨始得,甚则暂伏而不显	主里证。常见于邪闭、厥证、痛极
弱脉	沉细无力而软	多见于虚证或湿证
牢脉	沉而实大弦长,坚牢不移	多见于阴寒内盛、疝气癥积等病证

（3）迟脉类：一息不足四至。主要包括：迟、缓、涩、结4脉。（表3-2-15）

表 3-2-15　迟脉类脉特征及主病

脉名	脉象特征	主病
迟脉	速率不及的脉象,脉动迟缓,至数一息不及四至,脉动的频率小于正常脉率	多见于寒证,亦可见于邪热结聚之里实热证
缓脉	脉率稍慢于正常脉而快于迟脉,每分钟60 ~ 70次。从容和缓,不徐不疾	多见于湿病,脾胃虚弱,亦可见于正常人
涩脉	脉形较细,其搏动往来迟滞艰涩,极不流利,脉律与脉力不匀	多见于气滞、血瘀、痰食内停和精伤、血少
结脉	脉来迟缓,脉律不齐,有不规则的歇止	多见于阴盛气结、寒痰血瘀,亦可见于气血虚衰等证

（4）数脉类：一息五至以上。主要包括：数、疾、促、动4脉。（表3-2-16）

表3-2-16　数脉类脉特征及主病

脉名	脉象特征	主病
数脉	脉率较正常为快,脉搏每分钟在90～120次	多见于热证,亦见于里虚证,如心气血虚证等
疾脉	脉来急疾,一息七八至	多见于阳极阴竭,元气欲脱之病证
促脉	脉来急促,节律不齐,有不规则的歇止	多见于阳盛实热、气血痰食停滞;亦见于脏气衰败
动脉	脉形如豆,滑数有力,厥厥动摇,关部尤显	常见于惊恐、疼痛

（5）虚脉类：应指无力。主要包括：虚、细、微、代、短5脉。（表3-2-17）

表3-2-17　虚脉类脉特征及主病

脉名	脉象特征	主病
虚脉	脉搏搏动力量软弱,寸、关、尺三部,浮、中、沉三候均无力	见于虚证,多为气血两虚
细脉	脉道狭小,往来如线,但按之不绝,应指明显	多见于虚证或湿证
微脉	极细极软,按之欲绝,若有若无	多见于气血大虚,阳气衰微
代脉	脉势较软弱,脉律不齐,表现为有规则的歇止,歇止的时间较长	见于脏气衰微、疼痛、惊恐、跌仆损伤等
短脉	首尾俱短,常只显于关部,而在寸、尺两部多不显	多见于气虚或气郁等证

（6）实脉类：应指有力。主要包括：实、滑、弦、紧、长、大6脉。（表3-2-18）

表 3-2-18　实脉类脉特征及主病

脉名	脉象	主病
实脉	脉搏搏动力量强,寸、关、尺三部,浮、中、沉三候均有力量,脉管宽大	见于实证。也见于健康人
滑脉	脉搏形态应指圆滑如珠,其搏动极其流利,往来之间有一种由尺部向寸部回旋滚动的感觉	多见于痰湿、食积和实热等病证。也见于健康人和妊娠妇女
弦脉	脉形端直而形长,脉势较强、脉道较硬,切脉时有挺然指下、直起直落的感觉。弦硬程度随病情轻重而不同,轻则如按琴弦,重则如按弓弦,甚至如循刀刃	多见于肝胆病、疼痛、痰饮等,或胃气衰败
大脉	脉体宽大,但无脉来汹涌之势。大脉的特点是寸口三部皆脉大而和缓、从容	多见于健康人,或为病进
紧脉	脉势紧张有力,坚搏抗指,且有旋转绞动或左右弹指的感觉,但脉体较弦脉柔软	多见于实寒证,疼痛,食积等
长脉	首尾端直,超过本位	常见于阳证、热证、实证,亦可见于平人

（二）按诊

按诊是医生用手直接触摸或按叩患者体表某些部位,以了解局部冷热、润燥、软硬、压痛、肿块或其他异常变化,从而推断疾病部位、性质和病情轻重等情况的一种诊断方法,主要包括:触法、摸法、按法、叩法。按诊的运用相当广泛,涉及临床各科疾病的诊察,尤其是对脘腹部疾病的诊察更为重要。主要包括按脘腹、按肌肤、按手足、按腧穴等内容。（表 3-2-19）

表 3-2-19　按诊及临床意义

按法	定义	注意事项
按肌肤	触摸某些部位的肌肤,通过诊察其寒热、润燥、滑涩、疼痛、肿胀、皮疹、疮疡等情况,以分析病证的寒热虚实及气血阴阳盛衰的诊断方法	可根据病变部位不同,选择适宜体位,以充分暴露按诊部位为原则,医生位于患者右侧,右手手指自然并拢,掌面平贴受诊部肌肤之上轻轻滑动,以诊肌肤情况

按法	定义	注意事项
按手足	通过触摸患者手足部位的冷热程度，以判断病情的寒热虚实及表里内外顺逆	患者采取坐位或卧位(仰、侧皆可)，充分暴露手足，医生可单手抚摸，亦可用双手抚握患者双手足，并作左右手足对比
按脘腹	通过按脘腹部，了解其凉热、软硬、胀满、肿块、压痛以及脏器大小等情况	推断有关脏腑的病变及病证性质
按腧穴	按腧穴是指按压身体的某些特定穴位，通过穴位的变化和反应来判断内脏某些疾病的方法	腧穴是脏腑经络之气转输之处，是内脏病变反映于体表的反应点。医生用单手或双手的食指或拇指按压腧穴，若有结节或条索状物时，手指应在穴位处滑动按寻，进一步了解指下物的形态、大小、软硬程度、活动情况等

除望、闻、问、切四诊外，中医的常用特色诊法还包括手诊、腹诊等其他诊法。

1. **手诊**　通过观察手和手指的形状，以及手掌各部位的不同色泽、掌纹等变化，来判断人体内脏疾病的方法。有些病证可以直接通过手部腧穴出现的压痛或知觉反映以及手表面的气、色、形态，来辨别疾病之所在。通过观察患者手指的形态、手掌颜色、手丘形态与色泽及掌纹等来辅助诊断的疾病。

2. **腹诊**　通过压按腹部，诊察腹部的病理反应推断内在脏腑病变的一种诊法。通过诊查腹部皮肤凉热，辨别病证寒热虚实；诊腹部肌肉软硬，辨表里虚实，正常情况下轻按腹壁柔软，重按脐腹有力；诊腹部胀满、压痛，辨虚证实证；诊腹部肿块，注意其大小、形状、硬度、有无压痛、表面是否光滑等；诊脐间动气，即诊冲任，了解肾气充盛与否等。

（王　洋　杜　松）

第二节　辨证

中医学家根据不同疾病病因病机和发展变化的不同特点，创立了多种辨证方法。总体可分为两类：第一类是不局限于某些特定疾病普适性的纲领性辨证方法，如八纲辨证、气血津液辨证、脏腑辨证和经络辨证方法是常用的纲领辨证方法。第二类是适用于某类疾病的辨证方法。适用于伤寒病的六经辨证方法，适用于温病的卫气营血辨证、三焦辨证的辨证方法。实际临床诊治过程中，两类辨证方法常需结合参照使用。

一、八纲辨证

八纲，指表、里、寒、热、虚、实、阴、阳八个纲领。其中，表、里是用以辨别病位浅深；寒、热、虚、实是用以辨别疾病性质；阴、阳是区分疾病类别、归纳病证的总纲，并可统领表、里、寒、热、虚、实六纲。八纲辨证主要是辨别疾病病变部位浅深、疾病性质、邪正斗争盛衰状况和病证类别的纲领性辨证方法。

（一）八纲辨证的辨析

1. 表里辨证 表、里是辨别病变部位外内、浅深的两个纲领。

表里是相对而论。身体的皮毛、肌腠在外，属表；血脉、骨髓、脏腑在内，属里。但是临床辨证时，一般把外邪侵犯肌表，病位浅者，称为表证；病在脏腑，病位深者，称为里证。表、里证的辨别主要以临床表现为依据，不能把表、里简单地理解为固定的解剖部位。

表里辨证是对疾病发展阶段性的基本认识，可以说明病情的轻重浅深及病变趋势，从而把握疾病演变的规律，取得治疗的主动性。

（1）表证：表证是指六淫、疫疠等邪气，经皮毛、口鼻侵入人体的初期阶段，正气抗邪于肌表，以新起恶寒发热为主要表现的证。证候表现为：新起恶风寒，或恶寒发热，头身疼痛，喷嚏，鼻塞，流涕，咽喉痒痛，微有咳嗽、气喘，舌淡红，苔薄，脉浮。以起病急、病位浅、病程短为特点。表证是正气抗邪于外的表现，不能简单地将表证理解为就是皮肤等浅表部位的病变，也不能机械地以为皮毛的病变就一定是表证。

（2）里证：是指病变部位在内，脏腑、气血、骨髓等受病，以脏腑受损或功能失调症状为主要表现的证。里证的证候表现多种多样，概而言之，凡非表证（及半表半里证）的特定证，一般都属里证的范畴。其表现特征是无新起恶寒发热并见，以脏腑症状为主要表现。里证的病位虽然同属于"里"，但仍有浅深之别，一般病变在腑、在上、在气者，较为轻浅；病变在脏、在下、在血者，较为深重。

（3）半表半里证：是指病变既非完全在表，又未完全入里，病位处于表里进退变化之中，以寒热往来等为主要表现的证。证候表现为：寒热往来，胸胁苦满，心烦喜呕，默默不欲饮食，口苦，咽干，目眩，脉弦。多为外感病邪由表入里的过程中，邪正纷争，少阳枢机不利所致。

（4）表里同病：表与里是相对的，疾病发展过程中常常出现表里俱寒、表里俱热、表寒里热、表热里寒、表里俱实、表实里虚等情况，需要详辨。

2. 寒热辨证 寒、热是辨别疾病性质的一对纲领。

寒证与热证实际是机体阴阳偏盛、偏衰的具体表现。辨清寒证与热证，是确定"寒者热之，热者寒之"治疗法则的依据，对于认识疾病的性质和指导治疗有重要意义。

（1）寒证：是指感受寒邪，阳气受损，或阳虚阴盛，导致机体功能活动受抑制而表现出具有"冷、凉"等症状特点的证，且有虚、实之分。证候表现为：恶寒，或畏寒喜暖，肢冷蜷卧，局部冷痛，口淡不渴，痰、涕、涎液清稀，小便清长，大便溏薄，面色白，舌质淡，苔白而润，脉紧或迟等。因感受寒邪，或过服生冷寒凉，起病急骤，体质壮实者，多为实寒证；因内伤久病，阳气虚弱而阴寒偏胜者，多为虚寒证；寒邪袭于表者，多为表寒证；寒邪客于脏腑，或因阳虚阴盛所致者，多为里寒证。

（2）热证：指感受热邪，阴液受伤，或脏腑阳气亢盛，或阴虚阳亢，导致机体功能活动亢进而表现出具有"温、热"等症状特点的证，且有虚、实之分。证候表现为：发热，恶热喜冷，口渴欲饮，面赤，烦躁不宁，痰、涕黄稠，小便短黄，大便干结，舌红少津，苔黄燥，脉数等。因外感火热阳邪，或过服辛辣温热之品，或寒湿郁而化热，或七情过激，五志化火等导致体内阳热过盛所致，病势急骤，形体壮实者，多为实热证；因内伤久病，阴液耗损而阳气偏亢者，多为虚热证；风热之邪袭于表者，多为表热证；热邪盛于脏腑，或因阴虚阳亢所致者，多为里热证。

264

（3）寒热错杂：临床上真正的纯寒无热或纯热无寒的情况比较少见，多数情况下是寒热错杂，寒热并见。上热下寒、上寒下热是常见的表现。

3. 虚实辨证　虚、实是辨别邪正盛衰的一对纲领。

实主要指邪气盛实，虚主要指正气不足，所以实与虚主要反映病变过程中人体正气的强弱和致病邪气的盛衰。通过虚实辨证，可以了解病体的邪正盛衰，为治疗提供依据。实证宜攻，虚证宜补，虚实辨证准确，攻补方能适宜。

（1）虚证：虚证指人体阴阳、气血、津液、精髓等正气亏虚，以"不足、松弛、衰退"为主要症状特征的证。其基本病机为正气亏虚、邪气不著。由于人体阴阳、气血、津液、精髓等受损程度的不同及所影响脏腑的差异，虚证的表现也各不相同。

（2）实证：实证指人体感受外邪，或疾病过程中阴阳气血失调，体内病理产物蓄积，以"有余、亢盛、停聚"为主要症状特征的证。其基本病机为邪气盛实、正气不虚。由于感邪性质与病理产物的不同，以及病邪侵袭、停积部位的差别，实证的表现也各不相同，同样难以全面概括。

（3）虚实夹杂：根据人体正邪双方的消长转化，临床常表现为虚中夹实、实中夹虚、虚实并重的表现形式，这也是辨证的重要内容。

4. 阴阳辨证　阴、阳是归类病证类别的一对纲领。

阴、阳分别代表事物相互对立的两个方面，故病证的性质以及临床表现，一般都可用阴阳进行概括或归类。一般来说，表证、热证、实证属阳，里证、寒证、虚证属阴，阴阳两纲可以统领其他六纲而成为八纲中的总纲。

（1）阴证：阴证是指以抑制、沉静、衰退、晦暗等为表现的里证、寒证、虚证的总括。此外，症状表现于内的、向下的、不易发现的，或病邪性质为阴邪致病、病情变化较慢的，也属于阴证范畴。

不同的疾病，表现出的阴证证候不尽相同，各有侧重。其特征性表现为：面色㿠白或暗淡，精神萎靡，身重嗜卧，畏冷肢凉，倦怠无力，语声低怯，食欲缺乏，口淡不渴，小便清长或短少，大便稀溏，舌淡胖嫩，脉沉迟、微弱、细。

（2）阳证：阳证是指以兴奋、躁动、亢进、明亮等为表现的表证、热证、实证的总括。此外，症状表现于外的、向上的、容易发现的，或病邪性质为阳邪致病、病情变化较快等，也属于阳证范畴。

不同的疾病，表现出的阳证证候不尽相同，各有侧重。其特征性表现为：面色赤，恶寒发热，肌肤灼热，烦躁不安，语声高亢。呼吸气粗，喘促痰鸣，口干渴饮，小便短赤涩痛，大便秘结奇臭，舌红绛，苔黄黑生芒刺，脉浮数、洪大、滑实。

（二）八纲辨证的转化

八纲中相互对立的证在一定条件下可以相互转化。证的转化是一个量变到质变的过程，因而在证的真正转化之前，可以呈现出证的相兼或错杂现象。

1. 表里转化 先出现表证，因表邪不解，内传入里，致使表证消失而出现里证，即表邪入里；某些里证因治疗及时、护理得当，机体抵抗力增强，驱邪外出，从而表现出病邪向外透达的症状或体征，此即里邪出表。其结果并不是里证转化为表证，而是表明邪有出路，病情有向愈的趋势。

2. 寒热转化 指原为寒证，后出现热证，而寒证随之消失为寒证化热；原为热证，后出现寒证，而热证随之消失为热证转寒。寒证与热证的相互转化，往往与致病邪气的性质、机体阳气的盛衰有关。许多邪气如湿邪、痰浊、血瘀等侵袭致病易化热，或患病人体阳气旺盛时，易出现寒证向热证转化；另外如寒邪侵袭致病，或患病人体阳气衰败时，热证容易转化为寒证。

3. 虚实转化 原为实证，后出现虚证，而实证随之消失为实证转虚；正气不足，脏腑功能衰退，组织失却濡润充养，或气机运化无力，以致气血阻滞，病理产物蓄积，表现以实为主，为因虚致实。

4. 阴阳转化 表证、热证、实证属阳，里证、寒证、虚证属阴，它们之间的转化也是阴证、阳证的转化。

二、气血津液辨证

气血是构成人体和维持人体生命活动的基本物质，其生成与运行有赖于脏腑生理功能的正常，而脏腑功能活动也依赖于气血的推动与荣养。当脏腑功能失调，就必然影响气血的生成、敷布与运行，从而产生气血的病变；反之，气血的病变也会导致脏腑功能的失常。气血辨证主要辨析人体气血及其相互关系。

（一）气病辨证

脏腑能正常发挥功能，有赖于人体气机和畅通达，升降出入有序；气失调和，百病变生。

1. 气虚证　气虚证指一身之气不足，脏腑功能低下或衰退，抗病能力下降而表现出的病证。多因先天禀赋不足，元气匮乏；或肺脾肾的功能失调而致气的生成不足。或因劳倦内伤，久病不复等，使气消耗过多。或因年老体弱导致气的生理功能减退等多种因素所致。气虚不足，气的推动、固摄、防御、气化等功能失常。证候表现为神疲乏力，少气懒言，气短，头晕目眩，自汗，动则诸症加剧，舌质淡嫩，脉虚。

此外，气陷证、气不固证均是在气虚的基础上发展而成，是气虚证的特殊表现形式。

2. 气陷证　气陷证指在气虚基础上气的上升不足或下降太过，以气虚升举无力而下陷所表现出的病证。气陷证多由气虚证进一步发展而来，为气虚证的一种特殊表现形式。

气陷主要有上气不足和中气下陷两方面。上气不足，脾气虚损，升清之力不足。若素体虚弱，或病久耗伤，致脾气虚损，不能很好地完成"脾主升清"的功能，清阳不升，使得人体上部的头目失养；中气下陷，脾气虚损，升举无力，无力维系内脏位置，可发生内脏下垂。

证候表现为头晕眼花，神疲气短，腹部坠胀，或久泄久痢，或见内脏下垂，如胃下垂、肾下垂、子宫脱垂、脱肛等，舌质淡嫩，脉虚。由于气陷主要是指中焦脾虚气陷，故此证又称中气下陷证或脾虚气陷证。

3. 气不固证　气不固证指气虚失其固摄之职，不能固摄津液、血液、小便、大便、精液、胎元等为主要表现的病证。此证多由气虚证发展而来。

证候表现为气短，疲乏，面白，舌淡嫩，脉虚，或自汗不止；或流涎不止；或遗尿，余溺不尽，小便失禁；或大便滑脱失禁；或各种出血；或妇女月经过多，崩漏；或滑胎，小产；或男子遗精，滑精，早泄等。多为气虚的特殊表现形式。其辨证是有气虚证的一般证候表现，并有各种"不固"的证候特点。

4. 气脱证 气脱证指气不内守，气虚外散脱失，引起脏腑功能突然衰竭为主要表现的病证。多由于气虚至极，不能内守而外散脱失，或因大出血、大汗等以致气随血脱或气随津脱所致。证候表现为呼吸微弱而不规则，汗出不止，口开目合，手撒身软，神识朦胧，面色苍白，口唇青紫，二便失禁，舌质淡白，舌苔白润，脉微。多由气虚、气不固发展而来；也可以在大汗、大吐、大泻、大失血等情况下，出现"气随津脱""气随血脱"；或因长期饥饿、极度疲劳、暴邪骤袭等状态下发生。

5. 气滞证 气滞证指气机运行不畅而郁滞而产生的证，多因情志不遂，忧郁悲伤，思虑过度，而致气机郁滞；或痰饮、瘀血、食积、虫积、砂石等阻塞，使气机闭阻；或阴寒凝滞、湿邪阻碍、外伤络阻等因素，导致气机不畅；或因阳气不足，脏气虚弱，运行乏力而气机阻滞所致。

因气机升降与肝主疏泄、肺主宣降、脾主运化、胃主降浊等有关，故气滞多以肺、肝、脾、胃气滞病变为常见，如肺气壅滞、肝气郁滞，或脾胃气滞等。证候表现为胸胁脘腹等处胀闷疼痛，部位不固定，胀痛常随情绪变化而时轻时重，或随嗳气、矢气、太息等减轻，脉象多弦，舌象无明显变化。

6. 气逆证 气逆证指气的上升太过，或应降反升甚则气逆于上而产生的证。多由情志所伤，或因饮食寒温不适，或因痰浊壅阻等所致，亦有因虚而气机上逆者。气逆最常见于肺、胃和肝等脏腑，如肺气上逆、胃气上逆、肝气上逆等。气逆一般是在气滞基础上气机阻滞程度更甚的一种表现形式，表现为气机当降不降反上升，或升发太过。

气机升降失常，逆而向上，由于气逆证有肺气上逆、胃气上逆、肝气上逆的不同，故可表现出不同的证候。证候表现为咳嗽，喘促；或呃逆，嗳气，恶心，呕吐；或头痛，眩晕，甚至昏厥，呕血。

7. 气闭证 气闭证指邪气阻闭神机或脏器、官窍，以致气机逆乱，闭塞不通而产生的证。多因大怒、暴惊、忧思过极等强烈的精神刺激，使神机闭塞；或瘀血、砂石、蛔虫、痰浊等邪气阻塞脉络、管腔，导致气机闭阻；或因溺水、电击等意外事故，致使心肺气闭所致。证候表现为突发神昏、晕厥；或脏器绞痛，或二便闭塞，呼吸气粗、声高，脉沉实有力等。

（二）血病辨证

血病的主要表现为两个方面：一是因血的生成不足或耗损太过，致血的濡养功能减弱而引起的血虚；二是血液运行失常而出现的血瘀、出血等。

1. 血虚证 血虚证指血液亏虚，不能濡养脏腑、经络、组织而产生的病证，多由于血液耗损过多（见于各种急慢性出血；或久病、重病耗伤阴血；或思虑过度，暗耗阴血；或虫积肠道，耗吸营血等）；或是血液生化乏源（见于禀赋不足；或脾胃运化功能减退；或进食不足；或因其他脏腑功能减退不能化生血液；或瘀血阻络，新血不生等）所致。证候表现为面色淡白或萎黄，眼睑、口唇、爪甲色淡，头晕眼花、心悸，失眠多梦，健忘，肢体麻木，妇女经血量少色淡、愆期甚或闭经，舌淡苔白、脉细无力。

2. 血脱证 血脱证，又称脱血证，指突然大量出血或长期反复出血，致使血液亡脱而产生的病证，多由于大量失血以致血液突然耗失，诸如呕血、咯血、便血、崩漏、外伤失血、分娩过程中的大量出血等；或因长期失血、血虚进一步发展，导致血液亡脱所致。证候表现为面色苍白，头晕，眼花，心悸，舌淡或枯白，脉微或芤与血虚症状共见。

3. 血瘀证 血瘀证指血的循行迟缓，流行不畅，甚则停滞而产生的病证。多由于离经之血未能及时排出或消散，停留于某处；或血行不畅，壅遏于经脉，以及瘀积于脏腑组织器官之内，呈凝滞状态，失却生理功能所致。血瘀证以疼痛、肿块、出血、瘀血色脉征为主要表现。其疼痛特点为痛如针刺、痛处拒按、固定不移、常在夜间痛甚。肿块在体表者，色呈青紫，在腹内者触之坚硬，推之不移。出血的特点是出血反复不止，色紫暗或夹有血块。瘀血色脉征主要有面色黧黑，或唇甲青紫，或肌肤甲错，或皮肤出现丝状红缕，或皮下紫斑，或腹露青筋，舌质紫暗、紫斑、紫点；或舌下络脉曲张，脉涩或结、代等。

4. 血热证 血热证指热入血脉，使血行加速，脉络扩张，或迫血妄行而产生的病证。多因外感热邪，或因情志过极、过食辛辣燥热之品等因素，化热生火，侵扰血分所致。证候表现为咳血、吐血、衄血、尿血、便血、崩漏，女子月经量多或月经先期，血色鲜红，质地黏稠，舌红绛，脉弦数。

5. 血寒证 血寒证指寒邪侵犯血脉，或阴寒内盛，凝滞脉络，血行不畅而产生的病证。多因寒邪侵犯血脉，或阴寒内盛，凝滞脉络，血行不畅所致。证候表现为手足或局部冷痛、肤色紫暗发凉，形寒肢冷，得温则减；或少腹拘急冷痛；或为痛经，或月经愆期，经色紫暗，夹有血块；舌淡紫，苔白润或滑，脉沉迟或弦紧或涩。

（三）气血同病辨证

气为血之帅，血为气之母。气病可影响到血，血病也可波及气，这种既见气病，又见血病的状态即为气血同病。

1. 气血两虚证 气血两虚证指气血不能互相化生，以气虚和血虚症状相兼为主要表现的病证。多由素体虚弱，或久病不愈，耗伤气血；或先有气虚，气不生血，或因血虚，化气乏源，气随之不足；或失血，气随血耗等原因，导致气血两虚证的发生。

证候表现为：神疲乏力，少气懒言，自汗，面色淡白或萎黄，口唇、眼睑、爪甲颜色淡白，头晕目眩，心悸失眠，形体消瘦，肢体麻木，月经量少色淡，愆期甚或闭经，舌质淡白，脉弱或虚。

2. 气虚血瘀证 气虚血瘀证指由于气虚运血无力，而致血行瘀滞，以气虚和血瘀症状相兼为主要表现的病证。多因素体气虚，或病久气虚，或年高脏气亏虚，气虚运血无力，以致血行不畅而瘀滞，进而导致气虚血瘀互见。

证候表现为：面色淡白或面色暗滞，倦怠乏力，少气懒言，胸胁或其他部位疼痛如刺，痛处固定不移、拒按，舌淡暗或淡紫或有紫斑、紫点，脉涩。

3. 气不摄血证 气不摄血证指气虚不能统摄血液而致出血，以气虚及出血症状为主要表现的病证。多由久病、劳倦等因素导致气虚，或慢性失血，气随血耗，终致气虚不能摄血而引发本证。

证候表现为：鼻衄、齿衄、皮下紫斑、吐血、便血、尿血、月经过多、崩漏等各种出血，面色淡白无华，神疲乏力，少气懒言，心悸失眠，舌淡白，脉弱。

4. 气随血脱证 气随血脱证指大量失血时引发气随之暴脱，以大出血及气脱症状为主要表现的病证。多因大量失血，如外伤失血、异位妊娠破裂、产后大失血、妇女血崩，或因某些原因引致内脏破裂而大量出血，进而引发气无所依附而亡脱所致。证候表现为：大量出血时，突然面色苍白，气少息微，大汗淋漓，手足厥冷，甚至晕厥，或舌淡，脉微或芤或散。

5. 气滞血瘀证　气滞血瘀证指由于气滞导致血行瘀阻，或血瘀导致气行阻滞，出现以气滞和血瘀症状相兼为主要表现的病证。多由于情志不遂，或因痰湿、阴寒内阻，或因跌挫损伤，使气机阻滞，气血运行不畅而致本证。

证候表现为：局部（胸胁、脘腹）胀闷走窜疼痛，甚或刺痛，疼痛固定、拒按；或有肿块坚硬，局部青紫肿胀；或有情志抑郁，急躁易怒；或有面色紫暗，皮肤青筋暴露；妇女可见经行不畅，经色紫暗或夹血块，经闭或痛经；舌质紫暗或有紫斑、紫点，脉弦或涩。

（四）津液辨证

津液辨证，是根据津液的生理和病理特点，辨别津液亏虚和津液输布与运行障碍致水液停聚的辨证方法。

1. 津液亏虚证　津液亏虚证指机体津液亏少，形体、脏腑、官窍失却滋润濡养和充盈而产生的病证。多由于高热、大汗、大吐、大泻、烧伤等，使津液耗损过多或外界气候干燥，或机体阳气偏亢，暗耗津液；饮水过少，或脏气虚衰，津液生化不足所致。证候表现为口渴欲饮、尿少便干、官窍及皮肤干燥等。

2. 水液停聚证　水液停聚证指因肺、脾、肾和三焦等脏腑功能失常，津液输布与排泄障碍，水液在体内潴留，而形成痰、饮、水停等病证。

（1）痰证：痰证是指由于津液不化，水湿内生，酿成痰饮的病变状态。痰饮形成以后，可随气流行而产生多种病证。

痰浊阻肺，肺气不利，肺气上逆，则见咳嗽气喘、咳痰、胸闷不舒；痰浊中阻，胃失和降，可见脘痞、纳呆、泛恶、呕吐痰涎等症；痰蒙清窍，则头晕目眩；痰湿泛于肌肤，则见形体肥胖；痰蒙心神，则神昏、神乱；痰结皮下肌肉，凝聚成块，则身体某些部位可见圆滑柔韧的肿块，如在颈部多为瘰疬、瘿瘤，在肢体多为痰核，在乳房多见乳癖；痰阻咽喉多见梅核气；痰停经络，气血不畅，可见肢体麻木、半身不遂；苔腻、脉滑为痰浊内阻之象。

（2）饮证：饮证是指由于脾虚不运，津液得不到正常的转输与布散，在体内环流迟缓，困阻于内的病变状态。饮邪易停于胃肠、胸胁、心包、肺等部位。

若停留于胃肠，可见脘腹痞胀，泛吐清水，脘腹部水声漉漉，是为狭义之"痰饮"；停于胸胁，可见肋间饱满，咳唾引痛，胸闷息促，是为"悬饮"；停于心肺，可见胸闷心悸，气短不得卧，是为"支饮"；饮邪流行，溢于四肢，可见身体、肢节疼重，是为"溢饮"；饮邪犯肺，可见胸部紧闷，咳吐清稀痰涎，或喉间哮鸣有声；饮邪内阻，清阳不升，故头目眩晕；饮为阴邪，故舌苔白滑；脉弦或滑，亦为饮停之象。

（3）水停证：水停证是指由于肺、脾、肾功能失调，气不行津、津不化气，津液代谢障碍，潴留于肌肤或体内的病变状态。以肢体浮肿，小便不利，或腹大胀满，舌质淡胖等为主要表现，多由于外邪侵袭，或为正气内虚。此外，瘀血内阻，经脉不利，影响水液运行，可形成血瘀水停。

三、脏腑辨证

脏腑辨证的重点首先是辨别疾病所在的脏腑部位。由于各脏腑的生理功能不同，疾病过程中所表现的症状、体征也各不相同，因此，熟悉各脏腑的生理功能及其病理特点，是脏腑辨证的关键所在。其次，还要辨清在脏腑病位上的具体病性。辨清病性，辨明病位才能使治疗更有针对性。

（一）心与小肠病辨证

心病的主要病理为主血脉和藏神的功能失常，常见症状为：心悸，怔忡，心痛，心烦，失眠，健忘，精神错乱，神志昏迷，以及某些舌体病变等。

小肠病主要反映在泌别清浊功能和气机的失常，常见症状为：腹胀，腹痛，肠鸣，腹泻或小便赤涩疼痛、小便浑浊等。

1. 心血虚证　心血虚证指的是因血液亏虚或者心血不足，心失濡养而产生的病证，多因劳神过度，或失血过多，或久病伤及营血引起；也可因脾失健运或肾精亏损，生血之源不足而导致。临床以心悸，失眠，多梦及健忘，面色淡白或萎黄，脉细无力等症状为主要表现。

2. 心阴虚证 心阴虚证指的是因阴液亏损，心失滋养，虚热内扰而产生的病证。多因思虑劳神太过，暗耗心阴；或温热火邪，灼伤心阴；或肝肾阴亏，不能上养，累及心阴而成。临床以心悸，心烦，失眠及形体消瘦，潮热盗汗，舌红少苔乏津，脉细数为主要表现。

心血虚证与心阴虚证均可见心悸、失眠、多梦等症，但心血虚证以面色淡白，唇舌色淡等"色白"血虚表现为特征；心阴虚证以口燥咽干，形体消瘦，两颧潮红，手足心热，潮热盗汗等"色红"及阴虚内热之象为特征。

3. 心气虚证 心气虚证指心气不足，鼓动无力而产生的病证。多因素体虚弱，或久病失养，或劳倦过度，或先天不足，或年高气衰等原因而成。临床以心悸怔忡及精神疲倦，或有自汗，面色淡白，舌淡，脉虚为主要表现。

4. 心阳虚证 心阳虚证指心阳虚衰，温运失司，虚寒内生而产生的病证。多因心气虚进一步发展而来；或因其他脏腑病证损伤心阳而成。临床上以心悸怔忡，或心胸疼痛及自汗，神疲乏力，舌质淡胖或紫暗，苔白滑，脉弱或结、代为主要表现。

5. 心阳虚脱证 心阳虚脱证指心阳衰极，阳气欲脱而产生的病证。多因心阳虚证进一步发展形成；亦可因寒邪暴伤心阳，或痰瘀阻塞心脉引起；还可因失血亡津，气无所依，心阳随之外脱而成。临床上以心悸，胸痛，冷汗肢厥，面色苍白，呼吸微弱，脉微欲绝为主要表现。

心气虚证、心阳虚证和心阳虚脱证有密切联系，可以出现在疾病过程中的轻重不同阶段。心气虚证以心悸怔忡为主症，同时出现心脏及全身功能活动衰弱的症状，如气短、胸闷、神疲、自汗等，且动则诸症加剧；心阳虚证在心气虚证的基础上出现虚寒症状，以畏寒肢冷为特征，且心悸加重，或出现心胸疼痛、面唇青紫等表现；心阳虚脱证，是在心阳虚的基础上出现亡阳症状，以冷汗肢厥，或心胸剧痛，神志模糊或昏迷为特征。

6. 心火亢盛证 心火亢盛证指心火内炽，扰神迫血，火热上炎下移而产生的病。多因情志抑郁化火；或火热之邪内侵；或过食辛辣刺激食物、温补之品，久蕴化火，扰神迫血而成。临床上以心烦失眠，舌赤生疮，吐衄，尿赤及发热口渴，面红舌赤，苔黄脉数为主要表现。

7. 心脉痹阻证 心脉痹阻证指瘀血、痰浊、阴寒、气滞等因素阻痹心脉而产生的病证。常因气滞、血瘀、痰阻、寒凝等诱发，故其性质多为本虚标实。临床上以心悸怔忡，心胸憋闷疼痛或以刺痛为主，舌质晦暗，或有青紫斑点，脉细、涩、结、代；或以心胸憋闷为主，体胖痰多，身重困倦，舌苔白腻，脉沉滑或沉涩；或以遇寒痛剧为主，得温痛减，形寒肢冷，舌淡苔白，脉沉迟或沉紧；或以胀痛为主，与情志变化有关，喜太息，舌淡红，脉弦为主要表现。

8. 痰蒙心神证 痰蒙心神证指痰浊内盛，蒙蔽心神而产生的病证。又称为痰迷心窍证。多因湿浊酿痰；或因情志不遂，气郁生痰；或痰浊内盛，挟肝风内扰，致痰浊蒙蔽心神而成。临床上以神情痴呆，意识模糊，甚则昏不知人，或精神抑郁，表情淡漠，喃喃独语，举止失常；或突然昏仆，不省人事，口吐涎沫，喉有痰声，并见面色晦暗，胸闷呕恶，舌苔白腻，脉滑为主要表现。

9. 痰火扰神证 痰火扰神证指火热痰浊交结，扰乱心神而产生的病证。又称痰火扰心（闭窍）证。多见于外感热病和内伤杂病，多因精神刺激，思虑动怒，气郁化火，炼液为痰，痰火内盛；或外感温热、湿热之邪，热邪煎熬，灼液为痰，痰火内扰而成。临床上以狂躁、神昏及胸闷气粗，咳吐黄痰，喉间痰鸣，发热口渴，面红目赤；或狂躁妄动，打人毁物，不避亲疏，胡言乱语，哭笑无常；舌红，苔黄腻，脉滑数为主要表现。

痰蒙心神证与痰火扰神证鉴别：均可由情志所伤引起，皆与痰有关，均可出现神志、意识的异常。但痰蒙心神证为痰浊蒙蔽心神，其症以意识模糊、抑郁、错乱、痴呆为主，兼见苔腻、脉滑等痰浊内盛的症状，无明显火热证表现；痰火扰神证则既有痰，又有火，其症以狂躁、谵语等动而多躁的表现为主，除苔腻、脉滑等痰浊内盛的表现以外，还兼见舌红苔黄、脉数等火热症状。

10. 瘀阻脑络证 瘀阻脑络证指瘀血阻滞脑络而产生的病证。多因头部外伤，瘀血停积脑络；或久痛入络，瘀血阻塞脑络而成。临床上以头痛，头晕及头痛如刺，痛处固定，经久不愈，健忘，失眠，心悸，或头部外伤后昏不知人，面色晦暗，舌质紫暗或有紫斑、紫点，脉细涩为主要表现。

11. 小肠实热证　小肠实热证指心火下移小肠，热迫膀胱，气化失司而产生的病证。多因心经有热，下移小肠而成。临床上以小便赤涩疼痛，心烦，舌疮及脐腹胀痛，舌红，苔黄，脉数为主要表现。

（二）肺与大肠病辨证

肺病的主要病理为宣发、肃降功能失常，常见症状为咳嗽、气喘、咳痰、胸闷胸痛、咽喉疼痛、声音嘶哑、喷嚏、鼻塞、流涕等。其中以咳、喘、痰为特征表现。大肠病的主要病理为传导功能失常，常见症状有便秘、泄泻等。

1. 肺气虚证　肺气虚证指肺气虚弱，宣肃、卫外功能减退而产生的证。多因久患肺疾，耗损肺气，或脾虚，致肺气生化不足而成。临床上以咳嗽，气喘，自汗，易于感冒及舌淡苔白，脉弱为主要表现。

2. 肺阴虚证　肺阴虚证指肺阴亏虚，虚热内生，肺失滋润，清肃失司而产生的病证。多因内伤杂病，久咳耗阴伤肺；或痨虫蚀肺，销铄肺阴而成。亦可由外感热病后期肺阴损伤所致。临床上以干咳无痰，或痰少而黏及口干咽燥，五心烦热，潮热盗汗，两颧潮红，舌红少津，脉细数为主要表现。

3. 风寒犯肺证　风寒犯肺证指由于风寒侵袭，肺卫失宣而产生的病证。多因风寒邪气，侵犯肺卫所致。临床上以咳嗽及恶寒发热，鼻塞流清涕，头身疼痛，无汗，苔薄白，脉浮紧为主要表现。

4. 风热犯肺证　风热犯肺证指由于风热侵犯，肺卫失宣而产生的病证。多因风热邪气，侵犯肺卫所致。临床上以咳嗽及痰稠色黄，发热微恶风寒，鼻塞流浊涕，口干微渴，咽喉肿痛，舌尖红，苔薄黄，脉浮数为主要表现。

5. 燥邪犯肺证　燥邪犯肺证指燥邪侵犯，肺失清润，肺卫失宣而产生的病证。多因在秋季，或身处干燥环境，外感燥邪，侵犯肺卫所致。临床上以干咳无痰、或痰少而黏或咯血，口、唇、舌、鼻、咽干燥，或见鼻衄，发热恶风寒，少汗或无汗，苔薄干，脉浮数或浮紧为主要表现。

6. 肺热炽盛证 肺热炽盛证指热邪壅肺，肺失清肃而产生的病证。多因外感风热入里，或风寒之邪入里化热，蕴结于肺所致。临床上以咳嗽、气喘及胸痛，气息灼热，咽喉红肿疼痛，发热，口渴，大便秘结，小便短赤，舌红苔黄，脉数为主要表现。

7. 痰热壅肺证 痰热壅肺证指痰热交结，壅滞于肺，肺失清肃而产生的病证。多因外邪犯肺，郁而化热，热伤肺津，炼液成痰；或素有宿痰，内蕴日久化热，痰与热结，壅阻于肺所致。临床上以咳喘、痰黄稠及或咳吐脓血腥臭痰，胸痛，发热，口渴，小便短赤，大便秘结，舌红苔黄腻，脉滑数为主要表现。

8. 寒痰阻肺证 寒痰阻肺证指寒痰交阻于肺，肺失宣降而产生的病证。多因素有痰疾，复感寒邪，内客于肺，或因寒湿外邪侵袭于肺，或因中阳受困，寒从内生，聚湿成痰，上干于肺所致。临床上以咳嗽气喘、痰多色白及形寒肢冷，舌淡苔白腻或白滑，脉濡缓或滑为主要表现。

9. 饮停胸胁证 饮停胸胁证指水饮停于胸胁，阻滞气机而产生的病证。多因中阳素虚，气不化水，水停为饮；或因外邪侵袭，肺通调水道失职，水液输布障碍，停聚为饮，流注胸腔而成。临床上以胸廓饱满、胸胁胀闷或痛及呼吸、咳嗽或转侧时牵引作痛，或伴头晕目眩，舌苔白滑，脉沉弦为主要表现。

10. 风水搏肺证 风水搏肺证指由于风邪袭肺，宣降失常，通调水道失职，水湿泛溢肌肤而产生的病证。多由外感风邪，肺卫受病，宣降失常，通调失职，风遏水阻，风水相搏，泛溢肌肤而成。临床上以浮肿始自眼睑头面，继及全身，上半身肿甚，来势迅速，皮薄光亮，小便短少，或见恶寒重发热轻，无汗，苔薄白，脉浮紧。或见发热重恶寒轻，咽喉肿痛，苔薄黄，脉浮数为主要表现。

11. 大肠湿热证 大肠湿热证指湿热壅阻肠道气机，大肠传导失常而产生的病证。多因时令暑湿热毒侵袭，或饮食不洁，湿热秽浊，积于大肠，伤及肠道气血所致。临床上以腹痛、泄泻及肛门灼热，或暴注下泻，色黄味臭；或下痢赤白脓血，里急后重，口渴，尿短赤，或伴恶寒发热，或但热不寒，舌红苔黄腻，脉滑数或濡数为主要表现。

12. 肠热腑实证　肠热腑实证指邪热入里，与肠中糟粕相搏而产生的病证。多因邪热炽盛，汗出过多，或误用汗剂，津液外泄，致使肠中干燥，里热更甚，燥屎内结而成。临床上以腹满硬痛、便秘或热结旁流，气味恶臭，壮热，或日晡潮热，汗出口渴，甚则神昏谵语、狂乱，小便短黄，舌质红，苔黄厚而燥，或焦黑起刺，脉沉数有力，或沉迟有力为主要表现。

13. 肠燥津亏证　肠燥津亏证指津液亏损，肠失濡润，传导失职而产生的病证。多因素体阴津不足，或年老阴津亏损，或嗜食辛辣之物，或汗、吐、下太过，或温热病后期耗伤阴液所致。临床上以大便燥结难下及腹胀作痛，或见左少腹包块，口干，或口臭，或头晕，舌红少津，苔黄燥，脉细涩为主要表现。

肠热腑实证与肠燥津亏证鉴别：两证均可见大便秘结。肠燥津亏证为大肠阴津亏虚，肠失濡润，传导失职而致便秘，伴见津亏失润的症状，无腹胀满坚实之征；而肠热腑实证属燥热内结肠道，燥屎内结，腑气不通而见便秘，腹部硬满疼痛、拒按，兼有里热炽盛的症状。

（三）脾与胃病辨证

脾病主要病理为运化、升清、统血功能的失常，其常见的症状有：腹胀、便溏、食欲不振、浮肿、内脏下垂、慢性出血等。胃病主要病理为受纳、和降、腐熟功能障碍，其常见的症状有：胃脘胀满或疼痛、嗳气、恶心、呕吐、呃逆等。

1. 脾气虚证　脾气虚证指脾气不足，运化失职而产生的病证。多因饮食不节，或劳倦过度，或忧思日久，或禀赋不足、素体脾虚，或年老体衰，或久病耗伤，调养失慎等所致。临床上以纳少，腹胀，便溏及神疲乏力，少气懒言，肢体倦怠，或浮肿，或消瘦，或肥胖，面色萎黄，舌淡苔白，脉缓或弱为主要表现。

2. 脾虚气陷证　脾虚气陷证指脾气虚弱，升举无力而反下陷而产生的病证。多由脾气虚进一步发展，或因久泄久痢，或劳累太过，或妇女孕产过多，产后失于调护等损伤脾气，清阳下陷所致。临床上以眩晕，泄泻，脘腹重坠，或小便浑浊如米泔，或便意频数，肛门重坠，甚或内脏下垂，或脱肛、子宫下垂，神疲乏力，气短懒言，面白无华，纳少，舌淡苔白，脉缓或弱为主要表现。

3. 脾阳虚证 脾阳虚证指脾阳虚衰，失于温运，阴寒内生而产生的病证。多因脾气虚加重而形成，或因过食生冷、过用苦寒、外寒直中，久之损伤脾阳；或肾阳不足，命门火衰，火不生土所致。临床上以纳少，腹胀，腹痛，便溏及畏寒肢冷，或肢体浮肿，或白带清稀量多，或小便短少，舌质淡胖或有齿痕，舌苔白滑，脉沉迟无力为主要表现。

脾阳虚证与脾气虚证鉴别：二证皆以纳少、腹胀、便溏为主症，皆可见全身功能活动减退的症状表现，但脾阳虚证多因脾气虚病久失治发展而形成，故尚可见畏寒肢冷、腹痛绵绵、喜温喜按及脉沉迟无力等虚寒表现和白带清稀量多、舌胖或有齿痕、苔白滑等水湿内盛的症状。

4. 脾不统血证 脾不统血证指脾气虚弱，统血失常，血溢脉外而产生的病证。多由久病伤气，或忧思日久、劳倦过度，损伤脾气，以致统血失职、血溢脉外所致。临床上以各种出血，如呕血、便血、尿血、肌衄、鼻衄、齿衄，妇女月经过多、崩漏等，伴见食少，便溏，神疲乏力，气短懒言，面色萎黄，舌淡苔白，脉细弱为主要表现。

5. 湿热蕴脾证 湿热蕴脾证指湿热内蕴，脾失健运而产生的病证。多因外感湿热之邪；或嗜食肥甘厚味，饮酒无度，酿成湿热，内蕴脾胃所致。临床上以脘腹胀闷，纳呆，恶心欲呕，口苦口黏，渴不多饮，便溏不爽，小便短黄，肢体困重，或身热不扬，汗出热不解，或见面目发黄色鲜明，或皮肤瘙痒，舌质红，苔黄腻，脉濡数为主要表现。

6. 寒湿困脾证 寒湿困脾证指寒湿内盛，困阻脾阳，运化失职而产生的病证。多因淋雨涉水，气候阴冷潮湿，居处潮湿等外感寒湿，或过食肥甘、生冷等内生寒湿，以致寒湿内盛，脾阳失运所致。临床上以脘腹痞闷，纳呆，便溏，身重与面色晦黄，或身目发黄，黄色晦暗如烟熏，或妇女白带量多，或肢体浮肿，小便短少，舌淡胖，苔白腻，脉濡缓或沉细为主要表现。

脾阳虚证与寒湿困脾证鉴别：两证均属寒证，可有纳少、腹冷痛，便溏，浮肿，带下清稀等的症状。但两者病性有虚实的不同，脾阳虚为脾阳虚衰，属虚证，伴见阳虚症状；寒湿困脾为寒湿内盛，困阻脾阳，属实证。两证又可相互影响，相互转化。

寒湿困脾证与湿热蕴脾证鉴别：两证均有湿邪困脾，气机阻滞，可见脘腹胀闷、纳呆、便溏不爽、肢体困重、苔腻、脉濡等症状。但两者病性有寒热的不同，寒湿困脾证为寒邪与湿邪困阻脾阳；湿热蕴脾证为热邪与湿邪困阻中焦。

7. 胃气虚证　胃气虚证指胃气虚弱，胃失和降而产生的病证。多因饮食不节，劳逸失度，久病失养，损伤胃气所致。临床上以纳少，脘痞满，隐痛及神疲乏力，少气懒言，舌质淡，苔薄白，脉弱为主要表现。

8. 胃阳虚证　胃阳虚证指胃阳不足，胃失温养而产生的病证。多因嗜食生冷，过用苦寒，久病失养，其他脏腑病变伤及胃阳，或脾胃阳气素弱等原因所致。临床上以胃脘冷痛，绵绵不已，喜温喜按，食后缓解，泛吐清水或夹有不消化食物，纳少脘痞，口淡不渴，倦怠乏力，畏寒肢冷，舌淡胖嫩，脉沉迟无力为主要表现。

脾气虚证与胃气虚证、脾阳虚证与胃阳虚证的鉴别：均有食少、脘腹隐痛及气虚或阳虚的共同症状，但脾气虚、脾阳虚以脾失运化为主，胀或痛的部位在大腹，腹胀腹痛、便溏、水肿等症突出；胃气虚、胃阳虚以受纳腐熟功能减弱，胃失和降为主，胀或痛的部位在胃脘，脘痞隐痛、嗳气等症明显。

9. 胃阴虚证　胃阴虚证指胃阴亏虚，胃失濡润、和降而产生的病证。多因热病后期，或气郁化火，或吐泻太过，或过食辛温香燥，耗伤胃阴所致。临床上以胃脘隐隐灼痛、饥不欲食及口燥咽干，大便干结，小便短少，舌红少苔，脉细数为主要表现。

10. 寒滞胃脘证　寒滞胃脘证指寒邪犯胃，阻滞气机而产生的病证。多因过食生冷，或寒邪犯胃所致。临床上以胃脘冷痛剧烈，得温痛减，遇寒加重，恶心呕吐，吐后痛缓，或口泛清水，口淡不渴，恶寒肢冷，面白或青，舌淡苔白润，脉弦紧或沉紧为主要表现。

11. 胃热炽盛证 胃热炽盛证指火热壅滞于胃,胃失和降而产生的病证。多因过食辛热、肥甘、温燥之品,化热生火;或五志过极,化火犯胃;或为邪热内侵,胃火亢盛而致。临床上以胃脘灼痛,消谷善饥及渴喜冷饮,大便秘结,小便短黄,舌红苔黄,脉滑数为主要表现。

胃阴虚证与胃热炽盛证的鉴别:均属胃的热证,可见脘痛,口渴,脉数等症,但前者为虚热证,常见嘈杂,饥不欲食,舌红少苔,脉细等症;后者为实热证,常见消谷善饥,口臭,牙龈肿痛,齿衄,脉滑等症。

12. 食滞胃脘证 食滞胃脘证指饮食停积胃脘而产生的病证。多因暴饮暴食,食积不化;或因素体胃气虚弱,稍有饮食不慎,即停滞难化而成。临床上以胃脘胀满疼痛,拒按,嗳腐吞酸,泻下臭秽及舌苔厚腻,脉滑为主要表现。

(四)肝与胆病辨证

肝病的主要病理为疏泄与藏血功能失常,常见症状有:胸胁少腹胀痛或窜痛,情志抑郁或易怒,头晕胀痛,肢体震颤,手足抽搐,以及目部症状,月经不调,阴部症状等。胆病的主要病理为贮藏和排泄胆汁功能失常,常见症状有:胆怯易惊,惊悸不宁,口苦,黄疸等。

1. 肝血虚证 肝血虚证指肝血不足,机体失养而产生的病证。多由脾胃虚弱,或肾精亏少,血源不足,或久病耗伤肝血,或失血过多等而形成。临床上以眩晕、视力减退、肢体麻木及眠多梦,妇女月经量少、色淡,甚则闭经,面唇淡白,舌淡,脉细为主要表现。

2. 肝阴虚证 肝阴虚证指肝阴不足,虚热内生而产生的病证。多因情志不遂,肝郁化火而伤阴;或热病后期,灼伤阴液;或多服久服辛燥药物,耗伤肝阴;或肾阴不足,水不涵木,累及肝阴所致。临床上以眩晕,目涩,胁痛及口燥咽干,五心烦热,两颧潮红,潮热盗汗,舌红少苔,脉弦细数为主要表现。

肝血虚证与肝阴虚证的鉴别:二者皆有头晕目眩,视力减退等头目失养的症状,但前者为血虚,常见爪甲不荣,肢体麻木,经少闭经,舌淡,脉细,且无热象;后者为阴虚,虚热表现明显,常见胁肋灼痛,眼干涩,潮热,颧红,五心烦热等症。

3. 肝郁气滞证　肝郁气滞证指肝失疏泄，气机郁滞而产生的病证。多因精神刺激，情志不遂，郁怒伤肝，或因其他病邪侵犯，以致肝疏泄失职，气机不畅而成。临床上以情志抑郁，胸胁、少腹胀痛及善太息，妇女可见乳房胀痛，月经不调，痛经，闭经，苔薄白，脉弦为主要表现。

4. 肝火炽盛证　肝火炽盛证指火热炽盛，内扰于肝，气火上逆而产生的病证。多因情志不遂，气郁化火；或外感火热之邪；或嗜烟酒辛辣之品，酿热化火，犯及肝经，以致肝胆气火上逆而成。临床上以头痛，胁痛，烦躁，耳鸣及大便秘结，小便短黄，舌红苔黄，脉弦数为主要表现。

5. 肝阳上亢证　肝阳上亢证指肝肾阴亏，阴不制阳，阳亢于上而产生的病证。多因肝肾阴亏，不能潜阳，使肝阳亢逆；或长期恼怒焦虑，气火内郁，暗耗阴液，阴不制阳，阳亢于上而成。临床上以眩晕耳鸣，头目胀痛，头重脚轻，腰膝酸软等上盛下虚症状为主要表现。

肝阳上亢证与肝火炽盛证的鉴别：在病机与症状上二者都有类似之处，均有阳热亢逆的病理变化，故皆有头面部的阳热症状。二者的不同点是，肝火炽盛证是肝经火盛，气火上逆，病程较短，病势较急，病性纯属实证；肝阳上亢证则是肝肾阴虚，肝阳偏亢，病程较长，病势略缓，属上盛下虚，虚实夹杂。

6. 肝风内动证　肝风内动证指因阳亢、火热、阴虚、血亏等所致，出现以眩晕、麻木、抽搐、震颤等以"动摇"症状为主要表现的一类病证，主要包括肝阳化风证、热极生风证、阴虚动风证、血虚生风证。其中，肝阳化风证是指阴虚阳亢，肝阳升发无制，引动肝风而产生的证，多因素体肝肾阴液不足，或久病阴亏，或肝火内伤营阴等，导致阴亏不能制阳，肝阳亢逆化风所致，临床上以眩晕头痛、肢麻震颤、歪僻不遂为主要表现；热极生风证是指邪热亢盛，燔灼筋脉，引动肝风而产生的证。多因外感温热病邪，邪热亢盛，燔灼筋脉，热闭心神，引动肝风所致。临床上以高热、神昏、抽搐与颈项强直，四肢抽搐，角弓反张，牙关紧闭，舌质红绛，苔黄燥，脉弦数为主要表现；而阴虚动风证则是指肝阴亏虚，筋脉失养，虚风内动而产生的证。多因肝阴虚证进一步发展，或外感热病后耗伤阴液，或久病伤阴，以致阴液亏虚，筋脉失养所致。临床上以手足震颤或蠕动及视物模糊，五心烦热，潮热盗汗，舌红少苔，脉弦细数为主要表现；血虚生风证是指血液亏虚，筋脉失养，虚风内动而产生的证。多由肝血不足，不能濡养筋脉，筋脉挛急，虚风内动所致。临床上以手足震颤，头晕眼花，夜盲，失眠多梦，肢体麻木，肌肉眴动，皮肤瘙痒，爪甲不荣，面唇淡白，舌淡苔白，脉细或弱为主要表现。

7. 寒凝肝脉证 寒凝肝脉证指寒邪侵袭，凝滞肝经而产生的病证。多因感受寒邪，凝滞收引肝脉，使气血不畅，筋脉拘急而成。临床上以少腹、前阴、巅顶冷痛及恶寒肢冷，舌苔白，脉沉弦或沉紧为主要表现。

8. 胆郁痰扰证 胆郁痰扰证指痰热内扰，胆气不宁而产生的病证。多由情志不遂，气郁生痰，蕴久化热，以致痰热内扰，胆气不宁而成。临床上以胆怯易惊、心烦失眠及舌红苔黄腻，脉弦数为主要表现。

（五）肾与膀胱病辨证

肾病的主要病理为生长、发育迟缓，生殖功能障碍，水液代谢失常等。肾病的常见症状有腰膝酸软或痛，眩晕耳鸣，发育迟缓，智力低下，发白早脱，牙齿动摇，男子阳痿遗精、精少不育，女子经少经闭、不孕，以及水肿，二便异常，呼多吸少等。膀胱病的主要病理为贮尿排尿功能失常，常见症状为小便频急涩痛，尿闭以及遗尿，小便失禁等。

1. 肾阳虚证 肾阳虚证指肾阳亏虚，机体失其温煦而产生的病证。多因素体阳虚，或年高肾亏、久病伤阳，或房劳过度等所致。临床上以腰膝酸冷，性欲减退，夜尿多及舌淡苔白，脉沉细无力，尺部尤甚为主要表现。

2. 肾虚水泛证 肾虚水泛证指肾的阳气亏虚，气化无权，水液泛溢而产生的病证。多因素体虚弱，久病及肾，或房劳伤肾，肾阳亏耗所致。临床上以浮肿下肢为甚，尿少及舌淡胖苔白滑，脉沉迟无力为主要表现。

肾阳虚证与肾虚水泛证鉴别：均为虚寒证，但前者偏重于脏腑功能衰退，性功能减弱；后者偏重于气化无权而以浮肿、尿少为主症。

3. 肾阴虚证 肾阴虚证指肾阴亏损，失于滋养，虚热内扰而产生的病证。多因久病及肾，或温热病后期伤阴，或过服温燥劫阴之品，或房室不节，耗伤肾阴所致。临床上以腰酸而痛，遗精，经少，头晕耳鸣及形体消瘦，潮热盗汗，五心烦热，咽干颧红，舌红少苔或无苔，脉细数为主要表现。

4. 肾精不足证　肾精不足证指肾精亏损，脑与骨、髓失充而产生的病证。多因先天禀赋不足，或后天失于调养，久病伤肾，或房劳过度，耗伤肾精所致。临床上以生长发育迟缓、生育功能低下、成人早衰等为主要表现。

肾阴虚证与肾精不足证鉴别：皆属肾的虚证，均可见腰膝酸软、头晕耳鸣等症，但前者有阴虚内热的表现；后者主要为生长发育迟缓，早衰，生育功能低下，无虚热表现。

5. 肾气不固证　肾气不固证指肾气亏虚，失于封藏、固摄而产生的病证。多因年幼肾气未充，或年高肾气亏虚，或房劳过度，或久病伤肾所致。临床上以腰膝酸软，小便、精液、经带、胎气不固及舌淡苔白，脉弱或细弱为主要表现。

6. 肾不纳气证　肾不纳气证指肾气亏虚，纳气无权而产生的病证。多因久病咳喘，肺病及肾；或年老肾亏，劳伤太过，致肾气不足，不能纳气所致。临床上以久病咳喘，呼多吸少，气不接续，动则喘甚，腰膝酸软，或自汗神疲，声音低怯，舌淡苔白，脉沉弱。或喘息加剧，冷汗淋漓，肢冷面青，脉浮大无根；或气短息促，颧红心烦，口燥咽干，舌红少苔，脉细数为主要表现。

7. 膀胱湿热证　膀胱湿热证指湿热侵袭，蕴结膀胱而产生的病证。多因外感湿热，蕴结膀胱；或饮食不节，湿热内生，下注膀胱所致。临床上以小便频急、灼涩疼痛及小便短黄，或浑浊，或尿血，或尿中见砂石，小腹胀痛，或腰、腹掣痛，或伴发热，舌红苔黄腻，脉滑数为主要表现。

（六）脏腑兼病辨证

在疾病发生发展过程中，同时出现两个或两个以上脏腑的证候，称为脏腑兼证。脏腑兼证并非单一脏腑证的简单相加，需要从脏腑之间的各种生理病理以及经络的联系出发，弄清彼此存在的先后、因果、主次、并列等相互关系。常见的脏腑兼证主要包括：心肾不交、心脾两虚、肝郁脾虚、肝胆湿热、肝肾阴虚等证。

1. 心肾不交证　心肾不交证是指阴液亏虚，虚阳偏亢，热扰心神，肾失封藏而产生的病证，又称心肾阴虚阳亢证。以失眠，耳鸣，腰膝酸软，遗精，多梦，健忘，惊悸，心烦，手足心热，舌红质嫩，脉细，或数为主要表现。

2. 心脾两虚证 心脾两虚证是指脾气亏虚，心血不足而产生的病证，又称心脾气血虚证。主要表现有心悸或心慌或怔忡，久不欲食或口淡，经常便溏或经常腹泻，唇淡，紫斑。舌淡，脉细，脉虚。

3. 肝胃不和证 肝胃不和证就指肝气郁结，胃失和降而产生的病证，又称肝胃气滞证。以胁痛，胁胀，脘痞胀，嗳气，呃逆，喜叹气，或烦躁易怒，脉弦为主要表现。

4. 肝郁脾虚证 肝郁脾虚证是指肝失疏泄，脾失健运而产生的病证。以胁胀，胁痛，大便先干后稀或大便时结时溏，经常便溏，抑郁忧虑，或喜叹气，脉弦，或虚为主要表现。

5. 肝肾阴虚证 肝肾阴虚证是指肝肾阴液亏虚，虚热内扰而产生的证候，又称水不涵木证。以头晕或头重脚轻，眼干涩，耳久鸣或耳失聪，腰酸，腰痛，盗汗，手足心热，遗精，舌红，苔剥或苔少或无苔，脉弦细，或数为主要表现。

6. 脾肾阳虚证 脾肾阳虚证是指脾肾阳气亏虚，虚寒内生的证。以腰膝酸软，久泄，便溏，性欲衰退，畏冷，肢凉，舌淡胖，舌边齿印，苔白或舌苔润滑，脉虚为主要表现。

四、经络辨证

十二经脉的病理表现有三个特点：一是经脉受邪，经气不利出现的病证，与其循行部位有关；二是与经脉特性和该经所属脏腑的功能失调有关；三是一经受邪常影响其他经脉。

（一）十二经脉病证

1. 手太阴肺经病证 主要表现为肺胀、咳喘、胸部满闷，缺盆或肩背痛，或背寒，少气，恶寒发热，自汗，上臂内侧前缘痛，手心热，小便频数或色变等。

2. 手阳明大肠经病证 主要表现为齿痛、颈肿；咽喉肿痛，鼻衄，目黄口干；肩臂前侧疼痛；拇、食指疼痛、活动障碍。

3. 足阳明胃经病证 壮热、汗出、头痛、颈肿、咽喉肿痛、齿痛，或口角歪斜，鼻流浊涕；或鼻衄；惊惕狂躁；或消谷善饥，脘腹胀满；或膝腹肿痛，胸乳部、腹股部、下肢外侧、足背、足中趾等多处疼痛，活动受限。

4. 足太阴脾经病证 主要表现为舌强、呕吐、胃脘痛、腹胀、呃逆，得矢气症状缓解，身困重；舌本痛，肢体关节不能动摇，食欲下降，心烦，心下急痛、溏泻、癥瘕、泄泻、小便少、黄疸，不能平卧，股膝内肿胀冰冷，足大趾活动不利。

5. 手少阴心经病证 主要表现为心胸烦闷疼痛、咽干、渴而欲饮、目黄、胁痛、前臂内侧后缘痛厥，手心热。

6. 手太阳小肠经病证 主要表现为耳聋、目黄、咽痛；肩前撕裂疼痛，颈项肩前臂外后缘疼痛。

7. 足太阳膀胱经病证 主要表现为发热，恶风寒，鼻塞流涕，头痛，项背强痛；目、项、腰、腘窝和小趾等处疼痛，活动障碍；癫痫、狂证、疟疾、痔疮。

8. 足少阴肾经病证 主要表现为面黑，头晕目眩；气短喘促，咳嗽咯血；饥不欲食，心胸痛，腰脊下肢无力或痿厥，足下热痛；心烦、易惊恐、口热舌干，咽肿。

9. 手厥阴心包经病证 主要表现为手心热，臂肘挛急，腋下肿，甚则胸胁满，心烦、心悸、心痛，甚至精神失常、面赤目黄等。

10. 手少阳三焦经病证 主要表现为耳聋、心胁痛，目外眦痛，颊部耳后疼痛，咽喉肿痛，汗出，肩肘、前臂痛，小指、食指活动障碍。

11. 足少阳胆经病证 主要表现为口苦、叹息、心胁痛，甚则面微有尘，足外反热。头痛、下颌痛，缺盆肿痛，腋下肿，如瘰疬，疟，胸、胁、肋、髋、膝外至胫、外踝疼痛，足小趾、次趾活动不便。

12. 足厥阴肝经病证 主要表现为腰痛活动受限，面色晦暗，咽干，胸满、腹泻、呕吐、遗尿或癃闭，疝气或妇女少腹痛。

（二）奇经八脉病证

奇经八脉除其本经循行与体内器官相连属外，还通过十二经脉与五脏六腑发生间接联系，尤其是冲、任、督、带四脉与人体的生理、病理，都存在着密切的关系，人体脏腑经络有病通过奇经八脉表现出来。

1. 督脉病证 主要表现为腰骶脊背痛，项背强直，头重眩晕。大人癫疾，小儿风痫。

2. 任脉病证 主要表现为脐下、少腹、阴部疼痛，男子疝气，女子带下癥瘕。

3. 冲脉病证 主要表现为气逆，腹部紧张，或气从少腹上冲胸咽、呕吐、咳嗽；男子阳痿，女子经闭不孕或胎漏。

4. 带脉病证 主要表现为腰酸腿痛，腹部胀满，赤白带下，或带下清稀，子宫脱垂、漏胎。

5. 阳跷、阴跷脉病证 阳跷脉病证表现为狂躁、失眠；阴跷脉病证表现为下肢厥冷。

6. 阳维、阴维脉病证 阳维脉病证表现为发热、恶寒，阴维脉病证表现为心痛。若阴阳不能自相维系，则见精神恍惚，不能自主，倦怠乏力。二条经脉不能相互维系，可出现倦怠无力，精神恍惚症状。

五、六经辨证

六经，即指太阳、阳明、少阳、太阴、少阴、厥阴。六经辨证，是根据伤寒病（外感病中由风寒之邪导致者）的发生发展、证候特点和传变规律总结而创立出来的一种辨证方法。六经病证是脏腑、经络病变的具体反映。一般来说，凡病位偏表在腑、正气不衰、邪正抗争激烈者，多为三阳病证；病位偏里在脏、正气不足、邪正交争于里者，多为三阴病证。

（一）太阳病证

外感病初期所表现的证。邪犯太阳，随其浅深证有经腑之分。

1. 太阳经证 六淫之邪侵袭人体肌表，正邪相争，营卫失和所表现的病证，为外感病的初起阶段。证候表现为：恶寒，头项强痛，脉浮。由于感受病邪的不同和体质的差异，太阳经证又有太阳中风证与太阳伤寒证之分。

（1）太阳中风证：指以风邪为主的风寒之邪侵袭太阳经脉，致使卫强营弱所表现的证。证候表现为：发热，恶风，头痛，自汗出，脉浮缓；或见鼻鸣、干呕。

（2）太阳伤寒证：指以寒邪为主的风寒之邪侵袭太阳经脉，使卫阳被遏，营阴郁滞所表现的证。证候表现为：恶寒，发热，头项强痛，肢体疼痛，无汗而喘，脉浮紧。

2. 太阳腑证　太阳经证不解，病邪循经内传太阳之腑所表现的证。因其病位、病机和证候表现不同，临床又分为太阳蓄水证和太阳蓄血证。

（1）太阳蓄水证：指太阳经证不解，邪气内传足太阳膀胱腑，邪与水结，膀胱气化失司，水液停蓄所表现的证。证候表现为：发热，恶寒，小腹满，小便不利，口渴，或水入则吐，脉浮或浮数。

（2）太阳蓄血证：指太阳经证未解，邪热内传，邪热与瘀血互结于少腹所表现的证。证候表现为：少腹急结或硬满，小便自利，如狂或发狂，善忘，大便色黑如漆，脉沉涩或沉结。

（二）阳明病证

外感病发展过程中，病邪内传阳明而致，多为阳热亢盛，胃肠燥热所表现的病证。根据邪热内实的病机不同，临床又分为阳明经证和阳明腑证。

1. 阳明经证　邪热亢盛，充斥阳明之经，弥漫于全身，而肠中糟粕尚未结成燥屎所表现的病证。证候表现为：身大热，汗出，口渴引饮，或心烦躁扰，气粗似喘，面赤，苔黄燥，脉洪大。

2. 阳明腑证　邪热内炽于阳明之腑，并与肠中糟粕相搏，燥屎内结，阻滞肠道所表现的病证。证候表现为：日晡潮热，手足濈然汗出，脐腹胀满硬痛而拒按，大便秘结不通，甚则谵语、狂乱、不得眠，舌苔黄厚干燥，或起芒刺，甚至苔焦黑燥裂，脉沉迟而实或滑数。

（三）少阳病证

邪犯少阳，正邪分争，枢机不利，胆火内郁，经气不畅所表现的病证。证候表现为：寒热往来，口苦，咽干，目眩，胸胁苦满，默默不欲饮食，心烦喜呕，脉弦。

（四）太阴病证

脾阳虚弱，邪从寒化，寒湿内生所表现的病证。证候表现为：腹满而吐，食不下，口不渴，自利，时腹自痛，四肢欠温，脉沉缓而弱。

（五）少阴病证

伤寒六经病变的后期阶段出现心肾亏虚，全身性阴阳衰惫所表现的病证。根据人体的阴阳盛衰偏颇，可分为少阴寒化证和少阴热化证。

1. 少阴寒化证　病邪深入少阴，心肾阳气虚衰，从阴化寒，阴寒独盛所表现的虚寒证。证候表现为：无热恶寒，但欲寐，四肢厥冷，下利清谷，呕不能食，或食入即吐，脉微细甚或欲绝，或见身热反不恶寒，甚则面赤。

2. 少阴热化证　病邪深入少阴，心肾阴虚，从阳化热所表现的虚热证。证候表现为：心烦不得眠，口燥咽干，或咽痛，舌尖红少苔，脉细数。

（六）厥阴病证

疾病发展传变到较后阶段，所出现的阴阳对峙、寒热交错、厥热胜复所表现的病证。证候表现为：消渴，气上撞心，心中疼热，饥而不欲食，食则吐蛔。

六经病证循着一定的趋向发展，在一定的条件下发生转变，谓之传变。六经病证是否传变，以及如何传变，取决于正邪的盛衰、病体的强弱、治疗是否得当等因素。一般情况下，六经病证依据脏腑、经络的相互联系而传变，表现为传经、直中、合病、并病四种方式，其中传经又分为：循经传、越经传、表里传。

六、卫气营血辨证

卫气营血，代表着温热病浅深、轻重不同的四个阶段，是一种辨治外感温热病的辨证方法。该辨证方法将外感温热病发展过程中所反映的不同的病理阶段，分为卫分证、气分证、营分证、血分证四类，用以阐明温热病变发展过程中，病位的浅深、病情的轻重和传变的规律，并指导临床治疗。

（一）卫分证

温热病邪侵袭肌表，卫气功能失常所表现的证，常见于外感温热病的初起阶段。证候表现为：发热，微恶风寒，头痛，口干微渴，舌边尖红，苔薄黄，脉浮数。或伴有咳嗽，咽喉肿痛。

（二）气分证

温热病邪内传脏腑，正盛邪炽，阳热亢盛所表现的里实热证。证候表现为：发热，不恶寒，反恶热，汗出，口渴，尿黄，舌红苔黄，脉数有力。或见咳喘，胸痛，咳痰黄稠；或见心烦懊恼，坐卧不安；或见日晡潮热，便秘腹胀，痛而拒按，甚或谵语、狂乱，苔黄干燥甚则焦黑起刺，脉沉实；或见口苦咽干，胸胁满痛，心烦，干呕，脉弦数。

（三）营分证

温病邪热内陷，营阴受损，心神被扰所表现的证。营分证是温热病发展过程中较为深重的阶段。证候表现为：身热夜甚，口不甚渴或不渴，心烦不寐，甚或神昏谵语，斑疹隐隐，舌质红绛无苔，脉细数。

（四）血分证

温病邪热深入阴血，导致动血、动风、耗阴所表现的一类证，主要分为血分实热证和血分虚热证。

1. 血分实热证　温热病邪深入血分，闭扰心神，迫血妄行，或燔灼肝经所表现的证。证候表现为：身热夜甚，躁扰不宁，甚者神昏谵语，舌质深绛，脉弦数；或见斑疹显露、色紫黑，或吐血、衄血、便血、尿血；或见四肢抽搐，颈项强直，角弓反张，目睛上视，牙关紧闭。

2. 血分虚热证　血热久羁，耗伤肝肾之阴，以持续低热，并见机体失养，或虚风内动等所表现的证。证候表现为：持续低热，暮热早凉，五心烦热，或见口干咽燥，形体干瘦，神疲耳聋，舌干少苔，脉虚细，或见手足蠕动。

温热病的整个发展过程，实际上就是卫气营血病证的转变过程。其传变有顺传和逆传两种形式。顺传是指温热病邪按照卫分→气分→营分→血分的次序传变。逆传则是指温热病邪不按上述次序及规律传变，如邪入卫分后，不经过气分阶段而直接深入营分、血分，出现神昏、谵语等重笃病情。逆传标志着邪气太盛或正气大虚，病势更加危急凶险。

七、三焦辨证

三焦辨证是将外感温热病的各种证分别纳入上焦病证、中焦病证、下焦病证，着重阐明了三焦所属脏腑在温热病过程中的病理变化、临床表现、证候特点及其传变规律。

（一）上焦病证

温热之邪侵袭手太阴肺经和手厥阴心包所表现的证。证候表现为：发热，微恶风寒，微汗出，头痛，咳嗽，鼻塞，口渴，舌边尖红，脉浮数；或但热不寒，多汗，烦躁口渴，咳嗽，气喘，苔黄，脉数；甚则高热，神昏，谵语，舌謇，肢厥，舌质红绛。

（二）中焦病证

温热之邪侵犯中焦脾胃，从燥化或从湿化所表现的证。证候表现为：身热气粗，面红目赤，腹满便秘，渴欲饮冷，口燥咽干，唇裂舌焦，小便短赤，大便干结，苔黄燥或焦黑，甚则神昏谵语，脉沉实有力；或身热不扬，头身困重，胸脘痞闷，泛恶欲呕，小便不利，大便不爽或溏泄，舌苔黄腻，脉细而濡数。

（三）下焦病证

温热之邪犯及下焦，以劫夺肝肾之阴为主所表现的证。证候表现为：身热，手足心热甚于手足背，颧红，口舌干燥，神倦，耳聋，舌红少苔，脉虚大；或见手足蠕动，或瘛疭，心中憺憺大动，神倦，脉虚，舌绛苔少，甚或时时欲脱。

三焦病证的传变与否，取决于病邪的轻重和机体正气的强弱，病邪盛，或正气虚则传变易于发生。传变的途径包括顺传和逆传，顺传一般多由上焦手太阴肺经开始，继而传入中焦，最后传入下焦，提示病邪由浅入深，病情由轻转重。逆传则是指温热病邪由肺卫直接传入手厥阴心包经，说明邪热炽盛，病情重笃。

（王　洋　岳广欣）

第　四　篇

防治篇

第一章

治则与治法

我们认识、诊断疾病，是为了防治疾病、维护身心健康。疾病的防治必须依据一定的原则和方法，这就是治则与治法。用药如用兵，治则、治法就好比我们与疾病战斗的战略、战术，中药、方剂、针灸以及其他一些中医特色外治技术手段则是与疾病战斗的武器。研究与疾病战斗的战略、战术和武器，再加上具有中医特色的预防医学——养生与治未病，就构成了中医学疾病防治篇的主要内容。

第一节　基本治则

治则是治疗疾病时必须遵循的基本原则。它是在中医理论指导下制定的，对疾病预防、治疗过程中的立法、处方、用药等具有普遍指导意义的准则。中医治则内容丰富，且针对疾病、病证、病机的不同呈现多层次。

治病求本，是中医学最高层次的治则。在治病求本原则的指导下，针对疾病普遍存在的阴阳失衡、邪盛正衰等基本病机，相应有调整阴阳、扶正祛邪的治则，它们又可统领更具体的寒者热之、热者寒之、虚者补之、实者泻之等下一层级的治则，最终指导温法、清法、补法、消法等治法的应用。三因制宜体现的是对人和时空关系的把握，是对治病求本的补充，与治病求本同属一个层次。我们把治病求本、调整阴阳、扶正祛邪、三因制宜同时作为基本治则。

一、治病求本

"本"，是根本，是与"标"[1]相对的。"治病求本"首见于《素问·阴阳应象大论》，文中的"本"原指阴阳，强调治疗疾病必须抓住阴阳这一关键。后世医家将"本"延展为疾病的本质。所以，治病求本是指在治疗疾病时，透过错综复杂的临床表现，深入探求疾病的本质，进而采取针对疾病本质进行治疗。只有抓住了疾病的本质才能达到治愈疾病的目的。

治病求本是中医治疗的总原则，在临床应用时，需要处理好"治标"与"治本"的关系，掌握"正治""反治"和"同病异治""异病同治"的应用原则。

（一）治标与治本

疾病错综复杂，其标本的轻重、缓急不同，需要分清主次、权衡利弊，决定治标和治本的先后次序。

1. 急则治标 是在疾病发展过程中，一些原本次要的"标"的问题较为紧急、危重，或"标"的问题如果不尽快解决，会影响到对"本"的治疗时，此时需要针对"标"采取应急处理，主要适用于急性病、危重病的治疗，目的是缓解病情，改善危重症状，减轻痛苦，为治本创造有利的条件，以便更好地治本。

2. 缓则治本 当病情趋于平稳，病势趋于和缓时，应针对疾病的本质进行求本治疗。多用于慢性病或急性病病情平稳过程中，此时邪气未尽而正气已虚，当从病之本治疗以收全功。

3. 标本同治 当临床出现标本俱急，此时应标本同治。

（二）正治与反治

"治病求本"强调要抓住疾病本质进行治疗，但疾病是复杂多变的，有时表现出来的外在征象与其本质相符，有时表现出来的却是与其本质不符合的假象，在治疗上就有"正治"与"反治"之分。

1. 正治 正治是对疾病偏离正常状态的纠正，是逆其证候表现而治，

---

1 本和标，本的本义是指树木的根部，引申为事物的根本；标的本义是指树木的末梢，引申为事物的枝节或表面。

所以又称"逆治"。适用于疾病表现与本质相一致的病证。"逆"的是疾病偏态的临床表现，针对的是疾病本质。包括以下治则：

（1）寒者热之与热者寒之：寒证，表现寒象，用温法使之不寒，可选用温热性质方药。热证，表现热象，用清法除热，可选用寒凉性质方药。

（2）虚者补之与实者泻之：虚为正气虚。虚证，表现虚弱的征象，用补法补其不足，可选用补益性质的方药。实为邪气实。实证，表现实象，根据邪气性质与所在部位，选择相应攻邪的治法来治疗，采用攻泻的方药。

（3）寒热同治：当寒证与热证共见于一身，表现有或上热下寒，或上寒下热；或寒热夹杂，或寒热交作。此时当寒性热性药物同用，以应对寒热错杂的病证，此即寒热同治。

（4）攻补兼施：当虚证与实证同处一体，表现为或上虚下实，或上实下虚，或脏虚腑实，或脏实腑虚，或经虚络实，或经实络虚等虚实夹杂之证，治当以攻补兼施，虚实兼顾。

2. 反治　反治是"反常规"地顺从证候表现而治，所以又称"从治"。适用于疾病表现与本质不一致的病证。"从"的是表现出来的假象，实质还是针对疾病本质的正治。反治以热因热用、寒因寒用、通因通用、塞因塞用为代表。

（1）热因热用：用温热药物治疗热性症状。这个热是疾病外在表现和内在的病理变化不相一致的假热。如，亡阳虚脱的病人，由于阴寒内盛，格阳于外，有时会见面颊潮红、烦躁等热象，其热象是假，而阳虚寒盛是其本质，故仍应以温热药治疗，这就是热因热用。

（2）寒因寒用：用寒凉药物治疗寒凉症状。这个寒是外在表现和内在的病理变化不相一致的假寒。如，外感热病，在里热极盛之时，由于阳盛格阴，可见四肢厥冷的寒象。寒象是假，热盛才是它的本质，故仍须用寒凉药物治疗，这叫寒因寒用。

（3）塞因塞用：以补益药物来治疗"满实"。这个"实"是疾病的外在表现和内在的病理变化不相一致的"假实"。如，脾虚不运所致的脘腹胀满，但并无水湿、食积留滞，当用健脾益气法，以补开塞，名为塞因塞用。

（4）通因通用：以通泻药物治疗具有泄泻下利的症状。一是因于食积所致的腹泻，不仅不能用止泻药，反而要用消导泻下药以去其积滞；二是通因通用以"补虚"，即用攻下的药物来治疗虚证。这个"虚"，就是当疾病的外在证候表现和内在的病理变化不相一致时而反映出来的假虚。

正治与反治的本质都是治病求本。当疾病表现与本质相一致时，用正治；如疾病外在表现与其本质不一致时，用反治。正治与反治表述不同，其理则一，都是针对疾病本质的治病求本方法。

（三）同病异治与异病同治

疾病变化多端，相同的疾病可以有不同的变化，不同的疾病可能有相同的病机，所以在治病求本的治则指导下，可以"同病异治"与"异病同治"，其关键在于辨识疾病病机的异同。

1. 同病异治　相同的疾病，由于发病时间、地域、气候的不同，或者由于患者机体的反应性不同，或处于不同的发展阶段，病机不同，因而采取的治疗方法不同。如同为感冒，可有风寒、风热等不同病机，治法也就不同。

2. 异病同治　不同的疾病虽然各有其特殊性，但在一定的条件下又有相同的病机，所以可以采用相类同的方法治疗。如子宫脱垂与胃下垂，如果辨证都属于中气下陷，就都可以用益气升提法进行治疗。

同病异治与异病同治还是体现了中医治病求本的原则。

二、调整阴阳

中医学将防治疾病的根本目标定位在恢复人体因疾病受损的平衡状态上，"以平为期"。疾病的发生，根本上就是阴阳之间的相对平衡遭到破坏出现的偏盛偏衰。因此，调整阴阳的偏盛偏衰、恢复阴阳的相对平衡是中医学的基本治则之一。

（一）亢者平之

这是针对阴阳偏盛的治则。损其有余，折其偏盛，以平为期，使阴阳恢复平衡。阳偏盛者治之以寒药，阴偏盛者治之以热药。

（二）损则益之

这是针对阴阳偏衰及阴阳互损的治则。补其不足，益其虚损。由于阴阳偏衰有阴虚、阳虚、阴阳两虚之分，其治则有滋阴、补阳、阴阳双补之别。滋阴、补阳具体实施起来，又有"阳病治阴，阴病治阳"和"阳中求阴，阴中求阳"两种。

1. 阳病治阴，阴病治阳 阳病治阴适于阴虚之证，阴病治阳适用于阳虚之候。"阴虚则热"所出现的虚热证，采用"阳病治阴"的原则，滋阴以制阳亢。"阳虚则寒"所出现的虚寒证，采用"阴病治阳"的原则，阳虚者补阳，以平为期。

2. 阳中求阴，阴中求阳 根据阴阳互根的理论，治疗阴虚证时，在滋阴剂中适当佐以补阳药，即所谓"阳中求阴"；治疗阳虚证时，在助阳剂中，适当佐以滋阴药，即谓"阴中求阳"。

3. 阴阳双补 由于阴阳互根，阴虚可累及阳，阳虚可累及阴，从而出现阴阳两虚，治疗时当阴阳双补。

（三）顺接阴阳

这是针对阴阳格拒的治则。阴阳之气不顺接为格拒。由于某些致病因素作用下，引起阴和阳的一方盛极或阴和阳中的某一方虚弱至极，阴阳强弱悬殊，盛者壅遏于内，将另一方排斥格拒于外，迫使阴阳之间不相维系，从而形成真寒假热或真热假寒等复杂的临床现象，治疗当明辨寒热真假，顺接阴阳之气。

（四）回阳救逆

这是针对阴阳亡失的治则。阴阳亡失包括"亡阴"和"亡阳"两种。它们都是濒临死亡的危象。留存将要亡失的阳气，逆转濒危患者，就是回阳救逆。临床上亡阳亡阴有时难以截然分开，亡阴可以迅速导致亡阳，亡阳也可继而出现亡阴，最终导致死亡。因此无论出现亡阴还是亡阳，都需要回阳救逆。

因为阴阳失调还可根据其所在部位细分为更具体的病机，所以调整阴阳的治则还可以指导更为具体的治法，如以补肾阴的治法治疗肾阴虚。

三、扶正祛邪

在疾病过程中，邪正双方的盛衰决定着疾病的虚实属性和预后转归。扶正祛邪就是依据人体正邪盛衰而确立的治则。

正气不足是疾病发生的主要因素，外来邪气的存在是疾病发生发展的重要条件。疾病一旦发生，正邪盛衰直接决定着疾病的发展方向，决定着疾病的转归预后。临床上始终要抓住正邪这一对矛盾，采取针对性的治疗原则，改变正邪双方的力量对比，使邪消正复，促使疾病向痊愈的方向转化。

（一）扶正

正气虚，邪气不盛而以正虚为主的虚性病证，应以扶正为主，正气旺盛，邪气自除，所谓"扶正即所以祛邪"。扶助人体的正气，主要通过使用药物、针灸、营养、医疗体育等方法，增强体质，扶助正气，提高机体的防御能力和自然修复能力，恢复人体健康。具体应用时，还应根据病人的不同情况，采用针对性扶正治疗，如气虚者益气，血虚者养血，阴亏者滋阴，阳衰者助阳。

（二）祛邪

临床上凡是见到邪气亢盛，正气未衰而以邪盛为主的实性病证，应以祛邪为主，目的是保存正气，所谓"邪去正自安""祛邪即所以扶正"。祛邪必须根据其寒热性质、病变部位等情况，采用发汗解表、攻下里实、活血化瘀、消导积滞、清热解毒、除湿祛风、涌吐等方法达到祛邪的目的。

（三）扶正与祛邪兼顾

正气已虚、邪气尚盛，且邪正主次地位大体相当的病证，应根据病情，采取先攻后补或先补后攻，或攻补兼施之法。

扶正祛邪要将治病求本的治则贯穿其中。首先要明辨邪正相争的部位，临床治疗才会有的放矢。其次要审察邪正的轻重主次。一般而言，疾病初期正盛邪亦盛，则邪实为本，祛邪为主；疾病末期，正虚邪衰，则正虚为本，扶正为先；若正虚邪实并重，还当扶正祛邪兼顾。再者，扶正祛邪还需要注意把握好度。扶正要恰当，应用扶正方药，做到扶正不留邪，既不能补过量而资助邪气，也不能补得不够而无济于事。祛邪时亦是如此，应做到祛邪不伤正，切莫攻得太过而损伤正气。

四、三因制宜

三因制宜包括因时制宜、因地制宜、因人制宜。疾病的发生、发展与转归与季节气候、地理环境、病人状况关系密切，必须了解时令气候、地理环境、体质强弱、年龄大小、饮食喜好等特点，把这些因素都考虑进去，制订出适宜的治疗方法。这是中医天人相应、整体观念的集中体现，也是中医治疗疾病必须遵循的基本原则。

（一）因时制宜

四季气候的变化，对人体的生理功能、病理变化的影响毋庸置疑。因此，必须根据不同季节气候的特点，结合患者病情，考虑临床处方用药，这个原则就是"因时制宜"。

例如，春夏季节，气候由温渐热，阳气升发，人体腠理疏松开泄，即使此时外感风寒，治疗时也不可过用辛温发散之品，以防止开泄太过，耗气伤阴；秋冬季节，气候由凉逐渐变寒冷，阴盛阳衰，腠理致密，阳气敛藏于内，此时若患病，即便是温热证，寒凉之品亦当慎用，以防苦寒伤阳。长夏气候潮湿，一般治疗用药多辅以燥湿、化湿之品；阴虚患者，即便在冬季，也当用养阴药治疗；阳虚患者，即便在夏季，也当温补。

（二）因地制宜

由于地域不同，气候条件及生活习惯的不同，人的生理活动和病变特点也不尽相同，所以治疗用药亦应有所区别，这就是因地制宜。

不同地区的疾病谱常有不同。如我国西北地区，地势高而寒冷少雨，故其病多燥寒，治宜辛润；东南地区，地势低而湿热多雨，故其病多湿热，治宜清化。相同病证在不同地区也会有所差异，治疗用药亦当考虑不同地区的特点。

（三）因人制宜

根据病人年龄、体质、性别、生活习惯等不同特点，考虑治疗用药的不同，就是因人制宜。

1. 体质因素　不同体质的人在形态功能、先天的禀赋、后天调养方面有一定的差异。体质强弱不同，尽管患有同样疾病，治疗亦当有所区别。如阳热之体慎用温热之品，阴寒之体慎用寒凉之品等。

2. 年龄因素　人的不同年龄段，其形质气血各有特点。如小儿稚阴稚阳之体，脏腑娇嫩，形气未充，生机勃勃，发育迅速，但气血未盛，脏腑娇嫩，且生活不能自理，多病饥饱失调，寒温失节，以外感内伤为主。故治小儿，忌用竣剂，更要慎用补剂。而老年人脏腑衰惫，气血虚少，精血不足，生理功能减退，患病多虚证及虚实夹杂，治疗时虚证宜补，虚实夹杂则当攻补兼施。

3. 性别因素　男女性别不同，各有其生理特点，尤其妇女患者有月经、怀孕、产后、哺乳期等情况，治疗用药必须加以考虑。

4. 其他　如生活中的饮食喜恶、生活习性、工作生活环境等相差甚远，影响着人的体质与健康水平，也决定着易感疾病的不同，这些因素在临床诊疗过程中都必须予以考虑。

（于智敏　张光霁）

第二节　治法

治法是在中医治则指导下，结合辨证论治制定的指导处方用药的纲领和原则，是中医理、法、方、药的重要环节，是联结理论和临床的纽带。治法从属于治则，是治则的具体应用。

中医治法内容丰富，其中有代表性的是清代医家程钟龄明确提出的"八法"，包括汗、和、下、消、吐、清、温、补。它们是临床各科普遍应用的基本方法，适用范围较广。中医治法丰富多彩，但万变不离其宗，都可用"八法"提纲挈领。

一、汗法

（一）概念与分类

汗法是通过发汗使邪随汗而解的一种治法，具有宣发肺气、开泄皮肤汗孔、调和营卫等作用。汗法不以汗出为目的，而是以人体微微汗出为标志。汗出意味着腠理开、营卫和、肺气畅、血脉通，外邪出。汗法又有辛温、辛凉之别。

（二）临床应用

《素问·阴阳应象大论》说："其在皮者，汗而发之。"《金匮要略·水气病脉证并治》："诸有水者……腰以上肿，当发汗乃愈。"。临床上，汗法用来退热、透疹、祛风湿、消水肿等。使用汗法应当注意以下几点。

1. 发汗不可太过，以汗出热退，脉静身凉，周身微微汗出为度，不可过度发汗和长久发汗。发汗过多，甚则大汗淋漓则耗散津液，可致伤阴或亡阳。

2. 要注意用药缓峻适度，必须根据病情的轻重与正气的强弱而定用药之剂量及缓峻，还应根据时令及体质而定峻缓轻重。暑天炎热，汗之宜轻；冬令严寒，汗之宜重；体质弱者，汗之宜缓，用药宜轻；体壮实，汗之可峻，用药宜重。对于一些兼夹病证，应配合其他治法。

3. 平素出汗多者、出血患者（衄家），需要谨慎发汗。如必须使用汗法时，需配伍加用益气、滋阴、助阳、养血等药物进行治疗。

4. 服发汗药后，应避风寒，忌食辛辣油腻食物。

二、吐法

（一）概念与分类

吐法是通过涌吐，使停留在咽喉、胸膈、胃脘等部位的痰涎、宿食或毒物从口中吐出的一种治法。吐法又分为峻吐法、缓吐法。

1. 峻吐法　用于体壮邪实，痰食留在胸膈、咽喉之间的病证。

2. 缓吐法　用于虚证催吐。虚证本无吐法，但痰涎壅塞，非吐难以祛邪，只有用缓和的吐法，祛邪扶正兼顾以吐之。

3. 探吐法　也是中医常用的治疗方法，是以鹅翎、压舌板或手指探喉以催吐，称为探吐法，属中医外治法范畴，多用于开通肺气而通癃闭，或助催吐方药以达到迅速致吐的目的。对于误食毒物的患者，探吐法尤为首选。

（二）临床应用

《素问·阴阳应象大论》说："其高者，因而越之。"吐法是劫邪外出的一种治法，易损胃气，所以多用于实邪壅塞，病情急剧的病人。使用吐法应当注意如下几点。

1. 若病情虽急，却有体虚气弱，尤其是孕产妇，尤当慎用。

2. 如果情势危急，非吐法不可以祛邪者，可酌情选用缓吐法或探吐法。

3. 吐法毕竟是一种祛邪之法，不可过用滥用，中病即止，以防伤正。

4. 催吐之后，要注意调理胃气，糜粥以自养，不可恣食油腻、煎炸、生冷等不易消化之物，以免更伤胃气。

三、下法

（一）概念与分类

下法是泻下使停留于胃肠的宿食、燥屎、冷积、瘀血、结痰、停水等从大便而出，达到祛除病邪的一种治疗方法。凡邪在胃肠而致大便不通，燥屎内结，或热结旁流[2]，以及停痰留饮，瘀血积水等邪正俱实之证，均可使用下法。由于病情有寒热，正气有虚实，病邪有兼夹，下法又有寒下、温下、润下、逐水、攻补兼施之别。

1. **寒下**　用于里热实证，大便燥结，腹满疼痛，高热烦渴；或积滞日久化热，腹满胀痛；或肠痈，大便不通；或湿热下痢，里急后重特别严重；或血热妄行，吐血衄血或风火眼痛、牙龈红肿热痛，均宜寒下之。

2. **温下**　用于脾胃虚寒，脐下硬结，大便不通，腹痛隐隐，四肢逆冷，脉沉迟；或阴寒内结，腹胀水肿，便秘不畅，皆可用温下法。

3. **润下**　用于热盛伤津，或便后津亏，或年老津液不足，或产后血虚而便秘，或长期便结而无明显兼证者，均可使用润下法。

4. **逐水**　凡水饮停聚体内，或胸胁有水气，或腹肿胀满，或水饮内

2　热结旁流：燥屎坚结于里，欲排不能，逼迫津液从燥屎旁流下所致的下利臭水之症。

停，腑气不通，凡脉证俱实者，皆可逐水。

5. 攻补兼施　用于里实正虚而大便秘结者。用攻补兼施之剂，使攻不伤正，补不助邪。

（二）临床应用

下法，特别是峻下逐水剂，易损伤人体正气，应用时以邪去为度。使用下法应当注意如下几点。

1. 严格把握泻下时机，既不宜迟，也不宜过早，总以及时为要。邪在表或半表半里不可下、阳明病腑未实不可下。

2. 严格区分用药峻缓，根据病情的轻重缓急，确定选择峻下还是缓下。

3. 须分清病证虚实，实证当下，虚人虚证慎下禁下。妇女经期、妊娠期应慎用或禁用。

4. 泻下峻缓与剂型有关，如汤剂攻下之力胜于丸散，应当根据病情选择合适的剂型。

四、和法

（一）概念与分类

和法是通过和解或调和的作用，以祛除病邪为目的的一种攻邪方法，主要适用于邪在半表半里证。临床上有和解少阳、透达膜原、调和肝脾、调肝和胃、分消上下、调和肠胃、调和营卫等。

1. 和解少阳　外感之邪，伏于半表半里之间，邪正分争，症见往来寒热，胸胁苦闷，心烦喜呕，口苦咽干，苔薄脉弦等，法当和解少阳，以扶正祛邪，清里达表。

2. 透达膜原　膜原外通肌腠、内近肠胃，为三焦之门户，居一身半表半里之处，温病初起邪伏膜原，症见先畏寒后发热，或发热不畏寒、胸闷呕恶、头痛烦躁、舌苔垢腻或苔白、厚如积粉。法当透达膜原，辟秽化浊。

3. 调和肝脾　情志抑郁、肝脾失调，症见两胁作痛，寒热往来，头痛目眩，口燥咽干，神疲食少，月经不调，乳房作胀，脉弦而细者，宜疏肝解郁、健脾和营；阳气内郁，而致手足厥逆，或脘腹疼痛，或泻痢下重者，宜疏肝理脾、和解表里；肝木乘脾，症见肠鸣腹痛，痛则泄泻，脉弦而缓者，宜调和肝脾。

4. 调和胆胃 胆气犯胃，胃失和降，症见胸胁胀满，恶心呕吐，心下痞满，时或发热，心烦少寐，或寒热如疟，寒轻热重，口苦吐酸，舌红苔白，脉弦而数者，法当调和胆胃。

5. 调和肠胃 邪在胃肠，寒热失调。症见腹痛欲呕，心下痞硬者，法当调和肠胃，平调寒热，和胃降逆。

6. 调和营卫 指发表解肌并调整营卫失和的治法，用以纠正营卫失和、解除风邪的方法。风邪自表而入，可引起营卫失和，症见头痛发热，汗出恶风、鼻鸣干呕、脉浮弱、苔白滑、口不渴等症。法当调和营卫。

（二）临床应用

使用和法应该注意如下几点。

1. 要辨清病邪的偏表偏里。如邪入少阳，病在半表半里，固当用小柴胡汤和解之，但临床又有偏表偏里，偏寒偏热之不同，又当根据实际情况适当增损，变通用之。

2. 要兼顾偏虚偏实。邪不盛而正渐虚者，固宜用和法解之，但有偏于邪盛和偏于正虚之不同，治宜适当变通用之。

3. 临床不可滥用和法。如邪已入里，出现躁渴、谵语；或温病在表，病未入少阳，不可误用和法，以防变证迭生。

五、温法

（一）概念与分类

温法是应用温性药物或艾灸等方法，通过温中、祛寒、回阳、通络，使寒邪祛、阳气复、经络通、血脉和，适用于脏腑经络因寒邪为病或寒性疾病的一种治法。由于寒病有在脏、在腑、在经、在络的不同，因此，温法又有温中祛寒、温经散寒、回阳救逆的区别。

1. 温中祛寒 寒邪直中脏腑，或阳虚内寒，症见身寒肢冷，脘腹冷痛，呕吐泄泻，舌淡苔润，脉沉迟而弱，此时当温中散寒；若见腰痛水肿，夜尿频繁，则属脾肾虚寒，阳不化水，水湿泛滥，当温中祛寒，温阳利水。

2. 温经散寒 寒邪凝滞于经络，血脉不畅，症见四肢冷痛，肤色紫暗，面青舌瘀，脉细而涩等，法当温经散寒，养血通脉。

3. 回阳救逆 适用于亡阳虚脱、阴寒内盛的危候。症见四肢厥逆，畏寒蜷卧，下利清谷，冷汗淋漓，气短难续，口鼻气冷，面色青灰，苔黑而润，脉微欲绝等，急当回阳救逆，并辅以益气固脱。

应该指出的是，温法有温补、温下、温渗之别，亦当明辨区分。例如，温补法多用于寒常兼虚，虚寒相因而生的患者。此时若纯用滋补之法，常常会碍胃，饮食物不能正常运化吸收。若加入温补药，能更好地发挥作用。而温下法多用于沉寒痼疾患者。当患病日久，单纯下法不能奏效时，加入温药，可促进药物下行。温渗法则适用于虚寒性水肿。对于此类患者，当单纯渗利无效时，可加入温性药以助药力即温渗之意。

（二）临床应用

"寒者热之"及"清者温之"，使用温法应注意如下几点。

1. 必须辨明寒热真假。针对寒证本质，勿为假象所迷惑，防止火上浇油。

2. 要掌握病情的缓急。如，寒邪严重当重用温法；寒证轻浅，温之宜缓；若温之太过，寒虽去而阴血亦随之而耗，反致津血耗伤。

3. 当根据症、证、体质、季节等情况应用。若素体阴虚，舌红，口干，咽痛者，当慎用温法。而对真热假寒证，或有吐血、衄血、便血等出血倾向者，禁用温法。孕妇、产妇应慎用或禁用。

六、清法

（一）概念与分类

清法是通过清热泻火，以清除火热之邪，适用于里热证的一种治法。由于里热证有热在气分、营分、血分、热甚成毒以及热在某一脏腑之分，又有清气分热、清营分热、气血两清、清热解毒、清泄脏腑热等的不同。

1. 清热生津 温病而症见高热烦躁，汗出蒸蒸，渴喜冷饮，舌红苔黄，脉洪大等证，是热在气分，法当清热生津；若正气虚弱，或汗出伤津，温病后期，余热未尽，津液已伤，胃气未复，当清热生津，益气和胃。

2. 清热凉血 温病热入营血，症见高热烦躁，神昏谵语，全身发斑，舌绛少苔，脉细数；或因血热妄行，引起咯血、衄血及皮下出血等，宜清热凉血。

3. 清热养阴 温病后期，阴亏津伤，夜热早凉，热退无汗；或阴虚，潮热，盗汗咳血，宜清热养阴；若温病后期、阴虚发热，当养阴清热。

4. 清热解暑 暑热证症见发热汗出，心烦口渴，气短神疲，倦怠乏力，舌红脉虚；或小儿疰夏，久热不退，治宜清热解暑。

5. 清热解毒 丹毒、疔疮、肿痈、喉痹、痄腮、各种温疫、内痈等热毒之证，治疗时均应清热解毒，疏风消肿解毒。

6. 清热除湿 湿热所结部位不同，治疗亦当有别。临床常见有肝胆湿热、湿热黄疸、湿热下痢、湿热痹的不同处方用药各有侧重。

7. 清泄脏腑热 脏腑诸热，均当清泄。如心火炽盛，烦躁失眠，口舌生疮，小便短赤，大便秘结；肝胆火旺，面红目赤，头痛失眠，烦躁易怒；胃火炽盛，口舌生疮；肺热咳嗽、肾阴虚、阴虚火旺等都属于脏腑热证，当随证治之。

（二）临床应用

"热者寒之""温者清之"，使用清法应当注意如下几点。

1. 必须辨明寒热真假之象，勿为假象所迷惑。若寒证误用清法，会造成严重后果。

2. 要辨别清楚病证属于虚火还是实火，疾病属于外感还是内伤。一般而言，外感之火，当散而清之；湿热之火，当渗而泻之；燥热之火当清润。

3. 清法要因人而异。体虚者不可过用寒凉；体壮者可用重剂。

4. 实热证应用清法，中病即止，不可过服，否则治热未已，寒证已生，变生他证。

5. 临床治疗用药必须准确恰当。药轻病重，难以取效；药重病轻，易生变证。大热之证而用轻剂则热不除；微热证而用重剂，则寒证生，故而当辨明。

七、消法

（一）概念与分类

消法是针对气、血、痰、食、水、虫等积聚而形成的有形之结，应用消、化等方法，使之渐缓消散的一种治法。临床上消法又分为消积导滞、消痞化癥、消痰祛水、消疮杀虫、消疮散痈等。现代活血化瘀法也属消法的范畴。

1. 化食　用消食化滞的方药以消积导滞。适用于饮食不节、食滞肠胃，食欲缺乏，上腹胀满，嗳腐吞酸，舌苔厚腻等证。

2. 化积　气积宜行气，血积宜活血；寒凝血瘀之痛经用温经汤；热入营血则清营；瘀血、蓄血、痞块宜破血逐瘀。

3. 化痰　风寒犯肺，痰湿停滞，宜祛风化痰；痰热壅肺，宜清肺化痰，用清气化痰；痰湿内滞，肺气上逆，宜祛痰平喘；脾失健运，聚湿生痰，宜健脾化痰。

4. 利水　阳水宜清利，阴水宜温散，浮肿者宜淡渗利水，湿热宜清而散之。

5. 活血化瘀　用具有消散作用的，或能攻逐体内瘀血的药物治疗瘀血病证的方法。本法有通畅血脉、消散瘀滞、调经止痛等作用，适用范围很广。活血化瘀常同补气、养血、温经散寒、清热、行气、攻下等治法配合使用。

（二）临床应用

"实则泻之""留者攻之""坚者削之""结者散之"，使用消法应注意如下几点。

1. 由于病邪郁积部位有在脏在腑、在经在络、在气在血的不同，消法亦当按其所在部位而论治，用药应使其达病所。

2. 应注意病邪的虚实性质。消法总属祛邪之法，治疗时务必分清虚实，以免贻误病情。由虚证表现的实象，如脾虚腹胀，此为因虚致实，不可用消法。正气虚而邪气实者，在用消法祛邪同时应兼以扶正。消法若用之不当可伤人正气。

八、补法

（一）概念与分类

补法是补养人体某一脏腑或几个脏腑的气、血、阴、阳虚衰的治疗方法，通过药物的补益作用，使人体脏腑、气血之间的失调重归于平衡。若正气虚弱，不能祛邪时，借助补法扶助正气，或配合其他治法，达到扶正祛邪的目的。常用补法有补气、补血、滋阴、温阳。

1. 补气　又称"益气"。气虚为虚证中常见的证候，但有五脏偏重之不同，故补气亦有补心气、补脾气、补肺气、补肾气等不同。

2. 补血　又称"养血"。临床常见血虚证的临床表现是头晕目眩，心悸怔忡，月经量少、色淡，面唇指甲色淡失荣，舌淡脉细等，当用补血之法。

3. 补阴　又称"滋阴"。阴虚为虚证中的常见证候，表现复杂，故补阴时要分清部位，方能药证相对，收效显著。

4. 补阳　又称"助阳"。阳虚表现为畏寒肢冷，冷汗虚喘，腰膝酸软，腹泻水肿，舌胖而淡，脉沉而迟。临床有治肾阳虚、脾阳虚、心阳虚之异。

（二）临床应用

"虚则补之""衰者补之""精不足者补之以味""形不足者温之以气"，使用补法时应注意如下几点。

1. 使用补法必须气血阴阳兼顾。如补气当兼顾补血，补血当兼顾补气。调补阴阳时必须注意阴阳之间的依存关系，要阴阳兼顾。

2. 补法有缓有急，应辨证使用。若阳气暴衰，其气骤脱，血崩气脱，津枯液涸，法当峻补；若邪气未消，宜用缓补之法，不可求速效。

3. 临床应用补法时，必须辨明虚实，因病施补；若无虚证妄以补药，不仅无益而且有害。

（于智敏　张光霁）

第二章

中药

中药是中医"理、法、方、药"体系中不可缺少的重要组成部分，是中华民族用于防病、治病、保健、康复的重要手段。中药学是在中医理论指导下，以临床用药为核心，研究中药基本理论及应用规律，为临床安全、有效、合理使用提供依据。

中药的疗效与生产地域、采收时节、药用部位、加工炮制、合理应用、恰当配伍、用法用量、剂型选择等因素密切相关。因此，本章重点介绍中药的产地采集、中药的炮制、药性理论及中药的应用等基础理论知识，并简要介绍较为常用中药的分类、性能、功效应用、用量用法、使用注意等应用知识。

第一节　中药的概念与分类

中药是中华民族传统用以治疗、预防、诊断疾病及康复保健的物质。习惯把凡以中医药理论为指导进行采集、加工炮制、制剂、说明功效、作用机制及主治范围、标明用量用法，指导临床应用的药物，统称中药。中药以植物药居多，自古相沿把中药称本草，《说文解字》将"药"训释为"治病之草"，故有"诸药以草为本"的说法，所以记载中药的著作大多冠以"本草"之名，最为著名的有《神农本草经》《本草纲目》等，五代韩保昇也说："药有玉石草木虫兽，而直言本草者，草类药为最多也。"我国疆域辽阔，自然环境复杂，中药资源极其丰富。第三次全国中药资源普查结果表明，我国中药资源有 12 807 种之多。从物类讲，主要有药用植物

（药用部分包括根、茎、叶、花、果实、种子等）11 146 种，药用动物1 581 种，药用矿物 80 种。从产地讲，大多数中药产于中国本土，如人参、黄芪、枸杞子等，但也有从域外引入中国使用的，如乳香、没药、马钱子等。中药绝大多数具有"天然药物"的属性，但也有少数人工制品。中药材是指在中医药理论指导下，所采集的植物、动物、矿物经产地初加工后形成的原料药。中药材不可直接入药，将净选后的中药材，经过软化、切削、干燥甚至炒煮等加工炮制，制成一定规格的药材（如片、段、丝、块等），称为"饮片"。我们在医院所看到的中药不是中药材而是饮片。中药饮片可用于医生给病人处方使用，我们把饮片带回家，煎煮后就可以服用。现在许多医院还可以取到一种中药颗粒，叫"免煎颗粒"或"配方颗粒"，是中药饮片的代替品，是经过一定的制造工艺提取的剂型，相当于中药饮片，服用前只需混匀用开水冲服即可。无需煎煮，方便卫生。

中药品种繁多，来源复杂，为了便于检索、研究和运用中药，古今医药学家采用了多种分类法。

1. 三品分类法 《神农本草经》将所载 365 种药物分为上品、中品、下品三类。"上（品）药一百二十种为君，主养命以应天，无毒，多服、久服不伤人。欲轻身益气，不老延年者，本上经。""中（品）药一百二十种为臣，主养性以应人，有毒、无毒，斟酌其宜。欲遏病补虚羸者；本中经。""下（品）药一百二十五种为佐使，主治病以应地，多毒，不可久服，欲除寒热邪气，破积聚愈疾者，本下经。"有毒无毒是三品分类法中的重要依据。

2. 自然属性分类法 梁代陶弘景的《本草经集注》首创自然属性分类法，将 730 种药物分为玉石、草木、虫兽、果、菜、米食、有名未用七类，每类中再分上中下三品，这是中药分类法的一大进步。此后，《新修本草》《开宝本草》《经史证类备急本草》《本草纲目》等著作的分类，均是在此基础上发展的。

3. 功能分类法 《神农本草经》的三品分类与中药的功效有一定的相关性。唐代陈藏器的《本草拾遗》按药物的功用提出了著名的十剂分类法，即宣、通、补、泻、燥、湿、滑、涩、轻、重。在此基础上，后世不断发展、完善。目前《中药学》教材多根据功能对中药进行分类。一般分解表药、清热药、泻下药、祛风湿药、化湿药、利水渗湿药、温里药、理气药、消食药、驱虫药、止血药、活血化瘀药、化痰止咳平喘药、安神药、平肝息风药、开窍药、补虚药、收涩药、涌吐药、攻毒杀虫止痒药、拔毒化腐生肌药。

（王　淳　黄玉燕）

第二节　中药的产地、采集

一、产地

中药的绝大多数品种来源于天然的动物、植物和矿物。《本草经集注》记载："诸药所生，皆有境界。"中药生长有一定的地域性，出产地直接影响药材的品种、产量、质量。因而自古以就形成了"道地药材"的概念。

道地药材，又称地道药材，是指历史悠久、产地适宜、品种优良、产量宏丰、炮制考究、疗效显著、带有地域特点的药材。基于悠久的应用历史和长期的实践检验，道地药材成为优质纯真药材的代名词，也作为评价药材质量的重要依据。如四川的附子、黄连、川芎、川贝母，河南的地黄、牛膝、山药、菊花，东北的人参、细辛、五味子，云南的三七、茯苓，广东的砂仁、陈皮，山东的阿胶，江苏的薄荷，甘肃的当归，宁夏的枸杞，青海的大黄，内蒙古的黄芪，福建的泽泻、神曲、太子参，等等。这些都是著名的道地药材，自古至今，无论是临床应用，还是中成药生产，都十分重视药材的道地性。

二、采集

动、植物在其生长发育的不同时期、药用部分所含有效及有害成分各不相同。因此，中药的采收时节和方法对确保药物的疗效和质量有着密切关系。一般而言，尽量在药材质量最好的时节进行采集。

（一）植物类药材的采集

1. 全草类 大多数在植物生长充分、枝叶茂盛的花前期或花朵初开时采收。有的割取地上部分，如薄荷、荆芥、益母草等；有的连根拔起，全株入药，如蒲公英、车前草、紫花地丁等；茎叶同时入药者，应在生长茂盛时采集，如忍冬藤、首乌藤。

2. 叶类 多数在花蕾将放或正在盛开的时候采集，此时叶片生长茂盛、性味完壮、药力雄厚，适宜采收，如荷叶、大青叶、艾叶等。有些特定的药物如桑叶，需在深秋或初冬经霜后采集。

3. 花、花粉类 一般采收未开放的花蕾或刚开放的花朵，以免香味散失、花瓣凋落而影响质量。由于花朵次第开放，故应分批分次及时摘取。如辛夷、槐米花、金银花等应在含苞欲放时采集花蕾；菊花、旋覆花应采集初开的花朵；至于蒲黄、松花粉之类以花粉入药者，则须在花朵盛开时采取。

4. 果实、种子 多数果实类药材，一般都在果实成熟时采收，如瓜蒌、槟榔等。少数果实类如青皮、枳实、覆盆子、乌梅等药材要在果实未成熟时采收果皮或果实。容易变质的浆果如枸杞子、女贞子等，最好在略熟时于清晨或傍晚时分采收。以种子入药的，通常在完全成熟后采集，如莲子、银杏、沙苑子、菟丝子等。有些种子成熟时易脱落，或果壳易裂开，种子散失者，如茴香、豆蔻、牵牛子等，则应在刚成熟时采集。

5. 根、根茎、根皮 一般以秋末或春初即阴历二月、八月采收为佳，因为早春二月，新芽未萌；深秋时节，植物停止生长，营养物质多贮存在根部，有效成分含量丰富，产量多，质量好，疗效高。如大黄、苍术、天麻、葛根、玉竹、桔梗等。此外，少数品种宜在夏季采挖，如半夏、延胡索。有些植物以根皮入药，则以秋后采收为宜，如牡丹皮、苦楝皮、地骨皮等。

6. 树皮类 通常在清明至夏至剥取树皮，这一时期植物生长旺盛，植物体内浆液充沛、形成层细胞分裂迅速，树皮容易剥离，如黄柏、杜仲、厚朴等。

（二）动物类药材的采集

由于动物类药材种类多样、特性各异，因此，采集不具有明显的规律性，总体以保证药效和容易获得为原则。全蝎、土鳖虫、地龙等虫类药材，大都在夏末秋初捕捉其虫；桑螵蛸为螳螂的卵鞘，露蜂房为马蜂的蜂巢，宜在秋季卵鞘、蜂巢形成后采集，并应及时蒸制杀死虫卵以免来年春天孵化成虫；蝉蜕多于夏秋季采取；石决明、牡蛎、海蛤壳等海生贝壳类药材，多在夏秋季捕采；鹿茸须在清明后 45～60 日截取，过时则角化。

（三）矿物类药材的采集

矿物药材全年皆可采收，不拘时间，择优采选即可。

（王　淳　黄玉燕）

第三节　中药炮制

中药炮制，古时又称"炮炙""修事""修治"等，是以中医药理论为指导，根据医疗、调剂、制剂的不同要求，结合药材自身性质，在应用或制剂之前，对中药材所采取的必要加工处理过程。炮制是我国的一项传统制药技术，也是我国医药学特有的制药术语。绝大多数中药材必须经过炮制处理，才能符合临床用药的需要。炮制前的中药材又称为"生药"，炮制后的中药材常称为"饮片"，可以直接在临床处方使用。有经验的药工可以通过饮片的形、色、气、味等外观要素来衡量炮制的质量。炮制是否得当，对保证药效、用药安全、便于制剂和调剂都有十分重要的意义。

一、炮制目的

1. 除去杂质，纯净药材　如茯苓去净泥土，枇杷叶刷去绒毛，鳖甲除去残肉，枳壳去瓤，远志抽心等。

2. 切制饮片，便于调剂制剂　便于按处方调剂和制剂，有利于有效成分的煎出。如麻黄切段，茯苓切块，鸡血藤切斜片等。矿石类、贝壳类药物需粉碎处理，同样是为了使有效成分容易溶出。

3. **干燥药材，利于贮藏** 如赤小豆、白扁豆等，必须加热干燥，才能防止其萌芽变质。再如桑螵蛸、露蜂房、刺猬皮等动物药，不经炮制则很难保存。

4. **矫味、矫臭，便于服用** 一些动物药、动物粪便类药及其他有特殊臭味的药物，经过麸炒、酒制、醋制等方法处理之后，能消除不良气味或刺激性，起到矫味和矫臭的作用，如醋炒五灵脂、滑石烫刺猬皮、水漂昆布等。

5. **降低或消除药物的毒性或副作用，保证安全用药** 一些毒副作用较强的药物经过加工炮制后，可以明显降低药物毒性及副作用。如胆巴水制附子、姜矾水制生半夏、生南星，甘草、黑豆蒸或煮草乌、川乌等，均能降低药物的毒副作用。

6. **增强药物功效，提高临床疗效** 某些药物经过炮制之后，可以提高临床疗效。如延胡索醋制后能增强止痛功效；酒制当归、川芎能增强活血散瘀作用；蜜炙紫菀、款冬花后润肺止咳作用增强。

7. **改变药物性能或功效，扩大应用范围** 药材经炮制后，性味常发生变化而对功效产生影响。如生地黄甘苦而寒，功专清热凉血、滋阴生津，经酒制为熟地黄后则为甘而微温之品，具有滋阴补血、生精填髓之功；天南星经姜矾制后称制南星，功能燥湿化痰、祛风解痉，药性辛温燥烈，而经牛胆汁制后称胆南星，药性变为凉润，可清化热痰、息风定惊。

8. **引药入经，便于定向用药** 有些药物经炮制后，可以改变作用趋向，在特定脏腑经络中发挥治疗作用，如知母、黄柏、杜仲经盐水炙后，可增强入肾经的作用；柴胡、香附、青皮经醋炙后，则增强入肝经的作用。大黄酒炙后作用趋上而能兼清上焦之热。

二、炮制方法

1. **漂洗** 其方法是将药物置于宽水或长流水中，反复换水，以除去杂质、盐味及腥味。如将芦根、白茅根洗去泥土杂质，海藻、昆布漂去盐分等。

2. 水飞 是借药物在水中的沉降性质分取药材极细粉末的方法。将不溶于水的药材粉碎后置乳钵、碾槽、球磨机等容器内，加水共研，然后再加入多量的水搅拌，粗粉即下沉、细粉混悬于水中，随水倾出，剩余之粗粉再研再飞。倾出的混悬液沉淀后，将水除净，干燥后即成极细粉末。常用于矿物类、甲壳类药物的制粉，如水飞朱砂、炉甘石、滑石、蛤粉、雄黄等。

3. 炒 将药物置锅中翻动加热的过程。根据是否使用辅料分为清炒法和加辅料炒法。清炒根据"火候"大小又可分为炒黄、炒焦和炒炭。加辅料炒法常用辅料有麦麸、米、土、砂、蛤粉、滑石粉等。如蛤粉烫阿胶珠、滑石粉烫制刺猬皮等。

4. 炙 将药物与液体辅料共置锅中加热拌炒，使辅料渗入药物组织内部或附着于药物表面，以改变药性，增强疗效或降低毒副作用的方法称炙法。常用的液体辅料有蜜、酒、醋、姜汁、盐水等。如蜜炙麻黄、款冬花、枇杷叶，可增强润肺止咳作用；酒炙川芎、当归、牛膝，可增强活血之功；醋炙香附、柴胡，可增强疏肝止痛功效；盐炙杜仲、黄柏，可引药入肾和增强补肾作用；姜炙半夏、黄连，可增强止呕作用。

5. 煅 将药物用猛火直接或间接烧制，使质地松脆，易于粉碎，便于有效成分的煎出。分为直接煅和间接煅，直接煅指用火煅烧者，如石膏、龙骨、牡蛎。间接煅是将药物置于耐火容器中密闭煅烧，如棕榈炭、血余炭等。

6. 煮法 可减低药物的毒性、烈性或附加成分，增强药物的疗效。如醋煮芫花、狼毒，姜矾煮半夏。

7. 蒸法 分清蒸与加辅料蒸。前者如清蒸玄参、桑螵蛸，酒蒸山茱萸、大黄等。

（王　淳　黄玉燕）

第四节　药性

中药治病的目的是纠正人体阴阳气血偏盛偏衰的病理现象，使机体最大程度上重新恢复到正常状态。中药之所以能治疗疾病，是由于其各自具有若干特性和作用即药物的偏性，药物与治疗作用有关的偏性统称为"药性"，主要包括四气、五味、升降浮沉、归经、毒性等，药性是临床医师用药的基本依据。医生以药物的偏性来纠正疾病的偏态，即"以偏纠偏"，这就是中药治病的原理。研究药性形成的机制及其运用规律的理论称为药性理论，是古代的"中药药理学"。

一、四气

四气，又称四性，是指寒、热、温、凉四种药性，用以反映药物影响人体阴阳盛衰、寒热变化的作用性质。四气之中寒凉属阴，温热属阳；而寒与凉、温与热之间则仅是程度上的不同，即"凉次于寒""温次于热"。为进一步详细区分药物的寒热程度，本草中还用了"大热""微温""大寒""微寒"等加以描述。然而从四性本质而言，只有寒热两性的区分。此外，四性以外还有一类平性药，它是指寒热界限不很明显、药性平和、作用较缓和的一类药，如党参、山药、甘草等。

药物的四气是前人根据药物作用于人体后所产生的不同反应概括出来的，与其所治疗病证的性质是相对而言的。能减轻或消除热证的药物，药性属于寒性或凉性。如患者表现为高热烦渴、面红目赤、咽喉肿痛、脉洪数等阳热证，用石膏、知母、栀子等药物治疗后，上述症状得以缓解或消除，说明它们的药性是寒凉的。反之，能减轻或消除寒证的药物，药性属于热性或温性；若患者表现为四肢厥冷、面白唇青、脘腹冷痛、脉微欲绝等阴寒证，用附子、肉桂、干姜等药物治疗后，上述症状得以缓解或消除，说明它们的药性是温热的。

一般来讲，寒凉药分别具有清热泻火、凉血解毒、滋阴除蒸、育阴潜阳、泻热通便、清心除烦、清热利尿、清化热痰、凉肝息风等作用；而温热药则分别具有温散寒邪、补火助阳、温中止痛、暖肝散寒、温经通络、温阳利水、回阳救逆等作用。

《素问·至真要大论》"寒者热之，热者寒之"，是以药物的四气理论指导临床用药的基本原则，治疗热性病应使用寒凉性质的药物，治疗寒性病应使用温热性质的药物。反之，如果违背上述原则必然导致病情进一步恶化，甚至引起死亡。由于寒与凉、热与温之间具有程度上的差异，因而在用药时也要注意区分，准确把握。至于表寒里热、上热下寒等寒热错杂的复杂病证，则当寒性、热性药并用，使寒热并除。

二、五味

五味是指药物有酸、苦、甘、辛、咸五种不同的味道，因而具有不同的治疗作用。有些还具有淡味或涩味，但是，五味是最基本的五种药味，所以仍然称为五味。

五味的确定主要有两种依据，一是人的味觉器官辨别出来的药物真实味道，更重要的是根据药物用于人体产生的不同作用而确定。

《素问·藏气法时论》指出："辛散、酸收、甘缓、苦坚、咸软。"这是对五味作用的最早概括。后世有所发展。现将五味所代表药物的作用分述如下。

1. 辛味 具有发散、行气、行血的作用，一般多用治表证及气血阻滞之证。如发散风寒的紫苏叶、行气消胀的木香、活血散瘀的川芎、疏散风热的薄荷等，均为辛味。此外，芳香开窍药、芳香化湿药，多为辛味，如麝香、藿香、草果等。

2. 甘味 具有补益、和中、调和药性和缓急止痛的作用。如功能滋养补虚的党参、黄芪、枸杞子，缓解拘急性疼痛的甘草、饴糖等，调和中焦的谷芽、麦芽，多具有甘味。此外，有"甘能解毒"之说，甘味药甘草、蜂蜜、绿豆能解药物、食物之毒。

3. 酸味 具有收敛、固涩的作用。酸味药多用治体虚多汗、肺虚久咳、久泻久痢、遗精滑精、遗尿尿频、崩带不止等证。如五味子、乌梅、山茱萸、覆盆子等均具有酸味。部分酸味药尚有生津止渴、安蛔止痛或消食开胃的功能，如乌梅、木瓜。

4. 苦味 具有清热泻火、降气平喘、降逆止呕、通利大便、燥化湿浊、泄热存阴等作用，多用治火热炽盛证、喘咳、呕恶、便秘、湿证、阴虚火旺等证。如清热泻火的黄芩、栀子，降气平喘的苦杏仁，清胃降逆止呕的黄连，泻热通便大黄，燥湿的苍术、龙胆，泻火存阴的知母、黄柏等，均具有苦味。

5. 咸味 具有泻下或润下通便、软坚散结的作用。多用治大便燥结、痰核、瘿瘤、癥瘕痞块等证。如泻热通便的芒硝，软坚消癥的鳖甲、牡蛎等，均有咸味。

6. 淡味 具有渗湿利小便的作用，多用治水肿、脚气、小便不利之证。如薏苡仁、茯苓、猪苓等。由于淡味与甘味药的作用有些方面相似，所以有后世医家主张"淡附于甘"。

7. 涩味 具有收敛固涩的作用，多用治虚汗、泄泻、尿频、遗精、滑精、出血等证。如固精止带的莲子，涩肠止泻的禹余粮，固经止血的乌贼骨等均具有涩味。由于涩味与酸味药的作用相似，所以有后世医家主张"涩附于酸"。

每种中药同时具有药性和药味，因此必须把两者结合起来，才能比较全面地分析认识药物的功用。如薄荷味辛而散邪，性凉而清热，因此，具有疏散风热之功，可用于治疗风热表证。

一般来讲，性味相同，功能多相近，如辛温的药物多能发散风寒，辛凉的药物多能疏散风热，苦寒的药物多能清热泻火或清热燥湿，甘温的药物多具有补气助阳的作用。性味不同，功能自然有别，如大黄苦寒，黄芪甘温，大黄功能清热通便，黄芪则补气升阳。性同味不同，或味同性不同，则药物功能亦会有所不同。紫苏叶与薄荷均味辛，紫苏叶辛温发表散寒，薄荷辛凉疏散风热。百合与黄芩均为寒性，百合甘寒，养阴润肺；黄芩苦寒，清热燥湿、泻火解毒。至于一药兼有数味，则标志其治疗范围的扩大，如当归辛甘温，甘以补血、辛以活血行气、温以祛寒，故有补血、活血、温经散寒等作用，可用治血虚、血滞、血寒所引起的多种疾病。

三、升降浮沉

升降浮沉是指药物作用于人体所表现出的向上、向下、向外、向内四种不同趋向性。升，即上升、提举，趋向于上；降，即下达、降逆，趋向于下；浮，即轻浮、浮散，趋向于外；沉，即沉重、内敛，趋向于内。它是药物作用的定向概念。其中，升与降、浮与沉是相对立的，升与浮、沉与降则常相提并论。按阴阳属性区分，升浮属阳，沉降属阴。

升降浮沉是中药的基本性能之一，其确定是与所治疾病的病势趋向相对而言的。能治疗病势向上病证的药物，其趋向为沉降，如苦杏仁能降气止咳平喘治疗肺气上逆的咳喘，其为沉降趋向。能治疗病势向下病证的药物，其趋向为升浮，如黄芪补气升阳能治中气下陷、内脏下垂、久泻脱肛，其为升浮趋向。药物升降浮沉的性能，可以调整脏腑气机的紊乱。因此，病势上逆者，宜降不宜升；病势下陷，宜升不宜降。此外，利用升降浮沉的趋势，针对机体的不同病位，可因势利导，驱邪外出。病变部位在上在表者宜升浮不宜沉降，如风热袭表则应选用薄荷、菊花等升浮药来疏散；病变部位在下在里者宜沉降不宜升浮，如热结肠燥大便秘结者则应选用大黄、芒硝等沉降药来泄热通便。

一般而言，升浮药多具有疏散解表、宣毒透疹、开宣肺气、温阳散寒、开窍醒神、升阳举陷、涌吐等作用。沉降药多具有清热泻火、泻下通便、利水渗湿、重镇安神、平肝潜阳、息风止痉、降逆平喘、止呕止呃、消积导滞、固表止汗、敛肺止咳、涩肠止泻、固崩止带、涩精止遗、收敛止血、收湿敛疮等作用。

药物的升降浮沉受到多种因素的影响，涉及药物自身的四气五味、质地轻重、炮制方法以及药物的配伍等。一般来讲，凡味属辛、甘、性属温、热的药物，大都是升浮趋向，如麻黄、黄芪等；凡味属苦、酸、咸、性属寒、凉的药物，大都是沉降趋向，如大黄、山楂等。药物的质地轻重也能影响升降浮沉的趋向，一般质轻的花、叶、皮、枝等药物大多为升浮药，如紫苏叶、菊花、蝉蜕等；而质重的种子、果实、矿物、贝壳等大多都是沉降药，如苦杏仁、枳实、石决明等。但也有例外，如"诸花皆升，旋覆独降；诸子皆降，苍耳独升"，是指旋覆花虽是花类，但其性沉降，苍耳子虽是果实，但其性升浮。炮制可以影响转变药物的升降浮沉趋向。如有些药物酒制则升，姜制则散，醋炒收敛，盐炒下行。配伍也能使药物的升降浮沉趋向发生转化，升浮药在诸多沉降药中能随之沉降；反之，沉降药在诸多升浮药中亦能随之升浮。

四、归经

归经是药物作用的定位特性，指药物对于人体特定部位的选择性治疗作用。有些药物对特定的脏腑经络有特殊亲和性，因而对这些部位的病变能起到针对性的治疗作用。这里的"经"原本是指经络，但后来泛指包括经络在内的所有病位。归经与现代药理学中的"靶向治疗"类似。

各脏腑经络的病变都有其特定的临床表现。如肺病变常见胸闷喘咳，心病变多见心悸失眠，肝病变每见胁痛抽搐等症。麻黄能治愈胸闷喘咳归肺经，酸枣仁能治愈失眠多梦归心经，钩藤能治愈抽搐惊痫因而归肝经。至于一药能归数经，是指其治疗范围的扩大。总之，掌握药物的归经，对于指导临床精准用药，提高临床疗效非常重要。

药物的归经、四气五味、升降浮沉等药性，分别从不同侧面反映了药物的性能特点。因此，在临床上指导药物应用时，必须将归经、四气五味、升降浮沉结合起来，才能做到真正地精准用药。如麻黄、黄芩、百合、黄芪、五味子等同归肺经，但麻黄辛温发散，开宣肺气，多用于实邪壅肺、肺气不宣的喘咳胸闷；黄芩苦寒清泻，泻降肺火，用治邪热壅肺的咳嗽痰黄；百合甘寒质润，养阴润肺，善治阴虚肺燥、干咳少痰；黄芪甘温，补益肺气，善治肺气虚弱、咳声低微、多汗易感；五味子酸温敛肺，善治肺气耗散、久咳虚喘。

五、毒性

对于药物"毒性"的含义，古今认识不同。

首先，古代把毒性看成是药物本来就应该有的偏性，是其能够治疗疾病的基础。因之将毒药作为一切药物的总称。如《周礼·天官冢宰》有"医师掌医之政令，聚毒药以供医事"。《素问·藏气法时论》王冰注："辟邪安正，惟毒乃能。以其能然，故谓其毒药也。"张景岳在《类经·卷十四》中说："药以治病，因毒为能，所谓毒者，因气味之偏也。盖气味之正者，谷食之属是也，所以养人之正气，气味之偏者，药饵之属是也，所以去人之邪气，其为故也，正以人之为病，病在阴阳偏胜耳。欲救其偏，则唯气味之偏者能制之，正者不及也。"其次，古代用毒性代表药物毒副作用的大小。许多本草书籍在药物性味下标明"有毒""大毒""小毒"等，指的就是药物的毒副作用大小。

现代药物毒性一般是指药物对机体所产生的不良影响及损害性。包括有急性毒性、亚急性毒性、亚慢性毒性、慢性毒性和特殊毒性（如致癌、致突变、致畸胎、成瘾等）。药物的不良反应是指药物在正常用法用量下出现的与用药目的无关的、有害而非所期望的、与药品应用有因果关系的反应。

《中华人民共和国药典》采用大毒、有毒、小毒三级标注中药的毒性。近年来，有关中药不良反应的报告屡见不鲜，引人关注，其中有许多问题有待深入、系统研究。总体来讲，中药在安全性方面具有相对优势。应严谨、客观、科学地评价中药的毒性，无端地夸大或无畏地漠视中药的毒性都是不可取的。既要正确对待本草文献有关中药毒性的记载；又要重视中药中毒的现代临床报道及研究成果，去伪存真；同时还要加强对有毒中药的使用管理，为临床安全用药提供依据。

尽量发挥药物治疗作用，尽可能避免其毒副作用，是临床用药的基本原则。因此，从中药材品种、栽培、采收、炮制、贮存、生产、调剂、用量、选药、配伍、煎煮、服用等多个环节把控，确保合理安全使用中药，减少毒副作用发生。同时，要掌握药物的毒性及其中毒后的临床表现，以便及时识别、诊断药物中毒，及时采取合理、有效的救治手段，做好中毒的抢救工作。当然，临床上更不能因噎废食，在准确掌握适应证的前提下，大胆合理使用有毒中药，以毒攻毒，对于重症沉疴的救治有非常重要的意义，许多名医都是应用有毒中药的高手，并因之而声名鹊起。

（王　淳　黄玉燕）

第五节　中药的临床应用

一、中药的配伍

中药的配伍是指根据病情需要，基于中药的药性和功效特点，有选择性地将两种或两种以上的药物配合使用，起到增强药效、减弱毒性的作用。疾病复杂或者病情深重时，单味药或者势单力薄，或者需要兼顾多种病理变化，或者需要纠正药物的偏性或者毒性，此时将药物配伍使用，能更好地发挥作用，提高治疗效果。

前人将药物之间的配伍关系总结为七种，称为中药的"七情"。

1. 单行　是指使用没有配伍的单味药治病。一般适用于病情比较单纯的疾病，这种情况下选择一种针对性较强的中药即可达到治疗目的。许多行之有效的"单方"即是单行。如益母草膏，单用一味益母草来调经止痛。

2. 相须　是指两种以上性能功效相类似的药物配合应用，可增强原有药物的疗效。如石膏配知母，能增强清热泻火的作用。

3. 相使　是指一种药为主，另一种药为辅，辅药能提高主药疗效。配合应用的药物是在性能功效方面有某些共性，或性能功效虽不相同，但是治疗目的一致。如枸杞子配菊花治疗肝肾阴虚型的视物昏花，枸杞子是补肾益精、养肝明目的主药，菊花清肝明目作为辅药，可增强枸杞子补肝肾明目的作用。

相须、相使可以起到协同作用，能提高药效，是临床常用的配伍方法。

4. 相畏　是指一种药物的毒副作用，能被另一种药物减轻或消除。如半夏畏生姜，即生姜可以抑制半夏的毒副作用。

5. 相杀　是指一种药物能减轻或消除另一种药物的毒副作用。如绿豆杀巴豆毒。

相畏、相杀实际上是同一配伍关系的两种提法，是使用毒副作用较强的药物时的配伍方法，也可用于有毒中药的炮制及其中毒后的解救。

6. 相恶　是指一种药物能破坏另一种药物的功效。如人参恶莱菔子，是指莱菔子能削弱人参的补气作用。

相恶，是指两药在合用时其某方面或某几方面的功效因拮抗作用而减弱或丧失，并非二药的各种功效全部相恶。相恶配伍原则上应当避免，但也有可利用的一面，与所治证候有关。

7. 相反　是指两种药物同用能产生或增强毒性或副作用。如"十八反""十九畏"中的药物配伍，是配伍用药的禁忌。

配伍应用是中药临床应用的主要形式，方剂就是在中药配伍的基础上发展起来、更为高级的药物组合使用方式。

二、中药的用药禁忌

使用中药时，为了确保临床疗效、安全用药，避免毒副作用发生，必须注意中药的用药禁忌，包括以下四个方面。

（一）配伍禁忌

配伍禁忌是指某些药物合用会产生或增强剧烈的毒副作用或降低、破坏药效，因而应该避免配合应用。

中药配伍禁忌主要包括药物七情中相反、相恶两个方面的内容。历代医药学家对配伍禁忌药物认识不一致，得到公认的是"十八反"和"十九畏"，其歌诀传诵至今。

1. 十八反　十八反歌诀为"半蒌贝蔹及攻乌，藻戟遂芫俱战草，诸参辛芍反藜芦"。意思是：半夏、瓜蒌（包括瓜蒌、瓜蒌皮、瓜蒌子、天花粉）、贝母（包括浙贝母、川贝母、平贝母、伊贝母、湖北贝母）、白蔹、白及反乌头（包括川乌、草乌、附子）；海藻、大戟（包括京大戟、红大戟）、甘遂、芫花反甘草；人参、西洋参、党参、南沙参、北沙参、丹参、玄参、苦参、细辛、芍药（白芍、赤芍）反藜芦。

2. 十九畏　硫黄畏朴硝（芒硝），水银畏砒霜，狼毒畏密陀僧，巴豆畏牵牛，丁香畏郁金，川乌、草乌畏犀角，牙硝（芒硝）畏三棱，官桂（肉桂）畏石脂，人参畏五灵脂。需要特别说明的是，"十九畏"的畏并非前述的七情中的"相畏"，实际也是"相反"。

十八反、十九畏作为配伍禁忌，历代医药学家也有持不同意见者，认为并非绝对禁忌，也有不少将反药同用，相反相成，以产生较强功效的案例。目前，无论文献资料、临床观察或实验研究，尚不能得出"反"或"不反"的定论。所以，对于十八反、十九畏的科学问题，还需要做长期深入、细致的研究工作，才能得出可靠的结论。但在未有定论前，临床仍需谨慎，尽量不要配伍使用。

近年来，中西药联合应用的情况越来越普遍，中西药合用是否会产生不良反应的问题尚缺乏系统研究，临床上应尽量分隔使用。

（二）妊娠用药禁忌

妊娠用药禁忌是指妇女妊娠期间治疗用药的禁忌。凡对妊娠期的孕妇和胎儿不安全及不利于优生优育的药物均属妊娠禁忌药。根据对妊娠的危害程度，可将妊娠禁忌药分为禁用与慎用两大类。

妊娠禁用药包括毒性强的药、作用峻猛的药以及堕胎作用较强的药，如巴豆、牵牛子、大戟、麝香、三棱、莪术、水蛭、斑蝥、马钱子、川乌、雄黄、砒石等。妊娠慎用药则主要包括活血化瘀药、行气药、攻下导滞药、药性辛热的温里药以及性质滑利之品，如牛膝、红花、桃仁、枳实、大黄、番泻叶、芦荟、芒硝、附子、肉桂、干姜、木通、冬葵子、瞿麦等。

对于妊娠妇女，如无特殊必要，应尽量避免使用妊娠禁忌药，以免发生事故。如孕妇患病非用不可，则应注意辨证准确，掌握好剂量与疗程，并通过恰当的炮制和配伍，尽量减轻药物对妊娠的危害，力保安全。

（三）病证用药禁忌

由于药物的药性不同，作用各有专长，一种药物只适用于某种或某几种特定的病证，如果误用于其他疾病或证候，轻则无效，重则出现反作用。对于某种或某类病证，应当避免使用的某类或某种药物，称为病证用药禁忌。辨证用药是中医用药的基本原则。一般除了药性极为平和者无须禁忌外，中药大多都有证候用药禁忌。即使是药食同源的中药，也应在医师或药师指导下使用。

（四）服药饮食禁忌

在服药期间，某些食物会影响疗效，或诱发原有病证，或导致新病，或产生不良反应及毒性作用。服药期间对某些食物的禁忌称为服药饮食禁忌，又简称食忌，也就是通常所说的忌口。

一方面是针对病证的一般性饮食禁忌。一般而言服用中药期间应忌食生冷、辛热、油腻、腥膻、有刺激性的食物。病情不同，饮食禁忌也有区别。如热性病应忌食辛辣、油腻、煎炸类食物；寒性病应忌食生冷；胸痹患者应忌食肥肉、脂肪、动物内脏及烟、酒；肝阳上亢，头晕目眩、烦躁易怒等应忌食胡椒、辣椒、大蒜、白酒等辛热助阳之品。另一方面是食物与正在服用的药物可能存在相恶、相反的情况，需要忌口。如服用人参期间忌食萝卜等。

三、中药的用量与用法

（一）中药的用量

中药的用量，即剂量，一般指临床治疗时所用中药的重量。

用量得当，是确保用药安全、有效的重要因素之一。尽管绝大多数中药安全用量幅度较大，但仍需严格控制用量。对于一些药性猛烈和有剧毒的药物，则更应加倍小心。药量过小，起不到治疗作用会贻误病情；药量过大，轻则造成不必要的浪费，重则损伤正气，引起不良后果。目前，中医师的临床用药剂量多参照《中华人民共和国药典》规定的剂量范围，再根据病情适当增减。

除了毒性大的药，泻下、行气、活血作用峻猛的药，以及精制的药、某些贵重药外，一般中药常用内服剂量为 5～10g；部分质地重而无毒的矿物、贝壳、甲壳、化石类药常用量为 15～30g；新鲜的动植物药常用量为 30～60g。一般根据以下几方面来确定中药的具体用量。

1. 药物因素 药性较强，作用剧烈的药，用量宜小。毒性大、作用峻烈的药物，如马钱子、砒霜等，应将剂量严格控制在安全范围内。质松量轻的药物如花、叶等用量宜小；质坚体重的药物如矿物、贝壳类用量宜大。鲜品含水分多，比干品用量大。

2. 应用因素 同一药物单味应用时，比入复方应用时用量大；在复方中作主药时比作辅药时用量大；入汤剂时，因其有效成分多不能完全溶解，用量较之作丸、散剂时的大。用药目的不同时，同一药物的用量也可不同。如人参用于补益脾肺之气、生津止渴、安神益智的常用剂量为 3～9g，而用以大补元气、急救虚脱则须 15～30g。

3. 患者因素 小儿、妇女产后及年长体弱者要减少用量。小儿用量应按体重计算减量。病情轻、病势缓、病程长者用量宜小。

4. 时令地域因素　在确定药物剂量时，除应注意上述因素外，还应考虑到季节、气候及居处的自然环境等方面的因素，做到"因时制宜""因地制宜"。如解表药在炎热夏天、南方，用量比在严寒冬天、北方要小。

（二）中药的用法

1. 给药途径　中药的传统给药途径，除口服和皮肤给药两种主要途径外，还有吸入、舌下给药、黏膜表面给药、直肠给药等多种途径。20 世纪 30 年代后，中药的给药途径又增添了皮下注射、肌肉注射、穴位注射和静脉注射等。

2. 应用形式　药物需要加工制成的一定剂型才能在临床应用。传统中药剂型中，有供口服的汤剂、丸剂、散剂、酒剂、膏滋剂、露剂；供皮肤外用的软膏剂、硬膏剂、散剂、丹剂、涂搽剂、浸洗剂、熏剂；还有供体腔使用的栓剂、药条、酊剂等。20 世纪 30 年代研制出了中药注射剂，以后又发展了胶囊剂、冲剂、气雾剂、膜剂等新剂型。此外，中药配方颗粒由于具有服用简单、便于携带、易于贮存等优势，目前在临床应用亦越来越广泛[1]。

（王　淳　黄玉燕）

附　常用中药简介

一、解表药

麻黄

【性味归经】辛、微苦，温。归肺、膀胱经。

【功效主治】发汗散寒，宣肺平喘，利水消肿。用于风寒感冒，胸闷喘

1　江丽杰，胡镜清，杨响光，等 . 临床医生对中药配方颗粒应用认知初步调查 [J]. 中成药，2011,33（2）：326-328.

咳，风水浮肿。

【用量用法】煎服，2～10g。蜜麻黄润肺止咳，多用于表证已解，气喘咳嗽。

【使用注意】凡表虚自汗、阴虚盗汗及肺肾两虚咳喘者均当慎用。失眠患者、高血压、运动员不宜用。

生姜

【性味归经】辛，微温。归肺、脾、胃经。

【功效主治】解表散寒，温中止呕，化痰止咳，解鱼蟹毒。用于风寒感冒，胃寒呕吐，寒痰咳嗽，鱼蟹中毒。

【用量用法】煎服，3～10g。

【使用注意】本品助火伤阴，故热盛及阴虚内热者不宜使用。

薄荷

【性味归经】辛，凉。归肺、肝经。

【功效主治】疏散风热，清利头目，利咽，透疹，疏肝行气。用于风热感冒，风温初起；头痛，目赤，喉痹，口疮；风疹，麻疹；胸胁胀闷。

【用量用法】煎服，3～6g，后下。

【使用注意】本品芳香辛散，发汗耗气，故体虚多汗者不宜使用。

菊花

【性味归经】甘、苦，微寒。归肺、肝经。

【功效主治】疏散风热，平抑肝阳，清肝明目，清热解毒。用于风热感冒，温病初起；肝阳上亢，头痛眩晕；目赤肿痛，眼目昏花；疮痈肿毒。

【用量用法】煎服，5～10g。

葛根

【性味归经】甘、辛，凉。归脾、胃、肺经。

【功效主治】解肌退热，生津止渴，透疹，升阳止泻，通经活络，解酒毒。用于外感发热头痛，项背强痛；热病津伤口渴，消渴；麻疹不透；热泻热痢，脾虚泄泻；中风偏瘫，胸痹心痛，眩晕头痛；酒毒伤中。

【用量用法】煎服，10～15g。

二、清热药

石膏

【性味归经】生石膏甘、辛，大寒。归肺、胃经。煅石膏甘、辛、涩，寒。归肺、胃经。

【功效主治】生石膏清热泻火，除烦止渴。煅石膏：收湿，生肌，敛疮，止血。用于外感热病，高热烦渴；肺热喘咳；胃火亢盛，头痛，牙痛，内热消渴；溃疡不敛，湿疹瘙痒，水火烫伤，外伤出血。

【用量用法】煎服，15～60g，先煎。煅石膏外用适量，研末撒敷患处。

【使用注意】脾胃虚寒及阴虚内热者忌用。

黄连

【性味归经】苦，寒。归心、脾、胃、肝、胆、大肠经。

【功效主治】清热燥湿，泻火解毒。用于湿热痞满，泻痢；高热神昏，心火亢盛，心烦不寐，心悸不宁；血热吐衄。胃热呕吐吞酸，牙痛，消渴；痈肿疔疮，目赤肿痛；湿疹，湿疮，耳道流脓。

【用量用法】煎服，2～5g。外用适量。酒黄连善清上焦火热，用于目赤，口疮。姜黄连清胃和胃止呕，用于寒热互结，湿热中阻，痞满呕吐。萸黄连舒肝和胃止呕，用于肝胃不和，呕吐吞酸。

【使用注意】脾胃虚寒者禁用；阴虚津伤者慎用。

金银花

【性味归经】甘，寒。归肺、心、胃经。

【功效主治】清热解毒，疏散风热。用于痈肿疔疮，喉痹，丹毒；风热感冒，温病发热，热毒血痢。

【用量用法】煎服，6～15g。

【使用注意】脾胃虚寒及气虚疮疡脓清者忌用。

板蓝根

【性味归经】苦，寒。归心、胃经。

【功效主治】清热解毒，凉血利咽。用于瘟疫时毒，发热咽痛；温毒发斑，痄腮，烂喉丹痧，大头瘟，丹毒，痈肿。

【用量用法】煎服，9～15g。

【使用注意】体虚而无实火热毒者忌服，脾胃虚寒者慎用。

三、泻下药

大黄

【性味归经】苦，寒。归脾、胃、大肠、肝、心包经。

【功效主治】泻下攻积，清热泻火，凉血解毒，止血，逐瘀通经，利湿退黄。用于实热积滞，大便秘结；目赤咽肿，牙龈肿痛；血热妄行，吐血、衄血；痈肿疔疮，肠痈腹痛；瘀血经闭，产后瘀阻，癥瘕积聚，跌打损伤；湿热痢疾，黄疸尿赤，淋证，水肿。

【用量用法】煎服，3～15g；用于泻下不宜久煎，宜后下或开水泡服。外用适量，研末敷于患处。

【使用注意】非实证，不易妄用；脾胃虚弱者慎用。孕妇、月经期、哺乳期亦应慎用。

四、祛风湿药

独活

【性味归经】辛、苦，微温。归肾、膀胱经。

【功效主治】祛风除湿，通痹止痛，解表。用于风寒湿痹，腰膝疼痛；风寒挟湿头痛。

【用量用法】煎服，3～10g。

【使用注意】阴虚血燥者慎服。

秦艽

【性味归经】辛、苦，平。归胃、肝、胆经。

【功效主治】祛风湿，清湿热，止痹痛，退虚热。用于风湿痹痛，筋脉拘挛，骨节酸痛；中风半身不遂；骨蒸潮热，小儿疳积发热；湿热黄疸。

【用量用法】煎服，3～10g。

五、化湿药

广藿香

【性味归经】辛，微温。归脾、胃、肺经。

【功效主治】芳香化浊，和中止呕，发表解暑。用于湿浊中阻，脘腹痞胀，呕吐；寒湿闭暑，腹痛吐泻；暑湿表证，湿温初起，发热倦怠，胸闷不舒。

【用量用法】煎服，3～10g。

苍术

【性味归经】辛、苦，温。归脾、胃、肝经。

【功效主治】燥湿健脾，祛风散寒，明目。用于湿阻中焦，脘腹胀满，泄泻，水肿；脚气痿躄，风湿痹痛，风寒感冒；夜盲，眼目昏涩。

【用量用法】煎服，3～9g。

【使用注意】阴虚内热，气虚多汗者不宜用。

砂仁

【性味归经】辛，温。归脾、胃、肾经。

【功效主治】化湿开胃，温脾止泻，理气安胎。用于湿浊中阻，脾胃气滞，脘痞不饥；脾胃虚寒，呕吐泄泻；妊娠恶阻，胎动不安。

【用量用法】煎服，3～6g，后下。

【使用注意】阴虚血燥，火热内炽者不宜用。

六、利水渗湿药

茯苓

【性味归经】甘、淡，平。归心、肺、脾、肾经。

【功效主治】利水渗湿，健脾，宁心安神。用于水肿尿少，痰饮眩悸；脾虚食少，便溏泄泻；心神不安，惊悸失眠。

【用量用法】煎服，10～15g。

【使用注意】阴虚而无湿热、虚寒滑精、气虚下陷者慎服。

车前子

【性味归经】甘，寒。归肝、肾、肺、小肠经。

【功效主治】清热利尿通淋，渗湿止泻，明目，祛痰。用于热淋涩痛，水肿胀满；暑湿泄泻；目赤肿痛；痰热咳嗽。

【用量用法】煎服，9～15g，宜包煎。

【使用注意】肾虚精滑及内无湿热者慎服。

七、温里药

附子

【性味归经】辛、甘，大热；有毒。归心、肾、脾经。

【功效主治】回阳救逆，补火助阳，散寒止痛。用于亡阳虚脱，肢冷脉微；肾阳虚衰，阳痿宫冷；虚寒吐泻，脘腹冷痛；心阳不足，胸痹心痛；阴寒水肿，阳虚外感。寒湿痹痛。

【用量用法】煎服，3～15g。先煎，久煎。

【使用注意】热证、阴虚阳亢者忌用；不宜与半夏、瓜蒌、瓜蒌子、瓜蒌皮、天花粉、川贝母、浙贝母、平贝母、伊贝母、湖北贝母、白蔹、白及同用；孕妇慎用。

肉桂

【性味归经】辛、甘，大热。归肾、脾、心、肝经。

【功效主治】补火助阳，散寒止痛，温通经脉，引火归原。用于肾阳不足，阳痿宫冷，腰膝冷痛；心腹冷痛，虚寒吐泻，寒疝腹痛；冲任虚寒，寒凝血滞之痛经经闭，寒湿痹痛，阴疽流注；肾虚作喘，虚阳上浮，眩晕目赤。

【用量用法】煎服，1～5g，宜后下。研末冲服，每次1～2g。

【使用注意】阴虚火旺者忌服，有出血倾向者慎用；不宜与赤石脂同用；孕妇慎用。

八、理气药

陈皮

【性味归经】苦、辛，温。归肺、脾经。

【功效主治】理气健脾，燥湿化痰。用于脾胃气滞、湿阻之脘腹胀满，食少吐泻；寒痰湿痰，咳嗽痰多。

【用量用法】煎服，3 ~ 10g。

【使用注意】舌赤少津，内有实热，阴虚燥咳，及咳血、吐血者慎用。

九、消食药

山楂

【性味归经】酸、甘，微温。归脾、胃、肝经。

【功效主治】消食健胃，行气散瘀，化浊降脂。用于饮食积滞，胃脘胀满、腹痛泄泻；泻痢后重，疝气疼痛；瘀血经闭，产后瘀阻，心腹刺痛，胸痹心痛；高脂血症。

【用量用法】煎服，9 ~ 12g。

【使用注意】脾胃虚弱而无积滞者慎用。胃酸分泌过多者慎用。

十、止血药

三七

【性味归经】甘、微苦，温。归肝、胃经。

【功效主治】散瘀止血，消肿定痛。用于咯血，吐血，衄血，便血，崩漏，外伤出血；瘀血阻滞，胸腹刺痛、跌仆肿痛。

【用量用法】煎服，3 ~ 9g；研末吞服，每次 1 ~ 3g。外用适量。

【使用注意】孕妇慎用。阴虚血热之出血不宜单独使用。

艾叶

【性味归经】辛、苦，温；有小毒。归肝、脾、肾经。

【功效主治】温经止血，散寒止痛，调经，安胎；外用祛湿止痒。用于虚寒性出血，吐血、衄血、崩漏、月经过多、胎漏下血；少腹冷痛，经寒不调，宫冷不孕，带下清稀；皮肤瘙痒。

【用量用法】煎服，3 ~ 9g。外用适量，供灸治或熏洗用。醋艾炭温经止血，用于虚寒性出血。

【使用注意】阴虚血热者慎用。

十一、活血化瘀药

川芎

【性味归经】辛，温。归肝、胆、心包经。

【功效主治】活血行气，祛风止痛。用于胸痹心痛，胸胁刺痛，跌仆肿痛；月经不调，经闭痛经，癥瘕腹痛；头痛，风湿痹痛。

【用量用法】煎服，3 ~ 10g。

【使用注意】头痛属阴虚阳亢者慎用；多汗者不宜使用。孕妇慎用。

丹参

【性味归经】苦、微寒。归心、肝经。

【功效主治】活血祛瘀，通经止痛，清心除烦，凉血消痈。用于瘀血阻滞，胸痹心痛，脘腹胁痛，癥瘕积聚；月经不调，痛经经闭；热痹疼痛；心烦不眠，疮疡肿痛。

【用量用法】煎服，10 ~ 15g。

【使用注意】不宜与藜芦同用。

十二、化痰止咳平喘药

半夏

【性味归经】辛，温；有毒。归脾、胃、肺经。

【功效主治】燥湿化痰，降逆止呕，消痞散结；外用散结消肿止痛。用于湿痰寒痰，咳喘痰多，痰饮眩悸，风痰眩晕，痰厥头痛；呕吐反胃；胸脘痞闷，梅核气；痈肿痰核，瘰疬痰核，毒蛇咬伤。

【用量用法】内服一般炮制后使用，煎服，3 ~ 9g。外用适量，磨汁涂或研末以酒调敷患处。

【使用注意】性偏温燥，阴虚燥咳、津伤口渴、血证者禁服。不宜与川乌、制川乌、草乌、制草乌、附子同用。生品内服宜慎。

川贝母

【性味归经】苦、甘，微寒。归肺、心经。

【功效主治】清热润肺，化痰止咳，散结消痈。用于肺热燥咳，干咳少痰，阴虚劳嗽，痰中带血。瘰疬，乳痈，肺痈。

【用量用法】煎服，3～10g；研粉冲服，每次1～2g。

【使用注意】不宜与川乌、制川乌、草乌、制草乌、附子同用。

瓜蒌

【性味归经】甘、微苦，寒。归肺、胃、大肠经。

【功效主治】清热涤痰，宽胸散结，润燥滑肠。用于肺热咳嗽，痰浊黄稠；胸痹心痛，结胸痞满；乳痈，肺痈，肠痈；大便秘结。

【用量用法】煎服，9～15g。

【使用注意】不宜与川乌、制川乌、草乌、制草乌、附子同用。

苦杏仁

【性味归经】苦，微温；有小毒。归肺、大肠经。

【功效主治】降气止咳平喘，润肠通便。用于咳嗽气喘，胸满痰多；肠燥便秘。

【用量用法】煎服，5～10g，生品入煎剂后下。

【使用注意】内服不宜过量，以免中毒。

十三、安神药

酸枣仁

【性味归经】甘、酸，平。归肝、胆、心经。

【功效主治】养心补肝，宁心安神，敛汗，生津。用于虚烦不眠，惊悸多梦；体虚多汗；津伤口渴。

【用量用法】煎服，10～15g。

灵芝

【性味归经】甘，平。归心、肺、肝、肾经。

【功效主治】补气安神，止咳平喘。用于气血不足，心神不宁，失眠心悸；肺虚咳喘；虚劳短气，不思饮食。

【用量用法】煎服，6～12g。

十四、平肝息风药

天麻

【性味归经】甘，平。归肝经。

【功效主治】息风止痉，平抑肝阳，祛风通络。用于小儿惊风，癫痫抽搐，破伤风；肝阳上亢，头痛眩晕；手足不遂，肢体麻木，风湿痹痛。

【用量用法】煎服，3～10g。

十五、补虚药

人参

【性味归经】甘、微苦，微温。归脾、肺、心、肾经。

【功效主治】大补元气，复脉固脱，补脾益肺，生津养血，安神益智。用于气虚欲脱，肢冷脉微；脾气虚弱，食少便溏、脏器下垂；肺气虚弱，咳嗽无力，短气喘促，声低懒言，自汗脉弱；心气不足，失眠多梦、心悸怔忡；气虚津伤，倦怠口渴、内热消渴；气血两虚，头晕眼花，面色萎黄，久病虚羸。

【用量用法】煎服，3～9g，挽救虚脱，可用 15～30g，另煎兑服；也可研粉吞服，每次 2g，每日 2 次。

【使用注意】实证、热证而正气不虚者忌服。不宜与藜芦、五灵脂同用。长期服用人参，可能出现腹泻、皮疹、失眠、血压升高、忧郁、性功能改变、头痛、心悸等不良反应。出血是人参急性中毒的特征。

西洋参

【性味归经】甘、微苦，凉。归心、肺、肾经。

【功效主治】补气养阴，清热生津。用于气虚阴亏，虚热烦倦；咳喘痰血；内热消渴，口燥咽干，烦渴短气。

【用量用法】煎服，3～6g，另煎兑服；入丸散剂。每次 0.5～1g。

【使用注意】中阳虚衰、寒湿中阻及气郁化火者不宜服用。不宜与藜芦同用。

黄芪

【性味归经】甘，微温。归肺、脾经。

【功效主治】补气升阳，固表止汗，利水消肿，生津养血，行滞通痹，托毒排脓，敛疮生肌。用于气虚乏力，食少便溏，中气下陷，久泻脱肛，便血崩漏；肺气虚弱，咳嗽气短，表虚自汗；气虚水肿；内热消渴；血虚萎黄，气血两虚；气虚血滞，半身不遂，痹痛麻木；气血亏虚，痈疽难溃，久溃不敛。

【用量用法】煎服，9～30g。

【使用注意】凡表实邪盛，疮疡初起，或溃后热毒尚盛者，均不宜用。

山药

【性味归经】甘，平。归脾、肺、肾经。

【功效主治】益气养阴，补肺脾肾，涩精止带。用于脾胃虚弱，倦怠食少，腹泻便溏；肺虚咳喘；肾虚不固，遗精，尿频，带下；气阴两虚，虚热消渴。

【用量用法】煎服，15～30g。麸炒山药补脾健胃，用于脾虚食少，泄泻便溏，白带过多。

【使用注意】湿邪内盛、脘腹胀满或有积滞者不宜单独使用，实热邪盛者慎用。

大枣

【性味归经】甘，温。归脾、胃、心经。

【功效主治】补中益气，养血安神。用于脾气虚弱，倦怠乏力，食少便溏；气血不足，面色萎黄，心悸失眠，妇女脏躁。

【用量用法】煎服，6～15g。

【使用注意】湿邪内盛、脘腹胀满、食积、虫积、龋齿作痛以及痰热咳嗽者宜慎用。

鹿茸

【性味归经】甘、咸，温。归肾、肝经。

【功效主治】壮肾阳，益精血，强筋骨，调冲任，托疮毒。用于肾阳不足，精血亏虚，阳痿滑精，宫冷不孕；羸瘦，神疲，畏寒，眩晕，耳鸣，耳聋；腰脊冷痛，筋骨痿软；崩漏带下；阴疽不敛。

【用量用法】研末冲服，1～2g。

【使用注意】凡阴虚阳亢、血分有热、胃火炽盛、肺有痰热、外感热病者忌用。服用鹿茸宜从小量开始，缓缓增加，不宜骤用大量，以免阳升风动，头晕目赤、伤阴动血。

当归

【性味归经】甘、辛，温。归肝、心、脾经。

【功效主治】补血活血，调经止痛，润肠通便。用于血虚萎黄，眩晕心悸；月经不调，经闭痛经；虚寒腹痛，风湿痹痛，跌仆损伤，痈疽疮疡；血虚肠燥便秘。

【用量用法】煎服，6～12g。生当归长于补血、调经、润肠通便；酒当归长于活血通经。

【使用注意】本品甘温，湿热中阻、肺热痰火、阴虚阳亢者不宜应用。本品润燥滑肠，大便溏泻者慎用。

阿胶

【性味归经】甘，平。归肺、肝、肾经。

【功效主治】补血，止血，滋阴润燥。用于血虚萎黄，眩晕心悸，肌痿无力；吐血尿血，便血崩漏，妊娠胎漏；心烦不眠，肺燥咳嗽，劳嗽咯血，虚风内动。

【用量用法】烊化兑服，3～9g。

【使用注意】脾胃虚弱便溏者慎用。

百合

【性味归经】甘，微寒。归心、肺经。

【功效主治】养阴润肺，清心安神。用于阴虚燥咳，劳嗽咯血；虚烦惊悸，失眠多梦，精神恍惚。

【用量用法】煎服，6～12g。

【使用注意】脾虚便溏及风寒咳嗽者不宜用。

石斛

【性味归经】甘，微寒。归胃、肾经。

【功效主治】益胃生津，滋阴清热。用于热病津伤，口干烦渴，胃阴不足，食少干呕；病后虚热不退，阴虚火旺，骨蒸劳热，目暗不明，筋骨痿软。

【用量用法】煎服，6～12g；鲜品 15～30g。入复方宜先煎，单用可久煎。

【使用注意】温热病不宜早用；若湿温病尚未化燥伤津者或脾胃虚寒，大便溏薄，舌苔厚腻者忌服。

枸杞子

【性味归经】甘，平。归肝、肾经。

【功效主治】滋补肝肾，益精明目。用于虚劳精亏，腰膝酸痛，眩晕耳鸣，阳痿遗精；内热消渴；两目昏涩，视物不明。

【用量用法】煎服，6～12g。

【使用注意】脾虚便溏者慎用。

龟甲

【性味归经】咸、甘，微寒。归肝、肾、心经。

【功效主治】滋阴潜阳，益肾强骨，养血补心，固经止崩。用于阴虚潮热，骨蒸盗汗，头晕目眩，虚风内动；肝肾亏虚，筋骨痿软，囟门迟闭；阴血亏虚，心悸，健忘，失眠；阴虚血热，崩漏经多。

【用量用法】煎服，9～24g，宜先煎。

【使用注意】脾胃虚寒或内有寒湿者不宜用。

十六、收涩药

乌梅

【性味归经】酸、涩，平。归肝、脾、肺、大肠经。

【功效主治】敛肺，涩肠，生津，安蛔。用于肺虚久咳，久泻久痢，虚热消渴，蛔厥呕吐腹痛。

【用量用法】煎服，6～12g。

【使用注意】外有表证，或内有实热积滞者不宜使用。

（王　淳　黄玉燕）

第三章

方剂

　　方剂是中医运用中药防治疾病的主要形式，是中医理、法、方、药中的重要组成部分。自古至今，中医遣方用药，治病救人。原始社会时，人们从实践中总结出治疗疾病的单味药。随着生活方式的进步和人们的不断探索，特别是烹调技术的发展，人们从配制营养美味食物的经验中得到启发，尝试着像调制食物一样来调配药方，以提高疗效、减少毒性，逐渐固化出"药谱"，方剂由此形成。一般认为方剂起源于夏商，到周代已经得到普遍使用。

　　前人在医疗实践中不仅认识到多味药的配伍运用较之于单味药具有更多的优势，逐渐掌握了中药组方配伍及其应用规律。在中医辨证论治的过程中，"法随证立、方从法出、方以药成"，临床医生通过四诊广泛收集患者的疾病信息，经过分析综合，辨识出患者所患疾病、病证类型及病机所在，在此基础上确定适宜治法；进一步在治法指导下选方、组方。

第一节　方剂的概念与分类

一、方剂的概念

　　"方"，𠂤，象形字，本义为并行的两条小船，可以引申为"有方向的团队组合"。而由中药组成的方可以解释为"按照一定的原则组织的药物组合"。"剂"，会意字，从刀，齐声，本义为剪齐。用在方剂中，是指组方的原则，就是通过配伍将不同药性的药物搭配，取长补短，修剪、整合成一个有机的组合。所以，方剂是中医在辨证审机、确立治法的基础上，按照组方原则，选择合理药物，酌定剂量，规定适宜剂型及用法，最后确定的复合药物治疗形式。

二、方剂的分类

早期的方剂分类是《素问·至真要大论》"七方"，后经金代成无己整理为大方、小方、急方、缓方、奇方、偶方、复方。纵观历代方剂文献，方剂分类的方法很多，主要有按主治的病证、药物组成和治法的不同来分类。

按病证分类，就是按照方剂所主治的病证进行分类，首见于马王堆三号汉墓中出土的《五十二病方》。该书记载了 52 类病证，涉及内、外、妇、儿、五官等科。其后历代许多方书中均有按此法分类的，如东汉张仲景《伤寒杂病论》、唐代王焘《外台秘要》、宋代王怀隐《太平圣惠方》、明代朱橚《普济方》等。

按组成分类，就是将古代方剂作为基础方剂，用来归纳其他由此衍化而来的同类方剂。如明代施沛《祖剂》中以《素问》《灵枢》以及伊尹汤液之方为"宗方"，以张仲景《伤寒杂病论》之方为"祖方"，而选以《和剂局方》及宋、元、明诸医家流传之名方为"类方"加以归类叙述。

按治法分类，就是按照方剂所体现的功用进行分类。如"十剂"的分类始于北齐徐之才《药对》，原书已佚失，据《本草拾遗·条例》的记载，徐氏指出"药有宣、通、补、泄、轻、重、涩、滑、燥、湿十种"。宋赵佶《圣济经》将"十种"易为"十剂"，至金代成无己将其引入方剂的分类，概括成"宣、通、补、泻、轻、重、涩、滑，燥，湿十剂是也"。明代医家张景岳的《景岳全书·古方八阵》，将所收集方剂分为"补、和、攻、散、寒、热、固、因"八阵。其后，清代医家程钟龄在《医学心悟》提出："论治病之方，则又以汗、和、下、消、吐、清、温、补，八法尽之。"据此八法归类相关方剂。

清代医家汪昂在总结前人经验的基础上，根据治法和方剂功效，兼顾专科，创立了综合分类法，在其所著的《医方集解》中将方剂归纳为补养、发表、涌吐、攻里、表里和解、理气、理血、祛风、祛寒、清暑、利湿、润燥、泻火、除痰、消导、收涩、杀虫、明目、痈疡、经产、救急等二十二剂。这种分类法，概念比较明确，且兼顾了临床专科特点，比较切合临床应用。

现代方剂学大多参照汪昂的分类方法，遵循以治法统领的原则，结合方剂的功效，将方剂分为解表、泻下、和解、清热、祛暑、温里、表里双解、补益、固涩、安神、开窍、理气、理血、治风、祛湿、治燥、祛痰、消散化积、驱虫、涌吐等二十类。各类方剂中进一步根据其治证特点，下设若干类治方。现将各类方剂的基本内容介绍如下，并在本章之后附各类方剂内容简表。

1. 解表剂 凡具有开发肌腠、疏散外邪等作用的一类方剂，除用于外感病初期的表证外，还可用于水肿、疮疡、麻疹等病证的治疗。

2. 泻下剂 凡具有通导大便、逐邪下出等作用的一类方剂，邪在肠胃、实热内结、大便不通及冷积宿食、停痰留饮、水结、血结等证均可用泻下剂治疗。

3. 和解剂 凡具有和解少阳、透达膜原、调和肝脾、调和寒热等作用的一类方剂，用于治疗伤寒邪在少阳、温疫疟疾邪伏膜原、杂病之肝脾不和、肠胃寒热失调等证。

4. 清热剂 凡具有清热、泻火、凉血、解毒等作用的一类方剂，用于治疗里热证。

5. 祛暑剂 凡具有祛除暑邪的作用的一类方剂，用于治疗暑病。

6. 温里剂 凡具有温里助阳、散寒通脉等作用的一类方剂，用于治疗由外来寒邪所伤或寒从内生之证。

7. 表里双解剂 凡具有表里同治、内外分解等作用的一类方剂，用于治疗表里同病。

8. 补益剂 凡具有补养人体气、血、阴、阳等作用的一类方剂，用于治疗各种虚损病证。

9. 固涩剂 凡具有收敛固涩作用的一类方剂，用于治疗气、血、精、津耗散滑脱病证。

10. 安神剂　凡具有安神定志作用的一类方剂，用于治疗神志不安类病证。

11. 开窍剂　凡具有开窍醒神作用的一类方剂，用于治疗神昏窍闭证。

12. 理气剂　凡具有调理气机，使之通顺畅达的一类方剂，用于气滞和气逆证。

13. 理血剂　凡具有活血化瘀或止血等作用的一类方剂，用于治疗瘀血证或出血证。

14. 治风剂　凡具有疏散外风或平息内风等作用的一类方剂，用于治疗外风证和内风证。

15. 治燥剂　凡具有轻宣外燥或滋阴润燥等作用的一类方剂，用于治疗燥证。

16. 祛湿剂　凡具有化湿利水、通淋泄浊等作用的一类方剂，用于治疗水湿病证。

17. 祛痰剂　凡具有消除痰涎作用的一类方剂，用于治疗各种痰病。

18. 消散化积剂　凡具有消食导滞、运脾化积等作用的一类方剂，用于治疗各种食积证。

19. 驱虫剂　凡具有驱虫、杀虫或安蛔等作用的一类方剂，用于治疗人体寄生虫病。

20. 涌吐剂　凡具有涌吐痰涎、宿食、毒物等作用的一类方剂，用于治疗中风痰涎壅盛，暴食停滞胃脘，喉痹痰壅咽喉，干霍乱欲吐不得，误食毒物亟需吐出以及痰厥、癫痫等证。

（谢　鸣　朱巳旲　汤尔群）

第二节　君臣佐使与方剂的变化

一、君臣佐使

方剂的组成要遵循一定的配伍原则，最重要的是"君臣佐使"。"君臣佐使"最早见于《素问·至真要大论》"主病之谓君，佐君之谓臣，应臣之谓使"。通过借喻封建国家体制中君、臣、佐、使的等级设置，说明药物在方中的主次地位与从属关系。后世医家对其含义做了进一步的阐明，如金元时期李东垣说："主病之谓君，兼见何病，则以佐使药分治之，此制方之要也。"明代张介宾《类经·方制君臣上下三品》谓："主病者，对证之要药也，故谓之君。君者，味数少而分两重，赖之以为主也。佐君者谓之臣，味数稍多而分两稍轻，所以匡君之不迨也。应臣者谓之使，数可出入而分两更轻，所以备通行向异之使也。此则君臣佐使之义。""君、臣、佐、使"四个部分，各部分之间具有明确的分工与合作的关系。

1. 君药 是方剂中的主药，是针对主病或主证起主要治疗作用的药物。一般方剂的君药只有一至二味，用量比较大，药力较强。

2. 臣药 是辅助君药加强其治疗作用，同时兼顾君药尚未顾及的兼病或兼证发挥治疗作用的药物。

3. 佐药 一是佐助药，即配合君、臣药以加强治疗作用，或用以治疗次要兼证的药物；二是佐制药，即消除或减弱方中（不止有君臣）毒性或峻烈之性的药物；三是反佐药，基于某些特殊病情治疗需要，选用与君药性味相反，与疾病的病性相同，但在方中起到相反相成作用的药物。

4. 使药 一是引经药，能引导方中药物作用直达病所，如少阳经病以柴胡为引，病位在上或下，分别用桂枝或牛膝为引。二是调和药，指能调和方中诸药的性能，协调诸药的相互作用，或起到矫味作用的药物，如常见的一些方剂中配伍甘草或生姜、大枣即是此意。

现以麻黄汤举例说明"君臣佐使"的组成含义及其具体运用。

麻黄汤出自《伤寒论》，由麻黄、桂枝、杏仁、炙甘草四味药所组成，主治太阳经的伤寒病，见恶寒发热，头身疼痛，无汗而喘，脉象浮紧等症。病机为风寒束表，营卫郁滞，肺失宣降；治疗当发散风寒，宣通营卫，宣降肺气。以麻黄为君，以麻黄辛温，药针对病机中风寒束表—卫分郁滞—肺失宣降等环节，取其辛温发汗，开表畅卫，宣降肺气；臣药桂枝辛甘温，针对病机中的风寒束表—营气郁滞—寒滞经脉等环节，协助麻黄发散风寒，宣通营卫，二味相配使发汗作用明显加强，同时桂枝温经散寒，解除头身疼痛而补麻黄功效之不及；杏仁苦辛温，为佐药，宣降肺气而擅长于降，麻黄宣降肺气而侧重于宣，君佐相伍，使宣降相宜，尤能止咳平喘；炙甘草甘温调补中焦，尤具甘缓调和之用，一方面可缓和麻桂发汗峻猛而避伤人体正气，另一方面调和桂麻所作用的营卫与麻杏的宣降，为使药，使全方协同和合，共奏辛温发汗，宣肺平喘之功效。

需要说明的是，临床上在选药组方时虽应遵循"君、臣、佐、使"的原则，但并不是所有的方剂都须四部分俱全，也不必限定方剂中药物的味数，应根据病情的复杂程度和治疗的需要来定。

二、方剂的变化

方剂的组成，虽有一定的原则，但其临床运用则又有一定灵活性。临床常需根据病人的病情变化、体质强弱、年龄差异以及生活习惯、气候变化等不同情况，对所选成方进行必要的变化，以使调整后的方剂与当前患者病证具有更好的针对性。从制方的角度，变通运用成方主要涉及方剂中药味的加减、药量的增减、剂型的变化三种。

1. 药味的加减　指对方中的药味进行增加或删减的一种变化用方形式。对原方药味进行加减，通常会引起原方的功效和适应范围的改变。如《伤寒论》中四逆汤原由生附子、干姜、炙甘草三味所组成，主治阳衰阴盛所致的四肢厥逆、恶寒蜷卧、下利清谷、脉沉微等证。如在方中加入人参，即"四逆加人参汤"，不仅增加了原方逐寒回阳之力，同时还使原方兼有补气益阴之功，适宜于阳衰阴盛兼有液脱阴竭之证。又如桂枝汤主治伤寒中风引起的发热、鼻塞不畅、汗出恶风、脉浮缓等证，当在该方中加入葛根一味成为"桂枝加葛根汤"，则使原方在解肌散邪、调和营卫的基础上，更添舒利经脉，解痉止痛之效，适宜于桂枝汤证兼有太阳经输不利之项背强痛者；或加厚朴、杏仁二味名"桂枝加厚朴杏子汤"，则解肌散邪而兼有降逆平喘的功用，适宜于素体喘疾患者感受风寒见桂枝汤证兼有咳喘者。再如《金匮要略》胶艾汤（阿胶、艾叶、地黄、当归、白芍、川芎、炙甘草）有养血止血，暖宫调经的功效，主治妇女下元不足，冲任虚损，崩漏下血证，该方减去阿胶、艾叶、炙甘草三味则为妇科调经名方

"四物汤"（地黄、当归、白芍、川芎），具有养血和血功效，主治营血虚滞证，症见惊惕头晕，目眩耳鸣，唇爪无华，妇人月经量少或经闭不行，脐腹作痛，舌质淡，脉弦细或细涩等证。如在方中加入桃仁、红花二味，名为"桃红四物汤"，或减去地黄和白芍二味，名为"佛手散"，加减变化后二方的功效则分别为养血祛瘀和行气活血，宜用于妇科诸疾之血虚瘀滞证和气郁血滞证。

2. 药量的加减 指不改变药味，仅对方中的药量进行增加或减小的一种方剂变化运用形式。方中药量的增减，通常会引起原方的功效和适应范围的改变。如《伤寒论》主治阳微阴盛之四肢厥逆证的四逆汤（附子一枚，干姜两半，炙甘草二两），当在不改变原方中药味的情况下，仅增加方中生附子和干姜的用量而为"通脉四逆汤"，则加大了原方逐寒回阳通脉之力，更加适宜于阳微阴盛之重症见脉微欲绝者。又如"小承气汤"与"厚朴三物汤"二方均由大黄、厚朴、枳实三味所组成，均有泄热行气通便的功效，但因用量有异，君药也随之变化，前者君药为大黄，后者为厚朴，二方在泄热与行气作用的侧重点也不同，分别适宜于腹满便秘而偏重于热结和气滞者。

3. 剂型的变化 指不改变方剂的配伍，仅改变其剂型的一种变化用方形式。剂型的改变可以引起原方在功效和主治上发生改变。例如古方理中丸，原方主治脾胃虚寒证，因为丸剂作用较为缓和，故其适宜于该证之病情较缓者。如将理中丸改为汤剂，因汤剂作用较迅速，故理中汤温中祛寒的作用快且药力强，适用于证情较重且病势较急，如寒邪直中脏腑的霍乱（主见上吐下泻）急证。

此外，根据成方方证之间病机联系及病证中的复合病机特点，可将两个或以上的方剂合并运用，如古方中的主治气血两虚的"八珍汤"是由益气的四君子汤与养血的四物汤合方而成；主治中焦痰湿证的"平陈煎"则是由燥湿行气的平胃散与燥湿化痰的二陈汤合方而成。

（谢　鸣　朱巴吴　汤尔群）

第三节　方剂的剂型及用法

一、剂型

　　剂型，是在方剂组成之后，根据病情的需要和药物的不同性能，加工制成的一定形态的制剂形式，如汤剂、丸、散、膏、丹等。剂型可对药效的发挥起重要作用。《汤液本草·东垣用药心法》说："汤者荡也，去大病用之；散者散也，去急病用之；丸者缓也，舒缓而治之也。"说明方剂的剂型不同，药效的强弱就不同，作用的特点也不同，应酌情选择。汤剂的特点是吸收快，迅速发挥药效，能荡涤病邪；散剂的特点是取用方便，有散结除邪等功效；丸剂的特点是吸收缓慢，药力持久，一般适用于慢性、虚弱性疾病。临床选择合适的剂型是保证和提高疗效的关键。

　　方剂剂型种类繁多，我国历代医家经过长时期的临床实践，已创制了许多剂型，以汤剂最为常用，此外还常见丸、散、膏、丹、酒、露、锭、饼、茶、条、线、坐药、导药等。到了现代，又发展了像冲剂、糖浆、胶囊、注射剂、口服安瓿、袋泡剂、泡腾片、气雾剂、涂膜剂、滴丸等新制剂。现将几种经典常用剂型介绍如下。

　　1. 汤剂　将药混合后，加水煎煮到一定程度，去渣取汁的液体制剂，称为汤剂。汤剂又称为"煎剂"和"水剂"等。汤剂应用非常广泛，并具有吸收快、起效快的特点；同时汤剂便于根据病情的变化随症加减使用，充分照顾到个体的特殊性。尽管汤剂存在服用量大，制备及携带不太方便，难以保存等缺点，但汤剂仍具有其他剂型难以取代的优势，至今仍为临床上普遍使用。水煎汤液除口服给药外，还有淋浴、蒸浴、洗渍、含漱等多种用药形式。

　　2. 丸剂　是将药物研成细粉，用蜜、水或米糊、面糊、酒、醋、药汁等辅料混合成的圆形固体制剂。丸剂有吸收缓慢，药力持久，而且体积小，服用、携带、贮存等比较方便的优点，主要适用于慢性及虚弱性病者，一般宜久服缓治，可用丸剂，如六味地黄丸等；某些峻猛药品，为了使其缓缓发挥药效，或不宜煎服使用的配方也可作丸剂用，如抵当丸；也有因毒性大，难入煎剂，或含有贵重，或芳香不宜久煎的药物，不宜入煎剂而制成丸剂的，如苏合香丸、安宫牛黄丸等。临床上常用的丸剂有蜜丸、水丸、糊丸、浓缩丸等。

3. 散剂　是指由一种或数种药物细粉均匀混合而成的干燥粉末状制剂。散剂的使用历史悠久，古代将药物呚咀[1]用以治病就是散剂的起源。散剂具有很多优点：制备简单，用量增减方便，服后易于吸收，奏效迅速，应用范围广。散剂不含液体溶媒，稳定性较高，易于贮藏、运输和携带。散剂不仅内服，还可以外用，对创伤疮面有覆盖、保护及收敛等作用。常见的内服散剂如六一散、五苓散；外用散剂如生肌散等。外用散剂又分外敷、吹入、眼用、牙用、杀虫等。有些散剂内、外均可使用，如七厘散。

4. 膏剂　是以米粉、糖浆、植物油等作为赋形剂与药料混合制成的一种块状制剂。传统的膏剂包括两部分：一部分供内服的是汤剂浓缩再加蜂蜜、糖类而成，有流浸膏、浸膏、煎膏剂；另一部分是外用膏剂，又分软膏剂和硬膏剂两种。

5. 丹剂　常作为剂型被广泛使用，但丹剂并非指一种剂型。历史上对一些具有独特疗效或方中含有名贵药材或矿物药需要炼制的中成药冠以"丹"。丹剂涉及的剂型多样，有以丸剂为丹，如大活络丹、小活络丹、至宝丹等；有以散剂为丹，如九一丹、黑虎丹；有以锭剂为丹，如辟瘟丹、玉枢丹等；也有以液体制剂为丹，如化癖丹等。丹剂有内服和外用两种，外用丹剂则多指用含汞、硫黄等矿物经加热升华而成的剂量小、作用大的一种化合制剂，如红升丹、白降丹等。

除了以上常见的几种传统剂型外，随着新型生物材料的应用，临床上有了很多新的现代剂型有冲剂、颗粒剂、片剂、胶囊、口服液、滴丸、注射针剂等，多具有用量小、便于使用，携带方便等特点。

1　呚咀：读音 fǔ jǔ，是指用口将药物咬碎，以便煎服。后泛指用其他工具把药物切片、捣碎或锉末的加工过程。

二、用法

1. 汤剂制备 汤剂是中医临床最为常用的剂型。制备汤剂时应根据药物的性质及病情的特点采取适当的煎煮方法。汤剂的煎煮方法是否得当直接影响疗效，前人指出："煎药之法，最宜深讲，药之效不效，全在乎此。"

（1）煎药器具：有盖的陶瓷砂锅为煎药器具最好，用搪瓷杯、烧杯也可以，但都要注意煎药时应加盖密闭，否则挥发性成分散失很多，影响疗效。

（2）煎药用水：古人用长流水、泉水、米泔水、雨水等。目前使用自来水和井水。中药汤剂的主要溶媒是水，所以加水量的多与少，也会影响质量。实验证明，当加水量为药材重量的 5 ~ 10 倍时，药材煎出物的含量甚接近，符合溶出要求。现代临床每剂药多为煎煮 2 ~ 3 次，第一煎水量要适当多一些，一般以漫过药面 2 ~ 4cm，或药物容积的 2 ~ 3 倍为宜；第二、第三煎的水量可略少，每次煎得量以 200ml 为宜。

（3）浸泡药物：在未加热煎煮之前，应以冷水浸泡，约以半小时为宜。实验证明，在热源和加水量相同的情况下，煎煮经过浸泡的比未经浸泡者其浸出物含量多，煎出液的比重亦大，其质量就愈好。

（4）煎煮：传统煎药采用直火煎煮，煎煮用火有"文火""武火"之分，文火是指慢火，武火是指急火。一般多采用先武后文的煎煮方法。通常对于解表药、清热药、芳香类药，宜武火急煎，以免药性挥发，药效降低或改变药性；厚味滋补药，宜文火久煎，使药力尽出。如药物煎糊后不可服用，切不可加水再煎。中药汤剂一般习惯上是煎煮两次，充分浸泡后每次煎煮 15 ~ 25 分钟（一般水沸后解表剂 10 ~ 15 分钟，补益剂 40 ~ 50 分钟，其他方剂 20 ~ 30 分钟），补益剂大多宜煎 3 次。

由于传统的煎药方法是一锅一剂的煎煮，不能适应大量使用的需要。目前发展出不同煎煮设备，如隔水煎药、砂浴煎药、蒸气煎药等方法，不同方法各有优缺点，可据情择用。

（5）先煎后下：介壳类、矿石类药物，因质坚而难煎出味，应打碎先煎，煮沸后 10 ~ 20 分钟，再下其他药；有些毒性较强的药物如附子、乌头等，应先煎 45~60 分钟，以降低毒性；泥沙多的药物如灶心土，亦宜先煎取汁澄清，然后以其药汁代水煎其他药。气味芳香的药物，多借其挥发油取效，要后下，如薄荷宜在一般药物即将煮好起锅前放入，煎 4~5 分钟即可，以防其有效成分散发。为防止煎后药液浑浊及减少对消化道、咽喉的不良刺激，有些药物需要用薄布包好后再放入锅内煎煮，如旋覆花、枇杷叶等。某些贵重药，为了尽量保存其有效成分，防止煎煮时被其他药物吸收，可另炖或另煎。如先将人参切成小片，放入加盖盅内，隔水炖 2~3 小时。胶质黏性大而且易熔的药物，如阿胶、鹿角胶等，应先单独加温熔化，再加入去渣的药液中微煮或趁热搅拌，使之溶解。此类药如与他药同煎，则易粘锅煮焦且黏附其他药物，影响煎煮效果。若属散剂、丹剂、小丸、自然汁以及某些药物，如琥珀末、三七粉、紫雪丹、芦根汁等，则宜单另冲服。

附 一般常用药物的特殊煎法

先煎：石决明、牡蛎、龙骨、龙齿、龟板、鳖甲、代赭石、生石膏、寒水石、磁石、海蛤壳、水牛角、附子、乌头。

后下：薄荷、木香、砂仁、白豆蔻、沉香、青蒿、香薷。

包煎：赤石脂、灶心土、旋覆花。

另炖：人参、西洋参、鹿茸。

烊（熔）化：阿胶、鸡血藤胶、龟板胶、鹿角胶、饴糖、虎骨胶。

泡服：藏红花、肉桂、番泻叶、胖大海。

冲服：羚羊角粉、珍珠粉、牛黄末、朱砂末、硼砂末、琥珀末、砂仁末、芒硝、田七末、鲜生地黄汁、生藕汁、竹沥、姜汁、蜜糖。

2. 服药法 服药是否得法，对疗效的影响也很大。

（1）服药时间：应当根据病位上下、病情轻重、药物类型以及病情特点来决定药物服用的时间。一般来说，病在上焦，宜食后服药；病在下焦，宜食前服药。急性重病应不拘时服，慢性病服丸、散、膏、酒者，则应定时服药。补益药与泻下药，宜空腹时服；安神类药物，宜临卧时服；对胃肠有刺激性的药物，应食后服；还有少数方剂的服药时间有特殊要求，如十枣汤应平旦（相当于后来的寅时，清晨 3~5 时）时服，鸡鸣散应五更时服等。有时根据病情，采用一天数服，或煎汤代茶，不拘时服。

（2）服药方法：一般是一剂分为二次服，或三次服。病情紧急的一般顿服，同时还要根据需要，采取持续服药，以维持疗效。目前服药大多是一日一剂，分为头煎、二煎，如遇特殊情况，亦可一日连服二剂，以增强效力。服药一般要温服，发汗解表药除温服外，药后还须温覆，取通身微微有汗。热证用寒药宜冷服，寒证用热药宜热服。但有时寒热错杂，相互格拒，出现服药后呕吐的现象，如真寒假热者，则宜热药冷服；真热假寒者，则应寒药热服。服药呕吐者，可加少许姜汁，或用鲜生姜擦舌，或嚼少许陈皮，然后再服，或用冷服、少量频饮的方法。如遇昏迷病人，宜鼻饲给药。对于使用峻烈或毒性药，应审慎从事，宜先进小量，逐渐增加，有效即止，慎勿过量，以免发生中毒或戕伤人体正气。服药后各有不良反应，应及时告知医生或到医院诊治。此外，在治疗过程中，还应根据病情的需要和药物的性能来决定不同的服法。

（谢　鸣　朱巴昊　汤尔群）

附　常用方剂简介

一、解表剂

1. 辛温解表剂

麻黄汤

组成与服法：麻黄、桂枝、杏仁、炙甘草。水煎服。

功效：发汗解表，宣肺平喘。

主治：外感风寒表实证。恶寒发热，头身疼痛，无汗而喘，舌苔薄白，脉浮紧。

桂枝汤

组成及服法：桂枝、芍药、生姜、大枣、炙甘草。水煎服。

功效：解肌发表，调和营卫。

主治：外感风寒表虚证。恶风发热，汗出头痛，鼻鸣干呕，苔白不渴，脉浮缓或浮弱。

2. 辛凉解表剂

银翘散

组成与服法：连翘、金银花、桔梗、薄荷、竹叶、生甘草、荆芥穗、淡豆豉、牛蒡子。为散，芦根水煎，温服。

功效：辛凉透表，清热解毒。

主治：温病初起。发热，微恶风寒，无汗或有汗不畅，头痛口渴，咳嗽咽痛，舌尖红，苔薄白或薄黄，脉浮数。

麻杏石甘汤

组成与服法：麻黄、杏仁、石膏、炙甘草。水煎服。

功效：辛凉宣泄，清肺平喘。

主治：外感风邪，邪热壅肺证。身热不解，咳逆气急，甚则鼻扇，口渴，有汗或无汗，舌苔薄白或黄，脉浮而数者。

3. 扶正解表剂

败毒散

组成与服法：柴胡、前胡、川芎、枳壳、羌活、独活、茯苓、桔梗、人参、甘草、生姜、大枣、薄荷。粗末水煎，温服，不拘时。

功效：散寒祛湿、益气解表。

主治：①气虚外感风寒表湿证。憎寒壮热，头项强痛，肢体酸痛，无汗，鼻塞声重，咳嗽有痰，胸膈痞满，舌淡苔白，脉浮而按之无力。②外邪陷里之痢疾初起。

再造散

组成与服法：黄芪、人参、桂枝、甘草、熟附子、细辛、羌活、防风、川芎、煨姜、大枣、白芍。粗末水煎，温服。

功效：助阳益气，解表散寒。

主治：阳气虚弱，外感风寒证。恶寒发热，热轻寒重，无汗肢冷，倦怠嗜卧，面色苍白，语声低微，舌淡苔白，脉沉无力或浮大无力。

葱白七味饮

组成与服法：葱白、葛根、淡豆豉、生姜、麦门冬、干地黄。甘澜水，煎服。

功效：养血解表。

主治：血虚外感风寒证。病后阴血亏虚，调摄不慎，感受外邪，或失血（吐血、便血、咳血、衄血）之后，感冒风寒致头痛身热、微寒无汗。

加减葳蕤汤

组成与服法：玉竹、葱白、桔梗、白薇、淡豆豉、薄荷、炙甘草、红枣。水煎服。

功效：滋阴解表。

主治：素体阴虚，外感风热证。头痛身热，微恶风寒，无汗或有汗不多，咳嗽，心烦，口渴，咽干，舌红，脉数。

二、泻下剂

1. 寒下剂

大承气汤

组成与服法：大黄、厚朴、枳实、芒硝。枳实、厚朴先煎，大黄后下，去渣取汤，溶入芒硝。

功效：峻下热结。

主治：①阳明腑实证。大便不通，频转矢气，脘腹痞满，腹痛拒按，按之则硬，甚或潮热谵语，手足濈然汗出，舌苔黄燥起刺，或焦黑燥裂，脉沉实。②热结旁流证。下利清水，色纯青，其气臭秽，脐腹疼痛，按之坚硬有块，口舌干燥，脉滑实。③里热实证之热厥、痉病或发狂等。

2. 温下剂

大黄附子汤

组成与服法：大黄、炮附子、细辛。水煎服。

功效：温里散寒，通便止痛。

主治：寒积里实证。腹痛便秘，胁下偏痛，发热，手足厥冷，舌苔白腻，脉弦紧。

3. 润下剂

麻子仁丸

组成与服法：麻子仁、白芍、枳实、大黄、厚朴、杏仁。制蜜丸。

功效：润肠泻热，行气通便。

主治：胃肠燥热，脾约便秘证。大便干结，小便频数。

4. 逐水剂

十枣汤

组成与服法：芫花、甘遂、大戟。三药为末，大枣煎汤，平旦时送服。

功效：攻逐水饮。

主治：①悬饮。咳唾胸胁引痛，心下痞硬胀满，干呕短气，头痛目眩，或胸背掣痛不得息，舌苔滑，脉沉弦。②水肿。一身悉肿，尤以身半以下为重，腹胀喘满，二便不利。

5. 攻补兼施剂

增液承气汤

组成与服法：玄参、麦冬、生地黄、大黄、芒硝。水煎服。

功效：滋阴增液，泄热通便。

主治：热结阴亏证。大便秘结，口干唇燥，苔黄，脉细数。

三、和解剂

1. 和解少阳剂

小柴胡汤

组成与服法：柴胡、黄芩、人参、炙甘草、半夏、生姜、大枣。煎煮，去渣再煎，温服。

功效：和解少阳。

主治：①伤寒少阳证。往来寒热，胸胁苦满，默默不欲饮食，心烦喜呕，口苦，咽干，目眩，舌苔薄白，脉弦者。②热入血室证。妇人伤寒，经水适断，寒热发作有时。③黄疸、疟疾以及内伤杂病而见少阳证者。

2. 调和肝脾剂

四逆散

组成与服法：柴胡、芍药、枳实、炙甘草。为细末，水送服；或水煎，温服。

功效：透邪解郁，疏肝理脾。

主治：①阳郁厥逆证。手足不温，或腹痛，或泄利下重，脉弦。②肝脾气郁证。胁肋胀闷，脘腹疼痛，脉弦。

逍遥散

组成与服法：柴胡、白芍、当归、白术、茯苓、薄荷、煨生姜、炙甘草。为粗末，水煎服。

功效：疏肝解郁，养血健脾。

主治：肝郁血虚脾弱证。两胁作痛，头痛目眩，口燥咽干，神疲食少，或月经不调，乳房胀痛，脉弦而虚者。

3. 调和脾胃剂

半夏泻心汤

组成与服法：半夏、干姜、黄芩、黄连、人参、大枣、炙甘草。水煎，去渣再煎，温服。

功效：寒热平调，消痞散结。

主治：寒热错杂之痞证。心下痞，但满而不痛，或呕吐，肠鸣下利，舌苔腻而微黄。

四、清热剂

1. 清气分热剂

白虎汤

组成与服法：石膏、知母、炙甘草、粳米。水煎服。

功效：清热生津。

主治：气分热盛证。壮热面赤，烦渴引饮，汗出恶热，脉洪大有力。

2. 清营凉血剂

清营汤

组成与服法：犀角（水牛角代）、生地黄、玄参、竹叶心、麦门冬、丹参、黄连、金银花、连翘。水煎服。

功效：清营解毒，透热养阴。

主治：热入营分证。身热夜甚，神烦少寐，时有谵语，目常喜开或喜闭，口渴或不渴，斑疹隐隐，脉细数，舌绛而干。

犀角地黄汤

组成与服法：犀角（水牛角代）、生地黄、芍药、牡丹皮。水煎服。

功效：清热解毒，凉血散瘀。

主治：热入血分证。①热扰心神，身热谵语，舌绛起刺，脉细数。②热伤血络，斑色紫黑、吐血、衄血、便血、尿血等，舌红绛，脉数。③蓄血瘀热，喜忘如狂，漱水不欲咽，大便色黑易解等。

3. 清热解毒剂

黄连解毒汤

组成与服法：黄连、黄芩、黄柏、栀子。水煎服。

功效：泻火解毒。

主治：三焦火毒证。大热烦躁，口燥咽干，错语不眠；或热病吐血、衄血；或热甚发斑，或身热下利，或湿热黄疸；或外科痈疡疔毒，小便黄赤，舌红苔黄，脉数有力。

4. 气血两清剂

清瘟败毒饮

组成与服法：犀角（水牛角代）、石膏、黄连、生地黄、玄参、知母、牡丹皮、赤芍、竹叶、黄芩、栀子、连翘、桔梗、甘草。水煎服。

功效：清热解毒，凉血泻火。

主治：温疫热毒，气血两燔证。大热渴饮，头痛如劈，干呕狂躁，谵语神昏，或发斑，或吐血，衄血，四肢或抽搐，或厥逆，脉沉数或沉细而数或浮大而数，舌绛唇焦。

5. 清脏腑热剂

导赤散

组成与服法：生地黄、木通、生甘草梢、竹叶。水煎，食后温服。

功效：清心养阴，利水通淋。

主治：心经火热证。心胸烦热，口渴面赤，意欲饮冷，以及口舌生疮；或心热移于小肠，小便赤涩刺痛，舌红，脉数。

龙胆泻肝汤

组成与服法：龙胆草（酒炒）、栀子（酒炒）、黄芩、木通、车前子、泽泻、当归、生地黄、柴胡、炙甘草。水煎服。

功效：清泻肝胆实火，清利肝经湿热。

主治：①肝胆实火上炎证。头痛目赤，胁痛，口苦，耳聋，耳肿，舌红苔黄，脉弦数有力。②肝经湿热下注证。阴肿，阴痒，筋痿，阴汗，小便淋浊，或妇女带下黄臭等，舌红苔黄腻，脉弦数有力。

左金丸

组成与服法：黄连、吴茱萸。制水丸。

功效：清肝泻火，降逆止呕。

主治：肝火犯胃证。胁肋疼痛，嘈杂吞酸，呕吐口苦，舌红苔黄，脉弦数。

泻白散

组成与服法：地骨皮、桑白皮、炙甘草、粳米。水煎，食前服。

功效：清泄肺热，平喘止咳。

主治：肺热喘咳证。气喘咳嗽，皮肤蒸热，日晡尤甚，舌红苔黄，脉细数。

清胃散

组成与服法：黄连、升麻、生地黄、当归、牡丹皮。粗末水煎，冷服。

功效：清胃凉血。

主治：胃火牙痛证。牙痛牵引头疼，面颊发热，其齿喜冷恶热，或牙宣出血，或牙龈红肿溃烂，或唇舌腮颊肿痛，口气热臭，口干舌燥，舌红苔黄，脉滑数。

6. 清虚热剂

青蒿鳖甲汤

组成与服法：青蒿、鳖甲、知母、生地黄、牡丹皮。水煎服。

功效：养阴透热。

主治：温病后期，邪伏阴分证。夜热早凉，热退无汗，舌红苔少，脉细数。

五、祛暑剂

1. 祛暑解表剂

香薷散

组成及服法：香薷、厚朴、炒扁豆。为粗末，水煎冷服。

功效：祛暑解表，化湿和中。

主治：阴暑。恶寒发热，头重身痛，无汗，腹痛吐泻，胸脘痞闷，舌苔白腻，脉浮。

2. 祛暑利湿剂

六一散

组成及服法：滑石、生甘草。为细末，包煎或温水调服。

功效：清暑利湿。

主治：暑湿证。身热烦渴，小便不利，或泄泻。

3. 祛暑清热剂

清络饮

组成及服法：金银花、西瓜皮、丝瓜皮、扁豆花、荷叶边、竹叶心。水煎温服。

功效：祛暑清热。

主治：暑伤肺经，气分轻证。身热口渴不甚，头目不清，昏眩微胀，舌淡红，苔薄白。

4. 祛暑益气剂

清暑益气汤

组成及服法：西瓜翠衣、西洋参、黄连、竹叶、知母、麦门冬、石斛、荷梗、粳米、炙甘草。水煎服。

功效：清暑益气，养阴生津。

主治：暑热气津两伤证。身热汗多，口渴心烦，小便短赤，体倦少气，精神不振，脉虚数。

六、温里剂

1. 温中祛寒剂

理中丸

组成及服法：干姜、人参、白术、炙甘草。为细末，制蜜丸，或水煎温服。

功效：温中祛寒，补气健脾。

主治：①脾胃虚寒证。脘腹绵绵作痛，喜温喜按，呕吐，大便稀溏，脘痞食少，畏寒肢冷，口不渴，舌淡苔白润，脉沉细或沉迟无力。②阳虚失血证。便血、吐血、衄血或崩漏等，血色暗淡，质清稀。③脾胃虚寒所致的胸痹；或病后多涎唾；或小儿慢惊等。

2. 回阳救逆剂

四逆汤

组成及服法：生附子、干姜、炙甘草。水煎服。

功效：回阳救逆。

主治：心肾阳衰寒厥证。四肢厥逆，恶寒蜷卧，神衰欲寐，面色苍白，腹痛下利，呕吐不渴，舌苔白滑，脉微细。

3. 温经散寒剂

当归四逆汤

组成及服法：当归、桂枝、芍药、细辛、炙甘草、通草、大枣。水煎服。

功效：温经散寒，养血通脉。

主治：血虚寒厥证。手足厥寒，或腰、股、腿、足、肩臂疼痛，口不渴，舌淡苔白，脉沉细或细而欲绝。

七、表里双解剂

1. 解表清里剂

葛根芩连汤

组成及服法：葛根、黄芩、黄连、炙甘草。水煎服。

功效：解表清里，升清止泻。

主治：协热下利。身热下利，胸脘烦热，口干作渴，喘而汗出，舌红苔黄，脉数或促。

2. 解表温里剂

五积散

组成及服法：麻黄、白芷、苍术、干姜、肉桂、茯苓、半夏、陈皮、枳壳、桔梗、厚朴、川芎、当归、芍药、甘草。水煎服。

功效：发表温里，顺气化痰，活血消积。

主治：①外感风寒，邪郁肌表。发热无汗，头痛身痛，项背拘急。②内伤生冷，脾胃阳气受损。胸满恶食，呕吐腹疼，苔白腻，脉沉弦或迟。寒热无汗，胸腹胀满，苔白腻，脉沉迟。

3. 解表攻里剂

大柴胡汤

组成及服法：柴胡、黄芩、芍药、半夏、生姜、枳实、大枣、大黄。去渣再煎，温服。

功效：和解少阳，内泄热结。

主治：少阳阳明合病。往来寒热，胸胁苦满，心下满痛，呕吐，便秘，苔黄，脉弦数有力。

八、补益剂

1. 补气剂

四君子汤

组成及服法：人参、茯苓、白术、炙甘草。水煎服。

功效：益气健脾。

主治：脾胃气虚证。面色萎黄，语声低微，气短乏力，食少便溏，舌淡苔白，脉虚弱。

参苓白术散

组成及服法：人参、白术、茯苓、山药、莲子、薏苡仁、扁豆、陈皮、砂仁、桔梗、炙甘草。为细末，枣汤调服，或水煎服。

功效：益气健脾，渗湿止泻。

主治：脾虚湿盛证。饮食不化，胸脘痞闷，肠鸣泄泻，四肢乏力，形体消瘦，面色萎黄，舌淡苔白腻，脉虚缓。

2. 补血剂

四物汤

组成及服法：当归、川芎、白芍、熟地黄。水煎服。

功效：补血调血。

主治：营血虚滞证。头晕目眩，心悸失眠，面色无华，妇人月经不调，量少或经闭不行，脐腹作痛，甚或瘕块硬结，舌淡，口唇、爪甲色淡，脉细弦或细涩。

3. 气血双补剂

炙甘草汤

组成及服法：炙甘草、生地黄、人参、麦冬、阿胶、麻仁、桂枝、大枣、生姜。水酒近半，慢煎，溶胶，温服。

功效：益气养血，通阳复脉，滋阴补肺。

主治：①阴血阳气虚弱，心脉失养证。脉结代，心动悸，虚羸少气，舌光少苔，或质干而瘦小者。②虚劳肺痿。干咳无痰，或咳吐涎沫，量少，形瘦短气，虚烦不眠，自汗盗汗，咽干舌燥，大便干结，脉虚数。

八珍汤

组成及服法：人参、茯苓、白术、炙甘草、当归、川芎、白芍、熟地黄。加姜、枣，水煎服。

功效：益气补血。

主治：气血两虚证。面色苍白或萎黄，头晕目眩，四肢倦怠，气短懒言，心悸怔忡，饮食减少，舌淡苔薄白，脉细弱或虚大无力。

4. 补阴剂

六味地黄丸

组成及服法：熟地黄、山萸肉、山药、泽泻、牡丹皮、茯苓。制蜜丸；或水煎服。

功效：滋补肝肾。

主治：肝肾阴虚证。腰膝酸软，头晕目眩，耳鸣耳聋，盗汗，遗精，消渴，骨蒸潮热，手足心热，口燥咽干，牙齿动摇，足跟作痛，小便淋沥，以及小儿囟门不合，舌红少苔，脉沉细数。

左归丸

组成及服法：熟地黄、山药、枸杞、山茱萸、川牛膝、鹿角胶、龟板胶、菟丝子。制蜜丸，空腹淡盐水送服。

功效：滋阴补肾，填精益髓。

主治：真阴不足证。头晕目眩，腰酸腿软，遗精滑泄，自汗盗汗，口燥舌干，舌红少苔，脉细。

5. 补阳剂

肾气丸

组成及服法：干地黄、山药、山茱萸、泽泻、茯苓、牡丹皮、桂枝、炮附子。制蜜丸，酒送服；或水煎温服。

功效：补肾助阳。

主治：肾阳不足证。腰痛脚软，身半以下常有冷感，少腹拘急，小便不利，或小便反多，入夜尤甚，阳痿早泄，舌淡而胖，脉虚弱，尺部沉细，以及痰饮，水肿，消渴，脚气，转胞等。

右归丸

组成及服法：熟地黄、山药、山茱萸、枸杞子、菟丝子、鹿角胶、杜仲、肉桂、当归、制附子。制蜜丸，食前热汤送服；或水煎温服。

功效：温补肾阳，填精益髓。

主治：肾阳不足，命门火衰证。年老或久病气衰神疲，畏寒肢冷，腰膝软弱，阳痿遗精，或阳衰无子，或饮食减少，大便不实，或小便自遗，舌淡苔白，脉沉而迟。

6. 阴阳双补剂

地黄饮子

组成及服法：干地黄、山茱萸、附子、肉桂、肉苁蓉、巴戟天、石斛、麦冬、五味子、茯苓、远志、菖蒲、薄荷。加姜、枣，水煎温服。

功效：滋肾阴，补肾阳，开窍化痰。

主治：下元虚衰，痰浊上泛之喑痱证。舌强不能言，足废不能用，口干不欲饮，足冷面赤，脉沉细弱。

九、固涩剂

1. 固表止汗剂

牡蛎散

组成及服法：煅牡蛎、生黄芪、麻黄根、浮小麦。水煎服。

功效：敛阴止汗，益气固表。

主治：体虚自汗、盗汗证。常自汗出，夜卧更甚，心悸惊惕，短气烦倦，舌淡红，脉细弱。

2. 敛肺止咳剂

九仙散

组成及服法：罂粟壳、人参、阿胶、五味子、乌梅、款冬花、贝母、桑白皮、桔梗。为细末，温水送服；或水煎服。

功效：敛肺止咳，益气养阴。

主治：久咳肺虚证。久咳不已，咳甚则气喘自汗，痰少而黏，脉虚数。

3. 涩肠固脱剂

四神丸

组成及服法：肉豆蔻、补骨脂、五味子、吴茱萸、生姜、大枣。枣泥为丸，水送服。

功效：温肾暖脾，涩肠止泻。

主治：脾肾阳虚之肾泄证。五更泄泻，不思饮食，食不消化，或久泻不愈，腹痛喜温，腰酸肢冷，神疲乏力，舌淡，苔薄白，脉沉迟无力。

4. 涩精止遗剂

金锁固精丸

组成及服法：炒沙苑蒺藜、芡实、莲须、煅龙骨、煅牡蛎、莲子。制蜜丸，水送服。

功效：涩精补肾。

主治：肾虚不固之遗精。遗精滑泄，神疲乏力，腰痛耳鸣，舌淡苔白，脉细弱。

5. 固崩止带剂

完带汤

组成及服法：白术、山药、人参、白芍、车前子、苍术、甘草、陈皮、黑芥穗、柴胡。水煎服。

功效：补脾疏肝，化湿止带。

主治：脾虚肝郁，湿浊带下。带下色白，清稀如涕，面色㿠白，倦怠，便溏，舌淡苔白，脉缓或濡弱。

十、安神剂

1. 重镇安神剂

朱砂安神丸

组成及服法：朱砂、黄连、炙甘草、生地黄、当归。细末，朱砂为衣，开水送服。

功效：镇心安神，清热养血。

主治：心火亢盛，阴血不足证。失眠多梦，惊悸怔忡，心烦神乱；或胸中懊恼，舌尖红，脉细数。

2. 补养安神剂

天王补心丹

组成及服法：生地黄、当归、天冬、麦冬、柏子仁、酸枣仁、远志、茯神、五味子、朱砂、桔梗、人参、丹参、玄参。细末，制蜜丸，朱砂为衣，临卧，竹叶煎汤送服。

功效：养血安神，滋阴清热。

主治：阴虚血少，神志不安证。心悸怔忡，虚烦失眠，神疲健忘，或梦遗，手足心热，口舌生疮，大便干结，舌红少苔，脉细数。

3. 交通心肾剂

交泰丸

组成及服法：肉桂、黄连。制蜜丸，空心淡盐汤送服。

功效：交通心肾，清火安神。

主治：心肾不交证。失眠，伴心烦多梦，心悸怔忡，盗汗遗精，下肢不温，白天困倦，舌红无苔，脉虚数。

十一、开窍剂

1. 凉开剂

安宫牛黄丸

组成及服法：牛黄、麝香、犀角（水牛角代）、黄连、黄芩、栀子、雄黄、冰片、郁金、朱砂、珍珠、金箔。为末，制蜜丸，金箔为衣，人参或金银花汤送服。

功效：清热解毒，开窍醒神。

主治：①邪热内陷心包证。高热烦躁，神昏谵语，舌红或绛，苔黄燥，脉数有力。②中风昏迷，小儿惊厥属邪热内闭者。

2. 温开剂

苏合香丸

组成及服法：白术、光明砂、麝香、诃子、香附、沉香、青木香、丁香、安息香、白檀香、荜茇、犀角（水牛角代）、熏陆香、苏合香、龙脑香。安息香膏与炼蜜为丸，水或酒化，空腹服。

功效：芳香开窍，行气止痛。

主治：①寒闭证。突然昏倒，牙关紧闭，不省人事，苔白，脉迟。②亦治心腹卒痛，甚则昏厥，属寒凝气滞者。

十二、理气剂

1. 行气剂

柴胡疏肝散

组成及服法：柴胡、陈皮、川芎、香附、枳壳、芍药、炙甘草。水煎，食前服。

功效：疏肝行气，活血止痛。

主治：肝气郁滞证。胁肋疼痛，胸闷喜太息，情志抑郁易怒，或嗳气，脘腹胀满，脉弦。

半夏厚朴汤

组成及服法：半夏、厚朴、茯苓、生姜、苏叶。水煎服。

功效：行气散结，降逆化痰。

主治：梅核气。咽中如有物阻，咯吐不出，吞咽不下，胸膈满闷，或咳或呕，舌苔白润或白滑，脉弦缓或弦滑。

2. 降气剂

苏子降气汤

组成及服法：紫苏子、半夏、川当归、甘草、前胡、厚朴、肉桂、生姜、大枣、苏叶。水煎服。

功效：降气平喘，祛痰止咳。

主治：上实下虚喘咳证。痰涎壅盛，胸膈满闷，喘咳短气，呼多吸少，或腰疼脚弱，肢体倦怠，或肢体浮肿，舌苔白滑或白腻，脉弦滑。

十三、理血剂

1. 活血祛瘀剂

血府逐瘀汤

组成及服法：当归、生地黄、桃仁、红花、枳壳、甘草、赤芍、柴胡、川芎、桔梗、牛膝。水煎服。

功效：活血化瘀，行气止痛。

主治：胸中血瘀证。胸痛，头痛，日久不愈，痛如针刺而有定处，或呃逆日久不止，或饮水即呛，干呕，或内热瞀闷，或心悸怔忡，失眠多梦，急躁易怒，入暮潮热，唇暗或两目暗黑，舌质暗红，或舌有瘀斑、瘀点，脉涩或弦紧。

2. 止血剂

小蓟饮子

组成及服法：生地黄、小蓟、滑石、木通、蒲黄、藕节、淡竹叶、当归、栀子、生甘草。水煎，空心食前服。

功效：凉血止血，利尿通淋。

主治：热结下焦之血淋、尿血。尿中带血，小便频数，赤涩热痛，舌红，脉数。

黄土汤

组成及服法：灶心黄土、白术、炮附子、生地黄、阿胶、黄芩、甘草。水煎，阿胶（烊化），温服。

功效：温阳健脾，养血止血。

主治：脾阳不足，脾不统血证。大便下血，先便后血，以及吐血、衄血、妇人崩漏，血色暗淡，四肢不温，面色萎黄，舌淡苔白，脉沉细无力。

十四、治风剂

1. 疏散外风剂

川芎茶调散

组成及服法：薄荷、川芎、荆芥、细辛、防风、白芷、羌活、炙甘草。散剂，食后茶清调下。

功效：疏风止痛。

主治：外感风邪头痛。偏正头痛，或巅顶作痛，目眩鼻塞，或恶风发热，舌苔薄白，脉浮。

2. 平息内风剂

羚角钩藤汤

组成及服法：羚角、霜桑叶、川贝、鲜生地黄、钩藤、菊花、茯神木、生白芍、生甘草、竹茹。水煎服。

功效：凉肝息风，增液舒筋。

主治：热盛动风证。高热不退，烦闷躁扰，手足抽搐，发为痉厥，甚则神昏，舌绛而干，或舌焦起刺，脉弦而数；以及肝热风阳上逆，头晕胀痛，耳鸣心悸，面红如醉，或手足躁扰，甚则瘛疭，舌红，脉弦数。

阿胶鸡子黄汤

组成及服法：阿胶、生白芍、石决明、钩藤、生地黄、炙甘草、生牡蛎、络石藤、茯神木、鸡子黄。水煎服。

功效：滋阴养血，柔肝息风。

主治：邪热久羁，阴血不足，虚风内动。筋脉拘急，手足瘛疭，心烦不寐，或头目眩晕，舌绛少苔，脉细数。

十五、治燥剂

1. 轻宣外燥剂

杏苏散

组成及服法：杏仁、苏叶、半夏、陈皮、茯苓、前胡、桔梗、枳壳、炙甘草、大枣、生姜。水煎服。

功效：轻宣凉燥，理肺化痰。

主治：外感凉燥证。恶寒无汗，头微痛，咳嗽痰稀，鼻塞咽干，苔白脉弦。

2. 滋润内燥剂

百合固金汤

组成及服法：百合、熟地黄、生地黄、当归身、白芍、桔梗、玄参、贝母、麦门冬、甘草。水煎服。

功效：滋养肺肾，止咳化痰。

主治：肺肾阴亏，虚火上炎证。咳嗽气喘，痰中带血，咽喉燥痛，头晕目眩，午后潮热，舌红少苔，脉细数。

麦门冬汤

组成及服法：麦门冬、半夏、人参、甘草、粳米、大枣。水煎服。

功效：清养肺胃，降逆下气。

主治：①虚热肺痿。咳嗽气喘，咽喉不利，咯痰不爽，或咳唾涎沫，口干咽燥，手足心热舌红少苔，脉虚数。②胃阴不足证。呕吐，纳少，呃逆，口渴咽干，舌红少苔，脉虚数。

十六、祛湿剂

1. 化湿和胃剂

平胃散

组成及服法：苍术、厚朴、陈皮、炙甘草。水煎服。

功效：燥湿运脾，行气和胃。

主治：湿滞脾胃证。脘腹胀满，不思饮食，口淡无味，恶心呕吐，嗳气吞酸，肢体沉重，怠惰嗜卧，常多自利，舌苔白腻而厚，脉缓。

2. 清热祛湿剂

茵陈蒿汤

组成及服法：茵陈、栀子、大黄。水煎服。

功效：清热利湿，退黄。

主治：湿热黄疸。一身面目俱黄，黄色鲜明，发热，无汗或但头汗出，口渴欲饮，恶心呕吐，腹微满，小便短赤，大便不爽或秘结，舌红苔黄腻，脉沉数或滑数有力。

二妙散

组成及服法：炒黄柏、苍术。散剂，或制丸，亦可作汤剂。

功效：清热燥湿。

主治：湿热下注证。筋骨疼痛，或两足痿软，或足膝红肿疼痛，或湿热带下，或下部湿疮、湿疹，小便短赤，舌苔黄腻者。

3. 利水渗湿剂

五苓散

组成及服法：猪苓、泽泻、白术、茯苓、桂枝。散剂，或作汤剂，水煎服。

功效：利水渗湿，温阳化气。

主治：①膀胱气化不利之蓄水证。小便不利，头痛微热，烦渴欲饮，甚则水入即吐；②痰饮。脐下动悸，吐涎沫而头目眩晕；或短气而咳；

③水湿内停证。水肿、泄泻，小便不利以及霍乱，舌苔白，脉浮或浮数。

4. 温化寒湿剂

苓桂术甘汤

组成及服法：茯苓、桂枝、白术、炙甘草。水煎服。

功效：温化痰饮，健脾利湿。

主治：中阳不足之痰饮病。胸胁支满，目眩心悸，短气而咳，舌苔白滑，脉弦滑或沉紧。

5. 祛风胜湿剂

羌活胜湿汤

组成及服法：羌活、独活、藁本、防风、蔓荆子、川芎、炙甘草。水煎服。

功效：祛风，胜湿，止痛。

主治：风湿在表之痹证。肩背痛不可回顾，头痛身重，或腰脊疼痛，难以转侧，苔白，脉浮。

十七、祛痰剂

1. 燥湿化痰剂

二陈汤

组成及服法：半夏、橘红、茯苓、炙甘草、生姜、乌梅。水煎服。

功效：燥湿化痰，理气和中。

主治：湿痰证。咳嗽痰多，色白易咯，恶心呕吐，胸膈痞闷，肢体困重，或头眩心悸，舌苔白滑或腻，脉滑。

2. 清热化痰剂

小陷胸汤

组成及服法：黄连、半夏、瓜蒌。先煮瓜蒌，再入后二味，水煎服。

功效：清热化痰，宽胸散结。

主治：痰热互结证。胸脘痞闷，按之则痛，或心胸闷痛，或咳痰黄稠，舌红苔黄腻，脉滑数。

3. 润燥化痰剂

贝母瓜蒌散

组成及服法：贝母、瓜蒌、花粉、茯苓、橘红、桔梗。为末，水煎服。

功效：润肺清热，理气化痰。

主治：燥痰咳嗽。咳嗽呛急，咳痰不爽，涩而难出，咽喉干燥哽痛，苔白而干。

4. 温化寒痰剂

苓甘五味姜辛汤

组成及服法：茯苓、甘草、干姜、细辛、五味子。水煎服。

功效：温肺化饮。

主治：寒饮咳嗽。咳痰量多，清稀色白，或喜唾涎沫，胸满不舒，舌苔白滑，脉弦滑。

5. 疏风化痰剂

止嗽散

组成及服法：紫菀、百部、白前、桔梗、荆芥、陈皮、炙甘草。为末，开水调服。

功效：止咳化痰，疏风宣肺。

主治：风邪犯肺证。咳嗽咽痒，微恶风发热，苔薄白。

十八、消散化积剂

1. 消食导滞剂

保和丸

组成及服法：山楂、神曲、半夏、茯苓、陈皮、连翘、莱菔子、炙甘草。为末，炊饼丸，食远白汤送服。

功效：消食和胃。

主治：食滞胃脘证。脘腹痞满胀痛，嗳腐吞酸，恶食呕逆，或大便泄泻，舌苔厚腻，脉滑。

2. 消痞化积剂

枳术丸

组成及服法：枳实、白术、荷叶。细末，荷叶裹烧饭为丸，白汤送服。

功效：健脾消痞。

主治：脾虚气滞，饮食停聚证。胸脘痞满，不思饮食。

3. 消癥散结剂

桂枝茯苓丸

组成及服法：桂枝、茯苓、牡丹皮、桃仁、芍药。为细末，制蜜丸，开水送服。

功效：活血化瘀，缓消癥块。

主治：瘀阻胞宫证。妇人素有癥块，妊娠漏下不止，或胎动不安，血色紫黑晦暗，腹痛拒按，或经闭腹痛，或产后恶露不尽而腹痛拒按者，舌质紫暗或有瘀点，脉沉涩。

鳖甲煎丸

组成及服法：鳖甲、乌扇、黄芩、鼠妇、干姜、大黄、桂枝、石韦、厚朴、紫葳、阿胶、柴胡、蜣螂、芍药、牡丹皮、䗪虫、蜂房、赤硝、桃仁、瞿麦、人参、半夏、葶苈子。制小丸，开水送服。

功效：行气活血，祛湿化痰，软坚消癥。

主治：疟母、癥瘕。疟疾日久不愈，胁下痞硬成块，结成疟母；以及癥瘕结于胁下，推之不移，腹中疼痛，肌肉消瘦，饮食减少，时有寒热，女子月经闭止等。

4. 消疮散痈剂

阳和汤

组成及服法：熟地黄、麻黄、鹿角胶、白芥子、肉桂、生甘草、炮姜炭。水煎服。

功效：温阳补血，散寒通滞。

主治：阴疽。如贴骨疽、脱疽、流注、痰核、鹤膝风等，患处漫肿无头，皮色不变，酸痛无热，口中不渴，舌淡苔白，脉沉细或迟细。

苇茎汤

组成及服法：苇茎、薏苡仁、冬瓜子、桃仁。水煎服。

功效：清肺化痰，逐瘀排脓。

主治：痰热瘀血壅结之肺痈。身有微热，咳嗽痰多，甚至吐腥臭脓痰，胸中隐隐作痛，咳则痛增，舌质红，苔黄腻，脉滑数。

十九、祛虫剂

乌梅丸

组成及服法：乌梅、蜀椒、黄连、黄柏、附子、干姜、桂枝、细辛、人参、当归。乌梅用醋浸一宿，蒸熟捣泥，和余药末，制蜜丸，食前开水送服。

功效：温脏，安蛔，止痛。

主治：①脏寒蛔厥证。脘腹阵痛，烦闷呕吐，时发时止，得食则吐，甚则吐蛔，手足厥冷；或久泻久痢。②久泻久痢之寒热虚实错杂证。

化虫丸

组成及服法：胡粉（即铅粉）、鹤虱、槟榔、苦楝根、白矾。为末，面粉糊丸，温米汤送服。

功效：驱杀肠中诸虫。

主治：肠中诸虫。发作时腹中疼痛，往来上下，其痛甚剧，呕吐清水，或吐蛔虫。

二十、涌吐剂

瓜蒂散

组成及服法：瓜蒂、赤小豆。为细末，以淡豆豉煎汤，送服。

功效：涌吐痰食。

主治：痰涎、宿食壅滞胸脘证。胸中痞硬，烦懊不安，气上冲咽喉不得息，寸脉微浮。

（谢　鸣　朱巳旲　汤尔群）

第四章

外治法

外治疗法是中医学极富特色的重要组成部分，历史悠久，因其疗效好、使用简便、安全性高、价格低廉等优势，在临床应用广泛。中医外治疗法种类繁多，包括针灸、推拿、敷贴、膏药等。其中，最为人熟知的是针灸。除针灸外，推拿、拔罐、穴位敷贴、药浴等也都各具特色。下面从概念及分类、原理与作用特点、操作方法、器具、临床应用等将对针法、灸法及耳针疗法、推拿等其他特色疗法进行分节介绍。

第一节　针刺

一、概念及分类

针法，又称针刺法、刺法，古代称为"砭刺"，由砭石刺病发展而来，是指在中医理论指导下，运用不同针具（通常指毫针），按照一定的角度、深度刺入人体腧穴或特定部位，通过捻转与提插等手法对人体特定部位进行刺激，以防治疾病的一种操作方法。

针法种类繁多，依据针具及操作技术不同，可分为以九针或毫针、三棱针等为针具的传统针法，运用头针、耳针、手针等治疗的微针法，应用电针、磁针等的特种针法以及针刺麻醉等其他针法。针具不同，进出针手法与补泻方法各异。

二、原理与作用特点

针刺具有疏通经络、扶正培元、祛邪泻实、调和阴阳、清热解毒、镇痉止痛、消坚散结等作用,具有整体、双向、自限调节等特点。"整体调节"一是指针刺可在不同水平同时对多个器官、多个系统功能产生调节作用;二是指针刺对某一器官功能的调节作用,是通过对该器官所属系统甚至全身多系统功能的综合调节而实现。"双向调节"是指病理状态下,针刺能产生兴奋或抑制的双向效应。"自限调节"一方面指针刺的调节能力有限,只能在生理调节范围内发挥作用,另一方面指针刺的调节能力必须依赖于有关组织结构的完整与功能的储备。现代对针刺作用机制的研究多聚焦在经络腧穴、针刺深度和手法、选穴及刺法等方面。

三、器具

针具是针刺起效的基础。起源于新石器时代的"砭石"可看作是最初的"针具"。古代针具除砭石外还有骨针、竹针、陶针等。随着生产力的发展,冶金术发明后,随着青铜器的广泛应用,青铜针等金属针具逐渐出现。《内经》中记载的"九针"就萌芽于此期。随着时代发展与冶炼技术的进步,砭石逐渐被"九针"取代。"九针"包括镵针、圆针、𬭤针、锋针、铍针、圆利针、毫针、长针、大针。目前的针具是从古代九针的基础上发展而来,不仅制针的质料有金、银、合金及不锈钢等不同,而且制针的工艺和形式亦有区别。

临床常用的有毫针、三棱针、皮肤针、皮内针等多种,而毫针在针灸临床上应用最广泛。随着新材料、新技术的发展,针具品种更趋多样,电针、光针、磁针相继问世,逐渐应用于临床。其中,电针治疗仪是在针刺作用基础上结合电脉冲刺激而研制的,应用较早,品种多样,使用广泛。现代科技日新月异,为适应临床所需,现代针疗仪器装备等的研发,正朝向更为多样化、智能化、数字化方向发展。

现以传统"九针"、毫针等现代医针、脉冲电针仪等针具为例,就名称、特点等简介如表4-4-1:

表 4-4-1　针具名称与特点

类别	名称	特点与应用
传统九针	镵针	又称箭头针,长一寸六分,头大末锐。主要用于浅刺皮肤出血,治疗头身热证等
	圆针	又称圆头针,长 1.6 寸,针如卵形,用以按摩体表,治疗筋肉方面的病痛
	锓针	称作推针。针体较粗大,针尖钝圆而微尖,如黍粟一样,长 3.5 寸。用于按摩经脉,按压穴点,不入皮肤,有导气和血、扶正祛邪功效
	锋针	也称三棱针,体呈圆柱,针尖锋利,三面有刃。用于浅刺出血,治疗热病、痈肿及经络痼痹等疾患
	铍针	形如宝剑,针尖如剑锋,两面有刃,长 4 寸,宽 0.25 寸。主治痈疽脓疡,可以切开排脓放血
	圆利针	长 1.6 寸,针体细小而尖,微大圆利,适于刺痈肿痹证
	毫针	古制毫针长 1.6 寸(一说 3.6 寸),尖细如蚊虻之喙,用于治疗邪客经络所致痛痹等疾患
	长针	也叫环跳针。针身长,针尖锋利,而针身细薄,模仿綦针的式样制成,长 7 寸。主治邪气深着,日久不愈的痹证
	大针	长 4 寸,尖如梃,其锋微圆。古代多用于关节水肿治疗
现代医针	毫针	由不锈钢为制针材料的针具,具有较高的强度和韧性,针体挺直滑利,能耐高热、防锈,不易被化学物品腐蚀,加之成本价格因素优于其他金属针具,目前被广泛应用于临床。毫针型号规格不同,一般临床以粗细为 28 ~ 30 号(0.32 ~ 0.38mm)和长短为 1 ~ 3 寸(25 ~ 75mm)者最为常用
	三棱针	古代称为"锋针",是一种用不锈钢制成,针长约 6cm 左右,针柄稍粗呈圆柱形,针身呈三棱状,尖端三面有刃,针尖锋利的针具
	皮肤针	又称"丛针、七星针、梅花针",是由 5 ~ 7 枚不锈钢针组成
	皮内针	供皮下埋置留针的专用小型针具。有颗粒式和揿钉式二种:颗粒式皮内针尾端如麦粒,针身长有 0.5 寸、1 寸两种,粗细如毫针;揿钉式皮内针尾部绕成圆形,状如图钉,身长 1 ~ 2 分。使用时将针横刺入皮下(揿针则垂直按入),若无不适且不刺痛或影响肢体活动时,即可用胶布固定

类别	名称	特点与应用
现代医针	火针	一般用较粗的不锈钢针,如圆利针或24号2寸不锈钢针,也有用特制的针具,如弹簧式火针、三头火针及用钨合金所制
	芒针	所用针具由九针之一的长针发展而来,其针身细长如麦芒。规格以28、30、32号粗细为主,长度多用3寸、4寸、5寸、6寸及8寸
	巨针	形似毫针,但因其粗细、长度较大,故得名,也叫大针。近代有以不锈钢制成的巨针,其形状结构与毫针一样,分为针尖、针体、针根、针柄和针尾。针体直径为0.4~1.2mm,长度有3寸(约10cm)、5寸(约17.5cm)、1尺(约33cm)等数种
	水针	为经过消毒的注射器和针头。常用针头为封闭用长针头,也可用4~6号普通针头和牙科5号长针头。注射器根据药液多少可选用1ml、2ml、5ml、10ml等
现代针疗仪	脉冲电针仪	以电生理效应范围内的微量脉冲电流,代替手捻针刺激,以达到治疗目的的仪器。脉冲电针仪输出波有疏密、断续、连续波,基本波形为脉冲。输出强度及脉冲最大幅度为120V

四、操作方法

临床常用针法较多,如毫针、三棱针、梅花针、电针等法。刺法不同,操作方法各异。现以毫针刺法为例,对其基本操作方法简介如下。

(一)针刺前的准备

1. 针具选择 根据患者年龄、性别、胖瘦、病情、病位及所选取腧穴等情况选择合适针具。

2. 体位选择 根据针刺穴位的不同选择适宜体位。以操作方便、患者舒适、肌肉放松、可达到留针时长为宜。如针刺头、面、胸、腹等前身部的腧穴多选择仰卧位。

3. 消毒 包括对针具、腧穴部位和医生手部的消毒。

(二)针刺

1. 进针

(1)单手进针法:以右手拇、食指夹持针柄,中指指端靠近穴位,指腹抵住针尖和针身下端，当拇、食指向下用力时，中指随之屈曲，针尖迅速刺透皮肤。

（2）双手进针法：

1）指切进针法：以左手拇指或食指端切按在腧穴位置周围，右手持针，紧靠左手指甲面持针刺入。比较适合短针进针。

2）夹持进针法：用左手拇、食指持捏消毒干棉球，夹住针身下端，将针尖固定在腧穴表面，右手捻动针柄，刺入腧穴。适用于长针进针。

3）舒张进针法：用左手拇、食二指将所刺腧穴部位的皮肤向两侧撑开绷紧，使针从左手拇、食二指的中间刺入，适用于皮肤松弛部位腧穴的进针。

4）提捏进针法：以左手拇指和食指将针刺部位的皮肤捏起，右手持针从捏起部的上端刺入，适用于皮肉浅薄部位的进针。

（3）管针进针法：即利用不锈钢、玻璃或塑料等材料制成的针管代替押手而进针的方法。针管一般比针短约 5mm，针管直径为针柄的 2~3倍，选平柄毫针装入针管之中，将针尖所在的一端置于穴位之上，左手挟持针管，用右手食指或中指快速叩打针管上端露出的针柄尾端，使针尖刺入穴位，再退出针管，施行各种手法。

2. 针刺的方向、角度及深度　进针时针尖对准的某一方向或部位，一般可循经脉循行方向、腧穴所在部位及依据病情需要选定针刺方向。可分直刺、斜刺和横刺，即针身与皮肤成 90°、45°、15°，垂直、倾斜或横向刺入。刺的深浅须适当，一般根据体质、人群、病情特点及具体病位选择浅刺或深刺。

3. 行针手法　行针亦称运针，是指毫针刺入穴位后，为使患者产生针刺感应，或进一步调整针感的强弱，以及使针感向某一方向扩散、传导而采用的操作方法。

行针方法包括基本手法和辅助手法两类。基本手法包括提插法和捻转法。临床施术时这两者既可单独应用，又可配合使用。辅助手法是行针基本手法的补充，包括循法、弹法、刮法、摇法、飞法、震颤法，是以促使得气和加强针刺感应为目的的操作。

4. 补泻手法　针刺补泻手法是实现针刺补泻最主要的手段和方法，可分为单式补泻手法和复式补泻手法。单手补泻手法包括捻转补泻、提插补泻、疾徐补泻、迎随补泻、呼吸补泻、开阖补泻、平补平泻。

复式补泻手法包括"烧山火""透天凉"。"烧山火"指将穴位的可刺深度分为浅、中、深三层（天、人、地三部），先浅后深，每层各做紧按慢提（或用捻转补法）九数，然后退回至浅层，称为一度。如此反复操作数度，再将针按至深层留针。在操作过程中，可配合呼吸补泻中的补法，出针时按压针孔。多用于治疗顽麻冷痹、虚寒性疾病等。"透天凉"指针刺后直刺入深层，按深、中、浅的顺序，在每一层中紧提慢按（或用捻转泻法）六数，称为一度。如此反复操作数度，将针紧提至浅层留针。在操作过程中，可配合呼吸补泻中的泻法，出针时摇大针孔而不按压。多用于治疗热痹、急性痈肿等实热性疾病。

5. 得气　"得气"指针刺入腧穴后，通过施用捻转提插等手法，使针刺部位产生特殊的感觉和反应，也称为"针感"。当这种经气感应产生时，医者会感到针下有徐和／或沉紧的感觉。同时，患者也会在针下出现相应的酸、麻、胀、重等感觉，这种感觉可沿着一定部位或向一定方向扩散传导。得气与否受多种因素影响，与针刺疗效关系密切。

6. 留针与出针

（1）留针：进针后，根据病情需要，将针留置在腧穴内一定时间，以加强针感和针刺的持续作用。一般病证，操作完毕可出针或酌情留针 10～20 分钟。一些慢性、顽固性疾病根据病情特点会适当增加留针时间。

（2）出针：以一手拇、食指按住针孔周围皮肤，另一手持针轻轻捻转并缓慢提至皮下，迅速将针拔出，并用干棉球按压针孔部以防止出血，最后检查针的数量防止遗漏。

五、临床应用

（一）适应证

针刺的临床应用首先应注意其适应证和禁忌证。还常结合经络的循行部位及所联系的脏腑进行辨证归经，并结合时间特点、气候变化等辨证应用。注重调神与调气并重。依据选穴原则与配穴方法，根据病情选用刺法或灸法。五腧穴、原穴、络穴、八脉交会穴等一些特定穴位的临床运用也较有特色。针刺适应证广泛，从20世纪80年代开始，WHO多次公布针灸治疗的优势病种。如神经系统疾病：偏头痛、头痛、三叉神经痛、外伤后麻痹、周围神经炎、小儿麻痹症、梅尼埃病、膀胱功能障碍、夜尿症、肋间神经痛、肩痛和网球肘、手术后疼痛、中风后遗症；肌肉和骨骼疾病：肌肉痛和萎缩、坐骨神经痛、肌肉痉挛、关节炎、椎间盘疾病；上呼吸道疾病：急性和慢性鼻窦炎、急性和慢性鼻炎、普通感冒、急性和慢性扁桃体炎；呼吸系统疾病：急性和慢性气管炎、支气管哮喘；眼科疾病：中心性视网膜炎、白内障、急性结膜炎、近视眼；口腔疾病：牙痛、拔牙后疼痛、齿龈炎、急慢性喉炎；消化系统疾病：食道贲门失弛缓、呃逆、胃下垂、急性和慢性胃炎、胃酸过多症、急性和慢性十二指肠溃疡、急性和慢性结肠炎、急性和慢性杆菌性痢疾、腹泻、便秘、麻痹性肠绞痛。针灸治疗适应病证众多，并不局限于WHO公布的疾病目录。

（二）禁忌证

1. 针刺时应结合患者功能和体质状态施术。患者在饥饿、疲劳、精神紧张时，不宜进行针刺。对身体瘦弱、气虚血亏的患者，进行针刺时手法不宜过强，并应尽量选用卧位。妇女怀孕3个月以内者，不宜针刺小腹部腧穴。孕妇尤其有习惯性流产史者，应慎用针刺治疗。孕妇下腹、腰骶部及三阴交、合谷、昆仑、至阴等穴具有通经活血功能的腧穴应禁针。小儿囟门未合时，头顶部的腧穴不宜针刺。常有自发性出血或损伤后出血不止的患者，不宜针。

2. 皮肤有感染、溃疡、瘢痕或肿瘤等部位，不宜针刺。

3. 对胸、胁、腰、背脏腑所居之处的腧穴，不宜直刺、深刺，肝脾肿大、肺气肿患者更应注意。如刺胸、背、腋、胁缺盆等部位的腧穴，若直刺过深，都有伤及肺脏的可能，使空气进入胸腔，导致创伤性气胸。

4. 针刺眼区穴和项部的风池、哑门等穴以及脊椎部的腧穴，不宜大幅度地提插、捻转和长时间留针，以免伤及重要组织器官，产生严重的不良后果。

5. 对尿潴留等患者在针刺小腹部的腧穴时，应掌握适当的方向、角度、深度等，以免误伤膀胱等器官发生意外。

（郭 义 吕中茜 赵凯维）

第二节 灸法

一、概念及分类

灸法，也称"艾灸"，古称灸焫（读 ruò，点燃、焚烧的意思），是针灸疗法的重要组成部分。灸法是用燃烧某类材料或利用某些灸疗仪器产生的温热刺激或独特气味或运用一些材料直接接触皮肤而对身体产生刺激，通过经络腧穴作用，达到防治疾病目的的一种外治方法。其中，灸材多以艾绒或以艾绒为主要成分制成。

灸法种类繁多。如以施灸材料划分可分为艾灸类和非艾灸类（表4-4-2）。其中，以艾绒为施灸材料的艾灸法包括艾炷灸、艾条灸、温针灸、温灸器灸等。其中艾炷灸有直接灸和间接灸；艾条灸分悬起灸和实按灸；温针灸是艾灸与针刺结合的方法；温灸器灸是应用不同种类的温灸器具施灸的方法。非艾灸法是应用艾绒以外的灸材施灸的方法，包括灯火灸、天灸、蜡灸等。此外，临床也有将处方中药制成片剂或膏剂敷贴于穴位并滴入特制药水而发生化学反应通过产生的温热刺激人体而达到治疗疾病目的的化学灸等应用。且随着科技发展，将灸法与现代科技结合生产的灸疗仪器在临床中也应用较多。

表 4-4-2　灸法分类简表

类别	灸材 / 灸具			名称
艾灸	艾绒	艾炷灸	直接灸	瘢痕灸（化脓灸）
				无瘢痕灸（非化脓灸）
			间接灸	隔姜灸
				隔蒜灸
				隔盐灸
				隔药饼灸
		艾条灸	悬起灸	温和灸
				雀啄灸
				回旋灸
			实按灸	太乙 / 雷火针灸
	针具结合艾	温针灸		
	温灸器具结合艾	温灸器灸		
非艾灸	灯心草	灯火灸		
	白芥子	天灸		
	蒜泥	天灸		
	黄蜡	黄蜡灸		
	药物、药水	化学灸		
	远红外仪器	灸疗仪		

二、原理与作用特点

经络学说是灸法的理论基础，灸法的治疗作用可通过调节经络实现。结合基础与临床研究，灸法作用可从调节经络、刺激机体局部、药物调理等理解。揭示其作用机理机制的现代研究较多，进展可喜，如腧穴热敏规律及一些从分子生物学角度探索的艾灸温补、温通及镇痛效应及效应启动的因素及机制研究等。

灸法治疗疾病根据中医治疗学的基本思想和具体临床实践，遵循"辨证论治"思想和"八纲辨证"的原则。因其温补的独特性质，具有以下主要作用特点。

1. 温经通络，散寒祛邪　灸火的温热力具有直接的温通经络、祛散寒邪的功用。灸法以温热性刺激为主，灸的热力能透达组织深部，能助阳通经、散寒通痹。阳虚导致的虚寒性病证及寒邪侵袭导致的实寒病证均适用于灸法治疗范围。

2. 温阳益气，扶阳固脱　灸火的热力具有扶助阳气、举陷固脱的功能。阳衰则阴盛，阴盛则为寒、为厥，甚则阳气欲脱，此时可用艾灸来温补，以扶助虚脱之阳气。许多慢性疾病取灸法温阳益气，补虚培元的作用进行治疗。各种虚脱证急救应用灸法则取其扶阳固脱的作用。

3. 行气活血，消瘀散结　艾灸具有行气活血、消瘀散结的作用。血随气行，气得温则行，气行则血亦行。艾灸能使气机通调，营卫和畅而瘀结自散。临床上常用灸法治疗气血凝滞之疾患，如乳痈初起、瘰疬、瘿瘤等病证。

4. 引热外出，引热下行　艾火的温热作用能使皮肤腠理开放，毛窍通畅，热有去路，从而引热外出或下行。灸法同样可用于某些热性病，如疖痈、带状疱疹、丹毒等。

5. 防病保健，益寿延年　灸法可激发人体正气，增强抗病能力。一些"保健灸法""长寿灸法"即取此作用，以通过施灸达到预防疾病、保健抗衰、延年益寿等目的。

三、器具

施灸器具简称"灸器"，是专门用于灸法的器具。灸器施灸在我国由来已久。如晋代《肘后备急方》记载的瓦甑、唐代《千金要方》载有的苇管以及清代记载的灸板、灸盏等专用灸器等。

应用灸器施灸能给患者较长时间的温热刺激，与艾炷、艾条等灸法相比，有节省人力等优点，近代应用的灸器多基于此而研制。如温灸筒、温灸盒及灸疗架等。

随着灸法临床与机制研究的不断展开，结合现代科技，仿传统灸的物理治疗仪，如电热温灸仪、远红外线灸疗器、仿艾电子补泻治疗仪等逐渐应用于临床。随着研究的深入，根据现代研究结果对中医传统艾灸原理的认识转向新型灸疗仪器的研制与应用，如改良的自动控温艾灸仪、具有光热模拟器和恒温调控器的智能化艾灸器、万向清烟艾灸器、双头全方位多功能艾灸器、多功能艾灸椅等。

四、操作方法

（一）基本方法

1. 穴位选择　根据病情选取腧穴进行操作。

2. 体位选择　以医生能正确取穴，操作方便，病人肢体舒适，并能持久为原则。但应根据病人的体质和病情灵活掌握。如仰靠坐位适用于头面、颈前和上胸部的穴位，仰卧位适用于胸腹部以任脉、足三阴经、阳明经为主的穴位等。

3. 施灸顺序　一般宜先灸上部，后灸下部；先背部，后腹部；先灸阳经，后灸阴经。临床应用需灵活掌握。

4. 灸量选择　灸量指灸法达到的温热程度，即施灸时艾燃烧在皮肤上所产生的刺激强度，不同灸量治疗效果不同。应根据患者的体质、年龄、部位、病性等方面综合考虑。一般病位浅灸量宜少，病位深灸量宜大；体壮病重者宜多灸，相反少灸。一般以艾炷大小或壮数、时间长短、熨灸次数等计算。

5. 补泻方法　艾炷/条点燃，无须吹其艾火，让其自然缓缓燃尽为止。火力缓慢温和，灸治的时间可长，壮数可多。施灸完毕，用手按一会儿施灸穴位，以使真气聚而不散，以补其虚。艾炷/条点燃，用口吹旺其火，让艾火快速燃尽。火力较猛，快燃快灭，灸治时间较短，壮数较少。灸毕不按穴位，即开其穴，以起到驱散邪气的作用。

6. 施灸时间长短　施灸时间一般为每穴 10～15 分钟，时间越长，作用量越大；时间越短，作用量越小。一般初灸时，每日 1 次，3 次后可改为 2～3 天 1 次。急性病可每日灸 2～3 次。

7. 灸后处理　施灸后，局部皮肤出现微红灼热，属于正常现象，无须处理。如因施灸过量，时间过长，局部出现小水疱，注意不要擦破水疱，任其自然吸收即可。若水疱较大，可用消毒的毫针刺破，放出液体，或用注射针抽出液体，再涂抹烫伤油或龙胆紫，用纱布包敷。若施灸处化脓者，要注意适当休息，加强营养，保持局部清洁，并可用敷料保护灸疮，以防污染，待其自然愈合。如处理不当，灸疮脓液呈黄绿色或有渗血者，可用消炎药膏或玉红膏涂敷。

（二）常用灸法操作

临床常用灸法较多，现以瘢痕灸等为例进行简介，如表 4-4-3 所示。

表 4-4-3　瘢痕灸等操作方法

名称	操作方法
瘢痕灸	施灸时将所灸腧穴部位涂以少量大蒜汁，将大小适宜的艾炷放置腧穴上，点燃艾炷。每壮艾炷须燃尽，除去灰烬后，才可继续更换艾炷，待规定壮数灸完为止。操作时艾火燃烧产生剧痛，可在皮肤周围拍打以缓解疼痛，一般情况下灸后 1 周左右，施灸部位化脓形成灸疮，5 ~ 6 周左右，灸疮自行痊愈，结痂脱落后留下瘢痕。常用于治疗哮喘、肺痨、瘰疬等
无瘢痕灸	施灸时现在腧穴部位涂少许凡士林，将大小适宜的艾炷，放于腧穴上点燃，当艾炷燃剩 2/5 或 1/4 而患者感到微微灼痛时再更换艾炷，等待规定壮数燃烧完毕为止。一般以皮肤出现红晕而不起疱为度。一般虚寒性疾患多采用此法
隔姜灸	施灸时，取一片鲜生姜（切成 0.2 ~ 0.3cm 的薄片），在中心处用针穿刺数孔，放在施灸穴位上，上置艾炷点燃施灸。艾炷燃尽，更换新炷，一般连灸 5 ~ 7 壮。根据患者耐受度调整灸量。灸至局部皮肤潮红为度。常用于寒邪导致的呕吐、腹痛及风寒痹通等
雀啄灸	将艾条的一端点燃，对准施灸部位，类似麻雀啄食一样，一起一落，忽近忽远的方式进行施灸。每次起落艾条与皮肤的距离为 2 ~ 3cm，时间一般为 5 ~ 20 分钟。以局部皮肤呈红润为度
雷火神针灸	按配方及用量制成药条。先在施灸部位覆盖棉布 5 ~ 7 层或绵纸 10 层，然后将药条一端点燃，对准穴位紧按在棉布或绵纸上；亦可将点燃的药条用 7 层棉布包好直接按在穴位上，停留 1 ~ 2 秒，使药气温热透入深部。若药条熄灭，可点燃再触按之。如患者觉得太烫，可将药条稍提起，热减后再灸。每穴可灸 5 ~ 7 次

续表

名称	操作方法
温针灸	操作时是在针刺得气后,保留一定深度,于针柄顶端捻裹艾绒(如枣核大)或套艾条 2cm,艾团距皮肤 3cm,然后点燃艾团(艾条)下端施灸,直到艾绒燃尽为止,将针拔出
温灸器灸	温灸盒、温灸筒适用于腹、腰等面积较大部位的治疗。灸架适用于全身体表穴位的治疗。
灯火灸	取 10 ~ 15cm 长的灯心草,蘸麻油或其他植物油浸 3 ~ 4cm,点燃,对准穴位快速点灸,当听到"叭"的一声时迅速离开。如无爆焠声,可重复一次。灸后皮肤微有发黄(偶有发疱)。主要用于治疗小儿惊风、麻疹、痄腮、喉蛾、消化不良、吐泻、疟疾、胃痛等
白芥子灸	取白芥子适量,研成细末,用水调和成糊状,贴敷于穴位或患处,以麝香膏固定。贴敷 1 ~ 3 小时,以局部皮肤灼热疼痛为度。可用于治疗咳喘、关节痹痛等病证
黄蜡灸	将适量面粉调成块状,依痈疮大小,用面团将其围着,高出皮肤 3cm 左右,放入黄蜡片少许,用炭火灸,使黄蜡溶化,皮肤有热痛感即可。根据患者耐受调整操作时间。主要用于无名肿毒、痈、疽、疮等

五、临床应用

(一)适应证

灸法同针法一样适应证广泛,临床上以阴证、虚证、寒证为宜,尤其对慢性、虚弱性疾病及风寒湿邪为患的病证更为适宜。其应用范围,涉及临床各科。适应证可包括风寒湿痹、外感风寒表证、中焦虚寒导致的消化系统疾病、脾肾阳虚导致的病证、外科疮疡初起,疖肿尚未化脓等病证及一些养生保健等。

(二)禁忌证

1. 禁灸病证 对实热证、阴虚发热者,脉象疾数者禁灸;高热、抽搐或极度衰竭、形瘦骨弱者,不宜灸治。

2. 禁灸部位 心脏局部、大血管处以及孕妇腹部、腰骶部不宜施灸。对颜面、五官以及关节活动处,不宜采用瘢痕灸。

(郭　义　吕中茜　赵凯维)

第三节 耳针

一、概念及分类

耳针疗法是指用短毫针或其他方法刺激耳穴，以防治疾病的一种方法。早在春秋战国时期即有耳针治病的记载。此后的历代古医籍中以耳郭诊断疾病，以针刺、按摩及用药等方法刺激耳郭以防治疾病的论述也有散见。耳针疗法临床应用广泛，我国分别于 1992 年、2008 年两次公布《耳穴名称与部位的国家标准方案》以方便国际交流。

耳穴的刺激方法较多。临床上常用的有：耳穴毫针法、压丸法、埋针法、刺血法、割治法、水针法、电针法、磁疗法、梅花针法、刮痧法、按摩法、灸法、药敷法、贴膏法、激光法等。

二、原理与作用特点

根据耳与脏腑及全身各器官在经络上的联系，应用耳穴进行诊断和治疗的理论基础目前多从以下几点解读。

（一）耳与经络脏腑关系密切

耳与经络关系密切。耳郭是诸经通过、会合、终止的场所。十二经直接或间接上达于耳。手足三阳经除手阳明大肠经外，都入于耳中或在耳周围分布。手足三阴经通过经别和阳经相合而贯通于耳。这些都为耳针的发展奠定了理论依据和研究基础。耳是"九窍"之一，与五脏关系密切。耳郭上可出现的阳性反应点，能够诊断相关经脉和脏腑的病变。针刺耳郭穴位时，可以调整经脉及其所属脏腑阴阳协调与平衡，从而起到治疗作用。

（二）耳与生物全息理论

"全息理论"认为生物体的每一个有生命功能又相对独立的局部，包含了整体的全部信息，即整个生物的病变可以通过每个微系统的相应变化反映出来，对其中某个微系统进行治疗可使得整个生物体发生相应的变化。

人体是一个有机整体，当某一器官发生疾病时，常常会影响到与其有密切联系的组织器官的功能，这些影响也通过全息反射反映到相应的耳穴区域。当影响达到一定程度时，受影响器官相应的耳穴区域就会出现阳性反应点，所以一种疾病在多处耳穴区有阳性反应点。应用耳针疗法，在这些阳性反应点上进行刺激时，就会起到治疗相应病变器官的作用。

（三）耳与神经支配作用

耳郭的神经丰富，耳郭的穴位对各种刺激的反应高度敏感。神经解剖学发现，除来自脊神经丛的耳大神经、枕小神经，分布在耳郭的脑神经、脊神经外，还有分布在耳郭上的交感神经和副交感神经。这些内脏神经对全身脏腑起着双重调节和支配作用，以治疗疾病。

三、器具

耳穴刺激方法较多。常用的器具有毫针、皮内针、三棱针、水针、激光照射等。毫针一般选用 26 ~ 30 号粗细的 0.3 ~ 0.5 寸长的针具。皮内针有颗粒式和揿钉式。三棱针应用于耳穴刺血。水针所用针具为 1 毫升注射器和 26 号注射针头。激光照射如小频率的气体激光器等。

除以上器具，温灸耳穴及压丸法治疗时所选材料有艾条、艾绒、灯芯草、线香、王不留行籽、油菜籽、小米、绿豆、白芥子及磁珠等。

四、操作方法

根据病情选取穴位，局部消毒，按照毫针、埋针、压丸、刺血法不同进行材料准备。现就毫针法、埋针法、压丸法、刺血法等临床常用方法具体操作简介如下（表 4-4-4）。

表 4-4-4　常用耳穴疗法具体操作

名称	操作方法
毫针法	定穴、消毒，一般以坐位为常用体位，进针，刺激强度和手法根据病情、体质、证型及耐受度等灵活操作。留针时间一般 15 ~ 30 分钟，慢性病、疼痛性疾病留针时间可适当延长，结合运针，治疗完毕出针
埋针法	手固定常规消毒后的耳部，用镊子夹住皮内针柄，轻刺入选定穴位再以胶布固定。一般埋患侧耳郭，必要时双耳同埋，日自行按压 3 次左右，每次留针 3 ~ 5 日，常规 5 日一疗程

名称	操作方法
压丸法	临床多用王不留行籽,将其贴附在 0.6cm×0.6cm 大小胶布中央,用镊子夹住贴敷在所选耳穴上,每日自行按压 3 ~ 5 次,每次每穴按压 30 ~ 60 秒,3 ~ 7 天更换一次,双耳交替。刺激强度依人群、体质、病情而定

五、临床应用

（一）适应证

耳针疗法适应病证十分广泛，包括多种疼痛性疾病，如头痛、偏头痛、三叉神经痛、坐骨神经痛等；多种炎症性疾病，如急性结膜炎、扁桃体炎、咽喉炎；过敏与变态反应性疾病，如荨麻疹、过敏性鼻炎以及一些功能紊乱性疾病，如心律不齐、神经衰弱等。此外，耳针在戒烟、减肥以及治疗美容性皮肤病、竞技综合征等方面也有应用。

（二）禁忌证

1. 脓肿、溃破、冻疮局部的耳穴禁用。

2. 凝血机制障碍的患者应禁用耳穴刺血法。

3. 妊娠期间慎用耳针。

（郭　义　吕中茜　赵凯维）

第四节　推拿

一、概念与分类

推拿，古称"按摩""按跷"，中医外治方法之一。推拿是在中医理论指导下，以脏腑、经络为基础，运用各种手法作用于人体特定部位或穴位，达到防治疾病和养生保健目的。

二、原理与作用

推拿具有理筋整复、疏通经络、行气活血、调节脏腑功能的作用。通过推拿手法的作用可引起局部经络反应，激发身体经气，并通过经络影响到所连属的脏腑、组织、肢节的功能活动，使人体恢复正常的生理功能。

1. 理筋整复 推拿可理筋整复，恢复关节、肌腱的功能。筋，是指与骨相连的肌筋组织，类似于现代解剖学的肌肉、肌腱、筋膜、韧带、关节囊等软组织。"筋出槽、骨错缝"是许多软组织损伤的病理状态，推拿疗法可分离筋膜、滑囊的粘连，使关节、肌腱各归其位，解除对神经血管束的牵拉和压迫刺激，从而缓解疼痛，恢复关节、肌腱的功能。如揉按肩井穴能够缓解落枕。

2. 行气活血 推拿手法作用于经络腧穴，可以疏通经络，行气活血。其疏通作用的途径有三：一是通过疏通经络和加强肝的疏泄功能，促进气机的调畅。气机条达舒畅，则气血调和而不致发生瘀滞。二是通过手法对人体体表的直接刺激，推动了气血的运行。三是通过手法对机体体表做功，产生热效应，从而加速了气血的流动。

3. 调节脏腑功能 推拿可以调和气血，调节脏腑功能。血气不和，百病乃生，其化生与运行依赖脾胃和肝胆的共同作用。推拿可调节并加强脾胃的功能，健运脾胃，有利于气血化生，也可通过疏通经络加强肝的疏泄功能，促进气机的条畅，有利于气血运行。推拿还可以促进局部的血液循环加快，缓解或消除肌肉血管的痉挛，畅通经络，促进气血得以通达全身。如揉按足三里可以强健脾胃，促进气血化生。推拿通过刺激穴位，利用经络的传导作用，对内在的脏腑功能进行调节。如一指禅推肺俞可调理肺气，止哮喘。擦命门穴可以温补肾阳。推拿对脏腑功能的不同状态具有双向调节作用，如揉按内关穴既能使高血压患者的动脉压下降，也可使休克患者的动脉压上升。运用较强的拿按法或轻柔的按揉法刺激内关穴，可通过心包经的传导作用，调节心脏功能，用于治疗各种心律失常。

三、介质

推拿时，为了减少对皮肤的摩擦损伤，并增强推拿的治疗作用，可在推拿部位的皮肤上涂上一些介质，如液体、膏剂或粉末。常用的介质有以下几种。

1. **滑石粉** 有润滑皮肤的作用，一般夏季常用。

2. **爽身粉** 有润滑皮肤、吸收汗液的作用。

3. **葱姜汁** 葱白与生姜捣碎取汁，有解表散寒作用，常用于冬季，对于风寒感冒。

4. **酒** 白酒、黄酒等具有活血通络，散寒祛风的作用，常用于跌打损伤的推拿治疗。

5. **油脂** 红花油、麻油、橄榄油等，具有润滑、活血等不同作用，适用范围广泛。

四、操作手法

"推法""拿法"是推拿学中最常用、最具代表性的手法。推法是在身体一定部位上做单方向的直线或弧线推抚。拿法是用大拇指和食、中两指，或用大拇指和其余四指对称有力，提拿一定部位和穴位，进行一紧一松的拿捏。推拿以运用手部最多，也最富于变化，习惯上称之为"手法"。手法操作熟练程度及如何正确地运用手法，对推拿治疗效果有直接影响。推拿按照手法的动作特点，可分为六大类。

1. **摆动类手法** 以指、掌或腕关节做协调的连续摆动，使所产生的"波状"力沿着术手着力部位持续不断地作用于受术部位的一类操作方法，称为摆动类手法。本类手法包括一指禅推法、擦法及揉法等。

2. **摩擦类手法** 以手背部尺侧为着力点，沉肩、垂肘，通过肘关节屈伸、前臂内外旋转和腕关节屈伸的联合运动，使手背部尺侧部分在受术部位上持续不断地来回滚动的操作法。主要包括推法、搓法、摩法、擦法、抹法。

3. **振动类手法** 以较高的频率进行节律性的轻重交替振抖运动，持续作用于人体，使受术部位产生振动、颤动或抖动等运动形式，称之为振动类手法。振动类手法主要包括抖法、振法。

4. **挤压类手法** 用指、掌或肢体其他部位垂直按压或对称挤压体表一定的治疗部位或穴位的手法，称挤压类手法。本类手法包括按、点、拿、捏、捻、拨和踩跷7种。

5. **叩击类手法** 用手掌、拳背、手指或特制的器械有节奏地叩击、拍打体表的方法，称为叩击类手法。本类手法操作虽简单，但技巧性较强，须做到击打有力，收放自如、刚柔相济。叩击类手法种类较多，主要的代表手法有拍法、击法、叩法、弹法4种。

6. 运动关节类手法 对关节做被动性活动，使关节产生伸展、屈伸或旋转的一类手法，称为运动关节类手法。主要包括摇法、背法、扳法、拔伸法和杠杆扳法等。

五、临床应用

推拿在临床上应用较为广泛，主要用于治疗骨伤、内、妇、儿科等疾病。近些年推拿在减肥瘦身、美容养颜等方面应用前景广阔。小儿推拿有着独特的理论体系，手法要求轻快、柔和、平稳，在儿科中应用广泛。

禁忌证：各种急性传染病、各种恶性肿瘤、各种溃疡性皮肤病、烧烫伤、各种感染性化脓性疾病、骨折急性期、严重心脏病、肝病、骨质疏松、精神病患者，妊娠期妇女，以及危重病患者等均不适宜推拿治疗。

（张玉辉）

第五节　其他特色疗法

一、刮痧

刮痧通过特制的刮痧器具和相应的手法，蘸取一定的介质，在体表进行反复刮动、摩擦，使皮肤局部出现红色或暗红色出血点，即"出痧"，从而达到活血透痧的治疗作用。刮痧还可配合针灸、拔罐、刺络放血等疗法使用，加强活血化瘀、驱邪排毒之效。刮痧因其简、便、廉、效的特点，临床应用广泛，适合医疗及家庭保健。

常用的刮痧工具包括刮痧板和刮痧油，刮痧板的材质可以为牛角类、玉石类、砭石类，刮痧油主要为油脂或乳膏，也可根据病情选择有治疗作用的药膏做介质。

刮痧具有活血化瘀、舒筋通络、驱邪排毒等功效，广泛应用于内、外、妇、儿科的多种病证及美容、保健领域。

刮痧通过反复刮擦经络循行的部位或特定穴位，改善局部气血瘀滞状态，达到活血化瘀、舒筋通络的治疗效果。如从后发际中点刮向大椎穴可以治疗颈椎病、颈部僵硬等。刮痧可以舒缓受损软组织的收缩、痉挛，缓解肌肉关节的各种疼痛。如刮背部可调节背部肌肉的收缩和舒张，对于缓解背部疼痛，调整关节紊乱，治疗和预防颈椎病都有很好的治疗效果。

刮痧疗法还可以通过血管的扩张，驱散风寒、清热解毒，从而增强机体的抵抗力缓解感冒造成的一些症状，例如发热、咳嗽、咽痛、头痛等症状。另外，刮痧还有美颜护肤作用，刮痧配合针灸对皮肤的痤疮、黄褐斑等有一定的疗效。

刮痧通过刺激经络穴位，宣散局部气血，促进斑块周围血液循环，有利于皮肤代谢，恢复气血滋养作用，在女性患者中有较好的应用前景，对于痤疮、黄褐斑等疾病可配合针灸、刺络放血等疗法；刮痧还适用于亚健康、慢性疲劳综合征等疾病的防治。

有出血倾向、皮肤过敏或感染、极度虚弱及严重心衰等患者均应禁刮或慎刮。

二、拔罐

以罐为工具，利用燃烧排除罐内的空气，造成负压，使之吸附于腧穴或应拔部位的体表，产生刺激，以达到防治疾病的目的。

拔罐法具有通经活络、消肿止痛、祛风散寒、调节脏腑功能等作用。如在颈肩部胸锁乳突肌、斜方肌外上缘处拔罐，可以祛风散寒，疏通经络，缓解疼痛，治疗颈肩综合征疗效显著。选用定喘穴、肺俞穴拔罐可以宣肺平喘用于治疗哮喘、咳嗽等。

拔罐适用治疗内外科、骨科的多种疾病，特别是缓解疼痛效果突出。风湿痹痛、神经麻痹，以及常见急慢性疼痛，如胃痛、腹痛、腰背痛、痛经、头痛等病证。还可用于感冒、咳嗽、哮喘、消化不良、眩晕等脏腑功能紊乱方面的病证。此外，如丹毒、红丝疔、毒蛇咬伤、疮疡初起未溃等外科疾病亦可用拔罐法。近些年，外科中应用拔罐配合针刺治疗带状疱疹的疗效观察报道较多，对于急性期消除疱疹，缓解期疏通经络缓解疼痛，临床起效快，疗效显著，已经形成特色和优势，值得推广。此外，拔罐在腰椎间盘突出、肩周炎、偏瘫等疾病的治疗中，亦取得较好效果。

高热抽搐以及孕妇等均慎用拔罐。皮肤过敏或溃疡者，及大血管分布部位，不宜拔罐。

三、放血

放血又叫刺络疗法、刺血疗法、泻血疗法、针刺放血疗法，是用三棱针、粗毫针或小尖刀等针具或刀具刺破或划破人体特定的穴位或部位，放出少量血液，以治疗疾病的一种方法。放血疗法常用的手法包括点刺法、散刺法、刺络法三种。其中，点刺法即用针具快速刺入腧穴放出少量血液；散刺法即围刺法，是用三棱针在病变局部及其周围多点点刺的方法；刺络法即用三棱针刺入浅表血络，放出适量血液的方法。

放血疗法通过放出血液，使内蕴之热毒外泄，可疏通经脉、调气理血，促邪外出以达到治疗疾病的目的，故具有消肿解毒、祛风止痒、开窍泄热、通经活络、化瘀止痛、镇吐止泻等功效。

现代研究发现，放血疗法对人体的血液流变、神经肌肉、免疫防御功能、体温调节功能等均有一定的影响。对血脂增高、血液黏稠度增高、血小板聚集性增高或释放功能亢进、红细胞堆积及变形能力下降、血液凝固性增高、纤溶能力降低、血栓易于形成等皆具有一定的调节作用。同时，对神经、肌肉的生理功能有良好的调节作用。肌电图也显示，放血疗法可使运动系统疾病患者的异常自发肌电减少或消失。实验证明放血还能提高人体免疫功能、激发体内的防御功能，例如，放血疗法对急性感染性疾病的血象有明显的调节作用[1]，可以使升高的白细胞、中性粒细胞明显下降，对感染引起的高热也有很好的退热作用。

放血疗法适用于热证、实证、瘀证，可应用于临床各科，常见如高热、

1　覃迅云，王宇. 瑶医外治学 [M]. 北京：军事医学科学出版社 ,2015.

肺炎、感冒、哮喘、急性咽炎、脉管炎、疖肿、荨麻疹、顽癣、小儿疳积、小儿热惊风、急性结膜炎、角膜炎等疾病。操作时应严格消毒，实行无菌操作，放血后应注意休息，加强营养，避免接触冷水，6小时后方可洗澡。

有出血倾向疾病的患者，或月经期、妊娠期、醉酒、晕针、晕血等患者禁用，贫血、饥饿、过度疲劳、精神高度紧张、饮酒后、血压异常等患者也应根据情况谨慎使用。

四、穴位敷贴

穴位敷贴疗法又称外敷疗法、外贴疗法，是以中医经络学说为理论依据，将药物制成一定剂型，敷贴到人体穴位、患处，通过穴位的刺激、调节和药物的吸收，达到治疗疾病目的的一种外治法[2]。

穴位敷贴疗法实际上是在中医经络理论指导下开展的外用药物治疗，具有调和脏腑阴阳、活血化瘀、清热拔毒、消肿止痛、消炎排脓等作用。其治疗作用既有对穴位的刺激作用，又通过皮肤组织对药物有效成分进行吸收，发挥明显的药效，从而对治疗疾病起到双重作用[3]。

首先，药物施于体表穴位，对穴位产生刺激，并通过经络系统将刺激传入脏腑或病所，从而发挥调节经脉，平衡阴阳的作用。其次，敷贴药物直接作用于体表局部，可以起到活血化瘀、清热拔毒、消肿止痛、止血生肌、消炎排脓以及改善并营养周围组织的作用。再者，对经络腧穴的刺激和药物的治疗作用可能存在一定的综合效应，共同对人体产生影响。

穴位敷贴疗法的应用范围很广，常用于如感冒、头痛、失眠、眩晕、咳嗽、高热、高血压、面瘫、腹痛、便秘、泄泻、呕吐、食积、痛经、跌打损伤、小儿遗尿、关节疼痛、自汗、盗汗等疾病的治疗，可以说穴位敷贴疗法在内、外、妇、儿、五官、皮肤诸科疾病均有运用，不论是急性病还是慢性病，常见病还是疑难杂病，均可用本法治疗。此法不仅适用于治

2　国家卫生和计划生育委员会妇幼健康服务司，国家中医药管理局医政司主编．儿科中医医疗技术及中成药用药指导 [S]．北京：中国中医药出版社，2015．

3　王富春，李铁．跟名师学穴位敷贴（图文版）[M]．北京：人民军医出版社，2014．

疗局部病变，也可用于治疗全身性疾病。目前接受度较高、使用广泛的三伏贴、三九贴、耳穴贴等都属于穴位敷贴方法的具体运用。敷贴时如遇刺激性强的药物，敷贴面积不宜过大，敷贴时间不宜过长。对于孕妇、幼儿，应避免敷贴刺激性强的药物。

五、药浴

药浴法是用药液或含有药液的水洗浴全身或局部，以达到治疗疾病目的方法。

借浴水的温热之力及药物本身的功效，可以使周身腠理疏通、毛窍开放，起到祛风除湿、温经散寒、疏通经络、调和气血、消肿止痛、祛瘀生新等作用。

药浴的作用机制可以从两方面进行阐释。一是药物的治疗作用，长期的实践证明，外治法可用于内外诸疾，疗效显著。正如《理瀹骈文》所说："外治之药，亦即内治之药，所异者法耳。"发挥药物的治疗作用，必须在中医理论的指导下，进行组方用药。二是基于经络腧穴的治疗作用。人体是一个内外统一的整体，体表与脏腑通过经络相互联系，药浴中的药液作用于肤表，可刺激腧穴，激发经气，从而调节脏腑、平衡阴阳，达到治疗疾病的目的。

现代医学从直接接触和药物吸收两个方面对药浴的作用机制进行研究。首先，药液中的有效成分不需吸收，可直接接触皮肤黏膜产生药效，如杀菌、杀虫、消炎、消肿止痛、止痒等；其次，药物在熏蒸浴疗过程中经皮肤、黏膜等吸收到体内，发挥药理作用，达到治疗疾病的目的。

药浴疗法的适用范围广泛，内科、外科、妇科、儿科、五官科等各科疾病均适用。常用于感冒、中风、偏头痛、坐骨神经痛、骨关节炎、类风湿关节炎、月经不调、带下、乳腺增生、小儿肺炎、腮腺炎、湿疹、荨麻疹、白癜风、神经性皮炎、鼻炎、咽炎等。除此，药浴法用于养生保健、美容等方面也有较理想的疗效[4]。应用时需在中医基本理论的指导下，根据

---

4 刘森亭 . 民间简易疗法——药浴 [M]. 上海：上海中医药大学出版社 ,2001.

疾病的在表在里、在脏在腑、虚实寒热、标本缓急，采用不同的药浴方药和方法。大多数人群均适用，但孕妇、妇女行经期不宜，心力衰竭、心肌梗死、冠心病、重症高血压、主动脉瘤、醉酒、术后伤口未愈合、严重肺功能不全等患者应当慎用或禁用[5]。

（张玉辉　吴　朦）

5　洪杰，洪嘉婧，杨东雨.常见病简明药浴疗法[M].长春：吉林科学技术出版社,2013.

第五章

养生与治未病

第一节 养生

养生的理论和方法，是中医学伟大宝库中又一颗璀璨明珠，是具有中国文化特色的生命科学，为中华民族的繁衍昌盛作出了卓越贡献。

一、养生的概念与源流

中医养生历史悠久，源远流长，历经数千年不断的实践和发展，构建了独具特色的理论和简、便、廉、验的应用方法体系。

（一）养生的概念

养生，又称摄生、厚生、卫生，最早见于《庄子》内篇。养，即养护、调养、补养之意。生，即生命、生存、生长之意。"养生"就是对生命的养护；"卫生"就是保卫生命；"厚生"就是厚待生命。虽然说法不同，但其意思都是一样的，都是养护生命、追求健康长寿的思想，因此概用养生来统之。

人生自妊娠于母体之始，直至生命终结，每个阶段都存在养生的需要。人在未病之时、患病之际或病愈之后，都有调养的必要。因此，中医养生学是大健康思想，它所涵盖的范围非常广泛。

WHO 提出卫生工作应由传统的以疾病为中心转变到以健康为中心，它提出："健康不仅是没有疾病，而且是身体上、心理上和社会上的完好状态。"当代的医学模式已由过去的"生物医学"模式转向"生物－心理－社会医学"模式。医学的目的从治疗疾病扩大到维护健康，干预的场所从医院扩大到社会。中医养生学以健康为中心的，其基本思想是强身防病，强调正气在预防疾病中的作用，强调防微杜渐治未病，在整体观念及辩证思想的指导下去把握生命和健康，重视心理因素、社会因素对人体健康的影响，把人类、社会和环境有机地联系在一起，正确地认识人类的生命活动和积极地预防疾病，达到强身防病、益寿延年的目的。所以，中医养生学的关注点与 WHO 的主张是高度一致的。

（二）养生的源流

中医养生思想深受中国传统文化特别是先秦诸子百家学术思想的影响。

《周易》是群经之首，《周易》天人相应的整体观念和居安思危的预防观，对中医养生思想形成的影响极其深远。

道家提倡"返璞归真""清静无为"的处世哲学，同时又追求"长生久视""寿敝天地"的人生目标。道家的养生强调主动养生和自然养生。主动养生思想强调个人主动不懈地修养而至长寿，《西升经》中说："我命在我，不属天地。"这看似反自然的养生思想，极大地促进了养生术的不断探索与发展。自然养生思想强调的清心寡欲、恬淡虚无，是道家清静无为的核心理念，也是道家养生追求的最高境界。老子《道德经》首倡克制欲望而达静神状态，并提出"少私寡欲""甘其食、美其服、安其居、乐其俗"的方法。庄子则以"水静犹明，而况精神"强调静若水便能达到长寿的境界。老子、庄子也提到吐故纳新、运动增寿的养生功法，如《庄子·刻意》说："吹呴呼吸，吐故纳新，熊经鸟申，为寿而已矣。"

以孔孟为首的儒家学派，以修身、齐家、治国、平天下为主要理念，主张大养生观，以社会实践为养生前提，注重道德与日常行为的修养，主要包含合理调摄心神，最重要的是中和有节，自我完善。孔子不仅提出通过合理的生活方式来延长寿命，还提出了一些饮食卫生宜忌。他说："食不厌精，脍不厌细。食馔而餲，鱼馁而肉败不食。色恶不食，臭恶不食，失饪不食，不时不食。"（《论语·乡党》）。西汉时董仲舒，将养生与中庸思想结合，强调养气和中和，他说："循天之道，以养其身……中者，天地之所终始也；而和者，天地之所生成也……能以中和养其身者，其寿极命。"荀子认为居住环境与人类健康密切相关，为了"防邪僻而近中正"，他主张"居必择乡"（《荀子·劝学》）。

管子认为"精"是气的物质基础，故非常主张存精以养生，并提出节欲存精的具体方法。管子还提出按时作息、节制饮食与适应气候的养生原则。《吕氏春秋》强调精气神和形体的统一。《淮南子》强调形、神、气之间的联系和统一，提出要慎守三者。

《黄帝内经》则是集中国传统文化及健康医学之大成，系统论述了中医养生理论，内容非常丰富，影响深远，为中医养生学的形成奠定了理论基础。主要内容包括如下几点。

强调生命的自然属性。"是以天地之气生，四时之法成"，"天地合气，命之曰人"，"生之来谓之精，两精相搏谓之神"；又认为阴阳是生命之源，"生之本，本于阴阳"，"夫四时阴阳者，万物之根本也"。认为人是自然世界的产物。

注重人与自然的统一。强调人要适应自然界的变化，避免外邪侵袭。如《灵枢·本神》指出要"顺四时而适寒暑"；《素问·四气调神大论》提出了"春夏养阳，秋冬养阴"的四时顺养原则；《素问·上古天真论》又明确指出"虚邪贼风，避之有时"，开辟了我国防病与养生的先河。

确立养生原则及方法。《黄帝内经》详细论述了衰老的变化过程、原因，并提出了许多行之有效的延缓衰老的措施，初步建立了老年病防治的理论基础。明确提出"治未病"学说，把预防提到战略高度。提出养生原则及方法。如重视精神调摄、食养与食疗、调和阴阳、节制房事、避免五劳七伤、形体锻炼等。《黄帝内经》对于中医养生学体系的建立奠定了牢固的理论基础。

在《黄帝内经》养生理论的指导下，后世医家不断总结、不断积累，在不同历史时期都有养生学家的产生和养生论著的问世，并逐渐形成不同的养生学术流派，形成了独具理论特色、方法丰富多彩的中医养生学体系。近年来，中医养生学说得到关注。中医药大学设置了中医养生学课程，有关中医养生理论和方法的研究也越来越受到重视，成果也越来越丰富。随着中医学思想的广泛传扬，中医养生学理论与方法渐入人心，远播海内外，正在为全世界人民的健康保驾护航。

二、养生的原理和作用

（一）养生的原理

精、气、神，为生命之根本，被誉为人身三宝。中医养生着眼于精、气、神三者的养护，达到和调脏腑、流通气血、调整阴阳、维持平秘的目的。

1. 培补元气，存精全神　在养生中对气的关注主要是重视元气。元气是人体的本原之气，培补元气，维持元气充盛，关乎人生命原动力的强弱。精是人赖以生长发育的基本物质，人的生长发育与衰老进程，都与精的盛衰密切相关，精存则生，精失则亡。神为生命活动的主宰，《素问·移精变气论》所谓："得神者昌，失神者亡。"调神也是养生的重要内容。

2. 和调脏腑，流通气血　养生能够促进脏腑生理功能协调有序的正常运行和气血的正常流通，维护人体健康。

3. 调整阴阳，维持平秘　养生有助于增强人体适应自然界阴阳变化的能力，维护人体阴平阳秘的平衡状态，从而达到防病和益寿延年的目的。

（二）养生的作用

1. 增强体质，增进机体健康　通过饮食营养、生活起居有规律以及劳动锻炼等养生方法和措施，均可提高人体的体质，促进机体健康，达到维护身体健康的目的。

2. 预防疾病，促进机体自我完善　通过调神、调气、调理饮食起居等各种养生方法来保养正气，增强抗病能力，防止邪气侵袭而预防疾病的发生。即使患病，通过适当的调理，也能使患者的身体尽快得以康复。

3. 延缓衰老，延长寿命　养生可以起到延缓衰老，延长寿命的效果。衰老与人的寿命密切相关。如果调摄得当，保养了正气，正气强盛了，不仅可以抵御疾病，还能够延缓衰老，延长寿命。

三、养生的基本原则

（一）顺应自然

顺应四时阴阳寒温的变化，提高人体适应自然的能力，可以达到健康长寿的目的。"春夏养阳，秋冬养阴"，春夏之时，自然界阳气升发，养生者应顺时充养，保护体内阳气，使之充沛旺盛，避免损伤或阻碍阳气；秋冬之时，万物敛藏，应收藏阴精，使精气内聚以润养五脏。

（二）形神共养

形是维护神活动的物质基础，神是形体活动协调统一的主宰。养生只有做到"形神共养"，才能维护人体正常生理活动，保持生命的健康长寿。

（三）三因制宜

三因制宜，是指因时、因地、因人而制定不同的养生方法。天有春夏秋冬四时更迭、阴晴雨雪变化，则人必然受其影响。春风和煦，阳气生发，身心愉悦；夏日酷热，阳气外泄，体乏气躁；秋日清肃，阳气收敛，情抑身惫；冬日酷寒，阳气闭藏，意志沉潜。地理环境东西有高下，则有燥湿之分，南北有区异，则有寒热之异。各处风土人情不尽相同，生活习性，饮食习惯也多有不同，则人的性格体质也有所差异。加之人有性别、年龄、职业的不同，养生方法亦应各不相同。

（四）动静结合

生命在于运动，流水不腐，运动使人气血流通、体魄强健，但古代养生家亦主张"清静无为"，清静养神，以静制躁，所以应动静结合。

四、养生方法

中医养生贯穿在个体衣食住行的生活各个方面，实施的主体是人体自己，"我的健康我作主"，强调个体的主观能动性。因此，中医养生是一种主动健康行为。再者，养生是全方位的，往往需要整体调节。因此，不同的养生方法可以综合使用。

（一）精神调摄

心神安适是人类健康长寿的前提条件之一，通过适当的调摄，使人神志安宁，心情恬愉，保持心身健康。常用的精神养生法有清静养神法、愉悦调神法、适度用神法、节欲守神法以及四时调神法。

（二）食饮有节

食物养生法是结合人体脏腑盛衰及阴阳偏颇，通过膳食的合理调配，使人体的营养得以平衡，从而达到防老抗衰目的的养生方法。

谨和五味、食宜清淡、养助齐备，饮食卫生等是其重要内容。谨和五味系各类食物的相互合理搭配，具体食味，如酸、苦、甘、辛、咸的调和，五味各有所归，五味俱全，方能使气血充盈，腠理固密，长有天命。

戒烟限酒也非常重要。其中对戒烟有非常明确的要求，无论从健康角度还是从社会公德角度均应戒烟。

（三）起居有常

起居，主要指作息，日常生活中的各个方面；有常，是指有一定的规律并合乎人体的生理常度。人的健康与寿命与起居作息是否有规律有密切的关系。

1. 起卧有时 《素问·上古天真论》强调指出"食饮有节，起居有常"，可"尽终其天年"，反之，如果"起居无节"便将"半百而衰也"。也就是说，在日常生活中起居无常，逆于生乐，以酒为浆，以妄为常，都会引起早衰和损寿。在日常生活中要养成起卧有时、有规律的睡眠习惯，要根据季节变化和各个人的具体情况制定出符合生理需要的作息制度，并养成按四时作息的习惯，使人体的生理功能保持在良好的状态之中。

2. 劳逸适度 劳动是人生不可缺少的一个方面，但必须适度。过劳过倦都会引起疾病。中医的病因学说中内伤劳倦是其中一个因素。《灵枢·九针论》说："五劳者，久视伤血，久卧伤气，久坐伤肉，久立伤骨，久行伤筋。"人们日常生活中的坐、卧、行、立等姿势，如果时间过久，则可引起不适，并可导致疾病。因此要做到劳逸适度，学会多种形式的休息，动静结合，寓静于动，既达到休息的目的，又起到消除疲劳的效果。

（四）运动养生

运用传统的体育运动方式进行锻炼，以活动筋骨，调节气息，静心宁神来畅达经络，疏通气血，调和脏腑，从而达到增强体质，延年益寿的目的，这种养生方法就是运动养生法。

传统的运动方法有导引、气功、武术等具有中华民族特色的养生方法。源于导引气功的功法有五禽戏、八段锦等；源于武术的功法如太极拳、太极剑等。然而，无论哪种功法，运用到养生方面，都要讲求调息、意守、动形，都是以畅通气血经络、活动筋骨、调和脏腑为目的。因此，融汇诸家特长的是中医运动养生的一大特点。

（五）针灸养生

运用针灸对机体某些穴位进行刺激，而达到以益寿延年为目的养生方法，谓之针灸养生法。针灸用于养身保健，历史悠久。针灸养生方法，从总体上说，是在中医理论指导下进行的。针灸能够协调阴阳、调整脏腑功能、疏通经络、调和气血。

（六）药物养生

用药物延年益寿，在一定程度上也可达到防病延年的目的；一般多用于老年和体弱多病之人，这些人以气虚为主，因而目前药物养生多从虚证入手，以补益为主。我国素有"药食同源"之理念，对于欲求健康长寿的人来说，应多注意选择药食同源的药物。

附　按照传统既是食品又是中药材物质目录（共116种）

丁香、八角茴香、刀豆、小茴香、小蓟、山药、山楂、马齿苋、乌梢蛇、乌梅、木瓜、火麻仁、代代花、玉竹、甘草、白芷、白果、白扁豆、白扁豆花、龙眼肉（桂圆）、决明子、百合、肉豆蔻、肉桂、余甘子、佛手、杏仁（甜、苦）、沙棘、牡蛎、芡实、花椒、赤小豆、阿胶、鸡内金、麦芽、昆布、枣（大枣、酸枣、黑枣）、罗汉果、郁李仁、金银花、青果、鱼腥草、姜（生姜、干姜）、枳椇子、枸杞子、栀子、砂仁、胖大海、茯苓、香橼、香薷、桃仁、桑叶、桑葚、橘红、桔梗、益智仁、荷叶、莱菔子、莲子、高良姜、淡竹叶、淡豆豉、菊花、菊苣、黄芥子、黄精、紫苏、紫苏籽、葛根、黑芝麻、黑胡椒、槐米、槐花、蒲公英、蜂蜜、榧子、酸枣仁、鲜白茅根、鲜芦根、蝮蛇、橘皮、薄荷、薏苡仁、薤白、覆盆子、藿香。

[2002年《卫生部关于进一步规范保健食品原料管理的通知》，卫法监发〔2002〕51号，87种]

人参、山银花、芫荽、玫瑰花、松花粉、粉葛、布渣叶、夏枯草、当归、山奈、西红花、草果、姜黄、荜茇。

[2014年国家卫生计生委对药食两用物质名单进行了修订（国卫办食

品函〔2014〕975号），14种]

党参、肉苁蓉、铁皮石斛、西洋参、黄芪、灵芝、天麻、山茱萸、杜仲叶。

[2019年11月25日，国家卫健委发布《关于对党参等9种物质开展按照传统既是食品又是中药材的物质管理试点工作的通知》（国卫食品函（2019）311号），9种]

当归、山柰、西红花、番红花、草果、姜黄、荜茇。

[2019年11月25日，国家卫健委发布《关于当归等6种新增按照传统既是食品又是中药材的物质公告》（2019年第8号），6种]

（金香兰）

第二节　治未病

治未病是"防患于未然"这一中国传统文化理念在中医学中的体现和应用，贯穿在中医学理、法、方、药的各个层面，是中医学理论与实践体系的重要组成部分，也是中华民族独特的健康文化的重要代表。

一、治未病的概念

中医学将疾病分为未病、欲病、已病三个阶段，未病是健康或健康与疾病之间的生命过程，不仅是指机体处于尚未发生疾病时的状态，而且包括疾病在动态变化中可能出现的趋向和未来时段可能表现出的状态。治未病是指预防疾病、早期治疗和防止传变。主要包括未病先防、既病防变、愈后防复三个方面。

中医学历来重视养生和疾病的预防，早在《内经》就提出治未病的预防思想。但《内经》中所提的"未病"是指尚处于萌芽状态的疾病（"未"，是"木"上面加一短横，本意是指草木的萌芽），其所指的"治未病"也仅仅是对尚处于萌芽状态的疾病的治疗和调理，不似现今治未病所指范围宽泛。

二、治未病的基本内容

（一）未病先防

1. 未病先防的概念　未病先防是指在未病之前，采取各种措施，做好预防工作，以防止疾病的发生。中医学既强调要避免接触病邪，更强调通过日常养生来维护身心健康以增强人体对疾病的抵抗力，达到预防疾病的作用。

2. 未病先防的方法

（1）养生保健增强抵抗力：治未病首先要求人们调畅情志，重视精神调养。胸怀开朗乐观，心情舒畅，精神愉快，使得人体气机调畅。其次，饮食有节，养成良好的饮食习惯，定时适量。此外，要注意饮食卫生，避免食物污染和寄生虫感染等情况发生。第三，起居有常。根据季节、气候的变化规律，调节衣食起居，适应自然。最后，还要注意锻炼身体，可使人体阳气旺盛，气机调畅，血脉流通，关节活利，筋骨肌肉壮实，体魄强健。如五禽戏、太极拳、武术、导引、吐纳等，用于锻炼身体增强体质，提高机体的抗病能力。

（2）药物预防和人工免疫：中医以药物及人工免疫的预防手段也早有应用。玉屏风散是最为常用的预防方剂。另外，预防天花的人痘接种术最晚在我国明代已经得到广泛应用，并且直接导致了牛痘接种术的发明。人痘接种法发明的意义，远不止于它是牛痘发明之前预防天花的有效方法，更重要的是，它成为人工免疫法的先驱，向世界抗疫贡献了卓越的中国智慧。

（3）避其邪气：《素问·上古天真论》说"虚邪贼风，避之有时"，告诫人们要注意与病邪隔离，防止病邪的侵害。据出土的《云梦秦简》记载，秦代已设置有"疠迁所"对麻风病人进行强制收容；《汉书》记载汉元始二年对疫灾的救治："民疾疫者，空舍邸第，为置医药。"这意味着，古代政府为控制流行病建立了临时公立医院，说明中国早在公元2年就对传染病采取了隔离措施。至于焚香避秽、清扫逐秽、饮水消毒等防疫措施的应用历史则更为久远。

（二）既病防变

1. 既病防变的含义 既病防变是指在疾病发生以后，应早期诊断、早期治疗，以防止疾病的发展与传变。

2. 既病防变的方法

（1）早期诊断：既病之后，争取时间及早诊治，防微杜渐，这是防治疾病的重要原则。

（2）防止传变：传变，是指病变的恶化。如外感热病的六经传变、卫气营血传变、三焦传变，内伤杂病的传变，以及经络传变、表里传变等。认识和掌握疾病的传变途径及其规律，就能及时而适当地做出防治措施，从而制止疾病的发展和恶化。

（3）先安未受邪之地：根据其传变规律，实施预见性治疗，以控制疾病传变。如"见肝之病，知肝传脾，当先实脾"（《金匮要略》）；"五脏之伤，穷必及肾"（《景岳全书》）等。

（三）愈后防复

1. 愈后防复的含义 愈后防复是指疾病初愈时，采取适当的调养方法及善后治疗，防止因过度劳累或用药不当等因素而复发。

2. 愈后防复的方法

（1）谨防劳复：形神过劳、早犯房事或房事过劳而致疾病复发，称为"劳复"。因此，病后无论是工作、学习和运动都应量力而行，特别是病后房事不宜过早过频，否则易耗伤肾精，损伤元气，使疾病复发。

（2）谨防食复：疾病初愈，因饮食失宜而致复发者，古人称之为"食复"。由于疾病发展过程中，病邪和药物的影响，都容易伤害胃气。疾病初愈，脾胃之气尚虚，若多食强食，或不注意饮食卫生和"忌口"，易使疾病复发。因此，凡病后均应注意饮食宜清淡，搭配合理，不宜多食辛辣肥腻生硬之品，不宜饮酒，还应注意患病的性质与食物的性质是否协调等。

（3）谨防药复：病后因滥施补剂，或药物运用不当而致疾病复发者，古人称之为"药复"。疾病初愈，正气已伤，余邪尚存，适当地运用药物调理，以恢复正气，清除余邪，很有必要。但切不可滥投补剂或峻猛之剂攻邪，致使体虚而不受补，反而助邪伤正，导致疾病复发，或因药害而生新病。

还有因为情绪波动导致疾病复发的，因此，病后应注意保持心情愉快、乐观。

总之，中医治未病理念蕴含着丰富的预防医学思想，在主动健康的技术手段上更具特色优势。传承、挖掘中医药治未病思想的丰富内涵，创新、发展适应现代社会生活方式的技术方法，是医学模式转变、引领未来生命科学的需要，是健康中国建设、惠及民生的需要。

近年来，在国家大力倡导和推动下，公立医院、民营机构、社会组织多方聚焦治未病，共同发力，在治未病体系基础建设、产品研发转化以及服务提供等多方面取得显著进展。首先，中医治未病理念深入人心，公众中医药健康文化素养逐年提升。其次，治未病服务体系建设取得成效，全国 85% 的县级以上公立中医类医院建立治未病科室，引导了中医医院逐步由"重治疗"向"防治并重"转变，社会创办的中医养生保健机构更是如雨后春笋般蓬勃发展。再者，治未病服务质量和水平不断提升，服务覆盖面不断扩大，服务内容更加丰富，服务技术和流程逐步规范。越来越多的群众享受到治未病服务。不可否认的是，治未病工作的诸多方面有待大力改进，比如需要进一步完善配套政策，健全服务网络，重视治未病科普宣传，提高目标群体的认知度，建设专业化的治未病人才队伍，建立稳定的投入保障机制，开展治未病效果评价，才能保障中医治未病工作的高质量、可持续发展。预期在人类未来的历史长河中，中医的治未病、养生保健思想及其技术方法的传承发展，必将对生命科学的发展和大众的健康维护作出更大的贡献。

（石和元　李海玉）

第五篇

民族医药专篇

藏医药学

  青藏高原，素有"世界屋脊"之称，幅员辽阔，平均海拔超过 4 000
米，有着高原独特的自然环境、复杂的地理地貌和丰富的自然资源。远古
时期，世居在青藏高原的藏族先民在游牧和狩猎生产中不断摸索总结出饮
开水治疗消化不良、新杀动物胃中糜物热敷消肿、酒糟热敷止痛等许多自
然疗法。在原始社会的中末期，已经开始出现供切割皮肤、放出脓血用的
石器，火的利用则为火灸疗法提供了基础。当藏族社会进步到畜牧、农业
生产时期，人们学会酿酒、制作酥油等，从而也就学会了利用这些手工技
术的产物来治疗疾病，如用酥油汁涂抹伤口，结扎脉口以治疗出血，利用
酒糟治疗外伤等。西藏土著宗教苯教往往承担着为民禳解灾祸、祛病除邪
的作用。

  公元 633 年，松赞干布统一全藏，迁都逻些（即今拉萨）。在松赞干
布执政期间，统一了文字并引进佛教。文字统一后，西藏进入了一个有文
字记载的历史时期；佛教则带来了佛学及有关的文化。当时的佛学有五明
学，所谓五明，就是声明（声韵学和语文学），工巧明（工艺、技术、历
算之学），医方明（医药学），因明（相当于逻辑学），内明（佛学），也
就是说，印度医学也随着佛教而输入西藏。公元 641 年，松赞干布与唐文
成公主联姻。文成公主入藏时，带去了当时处在世界最先进地位的中原文
化，其中就包括大量医药的内容。这是吐蕃王朝首次大量接受外来医药知
识的记录，它对于藏医药学的形成和发展影响深远。公元 8 世纪，唐金城
公主入藏，她再次带去大量的技工及各种著作。后来，汉族医僧摩诃衍和
藏族著名译师毗卢遮那编译了一部既有外国及汉族地区医学内容，又有藏
族本民族医疗卫生经验的综合性医书，取名《月王药诊》。这是现存最早

的一部藏医经典著作了。

公元8世纪末，藏族著名医家宇妥宁玛·云丹贡布集藏医之大成，吸收其他医学的精华编著了《四部医典》，并由其第十三世孙宇妥萨玛·云丹贡布于12世纪将其补充完善最后定稿。《四部医典》，藏文译名为《据悉》，全名为《甘露精要八支秘诀续》，是集藏医药医疗实践和理论精华于一体的藏医药学术权威工具书，被誉为藏医药百科全书。全书共分为四部，156章。第一部《根本医典》，共6章，记述医学的总纲，涉及藏医起源的传说，以及对人体生理、病理、诊断原则和治疗的简要介绍；第二部《论说医典》，共31章，介绍人体的解剖构造、胚胎发育、病因、发病的原理、疾病侵入人体的途径、人的起居行为、饮食、药物性能、医疗器械以及一些疾病的诊治原则，并论及对医生的道德伦理要求；第三部《秘诀医典》，共92章，是藏医的临床医学，除了介绍隆病、赤巴病和培根病之外，还依次介绍了临床各科疾病的病因、症状、诊断及治疗，其中包括内科、外科、妇科、儿科、皮肤科以及壮阳等多方面内容；第四部《后续医典》，共27章，介绍藏医主要诊断方法脉诊和尿诊，以及汤、丸、膏、散等各种剂型和催吐、泻下、放血、药浴等各种疗法。《四部医典》的问世标志着完整的藏医学体系的建立。

在帕姆竹时期，藏医药学出现了一个学术繁荣的局面，开始形成南北两个学派。北方学派以朗杰扎桑为代表，主要总结高原地区潮湿寒冷等环境下治疗风湿等疾病的经验，擅长用温热性的药物对北方常见的一些疾病，也用艾灸疗法及放血术，其代表著作有《甘露源流》《精要汇集如意宝》《四部医典疑难注释》。南方学派以舒卡·年姆尼多吉为代表，他们根据居住在河谷地区的环境特点，擅长用清热法及其药物理论治疗疾病，代表著作有《秘诀千万舍利》《后续部药物明辨甘露明灯》《脉诊日光明镜》等。南方学派与北方学派互相学习、争鸣，也互相取长补短，大大推进了这一时期藏医药学的发展。

中华人民共和国成立后，党和政府高度重视藏医药学的发展，出台各种民族政策和医学政策鼓励和扶持藏医事业的发展。2017年开始实施的《中华人民共和国中医药法》从法律层面保障包括汉族和少数民族医药在内的我国各民族医药的发展。目前，西藏自治区藏医院是唯一民族医药的国家临床研究基地；西藏藏医药大学和青海大学藏医学院设有全国藏医博士学位授予点；1995年中华人民共和国卫生部公布了《药品标准·藏药》；2016年作为名词标准规范的《藏医药学名词术语》正式公布。2018年5月，藏医药代表性著作《四部医典》进入《世界记忆亚太地区名录》；2018年11月，"藏医药浴法——中国藏族有关生命健康和疾病防治的知识与实践"被列入联合国教科文组织人类非物质文化遗产代表作名录。在党和政府的大力支持下，藏医的医疗、科研、教育、文化、产业等各方面都得到了飞速的发展。

（甄　艳　刘　东）

第一节　生命篇

（一）五原学说

包括人在内的世间万物均由五原（"土、水、火、风、空"）构成，其中土、水、火、风是基本物质，而空则是物质存在必有的空间。藏医以这五种基本物质的相互资生和变化来解释人体的形成、疾病的发生、药物的性能以及人体、疾病与药物三者之间的关系。"土"有坚固和聚拢机体，促进身体生长等功能；"水"有滋养、湿润、下沉和聚拢机体的功能；"火"有增加体温，促进成熟的功能；"风"有促使机体运动，输送血液和精华的功能；"空"有为机体的存在、增长和运动提供空间的功能。

（二）三因学说

三因即隆、赤巴和培根，是构成人体生命活动的三种物质，也是引发疾病的三大因素。在正常生理状态下，三种因素在人体有一定的容量和固定的居处，相互依存、相互制约，保持一种平衡和和谐的状态，共同维持人体的生命活动，保证人体健康无病。但是，在病理状态下，三者的容量及存在的位置发生了变化，出现偏盛偏衰、互相篡位，原先的平衡和协调的状态被破坏，就会导致疾病。

1. 隆　在生理状态下，主要功能是推动血液循环、主管呼吸及机体运动，是人体生命功能的动力。根据隆的不同功能和存在部位的不同，又可以把隆分成五种。

（1）维命隆：音译索增隆。存在于人体头顶部，也即中医所说的百会穴的部位，其运行的部位是咽喉部和胸部。主管人体的吞咽动作、呼吸、唾液分泌、打喷嚏、打饱嗝，并且使人的头脑清醒，记忆力增强，感官敏锐，还维持着人体正常的精神状态。

（2）上行隆：音译是紧久隆。存在于人体的胸部，运行于鼻部、舌头、喉头、食管、气管等部位。主管人体的发声，使人面色红润有光泽，充满活力、精神振奋，善于思考。

（3）遍行隆：音译为恰不其隆。存在于心，并运行于全身，将血液等饮食生化的七精华运送到全身各处，推进循环。主管人体四肢的活动，屈伸行走，眼睛及口唇的开合，以及人的语言和思维活动。

（4）伴火隆：音译为梅年姆隆。存在于人体胃脘部位，运行于大小肠，运送营养至所有脉管之中。主管人体的消化功能，负责把食物中的精华和糟粕部分分开，并促使血液生成和成熟起来。

（5）下泄隆：音译为吐色隆。存在于人体的肛门部位，运行于人体的下部，包括大肠、膀胱、会阴等部位以及大腿的内侧。主管人体精液、月经、大小便的控制与排出，以及妇女分娩过程等。总之，凡人体下半身的各种功能，都由它来司理。

2. 赤巴　在生理状态下，有提供机体热能，促进消化的功能。根据赤巴的不同功能和存在部位的不同，可以分成五种。

（1）能消赤巴：音译为赤巴久觉。存在于胃肠之间，为五种赤巴之首，主要作用是协助把食物中的精华和糟粕加以分解，使其产生出热能，并使其他各种赤巴的作用能正常地进行，更好地发挥其生理作用。另外，还有温热和干燥身体中水液的功能。

（2）变色赤巴：音译为赤巴当久，存在于人体的肝脏，主要作用是使食物中的精微所包含的色素变成体内各种成分应具有的色泽。如血液中具有的红颜色、胆汁中的黄绿色，以及肌肉的红色、粪便中深浅不同的黄褐色等。

（3）能作赤巴：音译为赤巴朱且。存在于心部位，主要作用是管理人的思想意识，负责人的胆略，心胸开朗，有谋识。人的欲望及骄傲自豪的情绪也与它有关。

（4）能视赤巴：音译为赤巴通且。存在于人的眼睛部位，主要作用是主宰人体的视觉，使人能看到体外周围的物体，并辨别其颜色。

（5）明色赤巴：音译为赤巴多塞。存在于人体的皮肤，主要作用是使人的皮肤细腻、润泽和光亮。

3. 培根　在生理状态下，有提供人体津液和湿润的功能。根据其所在的位置及功能，也分为五种。

（1）能依培根：音译为培根丹且。位于胸中，为五种培根之首，可协助其他四种培根正常功能的运转。当人体体内的体液水分产生异常，即过多或过少时，可以起调节作用，使其恢复正常。

（2）能化培根：音译为培根涅且。位于胃上部食物未消化部位，能磨碎食物、消化腐熟食物。当然，这一功能还需与其他两种因素，即能消赤巴、伴火隆来共同完成。

（3）能味培根：音译为培根良且。位于舌头的部位，主要功能是主管人体尝味的功能以辨别食物中的各种不同味道。

（4）能足培根：音译为培根其木且。位于头部，在外界刺激作用下，它能使人体产生各种精神情绪，如喜、怒、哀、伤、满意等。

（5）能合培根：音译为培根居而且。分布于人体的各个关节部位，功能是连结和润滑关节，能使关节灵活地活动。

（三）七精华

也称"七基质"，指人体中的七种基本物质，即精华、血液、肉、脂肪、骨、骨髓、精液。这七种物质在体内经过代谢，为人体提供足够的能量。同时，这些物质在体内都保持一定的量和比例，维持协调和平衡，它们的失衡都会引起疾病的发生。

人体摄入食物之后，最初在胃由消化饮食的热能——胃火（主要包括伴火隆、能消赤巴等）进行消化分解。食物通过口腔的充分咀嚼，由维命隆将之推送入咽，下行至喉最终入胃，胃液将之泡软柔化，伴火隆秉其风性将能消赤巴吹得更旺，在胃部像煮药一样沸腾起来，接着能化培根将其磨碎。在它的作用下，将食糜变成甘味泡沫状物，能消赤巴继之以高热对其产生消化作用，在它作用下，甘味转变为酸味，最后伴火隆将之分解为精华与糟粕，又由酸味变成了苦味。至此，具备五原的食物被初步消化了。由此可见胃火在消化过程中扮演不可或缺的重要角色，胃火旺盛则食纳正常，排泄通畅，增强体力，光泽肌肤；胃火衰弱则食纳减少或痞满不消。

在胃被初步分解成精华与糟粕的饮食，其糟粕进入小肠被分解为稀、稠两种物质，稠者进入大肠成为粪便，稀者进入肾脏形成尿液注入膀胱；其精华在机体各部热能作用下成熟，在遍行隆作用下入肝，又被分化为精华与糟粕，其糟粕为胆汁，被排入胆囊，胆汁又分为相对的精华与糟粕，精华即黄水，润滑全身关节，糟粕即垢亚，下注于膀胱，成为尿中沉淀物；肝的精华为血液，血液通过血管运达全身，生化成肌肉，肌肉又分解成精华与糟粕，其糟粕为眼眵、耳垢、鼻涕、唾液等排泄物；其精华生化成脂肪，脂肪又分解成精华与糟粕，糟粕即存在于人体各关节间，起润滑作用，也包括皮脂和汗液；其精华生化成骨骼，骨骼又分解成精华与糟粕，糟粕为牙齿、指（趾）甲、毛发等，覆盖人体起保护作用；其精华生化为髓促进生长，髓又分解成精华与糟粕，糟粕为肛门和毛孔上的油脂；其精华通过孔道至精府化生成精液，精液也分解为精华与糟粕，其糟粕即白精液（男精）和红精液（女子经血和卵子）；其精华即人体中的精光神，精光使人神采光泽，面有华色，精神焕发，遍布全身，主要在心，是人体健康长寿的根本。

从饮食精微生化为精液的过程一般需6天，一日成血，二日成肉，三日成脂，四日成骨，五日成髓，六日成精。饮食、房事等都会对其造成一定影响。

（四）三秽物

人体有三秽，就是三种排泄物，即汗液、尿液和粪便。藏医认为这三秽都有固定的量，如果异常则是病态。这里的汗、尿、粪的量，不能单纯地理解为我们肉眼所能见的排泄量，也包括肉眼不可见的部分。例如，汗除了我们能够看见的汗液之外，还包括没有排出体外和以微量排出体表但不为人所觉察的部分排汗。

（五）脉络系统

主要分为初成脉、依存脉、连结脉、寿脉四种。

1. 初成脉 即胚胎形成后最先形成的脉络。在胚胎发育至第 6 周时，初成脉从脐部分出三路，一路上行形成脑为脑脉，一路伸向中部为命脉，一路下行形成密处为阴部脉。其中，脑脉是五原中水元素运行的脉络，属阴性，是月亮的属性。由于痴（人的愚昧意识和沉重、迷惘感觉）存在于脑，且痴生培根，脑是痴与培根的载体。故痴为因，脑为缘，因缘即合，培根为果，俱存在于身体上部。命脉：从脐部分出后伸向身体中部，向第五胸椎缝运行，与黑脉相连，而生肝血。它是五原中火元素运行的脉络，属阳性，是太阳的属性。由于嗔怒依属于血液，而嗔生赤巴，血是嗔与赤巴的载体。故嗔为因，血为缘，因缘即合，赤巴为果，俱存在于身体中部。阴部脉：从脐部分出后下行，下端形成私处。它是五原中风元素运行的脉络。这是令人产生快感之脉，因此男女贪欲产生于阴部，而贪生隆，阴部是贪与隆的载体。故贪为因，阴部脉网络为缘，因缘即合，隆为果，俱存在身体下部。

2. 依存脉 即从此脉生成之后到生命结束之前的整个过程中，与生命活动、功能相依相存，时刻发挥养育生长功能，遍布周身各处的脉络。依存脉分别作用于五官、识蕴、躯干、生殖行为之中，各命名为五官脉、意识脉、生长脉和生殖脉。

五官脉是形成眼、耳、鼻、舌、身、意六根的脉轮，共 500 条细小支脉，遍及人体各部以感应外界刺激。意识脉是形成见、闻、嗅、味、触、思考六识和色、受、想、行、识五蕴脉轮，共 500 条细小支脉，以心为中心，发出 5 条主脉，再分为 24 条大脉，其下再渐分为 500 条支脉，与周围脉络连接成网。生长脉是使肉体形成并发育成长的脉轮，共 500 条细小支脉，以能增生和控制精液作用的肚脐中部的依脉为中心，辐射出 24 条大脉，其下再分出 500 条支脉，与周围脉络连接成网。生殖脉主生育后代的脉轮，存在于阴部产生快感的性脉之中，以此为轴心辐射出 24 条大脉，其下再分出 500 条细小支脉，与精府和生殖器官联络成网。

3. 连结脉　即四方辐射至于人体各部，广泛联络初成脉和依存脉，将人体网罗成一个整体，主要包括红脉、黑脉、白脉三大命脉。

红脉，色鲜红，能有力搏动，实质是气、血混合之脉，从第十三脊椎骨和脐部生出，贴脊椎内壁伴随脊椎向上运行，与脉络的中心心相连，又像树状自心向体腔内各脏腑和体腔外头、颈、四肢等处辐射，发出分支联络各部为一整体。黑脉，色青黑，实质是血液运行之脉，与红命脉伴行，同是从第十三脊椎骨处生出，贴脊椎内壁上行，分支遍及头、颈、四肢、内脏，联络各部为一整体。红脉、黑脉共同将营养物质运及身体各部。白脉，色白，起自脑部，由脑向下的脊髓是其主干，从这条主干上又分支出能使四肢和躯干活动和具有知觉功能的无数白脉。白脉受损，则有可能造成尿和精液失禁，或四肢瘫痪、麻木等症状。

4. 寿脉　因其与气血运行于体内外的一切孔窍相连，身体赖此生长发育存活，是身体的根本，故名之以"寿"。寿即生命，是温热和灵魂所依附的基础。寿脉分三种，根据其所载之物，可称为血脉、气脉、水脉。其中，血脉遍布全身，内寓血或火元素，显于体表；气脉伴随气息（风元素）通行全身，入于血分；水脉性属阴，内寓水元素，司理人体运动、感觉、意识，又称神游脉，即俗谓灵魂所依附之物，存在于触觉器官与肌肤上。

（六）人体的器官形象比喻

对于人体内各种脏器的生理功能，古代藏医用生活中的各种活动和所需的用品来做比喻，形象地表达出人体各部分的作用。

1. 躯体的比喻　两臂自然放置，人体犹如一座雄伟的宫殿。左右两块髋骨此时起主要支撑作用，犹如直耸的四壁；椎骨层层相叠如同一摞垒放整齐的金币；命脉犹如竖起的玛瑙柱子，支撑整座宫殿；四方形的胸骨犹如吊起的栋梁；二十四根肋骨像整齐排列的椽子，胸肋结合处的软骨如同支撑椽子的垫木，脉络、筋腱相互交织如同铺屋顶的树枝；肌肉、皮肤好似墙壁上的粉刷物；锁骨如同碉堡上盖的石板；两胛骨如同房屋侧面的顶栓；头部如同庄严的屋顶阁楼，五官孔窍如同窗户，头盖骨如同阁楼顶盖，囟门如同开启的烟囱；左右两耳像是屋顶侧面装饰的大鹏鸟头，鼻孔犹如金顶；头发像整齐排列的阴阳瓦；双臂像悬挂在屋外的经幡，两腿犹如门口的上马石。

2. 脏腑器官的比喻　上下体腔犹如走廊，横膈膜犹如丝绸帘子隔离上、下院，心犹如坐在宝座上的国王，是生命的依附处，最重要的器官；五子肺保护心犹如太子，五母肺像大臣扶持心，如同母亲怀抱孩子；肝脏和脾脏犹如国王的大小妃子，位处要害不得毁伤；两肾犹如托着屋梁的大力士一样，支撑身体，精府犹如宝库；胃似厨房炒菜的铁锅；大肠、小肠像疏导垃圾的通道，犹如王后的女仆；胆于肝旁，处肝胃之间，形如悬挂的调味袋；小肠上连胃，状如灌满水的水渠，下连大肠状如盘蛇，降结肠连大肠，状如藤盾上编织的凸突花纹，直肠状如铁蛇，直且长；膀胱如同口向下的水皮袋，阴部两孔窍犹如排水孔。

3. 要害的比喻　身体各要害犹如国王派遣钦差辖治的关隘重镇，要予以谨慎保护，慎莫损伤。一旦这些要害受创便会殃及心，加重其压力负担，造成或重或轻的后果。

第二节　疾病篇

（一）病因

藏医认为疾病发生的原因分为远因和近因。远因是由于人的无明而产生的贪、嗔、痴三毒，使人体的隆、赤巴、培根失调，从而产生疾病。近因是由于隆、赤巴、培根三者的平衡状态失调而产生了疾病，危害着身体健康。热证主要由赤巴紊乱产生，寒证主要由培根紊乱产生，隆既具有热的性能也具有寒的性能，且在全身各处运行着，所以隆是疾病产生的关键因素。

此外，疾病的发生还需要有三个外缘性条件，即发起、蓄积和诱发。其中，发起与时令、人体的五官以及起居行为相关，凡是这几方面出现不足、或过盛、或相反现象时，都可以是疾病的发起。但是，这些疾病发起了也不是马上就能得病，还要有其他因素的协同作用，而且要有一个逐渐蓄积的过程，并且与季节、时间有十分密切的关系。疾病的诱发因素则分为共同的诱因和特殊的诱因两种。共同的诱因包括季节因素、起居饮食不当、误用毒品以及医生误诊误治等；特殊的诱因则是针对隆病、赤巴病和培根病的发生有各自不同的原因。

（二）疾病分类

对疾病的分类有三种方式。

1. 从病因分类　分为今生所生之病、因前世宿业之故所生之病、前两种原因混合所导致的疾病。

2. 从疾病所生之处分类　分为男子所生疾病、妇女所生疾病、老人所生疾病、儿童所生疾病、综合性疾病 5 种。

3. 从形态分类　包括按隆、赤巴、培根分类 101 种，按疾病病势分类 101 种，按发病部位分类 101 种，按疾病性质分类 101 种，总共有 404 种疾病。藏医还认为，这些病证中有 101 种不治自愈，101 种治后痊愈，101 种治而不愈，另 101 种是不治之症。

（三）诊断

1. 望诊　凡是能用眼睛看到的都要观察，要看体型、要观察肤色，尤其是要观察尿与舌。

藏医尿诊是藏医诊断法中的特色之一。在验尿时分热、温、凉三个阶段进行，观察九个指标。尿热阶段指尿液刚排出体外，热气未散失，此阶段主要观察尿的颜色、蒸气、气味、泡沫；尿温阶段指尿液热气部分消失，此时主要观察混悬物、浮皮；尿凉阶段指尿液冷却阶段，这时主要观察尿液转变，包括转变时间、转变方式和转化后的尿色。采用尿诊来判定人体疾病，尤其是六腑疾病，是藏医疾病诊断中的重要手段之一，一直运用于藏医医疗实践中，是藏医临床常用、必备的诊断方法。

2. 触诊　触摸全身的寒热，皮肤的燥润、凸起等，特别是要诊脉。

脉诊在藏医诊断学中也占有十分重要的地位，其方法就是以医者用手指头去按切患者的脉搏，这在一定程度上与汉族中医的脉诊有很多相似之处，但又不完全一致。脉诊通过医者用手指头去按切患者手腕"冲"

"甘""恰"部位的脉搏，来判定患者体内的真实情况。在腕部第1条横纹向肘窝部量1寸（相当于本人大拇指末节掌面的长度）处按下医者的食指，这就是"冲"部；往肘窝方向，离"冲"部约一青稞粒的宽度处，按下医者的中指，这就是"甘"部；再隔一粒青稞的宽度，布下医者的无名指，这里就是"恰"部。脉诊是藏医疾病诊断中必备的重要手段之一。

3. 问诊 要询问病因、患病的时间、患病的部位，尤其是病因、部位和症状，因为问清病因就可以知道患的是什么病，问清部位可以知道发病途径，问清疾病的症状和特征就可以知道病情的细微差异而不致混淆。因此，在三种诊断方法中，问诊最为重要。

（甄　艳　刘　东）

第三节　防治篇

藏医药学不仅具备完整的理论体系和诊疗体系，而且其诊疗经验涵盖内、外、妇、儿及预防、养生等各个领域，内容丰富，特色鲜明，是我国传统医学的重要组成部分。藏医认为不论是疾病的预防，还是疾病的治疗，都不外乎从饮食、起居、药物和外治四个方面着手。在饮食方面，有宜于各种病证应用的食物和饮料；在起居方面，涉及住处、环境、衣着及行为；在药物治疗方面，除丰富的药物资源外，还有适宜于各种病证的不同剂型，如汤剂、散剂、丸剂、药露、药油、泄剂、补剂、吐剂等；就外治法来说，则包括医疗器械治疗、油涂、按摩、针灸、放血、发汗、温熨、药浴等。这些融于一体、丰富多彩的预防与治疗方法，在世界古代各种传统医学体系中显得格外突出。

一、预防理念与治疗原则

各种疾病都是由外源性因素诱发内因而产生的，如果没有外源性的条件，就不可能产生疾病，因此，应防止诱发各种疾病的外源因素的发生。如果季节、饮食起居、用药等出现失调，产生不及、过甚、颠倒等情况时，就会引发疾病，因此，饮食、起居和应用药物均应适当。

对于治疗，总的原则是要在各种疾病处于各自的蓄积潜伏阶段予以根除，否则一旦发病则会引起其他疾病的发生。治疗疾病的药剂可分为和解剂和清利剂，疾病在蓄积潜伏阶段时，应采用和解剂；若已经发作，则应采用清利剂。在运用和解剂时，应关注饮食和起居，注意不要引起其他的疾病。

二、治疗方法

（一）饮食疗法

藏医治疗体系中，饮食疗法受到高度的重视，认为当人患病时，最好是用调理饮食的方法来进行治疗，并注意起居养生，只有当饮食疗法失效之后，才去寻求其他的疗法，如药物治疗等。

藏医认为饮食与身体健康及疾病的关系极为密切，对各种各类的饮料和食物都有重要而明确的规定。食物可以分为谷物、油脂、肉类、绿叶蔬菜和饮料等几类。在饮料等液态饮食中，最为重视奶类和水的治疗作用。

（二）起居疗法

藏医十分注意平时起居、生活制度的养生，以预防和辅助治疗。除一般按天气冷暖变换和增减衣服外，还要注意平时的起居饮食，尤其是老年人，以达到养生长寿的目的。

（三）药物疗法

1. 藏药基本理论　藏药的理论主要围绕两个方面的内容展开，一是药物的生长、性、味、效、与五原（水、土、火、风、空）之间的密切关系；二是作为临床用药理论基础的六味、八性、十七效。

（1）五原：万物之生机来于五原，药物的生长亦来于五原，其中，土为药物生长之本原，水为药物生长汁液，火为药物生长热源，风为药物生长之动力，空为药物生长之空间。五原中如果没有空这一元素，药物则无生机。这一精辟论述，阐明了药物生长与自然环境的辩证关系，也就是当今所说的生态环境对植物生长的特殊性。同时它认为药物的味、性、效亦来源于五原。五原中的土水火风两两为主组合后生成药性理论中的六味，具体为土与水、火与土、水与火、火与风、土与风两两为主，生成的药材分别显甘、酸、咸、苦、辛、涩。

土性药其性重、稳、钝、柔、润、干。其作用是能使身体坚实，主要能医治隆病。水性药其性稀、凉、重、钝、润、柔、软，其作用是能滋润身体，主要是能医治赤巴病。火性药其性辛、锐、干、糙、轻、润、动，其作用是能生火热，主要医治培根病。风性药物其性轻、动、寒、糙、燥、干，其作用是使身体坚实，精气通行，主要能医治培根病和赤巴病。空性药物统率其他四大种所生的药物，遍行全身；主要治疗综合性的疾病。因此，五大种相合生成各物，地上无物不为药。向上运行的药物是火性药和风性药；下行药物是土性药和水性药。

（2）六味：药味共有甘、酸、咸、苦、辛、涩六种，其滋养身体的力量依次以前者较大。舌对药物的感觉就是味，因此甘味在口中能长时间地停留，能引起食欲；酸味会使牙酸痒，口水外流；咸味一接触舌头，口水会聚集；苦味能使口臭消失，引起反胃；辛味一到口里就感觉刺舌头，流眼泪；涩味一到口中便觉粘舌、粘颚，有粗糙的感觉。

具有甘、酸、咸、辛味的药物能医治隆病；具有苦、甘、涩味的药物能医治赤巴病；具有辛、酸、咸味的药物能医治培根病。

甘味药物适宜身体的需要，能增长元气和体力，对老人小孩有补益作用，治疗消瘦、气管炎、肺病有特效，还能使身体的肌肉丰满，愈合疮伤，焕发容颜，使五官灵敏，延年益寿，治疗中毒症、隆病、赤巴病等都有效用。但是甘味药物运用过量时，则会诱发培根病、肥胖症、消化能力下降、遗尿症、甲状腺肿大等疾病。

酸味药物能生胃火，增长消化能力，能使油脂糜烂稀释，还能顺气。但是用量过多，则会产生血液病、赤巴病，使肌肉松弛、视物昏花、头晕、水肿、臌胀，发生丹毒、疥癣、皮疹、口渴等疾病。

咸味药物能使身体坚实，有疏通作用，能治闭塞梗阻症，用以罨熨时则产生胃火，有健胃作用。但是应用过量时，则会产生头发脱落、头发变白，面部皱纹增多，体力减弱，也能诱发麻风、丹毒、血液病、赤巴病等许多疾病。

苦味药物能开胃、驱虫、止渴、解毒，也能医治麻风、晕眩、瘟疫、赤巴病等疾病。有收敛作用，能使溃烂、脂肪、骨髓、大小便干燥，使心智敏锐，能治乳房炎症、声音嘶哑等病。服用过量时，则会诱发体力减弱、隆病、培根病等。

辛味药物能去腐生肌、愈合疮伤，温胃，消食，开胃，泻下，用于白喉、麻风病、浮肿、疮疥、胃寒、消化不良、不思饮食。服用过量时，则会诱发神疲体倦、忽然昏倒、腰背疼痛。

涩味药物能清热、凉血、疗疮，润泽皮肤，用于血病、赤巴病、疮疥、皮肤粗糙等。服用过量时，则会产生胃液淤积、大便秘结、脘腹胀满、心疾病、劳伤虚损等。

（3）三化味：藏药还有一种特殊的情况，称为三化味，即消化后变化的情况，药物服后，与胃火相遇，这时培根、赤巴被隆依次消化。甘味和咸味被消化后转化为甘味；酸味处于中间阶段，消化后仍为酸味；苦、辛、涩味消化后，转化为苦味。消化后的每一种药味，能医治两种疾病，即甘味能治隆病和赤巴病，酸味能治培根病和隆病，苦味能治培根病和赤巴病。

（4）八性：即重、润、凉、钝、轻、糙、热、锐八种性能。重、钝两者能医治隆病和赤巴病；轻、糙、热、锐能医治培根病；轻、糙、凉三者能诱发隆病；热、锐、润三者能诱发赤巴病；重、润、凉、钝四者能诱发培根病。同时将药物的性归为寒、热两大类，也把疾病归并为寒性与热性两大类。隆病、培根病属寒性；赤巴病和血病属热性；黄水病和虫病为寒热并存。这是主导，其他六性介于其间。因此，临床理论则依据对治原则，即热性病以寒性药物治之；寒性病以热性药物治之；寒热并存之病则以寒热药兼用。可见，药物的性质是和疾病的属性对应而治的，寒与热，轻与重，锐与钝，润与糙是相互对立又相互制约的矛盾对立统一体。

（5）十七效：指的是藏药对疾病具有十七种对治效能，即滑、重、温、腻、稳、寒、钝、凉、软、稀、干、燥、热、轻、锐、糙、动。其中滑与糙、重与轻、温与凉、腻与干/燥、稳与动、寒与热、钝与锐、软与稀互为对治，即病性轻的应用重效能的药，反之病性重的应用轻效能的药物，以此类推。

总之，藏药的药性、药味和效能均与五原有密切的关系，十七效与六味亦紧密相关。药物的药味若与"三化味"相同，在临床上疗效较佳。

2. 佐太 "佐太"为藏语音译，为藏药特有的一种炮制工艺，是将水银按照规范操作洗练炮制后，制成无毒且功效加倍的粉末，作为一种药物成分用于处方中。藏药"佐太"中除汞外还含有八种金属、八种矿物和数百种原辅料，是一种具有藏药传统代表性的特殊炮制技术，这一工艺已被列入国家级非物质文化遗产。

3. 方剂与配伍 关于藏药的组方原则和方法，最早记载于《四部医典》。药物的配合法分为药味配合和药性配合两种。

药味配合是指基于药物甘、酸、咸、苦、辛、涩6种味道进行组方的方法，用以治疗隆、赤巴、培根三因盛衰不平衡而导致的百种疾病。最终形成两味配合方15种，三味配合方20种，四味配合方15种，五味配合方6种，六味配合方1种，再加上六味各自组成的单味配方6种，一共是63种药味配合方。

药性配合是指根据具体药物各自的性效，针对不同病证，以同性配伍为基本原则的配伍方法。

4. 剂型与应用 藏药的剂型有汤剂、散剂、丸剂、油膏等多种形式。随着历史的发展，剂型上逐渐向散剂和丸剂过渡，一是散剂、丸剂比较方便，免除熬药的麻烦，二则是高原地区海拔高，水的沸点低，当水滚开后，因为沸点低而不能把所有的有效成分都溶解在汤剂里，不如丸剂、散剂有效。

藏医的药方绝大多数都用复方，少者三五味药，多时可达百味以上，一般多由十多味药组成。方剂中各种药物之间起着互相协助、加强作用的功效，同时也有互相制约、取长补短的作用，从而使某些有毒的药物减少了毒副作用。

在给药途径方面，除了口服者以外，还有外敷、滴鼻、滴耳、滴眼、栓剂等。

在服药时间上，藏医认为隆病多发生在凌晨和夜晚，赤巴病多发生在正午和午夜，培根病多发生在早晨和黄昏。所以治疗隆病的药一般在凌晨或夜晚服用，治疗赤巴病的药在中午和午夜服用，治疗培根病的药在早晨或黄昏服用。

（四）外治疗法

外治疗法是利用药物、物理及外科手术等手段，从体外实施治疗，通过疏通经络、活血化瘀，排出脓血、剔除腐肌等以达到内病外治目的一种治疗方法。

藏医外治法按患者接受治疗时的疼痛感觉，分为缓外治法和峻外治法两种。缓外治法是施术时患者痛苦较小的一种疗法，包括熨敷法、药浴法及涂搽法三种；峻外治法是施术时疼痛较大的一种疗法，包括放血疗法、火灸疗法、金针疗法（穿刺疗法）三种。

缓外治法的代表之一就是药浴法，是被正式列入联合国教科文组织人类非物质文化遗产代表作名录的特色疗法，这一疗法不仅在临床上广泛使用，而且也普遍应用于日常生活中的防病与养生。

藏医药浴法一般可分为水浴和缠缚浴两类，水浴分为自然温泉浴和人工药浴。自然温泉浴被认为是最早的药浴形式，是指泡入自然形成的温泉中，因地质属性不同，每个温泉的功效也不同。由于天然温泉的不便实施，藏医便开始仿照温泉治病的原理进行药液的配制，逐渐发展为人工药浴。人工药浴则分为熏蒸浴和药水浴。熏蒸浴是在药物的蒸气中洗浴；药水浴是泡入适温药水的浴缸或浴桶里，这也是我们最常见到的药浴法。人工药浴中最主要的配方是五味甘露方，可以根据不同的情况，因症、因人、因时进行加减，形成不同的配方。缠缚浴是将加工过的药材包在布囊里，然后将其缠绕在患处的一种药浴法。总之，通过泡入药水或药材缠缚方式，可以使僵硬病变软化，体内病气从毛孔排出体外而达到防病治病、养生保健的效果。

峻外治法的代表之一则是藏医放血疗法。放血疗法是通过刺破血管后，放出病血和与之同行的病气，以达到调气血，疏通血脉，调整体内三大因素的目的。放血前，应先通过药物干预使体内好血与坏血分离，常用的药物如三果汤散等，然后再行放血。根据不同的疾病选取不同的放血部位，并且以好血一出现，便停止放血作为掌握放血量的关键。

（甄艳 刘东）

第二章

维吾尔医药学

维吾尔医药学作为中医药的重要组成部分，具有浓郁的西域文化和民族医学特色，有其自身的主体特征和发展规律。不仅在历史上为西域各民族人民的生存繁衍作出了重大贡献，而且成为当代重要的卫生资源，继续造福人民。

公元 11 世纪马赫穆德·喀什噶尔编写的《突厥语大词典》中记载了临床各科疾病、疗法及处方用药等。玉素甫·哈斯·哈吉甫编写的《福乐智慧》中介绍治疗总则及 20 多种剂型名称等。公元 14 世纪和田著名的维吾尔药学家再努勒·艾塔尔编写的维吾尔药专著《依合提亚拉提·拜地依（拜地依药书）》中记载了 1 500 多种维吾尔药物的形态、收集、贮藏、炮制、性味、功能、主治、用法、用量、不良反应、矫正药、代用药等内容，该专著分上、下两册，第一册是草药学，第二册是方剂，方剂内容占三分之一。由西域龟兹（今新疆库车）著名的维吾尔医药学家胡都优木汗于 1619 年主持撰著完成《回回药方》三十六卷，汉文、察哈台文两种文字合编。该著目前仅存其残卷。它是用于治疗各科疾病，包括治疗骨伤科、外科和皮肤科、内科、儿科、妇科、五官科等疾病的方剂学全书。明代的《本草纲目》中记载有阿魏、茜草、硇砂、胡黄连、胡麻、胡桃、胡葱、菠菜、茴香、红花、荜茇、刺糖、腽肭脐、腽肭兽、返魂香、大尾羊、黄羊、驼、酪、醍醐、羚羊角、金、玉、玛瑙等 100 多种。17 世纪后到 19 世纪初，在历史的各个时期，都有了不同程度的发展和成就，如《草药宝库》记载维吾尔医药材约 3 000 种，其中植物药 2 700 多种、矿物药100 多种、动物药 200 多种。

中华人民共和国成立后，党和政府高度重视维吾尔医药学的发展。在党和国家的一系列民族政策和中医民族医药政策的指引下，维吾尔医药事业得到了空前发展，取得了令人鼓舞的成果。使维吾尔医药形成了医疗、教育、科研和药物生产基本配套的发展格局。国家为了弘扬中医学，加快发展新疆维吾尔医药卫生事业，在新疆医科大学和新疆维吾尔医学专科学校设置相关专业，培养专科、本科、硕士研究生等不同层次的医学人才。维吾尔医学本科和研究生教育的启动和发展扭转了一直以来维吾尔医药专科教育单一的高等教育模式，提高了整个维吾尔医药学科人才培养的层次，目前已经形成了以本科教育为主、专科教育为辅、研究生教育昂首起步的教育格局。

（斯拉甫·艾白　库尔班·艾力　吐尔洪·艾买尔　艾尔肯·卡斯木）

第一节　生命篇

维吾尔医学发展地汲取了中医五行学说的思想。维吾尔医学认为，宇宙的一切事物都是由土、水、气、火（简称"四大物质"）演化而产生，事物之间存在着互相助长和相互影响的关系，从而维持着动态平衡，并产生周期性的变化。春夏秋冬正是由于"四大物质"的消长变化而成。"四大物质"在人体内则表现为寒热干湿的四种状态，简称"四素"，火为干热，气为湿热、水为湿寒、土为干寒。"四素"是构成人体进行生命活动的四种能量和物质基础，也是产生一切疾病的根本因素。因此，对于人体的生理功能和病理机制的说明，莫不以此四者的生成变化为依据。

古代维吾尔医学认为"人体由相克的四要素组成"。"它使寒热，与干湿相辅相成，为众生提供给养，任其享用"；"和谐的四要素发生内讧，其一得胜，制服了其余三种"；"体素变化，饮食无味，心绪不佳，疾病缠身"。这表明，在古代维吾尔医学"四素"各有特点，自具职能，同时又相互依赖、相互促进、相互影响，共同制约着人体的正常生命功能活动。但是在各种致病因素的影响下，"四素"出现偏盛、偏衰、太过不及等反常状态，因而打破彼此之间相对平衡时，人就产生了疾病。因此，治疗一切疾病的过程，实际上就是调整"四素"，使之达到平衡的过程。通过客观的检查。如医生们通过切脉给患者诊病，并根据异常体液质的不同，提出不同的治疗方案，采用药物和非药物治疗。

（一）四大物质学说

古代维吾尔医学家将四大物质属性应用于医学领域，将气质、体液质、脏器、器官组织等，按照其不同的形状、特点、作用、特性分别归属为火、气、水、土四类，并以此四类物质的特性和变化规律，来说明人体的生理功能、病理变化，阐述病因病机并指导对疾病的诊断和治疗。

1. 生理方面的应用 四大物质学说以四大物质全生、全克、半生、半克规律来解释气质、体液质之间的相互资生、相互制约的关系。如黏液质（水）与黏液质相生是全生；黏液质之湿寒制约胆液质（火）的干热是全克；黏液质的湿制约脾液质（土）的干是半克；黏液质的湿滋生脾液质的寒是半生。因每个四大物质的属性由两个不同属性混合而组成，故它们之间存在着与众不同的全生、全克和半生、半克的关系。如干热与干热是全生，干热与湿寒是全克，干热与湿热虽然是热生热，但是干克湿，故又克又生即半生、半克关系等。

2. 病理方面的应用 维吾尔医学认为，人体是一个有机的整体，因而当某一种体液质平衡失调时，也会影响其他体液质而发生疾病。其变化规律，可以应用四大物质生克乘侮来解释。如胆液质失调，可影响黏液质的正常功能等。但仅应用四大物质的生克乘侮来解释全部病理变化还很不够，需要进一步完善它朴素的逻辑推理。

3. 诊断方面的应用 维吾尔医学通过六诊获得病情信息，进行综合分析，并根据四大物质的生克乘侮规律来诊断疾病。如面目苍白，形体肥胖，肌肉松软，动作迟缓，嗜睡，小便清长，舌苔白，脉迟等，便考虑到黏液质（湿寒）偏盛，水患为病。面赤目黄，形体消瘦，肌肉坚硬，烦躁易怒，动作迅猛，少寐，小便赤黄，舌质红，苔黄或少，脉数等，便考虑到胆液质（干热）偏盛，火患为病等。

4. 治疗方面的应用 在维吾尔医学的治则治法中，有很多治疗原则和治疗方法是根据四大物质的生克乘侮规律确立的，如壮水制火法等。治疗时也是如此，除了调节致病体液质以外，还应考虑其他体液质，并调整其关系，掌握其转变，以达到治疗的目的。如，胆液质（火）偏盛所致的疾病可通过生克乘侮，影响其他体液质，而其他体液质的变化也会导致胆液质异常而发生疾病。

（二）气质学说

气质系指四大物质最小分段属性相互影响下产生的新的属性。自然界所有物质均有气质，事物的气质由四大物质中的某一种偏盛物质的属性所决定，维医学尤其重视人的气质。人的气质分为正常气质和异常气质。正常气质分为平和的热、寒、湿、干性及干热、温热、湿寒、干寒性等八种。异常气质分为异常的热、寒、湿、干性及干热、湿热、湿寒、干寒等八种。

（三）体液质学说

体液是指在自然界四大物质和人体气质的影响下，以各种营养物质为原料，由肝脏生成满足机体生理所必需的混合、流动性液体，主要是胆液质、血液质、黏液质和脾液质四种。它们在人体整个生命活动中，不断地消耗，又不断地产生、补充，保持一定比例的动态平衡状态，从而维持机体的正常状况，其多余部分常暂存于相关器官。根据不同体液质的偏盛偏衰，可以将人分为四种体液质型，即胆液质型、血液质型、黏液质型和脾液质型。体液质分为正常体液质和异常体液质两大类。正常体液质能够保持机体原有自然的正常状态及功能，对人体生命活动给予活力。

1. 胆液质　产于肝脏，多余部分储存于胆囊，色黄味苦，性烈，性属干热，具有热身、分解脂肪、帮助消化、增强肠道蠕动、促进排出粪便以及防毒解毒的功能。它渗入血液的部分，以本身的热和烈性促进血液中同行的其他三种体液质的活动，防止沉淀，并将它们输送到全身的各个细小部位，从而保持人体精力和体力的旺盛，它的属性作用与"火"相似，故被认为它是"火"在人体的象征物。

胆液质偏盛的人，为干热性气质。他们通常很精神、易怒、体轻瘦、眼及舌较黄、寝少、脉细而快、尿色略黄。此类人通常被称作"干热气质者"。

2. 血液质 产于肝脏，多余部分储存于肝脏，色红，味微甜，性属为湿热，依靠心脏的推动，通过血管的作用循环于全身，具有营养全身、补充消耗，通过肺及肾进行新陈代谢的功能。它以本身的热能来滋热全身，以本身的湿润来调节全身的湿度和热度，从而对保持全身正常和有秩序的活动起重要作用。它的属性和作用与"空气"相似，故被认为它是"气"在人体的象征物。

血液质偏盛的人，为湿热性气质。其容光焕发、面色红润、乐观、体力好、胖瘦适中、睡眠好、脉洪、尿色略红、身体一般都很健康。此类人被称作"湿热气质者"。

3. 黏液质 产于肝脏，多余部分储存于关节间隙和肺脏，色白，味淡，性属湿寒，它除了以本身的湿润及包含的营养物质营养全身外，还以本身的寒凉防止胆液质的过盛导致破坏其他体液质的正常作用。它还能湿润柔软全身，当人体营养不足或大量失血和脱水时，渗入血液中起补充作用。它将与同行的其他体液质输送到细小部位营养全身，并将产生的废物以本身的流动排出体外。黏液质的湿寒防止胆液质干热性的过盛，而且以本身的湿性能调节脾液质和胆液质的干性，并以本身的寒性能调节血液质和胆液质的热性。它的属性和作用与"水"相似，故被认为它是"水"在人体的象征物。

黏液质偏盛的人，为湿寒性气质。此类人的面色、眼睛及舌面较白，机体松弛而肥胖，较稳重、嗜睡、流涎水、脉粗而缓、尿多、尿色发清。此类人被称作"湿寒气质者"。

4. 脾液质 产于肝脏，多余部分存储于脾脏，色黑，味酸，性属干寒，它具有保持各个器官形状和结构，防止其他体液质失调蔓延，储存各种营养物质，具有为干寒性器官及部位提供相应营养物质的作用。它还参与思维、感觉、食欲和记忆活动，并以刺激和兴奋作用增强感觉器官功能，提高人体的敏感性。它的属性和作用与"土"相似，故被认为它是"土"在人体的象征物。

脾液质偏盛的人，眼与舌质略黑或发青，睡眠少、易怒、思维反应快、脉缓、尿色青。此类人被称作"属性为干寒气质者"。

5. 异常体液质　来源于劣质食物为原料或肝脏功能异常所产生，并且在数量和质量上对人体无益或有害的体液质。根据其变化程度和所起的反作用，以及出现的症状和所致疾病的类型，大致将分为异常胆液质、异常血液质、异常黏液质和异常脾液质四种。四种异常体液质都有亚分类，所混入的异常体液质不同，异常分类也不同。

（四）器官学说

器官是由体液质的浓稠精华部分组成的组织的结合，它具有相应的功能与气质属性。而器官学说是说明器官定义、种类和功能的学说。维吾尔医解剖学与现代医学解剖基本相同，但是对其生理学的论述有所不同；区别在于，维吾尔医学认为各器官均有与自己功能相应的特有气质属性等，并根据器官相应的功能和作用，将它分为支配器官和被支配器官。

1. 支配器官　支配器官是精神驱力、生命驱力和自然驱力的原发点和储存点。支配器官不但在保持人体的生存繁殖活动中起着重要的作用，而且还会通过被支配器官的间接作用，全面维持人体一切生命活动，保持全身的整体性。支配器官包括：脑、心、肝。

2. 被支配器官　被支配器官根据其分布位置、作用和功能分为两种，一种是在支配器官支配下完成自身功能的被支配器官；另一种是附属器官，本质上不具备独立功能，也不能支配其他器官。被支配器官包括肺、胃、胆、脾、肾、肠、膀胱、子宫、眼、耳、鼻、睾丸等。附属器官包括骨骼、软骨、脊髓、肌肉、筋腱、韧带、膜、血脉、管道、脂肪、皮肤、毛发、指甲等。

（五）驱力学说

驱力学说是说明人体各种力量的定义、种类及其作用的学说。系指维持和推动人体智力和体力的主要来源。根据驱力的产生和存在部位及其作用，分为精神驱力、生命驱力和自然驱力三大类。

1. 精神驱力　精神驱力形成于大脑，是推动一切精神驱力的中心，是产生和指挥一切智力和动力活动的驱力。分为感觉驱力和动力两种。感觉驱力系指能感受来自体内外各种知觉和影响的驱力，分为体外感觉驱力和体内感觉驱力两种。动力驱力系指使人在做或不做某件事，起推动作用的驱力，分为激发驱力和工作驱力两种。

2. 生命驱力　生命驱力形成于心脏，源于心脏。推动心脏跳动，保证心脏的正常功能，并通过心脏的收缩完成大、小血液循环，为维持机体的正常生存起重要作用。

3. 自然驱力　自然驱力的中心在肝脏。为人的生存，即活力和体力提供营养物质的驱力。它从胚胎时开始营养人体全，为人体的成长和成熟打下基础。分为营养驱力、生长驱力、产生驱力和成型驱力等。

（六）精气学说

精气学说阐明了精气的定义及其作用。精气是指摄入食物形成的体液质在人体运输，消耗过程中，由体液质的精密挥发性部分与吸入的氧气结合形成的。人食用各种营养物质后，肝脏通过自然驱力的支配下，按质、按量地形成四种体液，并且在脑的精神驱力和心脏的生命驱力支配下，将体液输送到全身。而按照人体各部位的特点和要求量输送到人体各部位，需要依靠每种体液专有的一种驱力，即"精气"来完成。维吾尔医学中的所谓"精气"不同于哲学中常见的"精气""生命"等绝对性东西。无论是以前或现代的医学理论，仍然都未能充分地证明有关人类精神和心理问题的真正性质是什么。所以，"精气"这一力量的奥秘，仍有待于我们去继续研究和揭示。

（七）素质学说

素质学说阐明了人体对异常变化的防御、抵抗力和再生能力的定义及其作用。"素质"系指人体防御能力，可以说是机体的"吸益排异"功能的驱力。

"素质"能支配人体一切生命之力和各种活动的正常运行，它能识别人体抵抗力的神秘点，如果出现异常利用和状态，能动员这些"神秘点"及时进行纠正，防止各种疾病的发生。有时有些人患了某些疾病，不治疗过了一段时间也自行好转，恢复健康，就是"素质"的本能所致。

人体是不断运动和发生各种正常和异常变化的机体。如果人体的"素质"处于正常或较强状态，它会自然发挥自己的作用及时地纠正机体出现的"问题"。如果"问题"较为严重，而且人体"素质"无能为力纠正时，会发展到严重的异常状态，即疾病。这时人会表现出各种症状来"请求"外来的支援，如治疗。

第二节　疾病篇

（一）疾病的分类

维吾尔医学遵循特色理论体系分析病因、症状、病级、病期及病危发生的时期等，将一切疾病的种类分为三大类，即，气质失调类疾病、形状改变类疾病、完整性破坏类疾病。用以说明疾病种类、发病原因、症状与程度、发展过程、病危时期的认识，并以此为据确立了相对应的治疗原则与方法。

1. 气质失调类疾病　系指在体液质性或非体液质性各种体内外因素的影响下，人体正常气质发生异常变化或人体气质失去平衡，而产生的各种疾病（异常生理反应）。它分为非体液质型气质失调疾病和体液质型气质失调疾病两类。

2. 形状改变类疾病　系指人体某一器官（部位）形状发生变化而导致的疾病，包括先天性形状改变型疾病、器官空腔形状改变型疾病（人体某些器官空腔的后天性扩张或狭窄）、数量和容量性形状改变型疾病、移位性形状改变型疾病。

3. 完整性破坏类疾病　系指人体某一器官完整性破坏的疾病。多指为体表器官或体内器官（内脏）的分解、完整性受损、腐烂、异常增多或增生等。

（二）诊断方法

1. 望诊　是指医者通过运用视觉，对患者身体有关部位以及排泄物进行全面而有目的的观察，以诊断疾病的方法。维吾尔医学望诊的部位包括头、面、发、眼、耳、鼻、唇、牙齿、牙龈、舌苔、咽、喉、腹、胸、背部、手、足、指甲、皮肤、痰、大小便等。

2. 闻诊　是指医者通过听觉、嗅觉，听患者的声音和嗅其气味以诊断疾病的方法。听声音了解患者的语言、呼吸、咳嗽、呕吐、呃逆等声音变化；嗅气味诊察患者的口腔、身体和排泄物的气味。

3. 问诊 是医者通过和患者及陪同人员交谈、询问，了解掌握患者的病情现状、病史以及整个健康状况的有关简要资料，以诊断疾病的方法。本法配合望诊、闻诊、脉诊等对综合全部病情征象、鉴别确诊疾病起着不可缺少的作用。

4. 切诊 是医生直接运用手的触觉，对患者体表的一定部位进行按压和触摸，从而了解病情的一种诊断方法。切诊包括触诊和切脉两大部分。触诊是维吾尔医诊断学的重要组成部分，是医生用手直接检查患者脉象和体表各部的一种诊断方法。维吾尔医的切脉方法与中医学有些不同，即用四个指头切脉。医生把四个指头放在患者两手腕的桡动脉处轻轻地按压，获得患者脉搏跳动的各种情况，从中要辨明患者脉象的长短、宽细、浮沉、强弱、数迟、硬软、凉热、充少、正反、正规不正规等10多种类型，从而测知全身状况。

5. 尿诊 是医者通过对患者的尿液的检验以诊断疾病的方法。通过尿诊可明了机体的气质，尤其可明了体液的状况和膀胱、尿道、胰腺、肝、肾的功能。尿诊内容包括：尿的颜色、尿的浓稀度、尿量、气味、泡沫、沉淀等。

6. 痰诊 是指医者通过了解、观察患者咳嗽痰液能否易咳出、痰液的黏稠度、颜色来诊断辨别相关疾病及致病异常体液的类型的方法。如痰液呈白色者，则提示致病体液仍未成熟；痰液呈黄色者，则提示渗入胆液质；痰液呈黄色并带有异味者，同时体温升高者，则提示肺部有严重感染。

（斯拉甫·艾白　库尔班·艾力　吐尔洪·艾买尔　艾尔肯·卡斯木）

第三节　防治篇

一、治则和治法

（一）治则

1. 调节失调气质　是恢复失调气质的根本总则。维吾尔医学认为，气质失调类疾病的发生，从根本上说是由于气质的相对平衡失衡所引起。气质的失调多由体内外各种因素导致热、湿、寒、干及干热、湿热、湿寒、干寒和体液在数量和质量上的异常变化所致。调节失调气质的治则主要有调节和清除两大治则。

2. 表根慢急　表根是用以概括和说明疾病的病因和症状相对的两个方面及其内在联系，病因是根，症状是表。在治疗时应用"表""根"的理论，则可帮助分析其主次慢急，并运用急则治表，慢则治根，或表根兼治的原则来指导临床治疗。与中医"标本缓急"治则类似。

3. 助防祛邪　"防"指人体自然力，即对疾病的防御、抵抗能力。"邪"是病邪，主要是指各种致病因素及其病理损害。疾病的发生、发展，在一定意义上，可以说是由防、邪双方的力量强弱而决定的。邪胜则病进，防胜则病退。故治病的根本目的是改变防邪双方的力量对比，使邪去防复，向有利于疾病痊愈的方向转化：①助防：即使用扶助防御能力的药物或采用其他疗法，并配合适当的营养性食物和治疗性食物及功能锻炼，提高人体的抗病能力和自然修复能力，以达到祛病邪，恢复健康的目的。②祛邪：就是使用攻逐病邪的药物，或运用埋沙、温泉浴、日光浴、手法等内病外治为目的的非药物疗法，祛除病邪，以达到邪去防复的目的。③助防驱邪并用：是指对防御能力已弱，病邪较强疾病的治则。故需助防与祛邪同时兼施。与中医"扶正祛邪"治则类似。

4. 七因定则　七因定则，即因时、因地、因人及因病种、病级、病期、病危等制定治则。也就是根据季节、地区、体质（包括异常体液质类型）、年龄、性别及疾病的种类、病因、等级、分期等不同，而制定的治疗方法。因为疾病的发生和发展是由各方面内外因素决定的，故治病时应考虑各种因素，制定适宜的治则、治法。

5. 及治防变　是指为及时治疗疾病，防止疾病转化，而考虑的治疗措施和用药原则。疾病的发展过程，是病邪与人体防御能力斗争的胜败过程，邪胜则病进人体，防御能力胜邪则病退。及时治疗，既可控制病情恶化，又免人体防御能力过度损耗。在临床治疗中，掌握时机、及早治疗，以防病邪的发展和转化，避免不良后果，是非常关键的。

（二）治法

1. 精神疗法　又称心理治疗，就是利用心理学的理论知识和技巧，通过各种方法，应用语言和非语言的交流方式，影响对方的心理状态，改变其不正确的认知活动、情绪障碍，解决其心理上的矛盾，通过医患沟通技巧使患者提高信心、减轻精神压力，提高患者的依从性，给患者带来安全感的治疗方法。特别是对精神疾病的治疗不可缺少的方法。

2. 饮食疗法　是指通过调整病人日常饮食、实行饮食禁忌等达到治疗或辅助治疗疾病、康复的疗法。维吾尔医学认为病人的日常饮食对疾病治疗具有重要的影响，饮食禁忌是疾病治疗阶段的重要措施之一，而与饮食禁忌规则不符合的忌口也反而会加重病情。故在疾病治疗过程中，可根据病情，由病人按自身需求选择饮食，或者医生根据患者的气质类型、病情的需要制定相应的饮食，从而达到保健、治疗、康复的目的。饮食疗法又分为营养性食物疗法、治疗性食物疗法、营养和治疗性食物疗法3种，以维持其体力，增强自然驱力、助防祛邪能力等。治疗时可采用经口进食、灌肠的方式进行。

3. 药物疗法　是指通过内服或外用药物治疗疾病的疗法，是维吾尔医临床最常用的疗法之一。临床治疗疾病时，根据对疾病的诊断，确立治则，选择适宜的药物（单味或复方）；根据病情的特点和治疗的需要，对药物进行适当的调制，确定适宜的给药方式。药物疗法按照药物调制的特点和给药方式大致又分为内用药物疗法和外用药物疗法两类。

（1）内用药物疗法：包括寒化法、热化法、湿化法、干化法；四种体液质调节法；胆液质成熟法、黏液质成熟法、脾液质成熟法和排泄法以及血液质纯化法；补脑法、明目法、固齿法、补心法、补肺法、补胃法、补肝法、补肠法、补肾法、补膀胱法、壮阳法、补血法、解毒法安神法、催眠法、祛风法、强筋法、软便法、导泻法、催吐法、止痛法、止吐法、止恶法、止咳法、化痰法、平喘法、止血法、利尿法、固精法、发汗法、止汗法、止带法等。

内用药治疗是维吾尔医临床最常用的治疗方法。特别是除了血液质的异常应用调节剂以外其他三种体液质的异常导致的疾病应用成熟剂和清除剂是不可缺少的治疗特色。

成熟法是指除了血液质，针对异常黏液质、异常胆液质、异常脾液质，通过汤药调节其浓度、平衡数量、净化内环境、阻止不断异常改变、降低致病作用，将治病体液质达到能排出体外状态的治疗过程。

清除法是指成熟剂的作用下出现异常体液质成熟表现之后服用专门配制的汤药，对致病体液质的排泄、清除、清扫，通过人体各类排泄通路排出体外为目的的治疗过程。

1）黏液质成熟剂：成熟异常的黏液质，使它具备成为被清除的状态，调整气质。用于异常黏液质所致各种疾病时，使用此方。

2）黏液质清除剂：清除已被成熟的异常黏液质，恢复体液质的正常状态，调整气质。治疗异常黏液质所致各种疾病时，使用相应的成熟剂之后出现异常黏液质成熟表现为标准应用此方。

3）胆液质成熟剂：成熟异常的胆液质，使它具备成为被清除的状态，调整气质。用于异常胆液质所致各种疾病时，使用相应的清除剂之前应用此方。

4）胆液质清除剂：清除已被成熟的异常胆液质，恢复体液质的正常状态，调整气质。用于异常胆液质所致各种疾病时，使用相应的成熟剂之后出现异常胆液质成熟表现为标准应用此方。

5）脾液质成熟剂：成熟异常的脾液质，使它具备成为被清除的状态，调整气质的维吾尔医经典方剂。用于异常脾液质所致各种疾病时，使用相应的清除剂之前应用此方。

6）脾液质清除剂：清除已被成熟的异常脾液质，恢复体液质的正常状态，调整气质的维吾尔医经典方剂。用于异常脾液质所致各种疾病时，使用相应的成熟剂之后出现异常黏液质成熟表现为标准应用此方。

7）血液质调节剂：调节异常血液质，恢复体液质的正常状态。用于异常血液质所致各种疾病。

（2）外用药物疗法：包括贴药法、敷药法、擦药法、涂油法、药传热法、药传冷法、药液灌肠法、药塞法、药捻法、药熏法、药粉鼻吸法、药液点滴法、药灸法、刮痧法、药粉吹喷法、药粉散扑法、药液漱口法、药液清鼻法、药浴法、药汁起泡法、裹畜皮疗法、涂兽血疗法、涂禽血疗法、放血疗法、研磨擦涂法、膝下药浴法、腰下药浴法、药熏疗法、药物烟熏法等。

4. 护理　是指通过对病人的日常护理或特殊护理达到或辅助治疗疾病、促进患者康复的疗法。维吾尔医学认为预防疾病、维护健康也是治疗的一个组成部分。空气、饮食、衣着、工作、休息、睡眠、性生活、居住条件、情绪、精神等的正常与否或适宜与否对人的健康影响极大，在临床疾病治疗中，保持正常的日常生活行为和生活环境是治疗的内容和初步条件。维吾尔医的护理包括护理理论、护理方法和特色护理技能3个方面。既涉及病人的疾病护理、病后调摄与康复，又涉及人群的养生保健与非器质性疾病的预防；在临床实践方面，既涉及医院的专科护理，又涉及门诊的常识护理。通过特色护理技术，可达到治疗和减轻患者病痛，促进患者康复的目的。在特色护理当中广泛应用的有根据患者的异常体液质类型开展相应的精神护理、饮食护理、用药护理和内病外治护理等，对促进患者康复具有重要作用。

5. 手技疗法　是指通过手法干预而治疗疾病的疗法，又称"手艺疗法"或"用手疗法"。用手疗法属于外治疗法之一，根据手法的不同分为放血疗法、拔罐疗法、按摩疗法、推拿疗法、挑针疗法、拔毛疗法、刮皮疗法、烙灸法、开刀疗法、埋沙疗法、日光疗法、披兽皮疗法、温泉疗法、涂兽血疗法、放水蛭吸血疗法、蜡疗、温泉疗法等。

二、维吾尔药

（一）药用资源

新疆维吾尔自治区是我国面积最大、资源最丰富的省区，维吾尔药资源极其丰富。中华人民共和国成立以来通过多次药材资源普查和考察，对维吾尔药资源的种类、分布、蕴藏量、生态环境等，不仅有了比较系统的了解，而且还陆续发现了一些新的药源。据初步统计，维吾尔药材现有1 100多种，其中植物药1 000多种、矿物药80多种、动物药50多种；最常用的400多种。药材主要分布在天山南北准格尔盆地和塔里木盆地的绿洲、草原、沙漠、河湖和天山山脉和帕米尔高原的丘陵、山林。目前随着药材需求量的增长大部分药材从其他省市采购满足临床需求。

（二）药材分类

按来源分为植物药、动物药和矿物药3类。植物药分为花、叶、皮、根、汁、果实、油、籽等；动物药有毛发、角、乳、油、粪便、蹄、血、蛋、皮、骨髓等；矿物药分为盐类、石类、金属类、宝石类、石油类、土类等。其分类的方法随着医药学的发展而不断改进，其中按主要功能和作用分类，如热性药、湿性药、寒性药、干性药以及干热性药、湿热性药、湿寒性药、干寒性药。

（三）代用药

代用药是指当某种药物紧缺时，为保证或基本保证用药治疗目作为替代该紧缺药物而使用的其他性味、功能和主治相似的药物。使用代用药是维吾尔医特色用药方法之一。代用药不仅经过实践验证，其使用也具有一定的规律性。根据这种规律，维吾尔药药物学中已对绝大多数药材制定了代用药。如性味二级干热的荜茇根无货时，可代用功能和主治相似，并且性味二级干热的等量胡椒或性味一级干热的一倍量红花籽，等等。

（四）矫正药

矫正药是指某种药对某种器官的疾病具有显著疗效，但对另一种器官产生不良影响，甚至有害时，为了消除或矫正这种不良反应而同时用的药物，使用矫正药是维吾尔医特色用药方法之一。矫正药是一个相对的概念，当一种药物以治疗疾病目的使用时则是通常的药物，而当作为消除其他药物不良反应的目的使用时则是矫正药。矫正药不仅经过实践验证，其使用也具有一定的规律性。根据这种规律，维吾尔药物学已对绝大多数药物制定了矫正药，如茴青果对胃肠疾病疗效显著，但引起热性头痛，故为矫正该不良反应，治疗胃肠道疾病时与小茴香（矫正药）同用。

（五）炮制

炮制是指在维吾尔医药理论指导下，根据用药目的、调剂、制剂、贮藏等的需要，对药物进行一定的加工处理的方法技术。多数维吾尔药材需经加工炮制后才能使用。炮制的目的主要有降低或消除药物的毒性或副作用，改变或缓和药性及其性级，提高疗效，便于配剂、贮存、服用等。炮制的方法取决于炮制的目的，主要有净选、切割、燥法、炒法、去毒法、裹面团烤法（库西提）、洗法、炙法、水蒸馏法、取汁法、取油法、浮沉法、取膏法、研磨法等。

（六）药性

药性又称药物的气质、性质，系根据药物作用于机体后发生的不同反应、疗效确定的药物的属性。维吾尔医将药性分为热、湿、寒、干四种，有不少的药物具有混合药性，即干热、湿热、湿寒、干寒，也有部分药物的药性平和，即平。

药性根据其对机体作用强弱程度的不同，具有不同的等级或层次，称"性级"，具体药物性味的层次是固定的，不随用药方式的改变而改变。药性共分为四个层次，第一层次是指非反复或大剂量使用，则机体对药物属性不产生感知；第二层次是指药物对机体的作用较明显，可被机体感知，但非大剂量使用则不影响机体功能；第三层次是指药物的作用明显影响到人体功能，但未导致机体组织的衰竭与死亡；第四层次是指药物可造成人体组织的损害与死亡。如此，每一种单一的药性具有一至四级，一级药性最弱，四级药性最强，二级和三级药性介于一级与四级之间。一级药性平和，具有一级药性的药物一般为药食两用的药物，而具有三级和四级药性的药物多为峻猛药，具有毒性，内服时需炮制并经过配伍减毒后才可用于治疗疾病。

混合性级是指药物中含有两种药性，且两种药性的性级程度不同。如向日葵花具有热、干两种药性，其热为一级热，干为三级干；马齿苋具有湿、寒两种药性，其药性为二级湿、三级寒。对于具有混合性级的药物，临床用药时则需兼顾两种药性的性级特点。

1. 热性药 具有生热、祛寒的功能，适用于非体液质型寒性病证和非体液质型湿寒性、干寒性的寒性偏盛病证；或体液质型黏液质（湿寒）性和脾液质（干寒）性的寒性偏盛病证。

2. 湿性药 具有生湿、润燥的功能，适用于非体液质型干性病证和非体液质型干热性、干寒性的干性偏盛病证；或体液质型胆液质（干热）性和脾液质（干寒）性的干性偏盛病证。

3. 寒性药 具有生寒、清热的功能，适用于非体液质热性病证和非体液质型干热性、湿热性的热性偏盛病证；或体液质型胆液质（干热）性和血液质（湿热）性的热性偏盛病证。

4. 干性药 具有生干、燥湿的功能，适用于非体液质型湿性病证和非体液质型湿热性、湿寒性的湿性偏盛病证；或体液质型血液质（湿热）性和黏液质（湿寒）性的湿性偏盛病证。

5. 干热性药 具有生干生热、燥湿、祛寒的功能，适用于非体液质型湿寒性病证或异常黏液质性病证。

6. 湿热性药 具有生湿、生热、润燥、祛寒的功能，适用于非体液质型干寒性病证或异常脾液质性病证。

7. 湿寒性药 具有生湿生寒、润燥清热的功能，适用于非体液质型干热性病证或异常胆液质性病证。

8. 干寒性药 具有生干生寒、燥湿、清热的功能，适用于非体液质型湿热性病证或血液质性病证。

（七）方剂

复方是维吾尔医临床用药的主要形式。维吾尔医方剂多数由两味以上的药味配伍组成，通过不同性味、功效的药物的合理配伍可调其偏性、止其毒性、增强或改变原有功能、消除或缓解对人体的毒性或副作用，发挥其相辅相成或相反相成的综合作用，以达到临床防治疾病的目的。目前国家食品药品监督管理总局批准的维吾尔药准字号品种有 50 余种，自治区食品药品监督管理局批准的维吾尔医药院内制剂有 1 200 余种。

维吾尔医方剂的组成遵循"主药－辅助药－矫正药－调和药"合理配伍的原则。主药是针对主因、主证、主病起治疗作用的药物；辅助药是加强主药作用的药物；矫正药是起到消除或减弱主药、辅助药的毒性的作用，通常是性味相反而起相成药效的药物；调和药是调和方剂药性、调整方剂味道、气味的药物。

组成方剂的各药物的主、辅、矫、调主要根据各药物在方中所起作用的主次地位而定。在组方时并无固定的方式，一个方剂中既非主、辅、矫、调都必须具备，也非每药味仅任一职。一个方剂的结构和组成药物的多少，应视具体病情及用药目的的不同，以及所选药味的功能来决定。病情简单，主药能胜任主因、主证，亦无毒副作用，则矫正或调和药物不用亦可；病情复杂，主药不能完全胜任主因、主证，或可能具有副作用需要制约，则主、辅、矫、调药宜齐备，但各宜多少药味并非固定模式，可根据证候和治法的需要，以及药味的功能等灵活配伍。

维吾尔医临床主要基于以下几种目的和几种原因组成各类的方剂：①为减少单味药物的毒、副作用而组成方剂。即治疗某一疾病起主要作用的药物，由于药性过于强烈或除起到一定的治疗作用外，同时也会产生副作用，甚至产生毒性时，为降低它的烈性或毒、副作用，需配伍一些矫正药组成方剂。②为了增强药物的药理和作用而组成方剂。即，病情较重和复杂时，单味药不能纠正较重的病情，故根据病情需加一些辅助药物组成方剂。③起主要作用的药物到达病所并起到作用之前，有可能因某种原因降低其作用或失去作用时，为保持其应有作用，促使其到达病所，需配伍一些其他药物（辅助药）组成方剂。④起主要作用的药如有异味会引起呕心或呕吐时，为纠正其异味，需配伍一些药物（调和药），组成一定的方剂。⑤由于所用药物来源于植物、动物和矿物，为便于使用，组成一定的方剂。⑥根据治病的需要、药物的性质、调剂的要求、保存和运输需要，而组成一定的方剂。

1. 方剂的命名　维吾尔医药的方剂名称较多，为了便于掌握，历代医家创造了根据方剂的组成、性质、作用、发明人、疾病名称和方剂的大小等命名方法，形成了各种方剂名称，大致有如下几类。

（1）以主药名称命名，如"麝香蜜膏"，该方由 16 种单味药组成，其主药为"麝香"故该方以此得名。

（2）以所起的作用命名，如"固精小丸"，故该方以此得名。

（3）以发明人的名称命名，如"加拉里丁和田尼蜜膏"，维吾尔语中"加拉里丁和田尼"为和田维吾尔名医加拉里丁之意，为该发明人名称命名的方剂之一。

（4）以所治的疾病名称命名，如"孜亚比提片"，维吾尔医学中"孜亚比提"为"糖尿病"之意，为疾病名称命名的方剂之一。

（5）以方剂口味命名，如"苦巴达木油"为方剂口味命名的方剂之一。

（6）以方剂药性命名，如"苏仁江阿日散"，维吾尔医药中"阿日"为热性之意，为方剂药性命名的方剂之一。

（7）以方剂的大小命名，如"罗补比开比日仁膏""罗补比赛各日仁膏"，维吾尔医学中"开比日"为大之意，"赛各日"为小之意，该两种规格的罗补比（仁膏）为以方剂的大小命名的方剂之一，等等。

2. 方剂的性　维吾尔医的方剂中，每一个方剂一般都有一定的性和性级，这与方剂中单味药的性及其性级有一定的关系。维吾尔药的每个单味药都有一定的性，如热性、湿性、寒性、干性和干热性、湿热性、湿寒性、干寒性，且性由弱到强，分为1～4级，如1级热性、4级干性、1级寒性等，相应地由单味药组成的方剂，也具有性和性级，如热性、湿性、寒性、干性、干热性、湿热性、湿寒性、干寒性等，同样其性由弱到强也分为1～4级，如1级热性、4级干性、1级寒性等。

3. 方剂的性和性级的确定　维吾尔医方剂的性和性级应根据组成方剂的各单味药的性及其性级、剂量，通过特定的计算方法计算和确定。如解毒膏，由相同剂量的月桂樱子、龙胆、没药、长根马兜铃组成，虽然该四味药的药性相同，但各味药的性级不同，月桂樱子和没药的药性为2级干热，龙胆和长根马兜铃的药性为3级热、2级干，4味药累计的性级为：热性为10，干性为8；将热性10除4味药为2.5，干性8除4味药为2；即该方剂的药性和性级定为2.5级热、2级干。若某一方剂单味药的用量一样，但存在药性相反的药味时，则首先计算出它们的性级，再将相反的药性以大数减去小数，再以余数除以药味数即为该方剂的性级。如由月桂

樱子和白石脂组成的某一方剂中，月桂樱子的药性为 2 级干、2 级热，白
石脂的药性为 2 级干、1 级寒，从热性 2 中减去寒性 1，将余数 1 除以药数
2 为 0.5，故该方剂的热性为 0.5；将该方剂的干性 4，除以药味数 2 为 2，
故该方剂的干性为 2；即该方剂的药性和性级定为 0.5 级热、2 级干。

4. 方剂的用量 方剂的用量按方剂中每一药味一次用量的相加数除以
药味数计算。而用药次数是将一次用量乘 2 或 3 即可。如治疗头晕，由薰
衣草、药西瓜、阿里红、白盐等药配制成某一方剂，制定其一次服用量
时，将每一味药的一次用量相加，除以 4（药味个数）即可；制定其 5 次
服用量时，将一次用量乘 5 即可。方剂中单味药的用量应根据患者的具体
情况加减，但对于古方、经验方，因经过了长期的临床验证，不宜随意
改动。

5. 维吾尔药的剂型 制剂是维吾尔医临床用药的主要形式。临床时，
根据疾病诊断、确立治法治则、确定方剂后，通常需根据疾病、患者、所
用药物的特点制成一定的制剂给患者用药。维吾尔医在临床实践中积累形
成了丰富而具有特色的制剂，根据制剂的性状不同，制剂剂型分为膏状制
剂、硬状制剂、散状制剂、液状制剂等 4 大类 60 多种。

三、亚健康调理

维吾尔医认为人的身体状况分为三类状态，即健康状态、疾病状态、
中间状态。其中，"中间状态"即是"亚健康状态"，是指非体液质型气质
失调以及体液质轻度失调的状态。维吾尔医重视对亚健康状态的治疗，通
过精神治疗、膳食治疗、药物治疗、手技治疗等治疗手段进行干预，以调
节异常体液质的失衡，使亚健康症状恢复至健康状态，即"亚健康调
理法"。

维吾尔医认为健康的基础是调节人体四种体液质平衡，包括机体内部
的平衡以及人体与外界环境的平衡，这是维吾尔医预防保健的重要理论基
础和准则，是维吾尔医学发展的重要标志之一，其典型表现是"八十个药
袋"。各族人民在与疾病作斗争过程中形成的疾病的预防和治疗模式，其
核心是预防疾病，即机体因身体内部的平衡以及人体与外界环境的平衡失

调而出现的多种多样表现，一般到"集市"抓药，调节自己的气质，同时饮食调节来干预出现的症状，使之不会发展到疾病状态。这对各族人民的健康起到了重要的贡献。

人体正常气质发生异常状态，而导致各种疾病。它又分为体液质数量失调和质量失调两类。数量失调系指某一种体液质的数量增多或者减少而产生的气质变化，但体液质量还没有发生改变，或者还未落积在某一个器官而发生的证候症状病变。所以出现某一个体液质过剩的相关症状，但未出现某一个脏器疾病的临床表现。这种状态称轻度体液质性气质失调。

轻度体液质性气质失调的表现多种多样，主要表现为躯体、心理、社会交往3方面的不适：躯体方面可表现有疲乏无力、肌肉及关节酸痛、头昏头痛、心悸胸闷、睡眠紊乱、食欲不振、脘腹不适、便溏便秘、性功能减退、怕冷怕热、易感冒、眼部干涩等。心理方面可表现有情绪低落、心烦意乱、焦躁不安、急躁易怒，或恐惧胆怯、记忆力下降、注意力不能集中、精力不足、反应迟钝等。社会交往方面可表现有不能较好地承担相应的社会角色，工作、学习困难，不能正常地处理好人际关系、家庭关系，难以进行正常的社会交往等。

1. 胆液质数量失调的调理法　采用湿寒性治疗措施及其药物，用于预防体内外干热性因素造成的胆液质数量失调所致气质失调证候及其症状。

2. 血液质数量失调的调理法　采用干寒性治疗措施及其药物，用于预防体内外湿热性因素造成的血液质数数量失调所致气质失调。

3. 黏液质数量失调的调理法　采用干热性治疗措施及其药物，用于预防体内外湿寒性因素造成的黏液质数量失调所致气质失调。

4. 脾液质数量失调的调理法　采用湿热性治疗措施及其药物，用于预防体内外干寒性因素造成的脾液质数数量失调所致气质失调。

（斯拉甫·艾白，库尔班·艾力，吐尔洪·艾买尔　艾尔肯·卡斯木）

第三章

蒙医药学

蒙古族起源于蒙古高原。《新唐书》载有"蒙兀室韦"，其"蒙兀"是"蒙古"一词最早的汉译名。蒙医药学同其他传统医学一样，都是在人们长期的医疗实践中逐步形成和发展起来的，具有鲜明的民族特色和地域特点。

13 世纪以前，古代蒙医药处于萌芽与积累时期：以蒙古包为代表，居住环境得到明显改善，有利于抵御风寒；酸马奶等具有北方民族特色的饮食和各种保健方法的积累，为蒙医饮食疗法和起居行为疗法奠定了基础；蒙古灸、针刺放血等外治法已经普遍应用；药物知识日趋丰富，创制匈奴露宿丸等特色药剂；各种外伤的治疗以及急救方法颇具特色，尤以整骨技术见长。13 世纪后，蒙古族与各兄弟民族乃至欧洲、亚洲各国之间的经济文化交流频繁，有了统一的蒙古文字。蒙医临床医疗经验积累日益丰富，蒙医正骨、蒙古灸、刺血疗法、外伤治疗、饮食疗法等蒙医特色治疗技术与方法有了进一步的发展并普遍应用。元代太医、蒙古族营养学家忽思慧编著的《饮膳正要》是我国现存第一部完整的营养学和饮食卫生专著。作者注重汲取民间日常食疗经验，阐述各种饮馔的性味与滋补作用，尤以牛羊肉及乳制品为主，用法多变，突出了蒙古族饮食特点，对蒙医学饮食疗法影响深远。骨伤学科独立成专门学科，治疗外伤、骨伤科技术日臻娴熟；对传染病有比较科学的认识并能有效预防。

16 世纪后期，藏传佛教在沉寂 200 余年后再次传入蒙古各地，使蒙古社会发生了极为深刻的变化，其影响几乎涉及社会生活的各个方面，包括对传统蒙医学的影响。随着佛教的传播，蒙古地区寺庙林立，医学成为寺院喇嘛的必修科目，一些规模较大的寺庙，设置专门培养医学人才的专门机构——"曼巴扎仓"，为蒙古地区培养了大批精通医术、救死扶伤的医学家。许多印、藏佛教著作也传入蒙古地区，并陆续翻译成蒙古文。其中列入《丹珠尔》的古印度医学经典《医经八支》以及藏医学著作《四部医典》等对蒙医理论体系的构建影响甚大。《兰塔布》《蓝琉璃》等藏医著作也相继被译成蒙文，以木刻版本或手抄本流传，对蒙医药的发展发挥了积极作用。许多蒙医学家在实践中学习、研究、注释印藏医学，整理和总结传统蒙医药的理论与经验，并结合自己的临床实践，著书立说，涌现了以蒙医学三大经典为代表的数十部蒙医学著作，从而构建了蒙医药理论体系，标志着近代蒙医药学的形成。

在蒙汉民族交往交流交融的漫长历史进程中，不少北方民族医家致力于学习和研究中医，有些中医著作被传播到蒙古地区，对传统蒙医学产生了一定影响。很多蒙医学习中医的方法，利用中药来治病。蒙医经典著作《四部甘露》中专设有"用中医的方法和中药治疗的诸病"一章列举了18种病的治疗方法。同时，诸多中医学著作被翻译成蒙古文，在蒙古地区传播，影响和丰富了蒙医理论，阴阳五行学说，脉诊等成为蒙医学理论的重要组成部分。

中华人民共和国成立后，党和政府高度重视蒙医药学的发展。蒙医药学进入一个崭新的发展阶段。从20世纪50年代开始，蒙医医疗机构的相继建立，体系逐渐完善。将分散行医的蒙医组织起来。1956年和1958年相继成立了中蒙医研究所和中蒙医院，部分盟市、旗和蒙古族聚居的其他省的旗县，也先后成立了蒙医研究所和蒙医医院，如今全国有包括内蒙古国际蒙医医院等三级甲等医院在内的蒙医医院百余家，同时在内蒙古自治区多家综合医院也开设了蒙医科。在人才培养方面，通过举办蒙医学习班、进修班、研究班或带徒弟等形式培养蒙医药人才。1958年在内蒙古医学院设立蒙医本科专业，开始系统培养蒙医高级人才；1979年通辽成立内蒙古民族医学院并招收培养蒙医本科生；1992年开始培养蒙医硕士研究生；2004年开始培养蒙医博士研究生。现有蒙医学、蒙药学两个博士学位授权点。20世纪80年代中期开始加强本、专科教材建设，先后编写了30余门学科的国家统编教材、规划教材，满足教学需要。在科研方面，从起初主要开展蒙医古籍的翻译和文献整理发展到广泛开展基础和临床研究工作。蒙医基础与医史文献研究、蒙药资源普查、蒙药材栽培、蒙药有效物质基础研究、蒙药质量标准研究、蒙药炮制研究以及蒙医药标准化研究等方兴未艾。研究机构数目和规模不断扩大。内蒙古自治区相继出台了《内蒙古自治区蒙医中医条例》（2001 年）和《内蒙古自治区振兴蒙医药行动计划（2017—2025）年》，随着党和国家对中医药的大力支持，蒙医药事业发展进入了前所未有大好时机，发展前景更加广阔。

（宝　龙　巴图德力根）

第一节　生命篇

一、蒙医学的哲学基础

（一）阴阳学说

阴阳学说亦是蒙医学理论体系的重要内容。作为蒙医学的哲学基础，阴阳学说是蒙医学寒热理论的进一步提升。古代蒙古人称苍穹为"天父"，称大地自然称为"地母"。这是在蒙古族中形成阴阳概念的根源。从元代开始蒙古人能够应用阴阳概念来解释医学的某些内容，到 16 世纪末，阴阳学说成为蒙医学理论体系的重要组成部分，其内容大体上与中医学的阴阳学说一致，只是有个别阴阳划分有所不同，如蒙医学认为腹为阳、背为阴；五脏易患热性病，属阳，六腑易患寒性病，属阴；等等。蒙医理论中有"五脏之热证与六腑之寒证可以并存，但六腑有热证时五脏不能有寒证"的说法，是阴阳学说在临床诊疗过程中的具体应用。五脏六腑的这种阴阳属性划分主要依据的是脏腑中"三根"的优势存在情况。赫依、希拉、巴达干"三根"中，希拉是热的物质基础，属阳；巴达干是寒的物质基础，属阴；赫依则有调节寒热的功能，具有阴阳双重性，但赫依有"凉"的属性，如果病变，从本质上还是属于寒性病。如五脏总体上属阳，但心脏易患赫依病，属阴。肝以希拉热性病为主，属阳。而脾、肺、肾以巴达干寒性病，属阴，这与中医认为的肝为阴中之阳，肺为阳中之阴，肾为阴中之阴，脾为阴中之至阴又有相似之处。六腑虽在总体上属阴，但其中的胆囊、小肠则属阳，易患热病，乃阴中之阳；而胃、大肠、膀胱则属阴，易得寒病，乃阴中之阴。

（二）五元学说

"五元"学说，亦称天文或占星"五元学说"，是古代自然哲学的产物，是朴素的唯物观。五元是指土、水、火、气、空五种原生物质。五元学说认为，世界上任何物质均由这五种原生物质构成，只是各自所含比例不同，从而形成物质的特性。"土"元具有坚硬、稳重的性质，具备色、声、气、味、感五种性能，是一切物质的本基，对物质有稳固加重的功能。"水"元具有潮湿、水性的性质，具备色、声、味、感四种性能，对物质有滋养，湿润的功能。"火"元具有热的性质，具备色、声、感三种性能，对物质有成熟，温热烧灼的功能。"气"元具有轻、动的性质，具备声、感两种性能，对物质有减轻、发动、增多的功能。"空"元具有空虚的性质，具备声的性能，为物质提供存在、发育和活动的空间。这里所谓"性质"是指五元各自的本质属性，所谓"性能"是指五元各自被人的五官所感知的特性，所谓"功能"是指五元各自在事物的滋生、演化、发展、终结过程中所发挥的作用。一般来说，一个物质的五元归属当主要看其性质、性能、功能与五元的相似度。在蒙医学理论中，对构成人体之"三根""七素"和生理、病理、诊断、治疗原则、治疗方法等均以"五元学说"来解释说明，因而五元学说成为蒙医学理论体系最主要的哲学基础。

（三）五行学说

五行学说也是蒙医学的重要哲学基础。五行学说在蒙医脉诊中应用的重点是四季、五行、脏腑与脉象的相互关系。将木火土金水五行，依次向左推算为母，向右推算为子；将火水土木金，依次向左推算为友，向右推算为敌。根据五行的母、子、敌、友之间相生相克的情况推算脏腑脉象正常与否，并研判病情的轻重。

二、蒙医学三根理论

蒙医学认为，身体是由三根和七素三秽构成的对立统一体。三根是能够维持生命现象的三种能量物质。七素是构成人体组织器官的七种基本物质。三秽是新陈代谢过程中产生的排泄物。在人体生命活动中，三根与七素三秽之间存在对立统一的协调关系，它们互相依赖，互相促进，互相影响，相辅相成，共同负担人体正常生理活动。

（一）三根

三根是指人体内赫依、希拉、巴达干三种物质。三根最初来源于父母的精血，并依靠人的饮食、起居、时节等因素不断地滋生来补充自身损耗，以保持三者平衡。正常情况下，三者互相依存、互相制约，处于相对平衡状态，使人体起居行为、语言、思维等一切生命活动顺利进行。

1. 来源 父母的健康精血结合形成胚胎。坐胎之后 5 周内逐渐形成脐带。脐带由三个血管组成，是母体与胎儿之间的营养通道。胚胎的生长发育及三根的滋养主要依靠胎体脐带中分出的三个基本脉，即阳脉、阴脉、中心脉。阳脉滋养希拉，希拉依命脉和肝存于胎体中部，提供热能，生化七素（构成人体的七种基本物质）。阴脉滋养巴达干，巴达干依脑存于胎体上部，司理体液，促进发育。中心脉滋养赫依，赫依依阴部存于身体下部，为胎儿的生长提供动力。胎儿在子宫内得到母体提供的含有五元的营养物质，经过 38 周时间逐渐发育成熟，在下清赫依的作用娩出。

2. 赫依 赫依是人体的动力源，与运动系统、循环系统关系密切。依据其存在部位和功能分为司命赫依、上行赫依、调火赫依、普行赫依、下清赫依 5 种。心脏、骨骼、大肠、皮肤、耳是赫依的优势存在部位。在维持生命活动中，完成血液运行、呼吸、打喷嚏、饱嗝、吞咽饮食、分解食物、输送精华与糟粕、增强体力、保持五官功能及思维意识、支配四肢伸屈、孔窍启闭、射精、排泄等诸多生理功能。赫依还有调节另外二根之间平衡的作用。赫依的本质属性有轻（行动自如，心情急躁，反应迅速）、动（好动，睡眠不实，健忘，性格轻浮）、涩（皮肤粗糙，性格执拗，急躁）、凉（不耐寒，发冷，喜温）、微（无孔不入，无处不在）、坚（表皮坚硬，耐泻药）等 6 种。

3. 希拉　希拉的主要作用是提供热能，调节体温。依据其存在部位和功能分为5种。消化希拉存在于幽门部，为其他四种希拉的基础，产生热量，遍布全身。具有促进消化、引起食欲、促使七素分解的作用。变色希拉存在于肝脏，人体所需各种营养物质都要经过肝脏，在变色希拉的作用下，对食物中的精微物质进一步加工，以补充血液的损耗，同时血液中也含有补充肌肉、脂肪等七素中其他成分的必需物质，通过血液运送至各自部位。能成希拉存在于心脏，支配精神意识和思维活动，能使人产生自豪感与上进心，智慧与勤奋等。能视希拉存在于眼，主视觉，明辨外界一切色相。明色希拉存在于皮肤，有滋润皮肤的功能。希拉的属性有热（易于饥渴，耐寒喜冷）、锐（头脑聪明，性情高傲，病情急，发展变化快）、腻（皮肤油光柔软）、轻（热力易于上升）、臭（排泄物之臭味）、泻（腹部柔软，易泻泄）湿（湿润，多汗，易泄）等7种。

4. 巴达干　巴达干具有调节全身体液，辅助消化，产生睡眠，滋润皮肤，延年益寿，产生耐力，坚固关节等功能。依据其存在部位和功能分为5种。主靠巴达干存在于胸腔，是其他四种巴达干之基础，调节全身体液。腐熟巴达干存在于胃，其作用是磨烂胃内食物。司味巴达干存在于舌，主味觉。能足巴达干存在于头部，维持五官感觉，使人产生满意和知足感。能合巴达干存在于关节，具有坚固关节，保持润滑的作用。巴达干的本质属性有寒（热量低弱）、重（行动缓慢，语言、思维迟缓，多眠）、腻（皮肤细腻，白嫩，丰满）、钝（语言、思维迟钝，病情发展缓慢）、固（稳重，不易激动，病情稳定，不易转归）、柔（皮肤柔嫩，性情温和）、黏（分泌物多，黏而厚，排泄多带黏液）等7种。

5. 体质特性　身体内三根含量不同导致的生理上先天差别，表现在体态相貌、性格禀赋、言行举止、消化功能等方面不同特征。人的体质特性在胎儿时期形成，主要由父母体质特性遗传所致。也和胚胎发育过程中母体的饮食习惯和生活条件有关。一般分为赫依型、希拉型、巴达干型、两两混合型3种、三者聚合型共7种。

（二）七素三秽

七素是构成人体的七种基本物质，分别是食物精微、血、肉、脂、骨、骨髓、精液（经血），以及滋养这些物质的七素精微物质。三秽是人体主要排泄物——粪、尿、汗，也包括其他排泄物。七素的分解与吸收，以及三秽的排泄过程是人体内不断进行的新陈代谢过程。

七素的形成、滋补与更新所需要的原料是由食物供给的。食物进入胃内，在腐熟巴达干、消化希拉、调火赫依的消化作用下，最终分解成食物精微与糟粕，其糟粕变成尿液和粪便排出体外。

食物精微再进一步分解为精微和糟粕。其精微在肝内变色希拉的作用下转化成血液。其糟粕留在胃里补充腐熟巴达干。血液在肝脏进行分解，其精微在普行赫依的作用下，遍行全身，用来滋养肌肉。糟粕则变成胆汁存于胆囊中，是补充消化希拉的物质。胆汁亦进一步分解，其精微滋养全身黄水。糟粕则是粪便之色素和尿渣。肌肉之精微滋养脂肪，其糟粕为眼、耳、鼻、口的分泌物。脂肪之精微滋养骨骼，糟粕则转化为皮脂和汗水。骨之精微滋养骨髓，糟粕为牙齿、指甲、毛发、汗毛。骨髓之精微滋养精液，糟粕为润肠的油脂和皮肤滋润物。精液的精微称为至精微，亦称活力素，存于心脏，遍布全身，具有滋润身体、延年益寿的作用。糟粕则存于精府，为精液的组成部分。

七素是构成人体所有组织器官的主要成分，并对三根有营养、滋润和调节其平衡状态的作用。七素的分解过程完全是在三根的支配下进行的，反过来七素是三根存在和发挥作用的场所。它们之间有着相互依赖和协调的关系。

三、蒙医学脏腑学说

脏腑是内脏的总称，心、肺、脾、肝、肾，合称为"五脏"；胆、胃、小肠、大肠、膀胱、"三木赛"（精府），合称为"六腑"。以"三根七素"学说为核心内容的蒙医学理论中，脏腑是由七素构成的具有特殊结构和功能的器官，它的主要功能是在三根的作用下完成的，是给三根七素的互相作用以及七素次第转化提供场所，因而其功能范围相比中医学要小。蒙医认为五脏属阳，六腑属阴，这一点与中医学恰恰相反。而这种阴阳属性分类在临床上同样具有指导意义（表5-3-1）。

表 5-3-1　脏腑功能及三根优势存在情况

脏腑	主要功能	三根优势存在
心脏	主血脉;主神志;开窍于舌,五脏之"君主器官",与小肠相表里	赫依
肺脏	主气,司呼吸;主声音;开窍于鼻,与大肠相表里	巴达干
肝脏	产生血液和其他七素初步分解的场所;产生胆汁的场所;开窍于目,与胆相表里	希拉
脾脏	协助胃之消化功能;开窍于唇,与胃相表里	巴达干
肾脏	调节全身水液之平衡;开窍于耳,与膀胱相表里	巴达干、赫依
胃	在热能的作用下初步腐熟食物	巴达干
小肠	消化和分解食物,将精微部分输送到肝,糟粕传至大肠	希拉
大肠	借下行赫依之作用,把小肠下注的饮食之糟粕,吸收多余水液,使之变为成形的大便,排出体外	赫依
胆囊	贮存和排泄胆汁	希拉
膀胱	贮存和排泄尿液	巴达干
精府	贮存精液,繁育后代	聚合

四、感觉器官

眼、耳、鼻、舌和触感器(皮肤、黏膜)等统称为感觉器官,亦称五官。用视觉、听觉、嗅觉、味觉、触觉来感受客观事物的信息叫五感,亦称感觉。为五官所感觉的客观事物的形状、声音、气味、滋味和所触之物称为五位。五官之感觉和脑之知觉以及思维活动,均在司命赫依、能足巴达干、能视希拉等之协调配合作用下完成。

五、身体其他组织器官

(一)脉道

1. 黑脉　即血脉,是血液流通的管道。从五元归类属空元,但里面运行的血液属于火元。胚胎时期,阳脉从脐分出上行胸腔处形成心脏,全身黑脉由此分出。在普行赫依的作用下,心脏进行节律性运动,将血液通过黑脉运行于全身，形成血液循环。由心脏、动脉、静脉和毛细血管共同构成心血管系统，对七素的分解、补充以及气体交换发挥重要作用。

2. 白脉 即神经系统，包括大脑、脊髓和周围神经统称为白脉系统，大脑是由许多白脉构成，称为"白脉之海"。从五元归类属水元。胚胎时期，阴脉从脐分出上行头顶处形成大脑，全身白脉由此分出。连接四肢的显性白脉共6支，包括分布于上肢的曲脉和宝脉各2支，分布于下肢的管脉2支。连接内脏的隐性白脉共13支，其中连接心脏和小肠的赫依脉4支，连接肺、大肠、肝和胆囊的希拉脉4支，连接脾、胃、肾、膀胱的巴达干脉4支，连接精府的聚合脉1支。

3. 孔窍 全身各种脉道或管状器官的统称，有内、外之分。外孔窍开口于体表，包括眼、耳、鼻、口、尿道、肛门、阴道、女性乳头以及全身汗孔。内孔窍遍布于体内，包括血管、消化管、输尿管、输精（卵）管以及赫依运行的白脉等。

（二）骨骼

骨骼为人体七素之一，是全身坚硬的支架，能维持体形，支撑体重。骨有本身之黑脉和白脉滋养骨组织。全身骨骼的总数约206块，每块骨有自己特有的形状、结构及功能。骨骼不但是身体的支柱，也有保护内脏的作用。骨在五元中属土，是赫依的优势存在部位，也是病变赫依易于侵犯部位。

（三）肌肉

肌肉为人体运动器官之一，也是七素之一。骨骼肌在胚胎发育期主要靠土元精华所构成，成长后亦不断吸收饮食中的土元精华和血液精微物质得到滋养和补充其损耗。肌肉为巴达干之寓所，普行赫依运行之道。在赫依之支配下能进行收缩运动。每块骨骼肌均由数量很多的肌纤维构成，具有一定的形态，占有一定的位置，并有其自身的黑脉和白脉。

（四）要害处

要害处是指身体容易受伤且伤后危害大，难治疗，威胁生命的部位。分为肌肉、骨骼、筋膜、脂肪、脉道、脏、腑7种，共计302处要害部位。

（宝　龙　巴图德力根）

第二节　疾病篇

一、疾病的内因和外因

蒙医学认为，所谓的疾病，是指三根七素三秽中的某一种或几种由于某些原因出现了偏盛或偏衰的情况，原来的平衡和协调状态遭到破坏，导致身体结构或功能发生异常变化，出现了症状或体征。产生疾病的具体原因多不可数，但总体上可归纳为六种，即身体内正常赫依、希拉、巴达干、血、黄水和虫是引起疾病的六大原因。六种病因所致"六基症"各有典型的临床表现和发生、发展、转归的规律，是一切疾患的基础。又把赫依、希拉、巴达干称为基本病因，其中希拉为一切热病的原因，巴达干为一切寒证的原因，赫依有两面性，不仅能够独立成为病因，还与希拉、巴达干两者结合而加重病情。

在正常情况下，人体的三根只是引发疾病的潜在因素，它们有保持平衡的内在机制，只有当外部条件的影响超过了身体自我调节的限度，才会引起功能障碍或紊乱，出现各种症状。这里的外部条件一般称为外缘，也可称为外因。通常分为四类：①饮食；②起居，包括日常起居环境、行为、语言和思维活动等；③气候变化；④其他，包括跌打损伤，突发事件，致病微生物侵入等意外原因。

二、疾病的分类

蒙医疾病分类法主要有 6 种。

1. 从病因分类，有赫依、希拉、巴达干、血、黄水、虫 6 种；

2. 从患病部位分类，有分布于皮，扩散于肌肉，窜行于脉，渗于骨骼，降于脏，落于腑，侵于五官则为显花症共 7 种；

3. 从疾病类型分类，有单一症、并发症、聚合症、继发症 4 种；

4. 从年龄来分类，有儿童病、青壮年病、老年病；

5. 从性别分类，分为男科病和妇科病 2 种；

6. 从疾病的本质上归纳为寒、热 2 种。

三、寒热理论

寒热学说是蒙医学最早认识和应用的医学理论之一，是蒙医传统理论之精华部分，迄今仍是蒙医学理论体系的基本指导思想，对蒙医学临床实践起着举足轻重的作用。蒙医学认为，疾病无论有多少种，从本质上归纳只有寒热两类。蒙医临床医生诊疗疾病以区分寒热为总纲，只要对疾病的寒热本质有足够而正确的认识和鉴别，即可纲举目张进行治疗。

热性病的临床表现：热盛火旺、舌干口渴、头痛发热、烦躁不安、面红目赤、舌红苔黄、尿黄赤、脉实数等。这种病证一般有发病急、扩散快、变化大、病程短，容易合并其他疾病等特点。

寒性病的临床表现：肢冷畏寒，下利清谷，小便清长，消化不良，胃痛肠鸣，恶心呕吐，舌苔白滑，脉沉迟等。这种病证一般有发病缓、扩散慢、变化少、病程长等特点。

四、病程与病变类型

病程，即从发病到痊愈的全过程。一般分为蓄积、发作、痊愈三个阶段。病变的类型一般有偏盛、偏衰、紊乱三种类型。

蓄积阶段是疾病量变的过程。在不当外因的作用下，三根、血和黄水在各自存在的部位逐渐增生（或减少），形成隐秘病灶，但并无明显症状的阶段。这是由于一定的诱发因素，即外因促使其增生（或减少），同时由于人体的自我调节或代偿能力，加上季节、年龄、本质特性等方面存在抑制因素。

发作阶段是从量变到质变的过程。外因的影响已经超出人体自我调节的能力极限，引起疾病的三根和血、黄水、虫发生质的变化而出现症状的阶段。从病变的类型看，是以紊乱为主，偏盛或偏衰为辅。

痊愈阶段是病变失常的三根、血及黄水恢复相对平衡状态的过程。此时的病变类型以偏盛或偏衰为主，即原来偏盛的减少，原来偏衰的增多，逐步恢复到正常平衡状态。

病程虽然大致分蓄积、发作、痊愈三个阶段，但由于发病的内因外因不同，发病部位不同，患者身体素质和抗病能力不同，因而有的疾病可以不经过蓄积而即发，有的则先蓄积而后发，有的可不治而自趋痊愈等，出现各种不同现象。

五、"六基症"的症状和特点

（一）赫依病

当赫依受到内外各种因素的不良影响，出现偏盛、偏衰或功能紊乱等反常状态而失去相对平衡时，则导致病变，称之为赫依病。赫依不论对热证或寒证，都有助长其病势使之加重和复杂化的特点。多见于老年者、赫依型体质者和身体衰弱者。赫依病的症状特点是睡眠少、寒战、周身各部位痛、干呕、耳鸣、感觉不敏锐、心神不宁、疼痛游走性疼痛、空腹饥饿时易发作。赫依病容易侵犯心、大肠、骨骼、皮肤、耳等部位。

（二）希拉病

当希拉受到内外各种因素的不良影响而出现偏盛、偏衰或功能紊乱等反常状态，失去相对平衡从而导致病变，称之为希拉病。在临床上多见于青壮年人、希拉性体质者。希拉病的症状特点是发热，头痛，口苦，胸痛，在食物消化时易发作。希拉病容易侵犯肝、胆、小肠、血、汗、目等部位。

（三）巴达干病

当巴达干受到内外各种因素的不良影响，出现偏盛、偏衰或功能紊乱等反常状态而失去相对平衡时，则导致病变，称之为巴达干病。在临床上多见于儿童、巴达干体质者。巴达干病的症状特点是疼痛部位迁延不愈，消化不良，食欲不振，反复呕吐，口干涩，胃胀痛，呃逆，萎靡不振，体内外发进餐后易发病等。巴达干病容易侵犯肺、脾、肾、舌、胃、膀胱等部位和食物精华、肌肉、脂肪、骨髓、精液、二便等七素三秽。

（四）血病

血液为人体的七要素之一，如出现偏盛、偏衰和功能紊乱等反常状态而导致病变称为血病。在临床上多见于青年人、希拉体质者。血病的症状特点是，眼睛及颜面潮红、口舌糜烂、鼻干、齿龈出血、胸刺痛，咯带血痰，皮肤发红紫斑、尿色赤而气味大，大便发黑等。血病容易侵犯肝、血脉、眼及心脏等部位。

（五）黄水病

黄水出现偏盛、偏衰或功能紊乱等反常状态而导致病变，称之为黄水病。可分为与血、希拉结合的热性黄水病和与巴达干、赫依结合的寒性黄水病。黄水病的症状特点是出现皮疹、奇痒，皮肤粗糙，全身肿胀，关节疼痛，在雨天、潮湿及入水受寒时加重。黄水病容易侵犯皮肌间、腹腔、关节等部位。

（六）虫病

凡由致病虫类引起的疾病统称为虫病，致病类可分肉眼能见者和肉眼不能见者两类。肉眼看不见的微虫中有一类叫"粘"的虫，"粘"虫病具有发病急，疼痛剧烈，缠绵难愈等临床特点，容易与血和希拉结合引起热性病变。其中一部分"粘"虫病具有传染性，称为疫病。

六、脏腑疾病特点

（一）心脏

心脏病变时，发生思维错乱，血行障碍，热邪隐伏等病理变化，出现心悸、心痛、胸闷气短、神志错乱等心血管系统为主的、以赫依特性为优势的症状。

（二）肺脏

肺脏病变时，发生呼吸障碍，气体交换受阻等病理变化，出现咳喘、痰多、胸痛、咯血等呼吸系统为主的、巴达干特性为优势的症状。

（三）肝脏

肝脏病变时，发生血液生成障碍、胆汁分泌与排出异常等病理变化，出现黄疸、消化不良、食欲不振、腹胀、嗳气、肝区疼痛等希拉特性为优势的症状。

（四）脾脏

脾病变时，发生消化力衰弱的病理变化，出现消化不良、腹胀腹泻等消化系统疾病相关的、以巴达干之特性为优势的症状。

（五）肾脏

肾脏病变时，发生泌尿功能障碍、精液与经血衰竭以及热邪隐伏等病理变化。出现腰腿酸软、耳鸣、水肿、遗精、月经不调、不孕不育等生殖、泌尿系统病相关的、以赫依与巴达干之特性为优势的症状。

（六）胃

胃病变时，发生消化三能（腐熟巴达干、消化希拉、调火赫依）平衡破坏和热邪隐伏等病理变化，出现苦口泛酸、恶心呕吐、食欲欠佳、纳差、脘腹胀满等消化系统相关的、以巴达干特性为优势的症状。

（七）小肠

小肠病变时，发生消化不良，转为慢性痼疾等病理变化。出现肠鸣腹泻、大便干燥、腹痛腹胀等消化系统相关的、以希拉特性为优势的症状。

（八）大肠

大肠病变时，发生下清赫依受侵之病理变化，出现腹胀、肠鸣、嗳气、大便稀薄等赫依特性为优势的症状。

（九）胆

胆囊病变时，发生消化力减弱，胆汁外溢等病理变化，出现胆区疼痛、皮肤、巩膜黄染等消化系统疾病相关的、以血、希拉特性为优势的热性病症状。

（十）膀胱

膀胱病变时，发生尿路阻塞、尿涩不畅等病理变化，出现尿频尿急、尿道烧灼样疼痛等泌尿系统相关的，以巴达干、赫依特性为优势的症状。

（十一）精府

精府病变时，发生男性则精液衰损，女性则月经不调等病理变化。出现腰痛、乏力、面色苍白、遗精、月经不调等生殖系统相关的、聚积性病变症状。

七、蒙医学诊断方法

（一）诊断方法

蒙医学的诊断方法习惯上称为问、望、切三诊。其实亦有闻诊、嗅诊，如对尿液气味、口气、痰的气味靠嗅诊。呼吸的节奏、语言、呃逆、咳嗽的声音需靠闻诊。只是这些诊断都是在望诊过程中同时进行而已。医生通过三诊获得患者的全局情况，掌握诊断必需的依据，然后运用从外测内、见症推病、以常衡变的方法进行分析归纳，进一步了解疾病的一般规律和特殊变化，鉴别出主与次，确实与疑似，并结合六基症理论和寒热理论加以总结，以做出正确的判断。在此过程中重视把握几条原则。①探求病因病机。强调三根是内因，辨清寒热是根本。②确定发病部位，三根发病往往首先损伤其优势存在部位。五脏的病变常用脉诊定位，五官的病变和症状亦有较好的参考价值。③以症状鉴别疾病。症状是反映疾病本质的外在表现。通过三根一般症状，偏盛、偏衰和紊乱的症状表现进行鉴别。④用药物及饮食探测疾病。如果疾病一时难以判明，可在初步论断的前提下投之药物，饮食、外治疗法等观察其反应，从而进一步了解疾病的本质。

（二）特色诊断技术

蒙医诊断法中尿诊和脉诊是常用的特色诊断技术。素有"五脏之病用脉诊可以诊断清楚，六腑之病可以用尿诊确定。生死以脉诊作定夺，寒热从尿诊区分"的说法。尿诊属于望诊，望尿有"三时九候"法，即在尿液热、温、凉三个时段观察九个事项，分别是热时观察尿液的颜色、蒸气、气味和泡沫；温时观察尿液中沉淀物和浮沫；凉时观察尿液变化时间、变化规律和变化结果。蒙医尿诊法非常注重尿诊前的准备和注意事项，对验尿时间、盛尿液的容器等有非常明确的要求。

蒙医脉诊与中医脉诊有渊源关系，但诊脉部位、脉象、脉诊与脏腑的关系以及对各种脉象的解释等均有不同的地方。蒙医病脉象分寒热病各 6 种共 12 种，而中医则有 24 种或 28 种之多。由此可以看出中医脉象丰富，似有源头的气势，蒙医脉象简明，亦有借鉴的技巧。脉象虽相同或相似，而主病却区别很大，甚至截然不同。如中医认为紧脉主寒主痛；蒙医认为紧脉主"希拉"热和心热。

（三）鉴别疾病的十项要点

鉴别疾病的十项要点是从患者个体角度去分析病情，使之诊断更准

确，治疗更具针对性，集中反映了蒙医诊断与治疗过程中的辩证思维方
法。这十项要点是：①病变在身体中的具体部位；②病变在五脏六腑中的
具体部位；③体质特性类型；④胃"火"类型；⑤年龄；⑥体力；⑦生活
习惯；⑧居住环境；⑨发病季节；⑩从六基症的角度进行研判。

（宝　龙　巴图德力根）

第三节　防治篇

一、蒙医预防医学思想

　　预防为主，治疗为辅，也是蒙医学的特色。有病治病，无病防病。防
病就是"治未病"，既然疾病是外因作用于内因导致，内因又是身体内部
的正常三根，那么防病的重点就放在外因上，即控制好饮食和起居行为，
主动适应气候变化，最大限度地避免发生突发事件等。蒙古族先民在长期
的生产、生活实践中逐渐积累了与气候条件、地理环境相适应的预防保健
知识，这些预防疾病的理念和行之有效的办法已经成为具有民族特色的风
俗习惯流传至今。如对饮食的种类、性味、饮食禁忌、适量等有比较系统
的认识。蒙古族民间有句古老的谚语"病之始，始于食不消；药之源，源
于百煎水"。诸如奶食、肉食、骨汤之类，只要食用适当，都可以起到滋
补、强身、防病、治疗的作用。在日常生活中注意饮食方法，善于适量享
用。又如在居住环境的卫生习俗，保暖御寒的服饰特点，保护水源地的生
态理念等。摔跤、射箭、赛马被称为"男儿三艺"，作为传统的健身活动，
至今都是那达慕大会的主要比赛项目。还有，对具有传染性疾病的传染源
有相当深刻的认识，并采取隔离措施进行预防。

二、蒙医学治疗原则与方法

（一）治疗原则

　　1. 贵乎防变　要善于早期诊治，前瞻性地采取防范措施，以防疾病的

进一步发展和恶化。

2. 治病求本 就是寻找出疾病的根本原因，并针对根本原因进行治疗。

3. 知常达变 包括"急则治其标"，"缓则治其本"，灵活掌握治则，避免教条化。

4. 因异制宜 根据个体体质、年龄、生活习惯及季节气候等多重因素适做调整。

5. 因势利导 即以最方便的途径，最小的代价，获得最佳疗效的基本思想。

6. 以平为期 通过各种方法使机体恢复到动态平衡状态。

在此总的治疗原则下，还有比较具体的治疗原则。如确定脏腑病治则时，心和主脉之病须注意赫依和血，肺病须注意巴达干和血，肝病须注意希拉之热，脾病须注意巴达干和血，肾病须注意巴达干和黄水。医治胃病时，须注意巴达干，医治胆和小肠病时注意希拉之热，医治大肠病时注意赫依，医治膀胱病时注意巴达干热。精府病须注意聚合症。

（二）治疗方法

蒙医在疾病的全过程中始终以治疗六个病因为目的和前提，采取对抗或清除的治法。很少用补法。因为"三根"是对立统一的整体，此长彼消，因而只要对抗或清除"此长"，"彼消"自然恢复正常。在蒙医称"补法"，实际上是一种营养疗法，仅用于体弱、年老、孕妇或长期卧床病人。蒙医学中把药物治疗和外治法归纳为"十八种手法"，其中包括平息法五种、清除法七种、外治法六种。

另外，蒙医尚有手技之法，即用手法技巧治疗器官移位、肢体挫伤和断裂等的一种方法。其适应证为脑震荡，脏腑振动移位、骨折、关节脱位、胎儿移位、白脉运行受阻、关节积水等。此法共有三种，其一，以震治震，主要脑震荡，肾、胃受震移位，胎震等。以适应于各该部位损伤之手法进行复位。其二，利用患肢本身之力整复法，主要对颈椎关节和肢体关节脱位时，选择患部附近的适当部位，在病人毫无注意的情况下，以急速拔伸、揉推等手法给以刺激，以利用其惊动力量来达到整复的目的。其三，正骨法，系对筋伤骨折、脱臼等采取的一种手法治疗。正骨法与按摩疗法相配合，则其效更为显著。

不论何种治疗方法，均可用饮食疗法、起居行为疗法、药物疗法、外治疗法等方法。

1. 饮食疗法　蒙古族经常把饮食分为白食（乳制品）和红食（肉类）。酸马奶是白食代表。酸马奶性冷、味甘、止渴、治热，能生发胃火，除湿化瘀，健脾开胃，治痔疮，小便涩及诸般肿胀。牛、羊肉是红食的代表。蒙医认为新鲜牛肉有清虚热的功能，陈牛肉则有抑制赫依之特点。羊肉味甘，性温，是治疗各种赫依的最佳饮食。

2. 起居行为疗法　包括"身、语、意"三个方面，如适当的居住环境，适量的运动，适合的陪护以及各种心理治疗均属于此疗法。

3. 药物疗法　蒙药传统配方、验方 3 000 余种，单方极少，绝大多数为复方制剂，常用者 400 ~ 500 种。平息法的传统蒙药剂型有汤剂、散剂、丸剂、膏剂、酒剂、油剂、灰剂、搅和剂、草药剂、金石剂十种。清除法是用不同途径和方法引病外出，清除体内多余的三根，也称内疗法。常用的清除法有油脂疗法、泻下法、催吐法、鼻药疗法、温和导泻法、猛烈导泻法和脉泻法，其中油脂疗法是所有清除法的先导疗法，脉泻法是纠正清除法偏差的方法。

4. 外治疗法　有硬疗法、峻疗法和缓疗法。硬疗法比较剧烈，有切除、割断、剜除、拔除 4 种，用于外伤、疮疡、痔疮、丹毒、疝气等。峻疗法有放血、火灸、针刺等。缓疗法相对温和，有罨（yǎn）敷法、涂擦法、浸浴法、沙疗、瑟布苏疗法、脏疗、皮疗等。

（宝　龙　巴图德力根）

第四章

傣医药学

傣族是一个历史悠久的民族，傣族先民 4 000 千多年前便在云南的澜沧江流域、金沙江流域、怒江流域、瑞丽江流域、威远江流域和元江流域一带生息繁衍，创造了灿烂辉煌的贝叶文化[1]，傣族传统医药学是其中重要的组成部分，是傣族人民在长期的生活、生产和与疾病作斗争的实践中不断摸索出来的疾病诊治经验和方药的总结，是傣族贝叶文化的瑰宝。

据贝叶经[2]史料记载，早在 2 500 多年前傣族就有了自己的医药知识记载。傣医药的发展历程主要经历了原始时期、神药两解时期、兴旺时期、发展升华时期四个阶段。在原始时期，此时的傣族社会"莫米召，莫米

1　贝叶文化是傣族传统文化的一种象征性提法。贝叶是一种生长于热带和亚热带的棕榈类木本植物的叶片，之所以称傣族传统文化为"贝叶文化"，是因为傣族人民将佛教经书刻写在贝叶上（傣族是西双版纳各民族中唯一有自己文字的民族，称为"傣泐文"），形成用贝叶制作的贝叶经本。贝叶文化的覆盖面远远大于西双版纳、德宏以及云南所有傣壮民族地区，涉及整个东南亚及南亚次大陆地区，是中华民族文化乃至世界民族文化的一朵奇葩。

2　贝叶经是刻写在贝多罗（梵文 Pattra）树叶上的佛教经文。约在公元前 202 年，巴利文书写的贝叶经由印度随南传上座部佛教传入斯里兰卡，再经缅甸、泰国传入西双版纳，西双版纳原始宗教逐渐与佛教相融合。公元 166 年，傣民族在巴利文的基础上创造了傣泐文即西双版纳老傣文。由于傣泐文的出现，对傣族宗教与文化的总结和发展上升到了一个新的阶段。在这一时期依据佛教理论而创立的傣族医学理论形成并逐渐完善，因为自从傣文产生后，傣族的各种医学原理、单验秘方除了口传心授以外，还被总结和刻写于贝叶经和纸板经上得以保存和广泛流传与应用。可以说贝叶经作为傣民族传统文化的载体，也为傣族医药知识的普及、继承，傣族医药经验的传播、交流作出了不可磨灭的贡献。

462

洼，莫米淌"，即没有官家，没有佛寺，没有剥削。傣族先民在荒远原始的古代，为了繁衍生存，已经开始在生活实践积累产生了医药常识，如依据于不同的季节、气候环境变化，常把一些御寒、解暑或可以预防疾病的植物有针对性地采集来以作为食物食用和饮用。接下来的神药两解时期，此时的傣族社会仍然处于比较原始的状态，"米召、米洼、莫米淌"，即有了官家，有了佛寺，但仍然没有剥削，虽然他们把早先时期已经认识了的医药常识传授延续下来了，但由于没有文字，传授的方式依然是口传心授，且医药思想是建立在"万物有灵，灵灵相通"的原始宗教基础之上，"神药两解"也就是病家同时求神和求医来解决病痛的现象亦十分突出。进入兴旺时期以后，这个时期的傣族社会"米召、米洼、米淌"，即有了官家，有了佛寺，有了剥削。由于巴利文文字的出现，许多口传的医学理论知识也得到了相应的集中整理而被记载于佛经之中。其记录的版本较多，最早的版本为"竹刻本"。后为"贝叶本"，造纸术发明生产后又出现了"纸版本"（亦称"纸板经"）。当时记述成册的文献有《阿皮踏麻基干比》《嘎牙桑哈雅》《萨打依玛拉》《嘎牙维腊底》《巴腊麻他坦》《帷苏提麻嘎》等。有一些医药知识较为集中全面的专著，如著名的《档哈雅龙》（大医药书），书中记录了早先时期植根于民间各方面的医药常识，是一套反映傣医的综合性的巨著，是傣医认识自然、了解自然、认识自我、诊断疾病、识药采药、加工炮炙、用药、立法配方的指南。又如《巴腊麻他坦》《帷苏提麻嘎》《嘎牙桑哈雅》《刚比迪沙嫡巴妮》等文献都比较集中地叙述了人体的结构、生理病理、预防、治疗等方面的内容。

　　傣医药从萌芽、发展到成熟经历了漫长的岁月，在各个历史时期都涌现出了许多杰出的医药学人才。然而，由于傣族大多信奉佛教的原因，医药典籍多为佛教经书的组成部分而不署个人作者，在历史典籍中少有相关人物的记载。尽管如此，傣族民间依然传颂着一些古代名医的故事。其中，最为著名的就是"八大名医"，即帕雅比萨奴、帕雅迪沙把莫哈阿章、帕纳来等。除了"八大名医"之外，还有一位医生也被傣族地区广为传颂，他就是龚麻腊别，据称他是傣医药学著作《档哈雅龙》的作者。他把"八大名医"创立的许多方子做了认真研究和实践应用，并在原方基础上进行加减变化。如"八大名医"创立的雅叫哈顿（五宝药散），方中原来只有五味药，龚麻腊别临床经过反复实践运用，总结经验在原方中加了一味"咪火哇"，形成了事实上的"雅叫贺顿"。又如现在常用的"雅西里扣挪""滚嘎先恩"等著名方子也是他在名医们的几个原创方的基础上进行加减组配而成。很多文献记述说"龚麻腊别是一千多年前傣族医学理论的主要编著者、传播者，他不仅在中国傣族地区有着很高的声誉，在泰国等东南亚国家的民间也有传颂，被尊为傣医药的'祖师'。"

中华人民共和国成立后，党和政府高度重视傣医药学的发展。傣医药学的发展进入了快速发展时期。20世纪五六十年代国家鼓励集体举办农村医疗卫生保健组织，把一些有较高学识水平的傣医组织起来，利用传统的傣药为群众治病，很受群众欢迎。1977年西双版纳州成立了民族医药科研小组，1979年成立民族医药研究所，1988年成立了西双版纳州傣医医院，经过了多年的努力，终于在傣医药的发掘整理、继承发扬和开发利用等方面取得了可喜的成绩。2006年，国家中医药管理局考试认证中心正式把傣医医师资格认证考试纳入全国执业医师资格考试范围，奠定了傣医的国家法定地位。2012年傣医学专业经国家教育部批准由云南中医学院开设本科专业，成为我国继藏医学、蒙医学、维吾尔医学和哈萨克医学之后的第五个民族医学本科专业。2017年国家教育部与云南省政府合作建设的滇西应用技术大学傣医药学院，成为第一所专门开展傣医药教育的本科高校。

（王孝蓉　玉腊波　林艳芳）

第一节　生命和疾病篇

《嘎牙桑哈雅》（人体解说）是系统论述傣医学基础理论的第一部专著，是傣医药理论体系形成的标志之一，也是现存傣医药文献中最早的典籍。《嘎牙桑哈雅》中论述说，生命源于父母所授，在男性体内存在着一种特殊物质叫"巴敌先体"，似"马鹿毛尖蘸芝麻油星"那么大；女性体内也存在着另一种特殊物质，称为"勒秧咪"，色赤而湿润，二者相合形成了生命。古老的医书中还论述了受精卵变为胎儿的过程，且与现代医学对受精卵的发育过程的认识基本一致。在没有现代实验手段和仪器的古代，能形成这样的理论，确实让人惊叹。

《嘎牙桑哈雅》还系统地总结了傣医药的医疗成就和治疗经验，确立了傣医药的独特理论体系，为后世傣医药学理论发展的奠定了基础。如论述了"塔都档细"（四塔，即风、火、水、土），"夯塔档哈"（五蕴，即色、识、受、想、行）的性质和生理功能及其相互关系；并记述了四塔衰败的预后与临床主要表现等。"塔"是界别、类种之意。"四塔"一词来自佛经之中，意为把外界万物归属于"风""水""火""土"四大类来认识[3]。"四塔"是傣医的理论核心，傣医借用"四塔"一词来形象地解释人体生理现象，病理变化，指导临床辨病，立法、选方、用药。"四塔"功能保持相对的动态平衡和协调关系是人体健康的保证。

"五蕴"傣语叫"夯塔档哈"。傣族医学认为，"五蕴"指人体内的五种精神性的东西其先天与"四塔"一起禀受于父母，靠后天"四塔"滋生而发育成熟。"五蕴"一词来自佛经之中，傣医借用佛教学的"五蕴"一词来说明人体的五种变化，包括①"鲁巴夯塔"（色蕴）：人的形体、容颜，人的精神状况；②"维雅纳夯塔"（识蕴）：人对外界的识别能力；③"维达纳夯塔"（受蕴）：人体对外界各种刺激的反应；④"先雅纳夯塔"（想蕴）：人的思维能力，思想和欲望；⑤"山哈纳夯塔"（行蕴）：人自受精卵开始生长发育至衰老死亡，全部阶段的变化过程。

从生理方面看，"四塔""五蕴"均先天禀受于父母，靠后天水、谷之精华不断补充而逐渐健全，"四塔"在人体首先发育，"五蕴"在"四塔"的作用下逐渐发育，故傣医学有"四塔"先生，"五蕴"后长之说。"四塔"主内，"五蕴"管外。"四塔"功能的强弱直接影响到"五蕴"的功能，若"四塔"功能强盛，气血充足，则"五蕴"发育迅速而健全，人的容颜亮丽，精神较佳，反应敏捷，思维能力强，对外界认识辨别能力强；反之若

3　佛教讲"四大皆空"中的"四大"，就是傣医的"四塔"，系同一词汇音译为汉语后的不同表达。

"四塔"功能不足，气血亏虚，则"五蕴"发育缓慢而不全，人的容貌晦暗，精神萎靡，反应迟钝，思维滞后，对外界认识辨别能力差。因此，傣医将"四塔""五蕴"比喻为支撑傣家竹楼的"人字架"，缺一不可，互相依存，相互影响，随时保持平衡和协调状态，人才健康，反之则可发病。

傣医别具特色的诊断、辨病学说还有：①"风病论"。傣医把许多复杂多变的病归属于"风证"，凡具有"动"的性质的疾病，均可以从"风"论治。傣医经书中所记载的以"风"辨病、以"风"字命名的疾病就有几百种；②"三盘"学说。对人体常态、病态、治病用药进行了详细的阐述，并对人体部位所属进行了细致的划分，将人体分上、中、下"三盘"，提倡治病应先疏通"三盘"，通利"水"道，使毒邪从"三盘"而解。"'三盘'一通，百病易治，毒邪易排。

傣医在长期的诊治疾病的过程，不断总结经验，把点滴的经验收集归纳为"尼该档三"即三种诊断方法，记载于贝叶经中。该书所载"尼该"即诊法，"档三"即意为诊病的三种方法，简称三诊，即望诊、问诊、摸诊三种诊查方法。由于经书内记载为三诊，故在傣族民间几千年来一直以三诊相传而用，后来通过多次在傣族地区对傣医诊查疾病方法的收集、调查、整理和进行傣医学术研讨，现一致确定傣医诊病方法应为"尼该档细"，即望、闻、问、摸四诊。

在新型冠状病毒肺炎疫情全球肆虐之时，特别需要指出的是，傣医对传染性疾病的认识和防治颇有心得。众所周知，傣族居住区在历史上属"蛮烟之地""瘴疠之区"，高温、多雨、潮湿，蚊虫易孳生繁殖，传染性疾病易于流行。在长期的与传染病斗争的过程中，傣医形成了气候、居处环境与传染病的发生关系密切的认识。并且，早在傣医古籍《嘎牙桑哈雅》就有关于人体内"暖"（似细胞、微生物、寄生虫等）的论述。傣医认为"暖"，傣语称"哈滚暖"，意译为"小虫"，是随着形体的产生而产生，又跟随着人的生命结束而消亡。根据对"暖"的描述，可推断其类似于现代医学所指的存在于人体各种组织器官内的"小虫"（微生物，包括病毒），它们和人体之间保持着相互平衡的关系。若"暖"之间的这种平衡失调就对人体产生危害。傣医认为新型冠状病毒肺炎（拢帕雅拨免哲迈）

是"拢匹哈"（风毒）的范畴，由于季节、气候、饮食及环境的异常改变，原本潜藏于万物之间的"拢匹哈"化"暖"（看不见的小虫）成疫，随风播散，遇到四塔偏颇人群尤其风、火塔不足者，通过口、鼻、手及皮肤等部位侵入人体。上犯上盘而见发热、头痛；侵犯中盘蕴结胸部而见咳嗽呕吐、胸闷气喘或腹胀腹痛；下犯下盘则表现为大便干结或腹泻便溏等。四塔失调或衰败则出现高热不退、全身乏力、呼吸困难、神志不清、烦躁抽搐、大汗淋漓、四肢厥冷甚至死亡等。治疗宜从"疏风行水、清火解毒、固土润肺、调补四塔"进行。健康人群可能通过与病患者或携"暖"人群的密切接触进行传播，包括近距离打喷嚏、近距离吐痰、近距离言语交流以及握手、拥抱和共同生活等。傣医根据临床表现，将新型冠状病毒肺炎分为风毒初起、水伤火盛型、四塔衰败型，采用相应的治疗方案进行治疗。

（王孝蓉　玉腊波　林艳芳）

第二节　防治篇

天人合一观始终贯穿于整个傣医的预防保健、诊疗过程之中。在疾病的预防方面，如强调遵循自然界的变化规律，注重顺应自然，进行季节预防调养。有"未病先解""先解后治"的预防保健方法，与中医治未病有相通之处，并具有鲜明的地方特色和民族特色。"未病先解"即在疾病尚未发生之前，通过采取"雅解"（解药）的预防措施，调节四塔五蕴，排除毒素，以防止疾病的发生。"先解后治"一是人体发病后应先服用"雅解"，以解除导致人体发病的各种因素；二是患病日久，久治不愈而来诊者，应先服用"雅解"以解除用药不当或所用药物的毒副作用，调节人体生理功能、解除人体的各种毒素，保持体内四塔（风、火、水、土）、五蕴（色、识、受、想、行）功能的平衡和协调。

在治疗疾病方面，受自然环境、生产生活方式等影响，傣医善于治疗的疾病主要有拢梅兰申（寒性风湿性关节炎）、拢蒙沙候（类风湿关节炎）、拢沙候路多火档（痛风性关节炎）、路哈（骨折）、菲埋喃皇罗（烧烫伤）、案答勒（甲型传染性肝炎）、案答蒿（乙型传染性肝炎）、答满（脂肪肝）等。傣医以四塔五蕴理论为指导，针对不同的病情采用相应的治疗方法。治法分为内治法和外治法两大类。

一、内治法

傣医药物治疗以植物药鲜药为主，根据季节、患者的年龄、病因和肤色的不同，使用不同药物。

傣医在治病用药原则上强调以调平"四塔"为主。组方原则按寒病用热药，热病用寒药，不足的补之，多余的泻之，寒热混杂的寒热并用、补泻相合，视各种病邪的轻重所偏而有用量之多少差别，以保不致损伤"四塔"。傣族医药中的药物处方，虽然不像中医方剂那样有严格的处方原则，但在治疗疾病时大多数使用的还是由数味药物组成的、相对固定的复方，通过药物的增减以适应患者病情的个体化。有的一方多治，而有的却一症有多方。

例如，"雅解"是傣族民间常用的通用解毒方，相传至今已有两千多年的悠久历史。主要功能是解除人体毒素，调节四塔五蕴功能。用于解除一切有害物质（如化学性、药物性、食物性等）对人体的损害，消除因失治、误治、误食禁忌而致的不良反应，如过度饮酒、抽烟，过食香燥辛辣之物或误食毒物而致的各种病证。经常服用可分解体内微量毒素，解毒养颜而预防各种热性之病，使肌体靓丽健康。[4]

"雅叫哈顿"（五种宝药组成的散剂，译为"五宝药散"）是傣族著名的传统经方之一，相传为古代五位神医传下的五种宝药配制而成。该方药在傣族民间流传甚久，在东南亚一带也享有盛名。1977 年被收载在《中华人民共和国药典》之中。主要功能是清热解毒、止痛止血，用于治疗感冒

4　解药，即用于解除食物毒、药物毒、热毒、火毒、水毒、蛇毒、蜈蚣毒及其他各种毒素的药物，是傣医治疗临床多种疾病前的常规用药，是傣族医学中最具特色的药物及治疗方法之一，是傣族医学体系中的重要组成部分。

发热、喉炎、胸腹胀痛、虚劳心悸、月经不调、产后流血、贫血、皮肤疗疮疖肿。

二、外治法

1. 暖雅（睡药疗法）　即通过平卧方式将傣药热药覆盖患者全身进行治疗的一种外治疗法。傣医根据病情配取药物（鲜品或干品傣药），切碎加水或酒炒热至有药香；将热药平摊在睡药床的油布上，加傣药酒拌匀；按患者耐受的温度，嘱其着内衣裤睡于药上，裹紧油布，加盖被褥，使之达到发汗、通血脉，祛风除湿，止疼痛的治疗方法。主要用于治疗拢呆坟亨（中风偏瘫后遗症）、拢梅兰申（寒性风湿性关节炎）、拢匹勒（月子病）等。暖雅（睡药疗法）已被列入国家第三批非物质文化遗产名录。

2. 咱雅（拖擦药物疗法）　傣医根据病情的不同配备相应的药物，将药物碾细粉装入布袋内，扎紧袋口，蒸热或蘸热药水、药油或药酒从上至下、从前之后、从左到右，顺着人体的经筋循行路线拖擦周身或局部治疗疾病的一种外治疗法，主要用于治疗拢梅兰申（寒性风湿性关节炎）、中风偏瘫后遗症、高热病、面瘫等病证。因为操作简便，还适宜用于日常保健，解除疲劳过度引起的周身关节、肌肉、肩背酸痛。

3. 阿雅（洗药疗法）　傣医按病情所需，配备相应的单方或复方傣药煎煮取药水，让患者浸泡局部或全身进行治疗的一种外治疗法。应用历史悠久，是傣医内病外治、外病外治、内外合治的传统外治特色疗法之一。主要用以治疗皮肤病、风湿病、月子病、感冒、中风偏瘫后遗症等病证，具有显著疗效而受到傣族地区人民的欢迎。适应证较广，还适宜于健康或亚健康群体的保健，如消除疲劳、延缓衰老、滋润肌肤、养荣颜。

4. 难雅（坐药疗法）　是傣医广泛应用的治疗痔疮、脱肛、脱宫的外治疗法。按病情所需，配备相应的傣药（鲜品捣烂或干品散剂），加猪油或酒或淘米水，拌匀炒热，平摊在药凳上，待温度适中时，让患者直接坐在药上接受治疗。主要用于治疗各型无大出血的痔疮，也用于治疗脱宫脱肛等。

5. 烘雅（熏蒸疗法）　按病情所需，配备相应的傣药（熏蒸药），将之置入熏蒸器的锅内，待煮沸产生热气后让患者位于特制的熏蒸器（熏蒸木桶、锅、蒸箱）内，接受器内药物蒸气进行全身或局部熏蒸的疗法。本疗法主要通过药物的热气开汗孔，发汗通气血，促进新陈代谢，解除疲劳，除风毒，使毒邪随汗排出体外，达到防治疾病的目的。用于治疗拢匹勒（月子病）、哇嘎（风寒感冒）、拢梅兰申（风寒湿痹证）、拢呆坟（中风偏瘫后遗症）、肥胖病、风疹、麻疹、水痘不透、黄疸病、水肿病等。适用性较广泛，还具有解困除乏，排毒养颜，预防疾病之功能。

6. **沙雅（刺药疗法）**　傣医根据病情所需，用棉签蘸药酒（药油、药汁），边涂搽边用消毒梅花针轻刺患处至皮肤微发红（以不出血为度）进行治疗的方法。疗法主要用于治疗拢梅兰申（寒性风湿性关节炎），也常用于治疗中风病、硬皮病等。

7. **果雅（包药疗法）**　按病情所需，配备相应的傣药，取冷药或热药包敷于患处进行治疗，特点是易于推广应用。用于治疗骨折、跌打损伤以及风湿病、类风湿病、痛风、疔疮脓肿、虫蛇咬伤、高热、包块肿痛、腮腺炎、乳腺炎等疾病疗效显著，深受广大患者的欢迎和好评。

8. **达雅（搽药疗法）**　根据病情选择药油、药水或药酒涂擦患部进行治疗的方法。用于治疗湿疹、接触性皮炎。也常用于治疗风疹、斑疹、癣、疔疮脓肿、风湿病、跌打损伤、中风偏瘫后遗症等病证，特点是操作简便，易于推广使用。

9. **闭诺（推拿按摩疗法）**　在傣医"四塔、五蕴理论"指导下，按病情选择药酒或药液（药油、温热水）边涂擦边按摩，然后结合傣药外敷治疗疾病的方法，该疗法充分体现了药、法相合的特色，具有通气血、舒筋骨、止疼痛、解困乏的功能。主要用于治疗路糯接腰（腰椎间盘突出）引起的腰痛。也常用于机体保健和治疗风湿病、颈腰椎骨质增生疼痛、老年性腰腿痛、中风偏瘫后遗症、外伤肿痛、骨折、胃脘痛、消化不良、痛经、闭经等疾病。

10. 剁线（锤敲疗法）　沿人体筋[5]行路线或痛点将木棒（纸棒）置于不适处，用木槌轻重适度地敲击木棒（纸棒）；同时木棒（纸棒）随经脉路线移动；锤敲频率每分钟约50次，根据受术者个人体质、耐受程度选用适当力度敲击。通过震动起到促进血循、恢复脏腑功能、排除病邪的作用。

11. 秧夯（脚踩热铁疗法）　治疗时先对患者进行诊察，检查患处筋经情况。请患者俯卧于平铺在地面的软垫，准备好相应的药汁，置于铁炉旁备用；取铁梨头置于火炉上加热至发红。然后医者用脚掌蘸取姜黄水快速踏在烧红的犁头上，接着快速离开，根据病情体质，使用轻重适宜的力度，分别用脚趾抠按、脚掌及脚跟踩揉患者不同疼痛部位。傣医秧夯治疗在傣族民间，甚至于澜沧江－湄公河流域各国的应用历史悠久，目前仍然深受广大患者的欢迎。

（王孝蓉　玉腊波　林艳芳）

5　筋，傣语音译为"应"，不同于中医理论中的经络。《嘎牙桑哈雅》一书中说，全身共有50根大筋，似冬瓜藤粗，分部于人体的各部，从颈部到足部左右各有5根，颈侧部到胁、肋部左右各有5根；胁肋部左右各有5根；颈部到上肢外侧部左右各有5根；颈侧部到上肢内侧左右各有5根。小筋有600根，围绕大筋分布，有的似琵琶弦粗，有的似纱线细，更小的有700根，最细的有7 000根。筋连接周身的大小肌肉和骨骼，共同完成各种运动。筋的功能是连接300块骨头，使之构成一完整的骨性支架。筋似傣族做院落围墙的篾巴一样纵横交错，结构严紧不易松脱，这是傣医对筋功能形象的比喻。

参考文献

[1] 孙理军，张登本.中医基础20讲[M].西安：西安交通大学出版社，2010.

[2] 郑洪新.中医基础理论[M].北京：中国中医药出版社，2016.

[3] 张光霁，严灿.中医基础理论[M].北京：科学出版社，2018.

[4] 李灿东.中医诊断学[M].北京：中国中医药出版社，2016.

[5] 朱文锋，袁肇凯.中医诊断学[M].北京：人民卫生出版社，1999.

[6] 王琦.中医体质学研究与应用[M].北京：中国中医药出版社，2012.

[7] 周超凡，于智敏.中医治则学[M].北京：人民卫生出版社，2018.

[8] 陈金水.中医学[M].9版.北京：人民卫生出版社，2018.

[9] 李经纬，余瀛鳌，欧永欣，等.中医大辞典[M].北京：人民卫生出版社，1995.

59检